Les dernières avancées
MÉDICALES

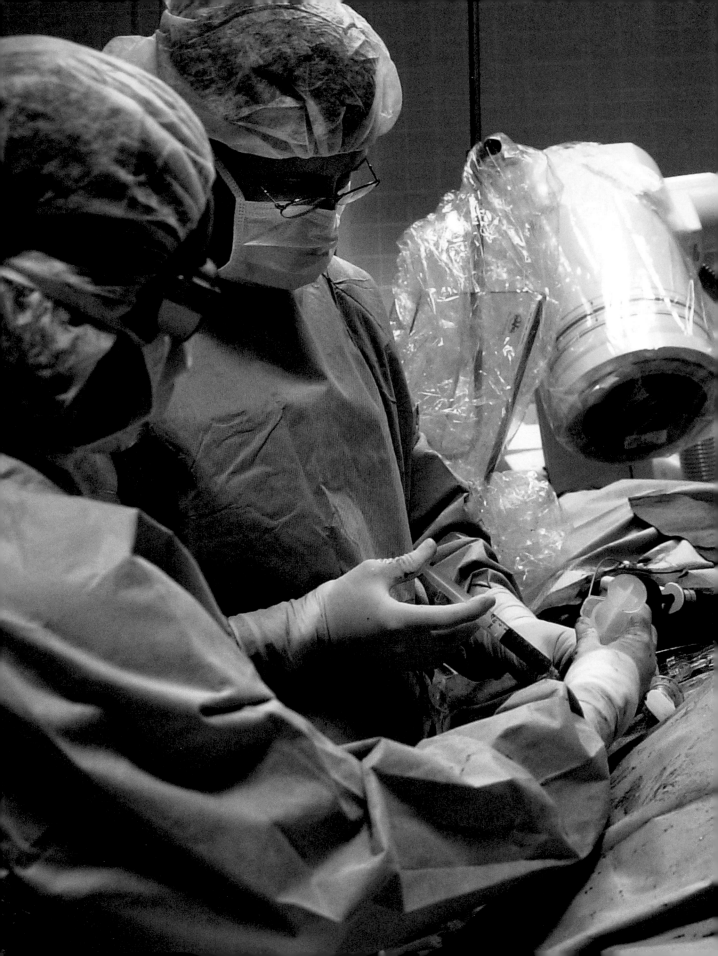

Les dernières avancées
MÉDICALES

Traitements et remèdes
les plus récents

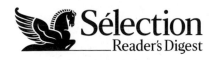

MONTRÉAL

Les dernières avancées
MÉDICALES

est l'adaptation de **MEDICAL BREAKTHROUGHS**
© 2005, 2004 et 2003 The Readers' Digest Association, Inc.

et de **LES DERNIÈRES AVANCÉES MÉDICALES**
© 2005 Sélection du Reader's Digest, SA,
5 à 7, avenue Louis-Pasteur, 92220 Bagneux, France

**Nous remercions tous ceux
qui ont collaboré à cet ouvrage**

Conseiller de la rédaction et auteur
Frédéric Denhez, écrivain, journaliste scientifique

Conseillers scientifiques
Paloma Cabeza-Orcel, consultante scientifique

Odile Robert, consultante scientifique

Alain Diaz, neurochirurgien à Saint-Pierre, Réunion

Maryse Delehedde, cancérologue, Endotis pharma

Alain-Jean Georges, directeur du laboratoire
P4 INSERM-Mérieux

Traduction
Christine Berkovicius, Dominique Burgaud,
Clara Delpass, Cécile Dutheil de la Rochère

Secrétariat de rédaction
Clémence Blanchart

Nous remercions aussi
Isabelle Bourbial, rédactrice en chef adjointe
de *Science et Vie*

**ÉQUIPE DE SÉLECTION DU READER'S DIGEST
(CANADA) LTÉE**

Vice-présidence, Livres
Robert Goyette

Direction artistique
Andrée Payette

Rédaction
Agnès Saint-Laurent

Lecture-correction
Gilles Humbert

Index et graphisme
Cécile Germain

Fabrication
Gordon Howlett

Pour obtenir notre catalogue ou des renseignements sur
d'autres produits de Sélection du Reader's Digest (24 heures
sur 24), composez le 1 800 465-0780. Vous pouvez également
nous rendre visite sur notre site Web:
www.selection.ca

PREMIÈRE ÉDITION

© 2005, Sélection du Reader's Digest (Canada) Ltée
1100, boul. René-Lévesque Ouest, Montréal (Québec) H3B 5H5

ISBN 0-88850-787-9

Imprimé aux États-Unis

05 06 07 08 / 4 3 2 1

Les premières années du XXIᵉ siècle ont été riches en peurs pas toujours raisonnées. Entre le risque du bioterrorisme, les épidémies de SRAS et de grippe aviaire, le raz-de-marée de l'obésité, le retour de maladies infectieuses que l'on croyait éradiquées et l'explosion relative des cas de cancers, notre optimisme a été mis à rude épreuve. Notre croyance en une médecine toute-puissante aussi. Pourtant, celle-ci continue d'avancer. Plus discrètement qu'avant, car elle ne peut plus prétendre à l'éradication de tous les maux qui affectent le corps humain. Plus sûrement, sans doute, car elle élargit progressivement son champ d'intervention à tout ce qui peut influer sur la santé. Si la recherche médicale butte encore sur la compréhension des fléaux de ce nouveau siècle, tels que le cancer et l'Alzheimer, elle a récemment beaucoup progressé

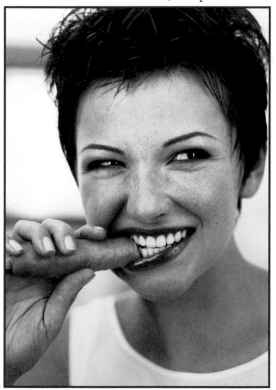

sur l'identification précoce des maladies et la mise en œuvre d'outils thérapeutiques plus précis. La médecine moderne est certes très technologique, elle est surtout de plus en plus préventive, de moins en moins invasive et s'efforce d'aider le patient à mieux comprendre et supporter son état. Ce livre en est la preuve.

Le premier chapitre revient sur les sujets qui sont restés longtemps dans l'actualité et les découvertes les plus porteuses de développements futurs des premières années du XXIᵉ siècle. Le deuxième chapitre est un panorama général des connaissances nouvellement acquises ou confirmées sur ce qu'est la santé. Enfin, le dernier chapitre recense les avancées thérapeutiques et techniques présentées pour chaque grande fonction de l'organisme.

Des avancées fort lentes : la recherche scientifique a besoin de temps, les études cliniques aussi ! Quand un élément nouveau apparaît dans un laboratoire après des mois de manipulations, sa validité scientifique est éprouvée par une série de tests, durant plusieurs semaines. Sa publication éventuelle dans une revue scientifique internationale est ensuite soumise à de multiples remises en cause. Il s'agit enfin, dans le cas d'un possible médicament, de trouver une application médicale. Une longue recherche à tâtons qui se termine par les très longs essais cliniques. Ces derniers se déroulent en trois phases :
– la phase I (12 à 18 mois) teste l'activité biologique et évalue la posologie ;
– la phase II (1 à 2 ans) – la plus délicate – analyse l'activité thérapeutique et met à l'épreuve les résultats obtenus au cours de la phase I ;
– la phase III, enfin, place le médicament dans des conditions d'utilisation presque réelles. S'ensuit, peut-être, l'autorisation de mise sur le marché, qui n'est souvent effective au Canada qu'après que la Food and Drug Administration (FDA) en a donné l'aval aux États-Unis. Les découvertes fondamentales, porteuses d'espoir, ne se traduisent concrètement pour les patients qu'au moins dix années après le début des essais cliniques ! En médecine, le progrès est lent, mais il est sûr. ■

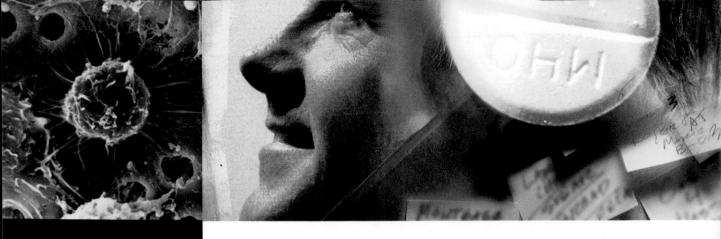

Table des matières

5   AVANT-PROPOS

1re PARTIE   LES SUJETS QUI FONT L'ACTUALITÉ

14   LA THÉRAPIE CELLULAIRE
Une piqûre dans le cœur

20   L'ASPIRINE
Médicament à tout faire

26   LE BIOTERRORISME
La science contre-attaque

34   LES STATINES
L'aspirine du futur?

40   LE HDL SYNTHÉTIQUE
Un super-HDL pourrait supplanter le pontage ou l'angioplastie

44   L'ARN
ARN superstar de la biologie

48   LA NUTRITION
La meilleure façon de manger

58   LES MALADIES INFECTIEUSES
Le retour des maladies infectieuses

64   LES MALADIES CROISÉES
Le spectre des maladies croisées

70   L'HTS (HORMONOTHÉRAPIE DE SUBSTITUTION)
L'HTS sur la sellette

76   LES PILULES DE LA MÉMOIRE
Une pilule pour améliorer la mémoire?

82   LE CLONAGE THÉRAPEUTIQUE
Clonage d'embryons humains: le débat s'enflamme

88   LA LONGÉVITÉ
Prochainement: des médicaments antivieillissement

ÉTAT DE SANTÉ GÉNÉRAL

VIEILLIR
98-111

99 ALZHEIMER
- Voir en direct les stigmates de la maladie d'Alzheimer
- Antibiotiques et Alzheimer : du nouveau avec de l'ancien
- Un vaccin contre l'Alzheimer ?
- Mettre la main sur le véritable coupable de la maladie d'Alzheimer

104 LONGÉVITÉ
- Hormones de croissance : le débat s'élargit
- Un des secrets de la longévité vient d'être révélé
- Mangez moins, vous vivrez plus longtemps

108 MÉMOIRE
- Âge et mémoire : une question d'entraînement
- Un esprit sain dans un corps sain
- Gras : faire le bon choix pour préserver son cerveau
- Une petite dose de nicotine pour votre mémoire

LES ENFANTS
112-127

113 FIÈVRE ET ALLERGIES
- Fièvres antidotes

114 OBÉSITÉ
- Obésité : risques multiples chez les jeunes
- Les régimes précoces sont voués à l'échec

117 ALIMENTATION
- L'alimentation des tout-petits fait peur
- La qualité du petit déjeuner est déterminante

119 SANTÉ DENTAIRE
- La sucette ou le pouce : oui, mais pas après 2 ans
- Des bactéries contre les caries

121 INFECTION DE L'OREILLE
- La pose des drains tympaniques facilitée

122 PRÉMATURITÉ
- Une aide pour les très petits bébés : le liquide amniotique artificiel

123 CANCER
- Tir mortel sur la tumeur d'un enfant

124 HYPERACTIVITÉ
- Le sport contre les médicaments
- Les symptômes de l'hyperactivité se calment peu à peu
- La télévision responsable de l'épidémie d'hyperactivité ?

MIEUX-ÊTRE
128-139

129 MALADIES CARDIO-VASCULAIRES
- Bière, vin ou spiritueux ont-ils un pouvoir cardioprotecteur ?
- Un faible taux d'œstrogènes accroît le risque de maladie cardio-vasculaire

132 DENTS
- Un nouveau tournant dans le choix de votre brosse à dents

133 BIEN-ÊTRE
- Le souper familial : une vertu thérapeutique majeure

134 HOSPITALISATION
- Combattre les infections nosocomiales
- Le staphylocoque doré bientôt vaincu

136 VIVRE SAINEMENT
- Les généralistes rejoignent la tendance bio
- Un nouvel argument contre les acides gras saturés
- Longue vie aux sportifs

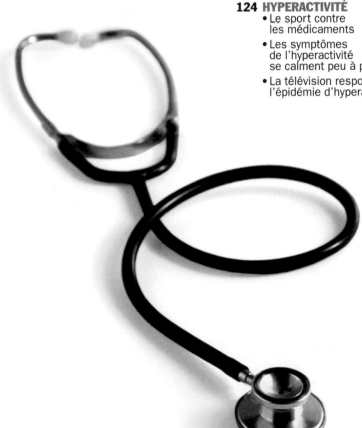

CERVEAU ET SYSTÈME NERVEUX 142-163

143 ANXIÉTÉ
- Peur de l'avion : guérison en vue

144 DÉPRESSION
- Faut-il réhabiliter les électrochocs ?
- Un pigment orange fait voir la vie en noir
- La douleur au cœur de la dépression
- Un antidépresseur qui soulage les douleurs fantômes
- Les impulsions magnétiques : un nouveau traitement de la dépression ?

151 ACCIDENT VASCULAIRE CÉRÉBRAL
- Sulfate de magnésium : le sel au secours du cerveau
- Salive de chauve-souris : un traitement mordant
- Un nouveau coupable dans les accidents vasculaires cérébraux et la maladie d'Alzheimer
- Un tire-bouchon contre les caillots

156 ÉPILEPSIE
- L'épilepsie vaincue par la chirurgie

157 PARALYSIE
- Réparer les lésions de la moelle épinière
- Pilotage direct du cerveau à la machine

159 DOULEUR
- Face à la douleur, les gènes au banc des accusés

161 MIGRAINE
- Des traitements contre l'épilepsie pour vaincre les maux de tête
- Le lien entre migraine et détérioration des tissus du cerveau

163 MALADIE DE PARKINSON
- De mauvais souvenirs ? Oubliez-les !

CANCER 164-195

165 DÉTECTION ET LUTTE
- Quand l'anthrax devient un héros
- Origine du cancer : une nouvelle théorie
- Traitements : la pêche miraculeuse
- Des cellules souches dans le sang du cordon ombilical
- Les lucioles éclairent le traitement du cancer
- La réalité virtuelle pour adoucir la chimio

173 PRÉVENTION
- Moins de kilos, moins de risques de cancer
- Des aliments cancérigènes ?

175 CANCER DU SEIN
- Le tamoxifène pourrait être détrôné
- Une lueur d'espoir pour le cancer du sein
- Luttez contre le cancer les yeux fermés
- Le sinistre rôle de l'hormone de l'obésité

180 CANCER DE LA BOUCHE
- Pleins feux sur un nouveau test de dépistage du cancer buccal

181 CANCER DE LA PEAU
- De nouvelles crèmes topiques pour tuer dans l'œuf le cancer de la peau
- Le système immunitaire peut tuer le mélanome
- Un meilleur pronostic du mélanome

185 CANCER DU FOIE
- D'abord, on retire le foie...
- Le diabète augmente les risques de cancer du foie

186 CANCER DU PANCRÉAS
- Le cancer du pancréas infiltré par un cheval de Troie

188 CANCER DU CÔLON
- Un virus commun responsable du cancer du côlon ?
- Autorisation d'un médicament sevrant la tumeur

190 CANCER DU POUMON
- Médicaments : toujours plus loin
- Arme agressive contre cancer agressif

192 CANCER DE L'OVAIRE
- Une nouvelle arme biologique contre le cancer de l'ovaire
- Le cancer ovarien identifié par son empreinte protéique

194 CANCER DU TESTICULE
- La microchirurgie préserve la fertilité masculine

195 CANCER DE LA PROSTATE
- Élimination de haute précision des tumeurs de la prostate

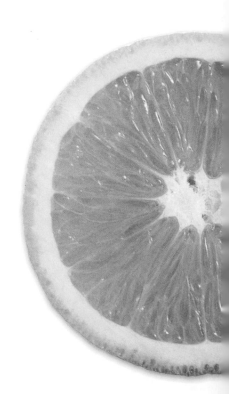

DIGESTION ET MÉTABOLISME
196-207

197 LA MALADIE DE CROHN
- Maladie de Crohn :
  une molécule bloque
  les cellules coupables

198 ENTÉROPATHIE AU GLUTEN
- Offensive contre le gluten

200 DIABÈTE
- Comment vivre mieux et plus
  longtemps avec le diabète
- Une pompe à insuline étanche
- Des critères de dépistage
  plus sévères pour enrayer
  le diabète de type II
- La salive d'un lézard inspire
  une molécule antidiabétique

205 ULCÈRES
- Un nouveau vaccin contre
  les ulcères de l'estomac ?

206 MÉDICAMENTS
- Des estomacs virtuels pour
  des comprimés plus efficaces

207 HÉMORROÏDES
- Hémorroïdes : l'apport
  d'une nouvelle technique
  opératoire

YEUX ET OREILLES
208-227

209 DÉTÉRIORATION DE LA VISION
- De nouvelles lentilles
  pour administrer
  des médicaments oculaires
- Les implants intraoculaires
  concurrencent la chirurgie lasik
- Chirurgie lasik :
  une nouvelle vague
- Débarrassez-vous
  de vos lunettes pour lire !
- Approbation de la première
  cornée artificielle
- Un télescope pour explorer
  les trous noirs de la vue
- Clarifier le flou de la vision
  nocturne

216 CATARACTE
- Des lentilles
  à courbure modifiée
  pour une meilleure vue
- La prévention de la cataracte
  se joue à table

218 GLAUCOME
- Un nouveau laser pour traiter
  le glaucome
- Le gène du glaucome identifié
- Un collyre qui prévient
  l'apparition d'un glaucome

**222 DÉGÉNÉRESCENCE
MACULAIRE**
- Vers le traitement
  d'une forme de
  dégénérescence maculaire
- Mécanisme à deux temps pour
  la dégénérescence maculaire
  avancée

224 ACOUPHÈNES
- Rééduquer l'oreille
  pour diminuer les tintements
  inopportuns
- Brouiller le signal pour couper
  les acouphènes

226 MALADIE DE MÉNIÈRE
- Maladie de Ménière :
  les vibrations soulagent
  les patients

**227 DÉTÉRIORATION DE
L'AUDITION**
- Un œstrogène contre la perte
  d'audition chez les femmes

CŒUR ET SYSTÈME
CIRCULATOIRE 228-255

229 MALADIES CARDIAQUES
- Un « biopacemaker »
  pour garder le rythme
- Grâce aux graines de soja,
  dites non à l'hypertension
- Diagnostic à partir
  d'une goutte de sang
- Vaisseaux sanguins maison
  pour soulager l'angine
  de poitrine

236 CHIRURGIE CARDIAQUE
- Les stents enrobés
  gagnent du terrain
- Soignez votre anémie
  pour améliorer vos chances
  de survie après un infarctus
- Arythmie dangereuse :
  le froid à la rescousse
- Chirurgie cardiaque robotisée :
  du grand art
- Lors d'un pontage, mieux vaut
  laisser le cœur battre

243 SUBSTITUT DE SANG
- À la recherche de substituts
  sanguins

244 PHLÉBITE
- Des anticoagulants à faible
  dose éliminent les caillots
  mortels

245 CHOLESTÉROL
- Un nouvel anticholestérol dope
  la performance des statines
- De nouvelles raisons
  de lever le coude
- Un vaccin contre la pneumonie
  combat le mauvais cholestérol

**248 ANÉVRISME DE L'AORTE
ABDOMINALE**
- Une prothèse éclipse
  la chirurgie classique
  de l'anévrisme

249 DRÉPANOCYTOSE
- Un appareil respiratoire
  pour atténuer la douleur

250 MALADIES DES VAISSEAUX
- La glycérine en tête pour traiter
  les varices
- Médicaments :
  toujours plus loin
- Le régime crétois réduit
  l'inflammation
- Éviter l'amputation grâce
  à la thérapie génique

**255 MALFORMATIONS
CARDIAQUES CONGÉNITALES**
- Un saut de géant pour un petit
  cœur

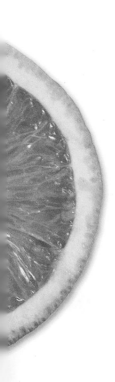

MUSCLES, OS ET ARTICULATIONS 256-281

257 ARTHRITE
- Des cellules souches contre l'arthrite
- Le tai-chi bon pour l'arthrite
- Les COX-2 remis en question
- Un anticorps monoclonal contre la polyarthrite rhumatoïde

262 ARTHROSE
- Jambes arquées et genoux cagneux accroissent le risque d'arthrose
- L'injection d'un lubrifiant soulage l'arthrose du genou

264 FRACTURES OSSEUSES
- Fracture de la hanche : séjournez plus longtemps à l'hôpital
- Les diurétiques : les nouveaux médicaments à la page pour les os
- Les ultrasons régénèrent l'os plus vite

267 FIBROMYALGIE
- Un traitement prometteur
- Fibromyalgie : l'exercice pour soulager vos symptômes

270 LUPUS
- Réinitialiser le système immunitaire pour combattre le lupus

271 OSTÉOPOROSE
- Un médicament relançant la croissance osseuse obtient le feu vert
- Une piqûre par an pour sauver vos os
- Les premiers signaux d'alarme de l'ostéoporose

275 TENDONS ET LIGAMENTS
- Des ondes de choc basse énergie traitent sans douleur les tendons
- La chirurgie par la chaleur chaleureusement accueillie

277 DOULEURS DORSALES
- Pourquoi pas des disques intervertébraux artificiels ?

278 GOUTTE
- Traitez l'attaque de goutte froidement

279 BLESSURES DU GENOU
- La thérapie cellulaire permettra de combler les lésions cartilagineuses

280 CHIRURGIE
- Sangsue mécanique : l'effet sans les frissons

REPRODUCTION ET SEXUALITÉ 282-305

283 CONTRACEPTION
- Les nouveaux contraceptifs
- Stérilisation féminine sans chirurgie

286 SEXUALITÉ
- PT-141 : la molécule du désir
- Deux nouveaux concurrents du Viagra

288 FERTILITÉ
- Un nouveau test pour détecter les spermatozoïdes endommagés
- Une grossesse possible malgré un cancer du sein
- Écrans solaires : attention, danger de féminisation !
- La congélation des ovules devient réalité

294 CANCER DU COL
- Le test de Papanicolaou complété par un nouveau test de détection de virus

296 PRÉMATURITÉ
- Périnatalité : de nouvelles pistes

298 MORT SUBITE DU NOURRISSON
- Mort subite du nourrisson

300 MALADIES TRANSMISES SEXUELLEMENT
- Alerte au papillomavirus
- Un vaccin pourrait venir à bout de l'herpès

302 RÈGLES
- La fin des règles abondantes

304 ACCOUCHEMENT
- Fi de la péridurale, vive le bain !

305 MÉNOPAUSE
- Les antidépresseurs apaisent les bouffées de chaleur

SYSTÈME RESPIRATOIRE 306-321

307 ALLERGIES
- De nouveaux médicaments pour prévenir la terrible allergie aux arachides

308 ASTHME
- Une maladie dont la gravité est trop souvent sous-estimée
- Trois éléments nutritifs réduisent les risques d'asthme chez l'enfant

312 RHUME
- L'efficacité de l'échinacée encore incertaine

313 INFECTION PULMONAIRE
- Bains tourbillons : méfiez-vous des bulles !

314 CANCER DU POUMON
- Mesurer le risque de cancer du poumon

315 TABAGISME
- Ça ressemble à des cigarettes mais ce serait moins nocif

317 FIBROSE KYSTIQUE
- Un souffle d'espoir pour un mal redoutable
- Des bactéries mortelles dans la ligne de mire

320 TOUX
- Les sirops antitussifs ont-ils une utilité ?

321 INFECTIONS DE L'APPAREIL RESPIRATOIRE
- Antibiotiques ou non ? Un nouveau test répond à la question

PEAU, CHEVEUX ET ONGLES
322-331

323 ACNÉ
- Que la lumière soit sur l'acné !

325 PSORIASIS
- Un traitement cible les fauteurs de troubles

326 ACNÉ ROSACÉE
- Nouveau traitement pour la rosacée

327 VITILIGO
- Une crème traitant l'eczéma atténue le vitiligo

328 VERRUES
- Du ruban adhésif contre les verrues

329 RIDES
- Botox : le poison de beauté reçoit le feu vert
- Fabriquez-vous un lifting durable

331 ESCARRES
- Une pilule pour guérir toutes les plaies

VOIES URINAIRES
332-341

333 INCONTINENCE
- La cure antirides traite aussi l'incontinence
- Un patch contre l'hyperactivité de la vessie sans effets secondaires
- Le premier médicament de l'incontinence d'effort se défend bien

336 MALADIES RÉNALES
- Des médicaments pour la tension sauvent les reins des diabétiques
- Les statines préviendraient l'insuffisance rénale

338 PROBLÈMES DE MICTION
- Le Viagra, aussi efficace aux toilettes qu'au lit
- Oubliez votre prostate avec les micro-ondes

340 INFECTIONS URINAIRES
- Fromage, yogourt et jus de fruits rouges : trio gagnant contre les infections urinaires
- Un futur vaccin contre les infections urinaires

INDEX
342-350

CRÉDITS
351-352

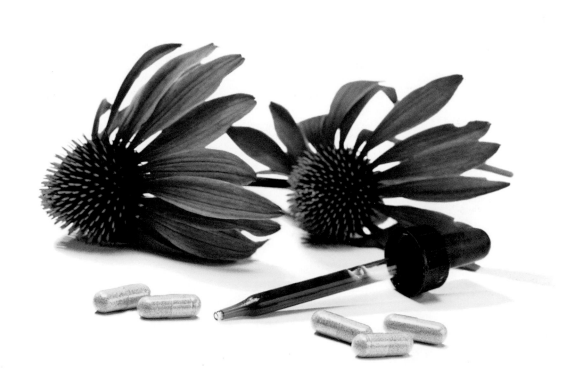

LES SUJETS QUI FONT

L'ACTUALITÉ

Les premières ANNÉES du XXIe siècle nous ont obligés à nous défaire de quelques certitudes. Les pyramides alimentaires, jusque-là des références, ont été renouvelées ; notre modeste acide ribonucléique (ARN) a révélé d'étonnantes possibilités thérapeutiques. Les maladies infectieuses (SRAS, grippe aviaire...) font toujours régner la terreur dans le monde. Les chercheurs explorent de nouvelles pistes médicamenteuses pour le traitement du cancer, des maladies cardio-vasculaires ou d'Alzheimer. Vous trouverez ici le récit plus détaillé des découvertes les plus importantes qui ont jalonné ces années.

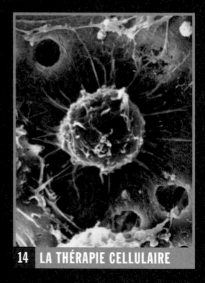

14 LA THÉRAPIE CELLULAIRE

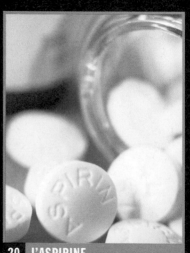

20 L'ASPIRINE

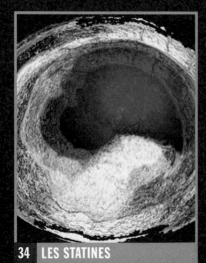

26 LE BIOTERRORISME

34 LES STATINES

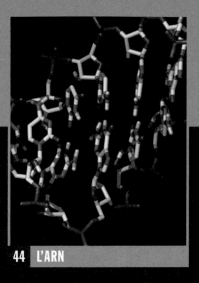

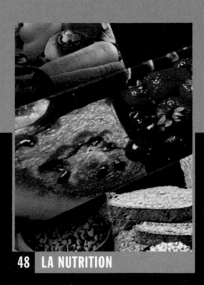

40   LE HDL SYNTHÉTIQUE

44   L'ARN

48   LA NUTRITION

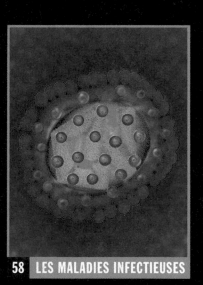

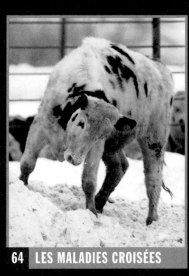

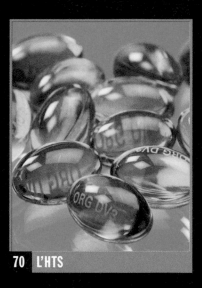

58   LES MALADIES INFECTIEUSES

64   LES MALADIES CROISÉES

70   L'HTS

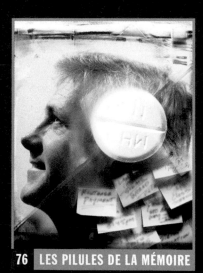

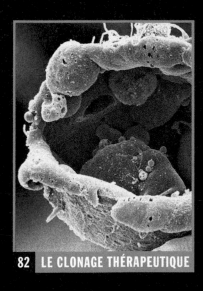

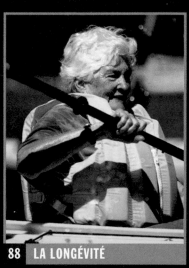

76   LES PILULES DE LA MÉMOIRE

82   LE CLONAGE THÉRAPEUTIQUE

88   LA LONGÉVITÉ

UNE PIQÛRE DANS LE CŒUR

Une thérapie tout à fait innovante et ouvrant de formidables perspectives dans le domaine de la réparation des organes est actuellement en expérimentation un peu partout dans le monde. Cette thérapie cellulaire est pour l'instant toujours réalisée dans le cadre des essais cliniques.

Dans la ville d'Almont, au Michigan, Dimitri Bonnville a passé l'été 2003 à faire ce que font tous les adolescents durant les vacances : il a vu ses amis, fait la fête, joué un petit peu au basket-ball... bref, il a profité de sa jeunesse. Rien d'exceptionnel à première vue... Si ce n'est que Dimitri revient de loin : une crise cardiaque, consécutive à une perforation accidentelle provoquée par un pistolet à clous sur un chantier, avait détruit un tiers de ses cellules cardiaques. Et son cœur était devenu si faible que personne ne pensait qu'il atteindrait l'âge adulte. Convaincus que l'état du cœur de ce jeune homme de 16 ans ne pouvait qu'empirer, les chirurgiens de l'hôpital Beaumont, de Royal Oak, ont pris la décision audacieuse de tenter le tout pour le tout : un nouveau traitement, encore expérimental.

Une simple prise de sang leur a permis de prélever un million de cellules souches de Dimitri – des cellules immatures qui ont la capacité de former presque n'importe quel type de cellule, et donc presque n'importe quel tissu (cardiaque, cutané...). Auparavant, ils lui avaient injecté un médicament dans la moelle épinière afin d'en déloger les cellules désirées, qui se sont retrouvées dans le flux sanguin. Ils ont ensuite injecté directement ces cellules dans le cœur de Dimitri pour en stimuler la réparation.

Quatre mois après l'intervention, les nouvelles étaient plutôt bonnes : la fonction cardiaque de Dimitri s'était considérablement améliorée. Au point qu'elle lui permettait déjà de fréquenter à nouveau les terrains de basket-ball. Plus précisément, depuis l'intervention, sa « fraction d'éjection » – c'est-à-dire le pourcentage de sang pompé par le ventricule gauche du cœur – était

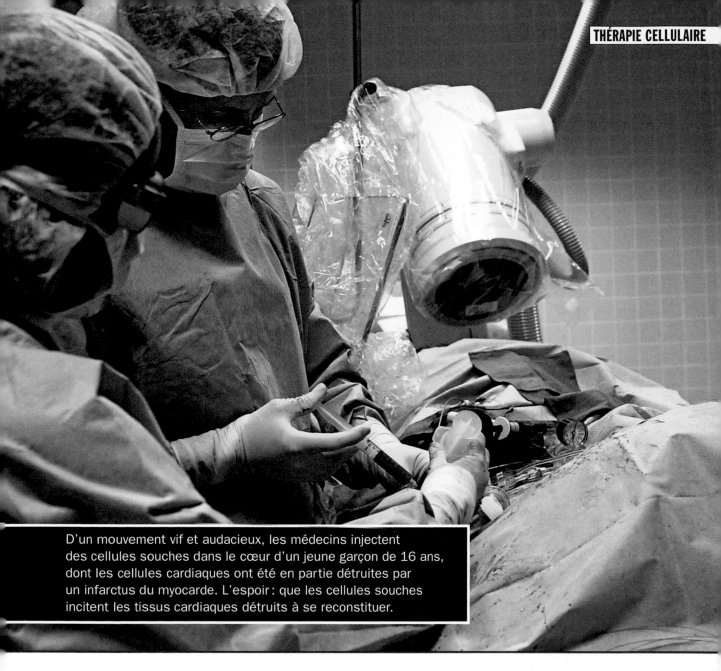

D'un mouvement vif et audacieux, les médecins injectent des cellules souches dans le cœur d'un jeune garçon de 16 ans, dont les cellules cardiaques ont été en partie détruites par un infarctus du myocarde. L'espoir : que les cellules souches incitent les tissus cardiaques détruits à se reconstituer.

passé de 25 à 40 %. Mais c'était encore loin des 50 %, voire plus, atteints quand le cœur fonctionne normalement. Néanmoins, c'était évidemment bien plus que le résultat escompté en l'absence de traitement.

Les cellules souches adultes entrent en scène

Le succès étonnant du traitement entrepris sur Dimitri est l'aboutissement d'une série d'avancées dans le domaine de la réparation cardiaque au moyen des cellules souches. Depuis 3 ans, en Amérique du Nord et en Europe, un grand nombre

d'études ont évalué la capacité de ces cellules à rétablir, ou tout du moins à améliorer, la fonction cardiaque. En 2003, plusieurs transferts de cellules souches dans le muscle cardiaque ont abouti à des résultats similaires (de spectaculaires augmentations des fractions d'éjection), en particulier en Allemagne, en France, au Brésil et aux États-Unis.

« Les cellules souches vont s'imposer aux cardiologues comme une voie thérapeutique de référence », précise le Dr James T. Willerson, président du centre des sciences pour la santé de l'université du Texas et directeur du département de cardiologie à l'Institut texan du cœur. Un optimisme

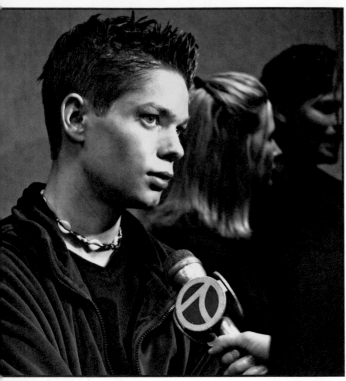

Dimitri Bonnville, le 5 mars 2003, lors de la conférence de presse annonçant la première transplantation américaine de cellules souches dans le cœur.

qui semble faire l'unanimité chez les spécialistes. Qui aurait pu penser cela voici seulement quelques années, alors que l'inconscient collectif avait du mal à accepter l'idée que des cellules d'embryons humains âgés de quelques jours puissent se transformer en n'importe quel type de cellule. Les scientifiques étaient capables de cultiver ces cellules « toutes-puissantes » (totipotentes) à partir d'embryons fabriqués en éprouvette (selon la technique habituelle de fécondation in vitro, qui consiste à mettre en présence sperme et ovule dans une petite boîte de Pétri). Le but de leurs travaux était de mettre au point de nouveaux traitements : ces cellules « bonnes à tout faire » permettant de former de nouvelles cellules, les scientifiques pouvaient espérer par exemple pouvoir donner de nouvelles cellules nerveuses aux personnes atteintes de la maladie d'Alzheimer ou de Parkinson. Ils n'envisageaient pas encore d'application aux tissus cardiaques endommagés, car ils ignoraient que les cellules du cœur pouvaient se régénérer.

À l'époque, on pensait que ce qui était perdu l'était définitivement. Les recherches américaines ont dû surmonter un obstacle de taille : en 2001,

le président George W. Bush, sous la pression du mouvement anti-avortement, a décidé d'interdire les recherches sur les cellules souches embryonnaires. Pour quelle raison ? Parce que, bien que les embryons utilisés par la recherche aient a priori peu de chances de quitter les éprouvettes pour le ventre d'une femme (ce sont les embryons surnuméraires résultant de fécondations in vitro qui servent aux chercheurs), l'utilisation d'embryons à des fins médicales a été présentée par les lobbyistes comme un « crime contre l'humanité »... Qu'à cela ne tienne, les chercheurs américains avaient à leur disposition d'autres cellules souches adultes.

Il suffisait d'aller les prendre dans le sang, dans la moelle osseuse, dans les muscles... et de voir ce qu'elles valaient. Des recherches menées en laboratoire sur l'animal ont ensuite permis de découvrir que le cœur pouvait aussi se régénérer à l'aide des cellules souches. De plus, il est apparu que les cellules souches adultes, et plus précisément celles que l'on trouve dans la moelle osseuse (cellules souches hématopoïétiques) et dans le tissu musculaire (myoblastes) étaient tout à fait capables de fabriquer tous les tissus, sans contraintes éthiques ni restrictions de recherche, mais aussi sans aucun risque de rejet par le système immunitaire (comme cela peut être le cas lors de la greffe d'un organe étranger). « Je ne me soucie plus des cellules embryonnaires, confie le Dr Perin, un cardiologue de l'Institut texan du cœur, les cellules souches embryonnaires sont peut-être plus puissantes mais ces cellules adultes conviennent tout à fait. »

Ces recherches ont également été motivées par le fait que les maladies cardio-vasculaires sont un réel problème de santé publique. Tous les ans, des millions de personnes sont terrassées par une crise cardiaque. Même si vous avez la chance de survivre à une attaque, des tissus auront de toute façon été endommagés, vous exposant à une récidive, voire à une insuffisance cardiaque aussi progressive qu'irréversible. Le traitement le plus efficace pour les patients au dernier stade de l'insuffisance cardiaque est la transplantation cardiaque. La thérapie cellulaire se proposant comme un nouveau « service technique », capable de rétablir la fonction cardiaque, elle pourrait être une panacée...

Résurrection à Rio
Alors que les cellules transplantées chez Dimitri commençaient tout juste à se multiplier dans son cœur, une autre histoire étonnante de cellules

souches se déroulait en Amérique du Sud. Les Drs Willerson et Perin, après leurs travaux menés à l'Institut texan du cœur, ont testé la transplantation de cellules souches auprès de quatorze personnes à l'hôpital Procardiaco de Rio de Janeiro, au Brésil. Tous ces patients avaient eu des attaques cardiaques et souffraient d'insuffisance cardiaque si grave que la thérapie par cellules souches était bien plus qu'une simple expérimentation : c'était leur dernière chance...

« J'ai vu dans quel état étaient les patients avant l'intervention, et c'est presque incroyable de voir comme ils vont bien aujourd'hui », se réjouit le Dr Perin. Le jour de l'intervention, les chirurgiens ont aspiré un peu de moelle osseuse à travers une aiguille et ils l'ont envoyée au laboratoire pour filtration et purification. Tout ce qui n'était pas nécessaire (les globules rouges, les cellules adipeuses...) a été enlevé. Seules les cellules mononucléées (agents du système immunitaire), catégorie de cellules dont font partie les cellules souches, ont été conservées. En quelques heures, les cellules souches étaient prêtes. « Nous utilisons de la matière fraîche, précise le Dr Perin, nous ne les avons pas cultivées ni triées. Nous nous sommes contentés de filtrer et purifier. »

Avant d'injecter les cellules, les chirurgiens ont introduit une petite caméra au moyen d'un cathéter (un long tube souple) à l'intérieur d'une artère afin de différencier les zones saines des zones endommagées ou nécrosées du muscle cardiaque. Au moyen du même cathéter, le Dr Perin a ciblé les

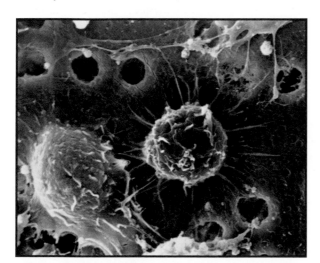

Plusieurs transferts de cellules souches dans le muscle cardiaque ont abouti à des résultats spectaculaires, en particulier en Allemagne, en France, au Brésil et aux États-Unis.

UN SUPERGÈNE POUR DE SUPERCELLULES

Imaginez les perspectives d'avenir illimitées de cellules souches capables de guérir le cœur. Imaginez qu'au lieu de les prélever chez les embryons, les scientifiques reprogramment de simples cellules du corps humain qui, dotées des mêmes capacités que les cellules souches embryonnaires, sont capables de recréer précisément le tissu spécifique dont le cœur a besoin pour être en bonne santé. Un tel miracle de la médecine est devenu possible en mai 2003, quand des chercheurs écossais et japonais ont annoncé la découverte du gène qui donne aux cellules souches le pouvoir de se transformer en n'importe quelle cellule du corps. Maintenant que ce gène a été identifié (et dénommé Nanog, comme le pays mythique de l'éternelle jeunesse du folklore celte), la prochaine étape pour les chercheurs est de découvrir les modalités selon lesquelles ce gène peut être activé ou désactivé afin de pouvoir utiliser le potentiel de régénération des cellules souches pour soigner de nombreuses maladies. ∎

tissus endommagés mais pas complètement nécrosés pour injecter de petites doses de cellules souches (0,2 ml de cellules à chaque fois, soit une goutte ou deux tout au plus, ce qui représente tout de même près de 2 millions de cellules souches). Chaque personne de l'essai de Rio a ainsi reçu quinze injections, soit trente millions de cellules au total. Selon les résultats publiés en mai 2003 dans le journal *Circulation*, en à peine 2 mois la « fraction d'éjection » des patients traités a augmenté de 31 %. Les autres tests confirmaient l'amélioration de la fonction cardiaque, très stable 2 mois après l'intervention : l'insuffisance cardiaque était moins sévère et l'irrigation de l'organe bien meilleure. Le Dr Willerson ne doutait pas que ces résultats allaient se maintenir pendant au moins 1 an, et peut-être même qu'ils s'amélioreraient encore. Les cellules souches semblent clairement avoir aidé ces cœurs en détresse.

Du sang neuf pour le cœur

Les chirurgiens de Dimitri et les cardiologues de l'étude brésilienne ne pensent pas que les cellules souches transplantées, prélevées dans le sang ou dans la moelle osseuse, se transforment en cellules cardiaques. « La raison pour laquelle nous

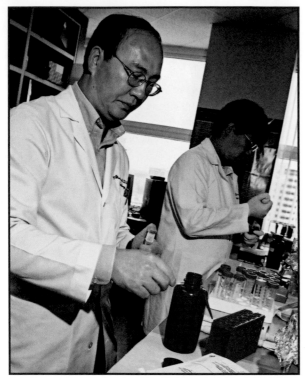

Les recherches du Dr Yong-Jian Geng de l'Institut texan du cœur ont contribué à élaborer de nouveaux traitements de l'infarctus du myocarde.

transplantons des cellules souches est que nous voulons stimuler la croissance de nouveaux vaisseaux sanguins dans le cœur, ce n'est pas nécessairement pour créer du tissu musculaire (le myocarde), explique le Dr Perin : en implantant une colonie de cellules souches de moelle (ou cellules souches hématopoïétiques) dans ce que nous nommons le myocarde en hibernation – un muscle cardiaque qui est endommagé mais pas complètement nécrosé –, nous espérons provoquer une meilleure irrigation sanguine dans ce tissu musculaire. En quelque sorte, il s'agit de le réveiller, afin qu'il se remette à fonctionner. »

Les nouveaux vaisseaux sanguins n'ont peut-être même pas été formés par les cellules souches transplantées. Il est même plus que probable que la seule présence des cellules souches conduise des cellules en circulation dans le sang à se différencier en cellules vasculaires, les cellules constitutives des vaisseaux sanguins. Il existe encore une autre voie de recherche en thérapie cellulaire cardiaque, où il ne s'agit pas d'obtenir de nouvelles cellules cardiaques. Plutôt que de filtrer les cellules souches de la moelle, on utilise d'autres cellules souches, prélevées cette

fois dans le muscle squelettique – celui qui, contrairement à son qualificatif, est développé dans les salles de sport. Si les cellules souches embryonnaires ou les cellules souches de la moelle sont très polyvalentes, ces cellules-là, nommées myoblastes, ne peuvent se différencier qu'en muscle. Mais (et c'est ici que se situe l'avancée), pas exclusivement en muscle squelettique. Des recherches récentes indiquent que ces myoblastes peuvent se différencier en plusieurs types de cellules musculaires. Or le cœur est constitué précisément d'un muscle essentiel, puisqu'il lui permet de se contracter : le myocarde !

C'est ainsi qu'en 2001, en France, le Pr Ménasché et l'équipe de Ketty Schwartz, de l'Inserm (Institut national de la recherche médicale), ont dirigé une première mondiale : une autogreffe de cellules prélevées dans des muscles et greffées à la paroi du cœur. Ces cellules se sont différenciées en cellules musculaires cardiaques (cardiomyocytes), reconstituant un tissu cardiaque parfaitement fonctionnel.

Ce mode opératoire, repris depuis en Allemagne et aux États-Unis, connaît aujourd'hui un franc succès. Tout d'abord, il faut prélever un peu de muscle, généralement au mollet ou à la cuisse, d'où l'on extrait les myoblastes. Les cellules souches sont mises en culture durant quelques jours. Et, quand elles sont en nombre suffisant, on les injecte dans et autour des tissus nécrosés du cœur, où se reforme alors un tissu musculaire bel et bien vivant.

Un futur qui a du cœur

Le cas de Dimitri, les résultats à Rio et les transplantations de myoblastes réussies en France et dans le monde confirment que la thérapie cellulaire au moyen des cellules souches est déjà une réalité, et qu'elle permet de traiter efficacement les personnes ayant eu un infarctus. Mais parce que la mise en œuvre de tels traitements est souvent très

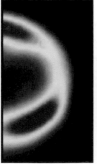

AVANT L'INJECTION   **APRÈS L'INJECTION**

Un PET scan montre comment les tissus nécrosés reviennent à la vie après une transplantation de cellules souches.

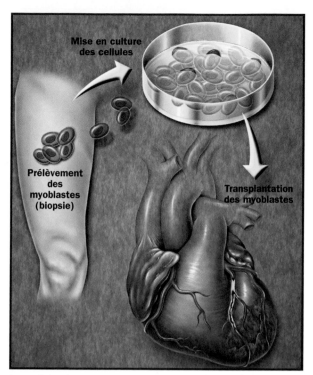

Mise en culture
des cellules

Prélèvement
des
myoblastes
(biopsie)

Transplantation
des myoblastes

Les cellules du muscle squelettique (myoblastes) ont été utilisées pour revitaliser les tissus cardiaques endommagés de patients ayant fait de graves infarctus du myocarde.

longue, la thérapie cellulaire n'est pas encore autorisée en tant que pratique courante, pas plus aux États-Unis que dans le reste du monde.

Les autorisations, qui doivent être délivrées par les gouvernements, n'ont pas été données, ce qui rend cette thérapie complètement illégale en dehors d'essais cliniques dûment contrôlés. (L'équipe qui a opéré Dimitri a d'ailleurs fait l'objet de remontrances de la Food and Drug Administration [FDA], l'instance américaine chargée de délivrer les autorisations.) Pour tenter d'accélérer les choses, l'Institut texan du cœur a démarré une seconde étude en 2003, à Rio de Janeiro, en collaboration avec l'hôpital Procardiaco. Le nombre de patients a été doublé, et la sélection des cellules de la moelle affinée : les chercheurs isolent désormais les cellules mononucléaires qu'ils considèrent comme les plus actives dans la réparation cardiaque.

Les résultats de cette deuxième étude, annoncés pour 2005, précéderont de peu les résultats d'un autre essai mené par la même équipe à Houston. Et l'Institut texan du cœur prépare déjà une étude encore plus importante : 100 patients seront alors traités dans plusieurs centres américains. Cette étude de phase III devrait être la dernière étape avant

l'accord de la FDA. Lequel pourrait bien intervenir au cours de l'année 2005, car les équipes américaines sont de plus en plus nombreuses à multiplier les essais cliniques de thérapie cellulaire.

Dimitri Bonnville ainsi que les patients brésiliens et français ont apporté un espoir bien réel à toutes les victimes d'un infarctus. Comme le Dr Perin le souligne, les cellules souches adultes sont une remarquable source de vie, disponible en chacun de nous.

Ces nouvelles découvertes ouvrent d'immenses perspectives au traitement des maladies cardio-vasculaires et suscitent un grand enthousiasme. Ce qui a inspiré au Dr Perin cette petite pointe d'humour dans le très sérieux journal médical *Circulation* : « Le futur est si lumineux que nous devons porter des lunettes de soleil ! » ∎

Qu'est-ce que cela signifie pour vous ∎ ?

L'aptitude des cellules souches à se transformer en n'importe quel type de tissu permet d'envisager des traitements efficaces de l'insuffisance cardiaque après un infarctus. Si les succès des premiers essais cliniques se confirment, les patients devraient pouvoir commencer à en bénéficier selon plusieurs modalités.

∎ Les cellules souches de la moelle peuvent stimuler la formation de vaisseaux sanguins à l'intérieur du cœur. En irriguant à nouveau les tissus endommagés, ils permettront le rétablissement de la fonction cardiaque.

∎ Les cellules souches de muscle prélevées dans la jambe ou la cuisse peuvent se transformer en cellules musculaires et constituer de nouveaux tissus cardiaques, remplaçant ceux qui ont été nécrosés par l'infarctus et rétablissant aussi la fonction cardiaque.

∎ Les cardiologues espèrent bientôt développer une technique permettant d'insérer des gènes à l'intérieur des cellules souches transplantées. Allier la thérapie génique à la thérapie cellulaire devrait permettre, outre la reconstruction de vaisseaux ou de tissus cardiaques, de remplacer des gènes délétères (en cause dans certaines maladies cardiaques d'origine génétique, comme les cardiomyopathies familiales) ou de mettre en place des gènes spécifiques capables d'améliorer la fonction cardiaque. ∎

L'ASPIRINE : MÉDICAMENT À TOUT FAIRE

Elle est dans toutes les infirmeries, au fond de tous les sacs et tiroirs de bureau. Jusqu'à présent, elle demeure la panacée pour combattre la douleur, le rhume et autres états grippaux, les maux de tête et la fièvre. Aujourd'hui, l'aspirine (acide acétylsalicylique ou AAS) est en passe de conquérir de nouveaux titres de gloire car elle s'avère être active dans bien d'autres domaines, comme les maladies cardio-vasculaires et le cancer : des recherches récentes ont en effet montré que l'aspirine réduit le risque d'infarctus et serait capable d'inhiber, voire d'empêcher, le développement de processus cancéreux. Mais l'aspirine semble avoir d'autres atouts – qui restent pour la plupart à confirmer –, notamment concernant la prévention de la maladie d'Alzheimer, l'augmentation de l'espérance de vie, la limitation de la sévérité d'un accident vasculaire cérébral (AVC) ou la prévention de la résistance à l'insuline liée à l'obésité. Une vieille dame de 107 ans pleine d'avenir !

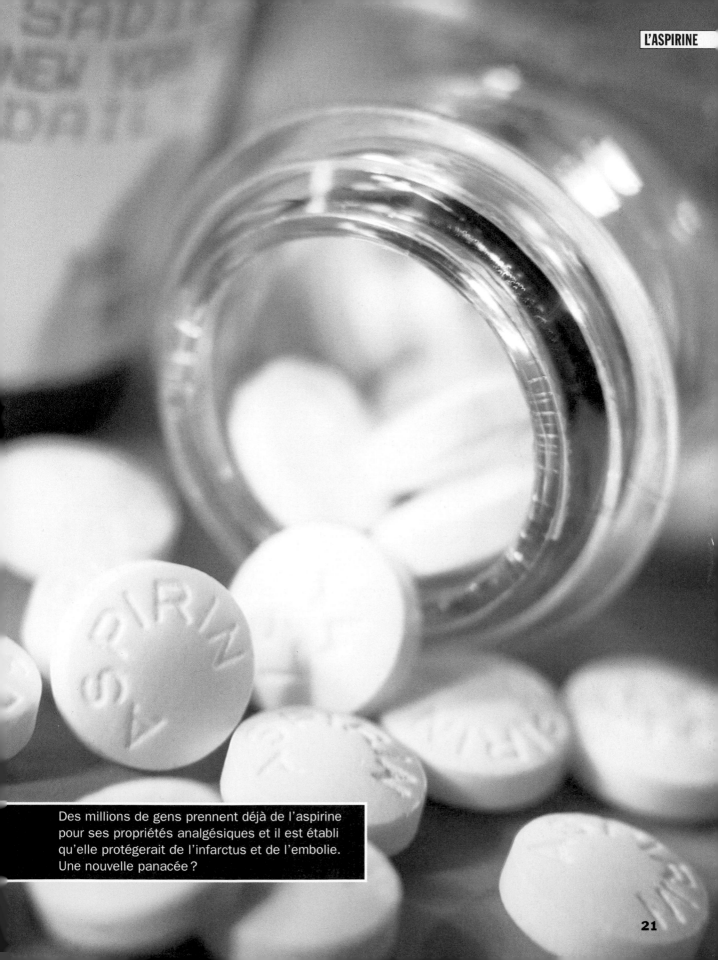

Des millions de gens prennent déjà de l'aspirine
pour ses propriétés analgésiques et il est établi
qu'elle protégerait de l'infarctus et de l'embolie.
Une nouvelle panacée?

On sait depuis quelque temps que, chez les personnes à haut risque cardio-vasculaire, l'aspirine réduit l'incidence d'une première crise cardiaque (prévention primaire) ou d'une nouvelle crise cardiaque, d'un accident vasculaire cérébral (AVC) et d'une mort prématurée (prévention secondaire).

Par ailleurs, plusieurs études cliniques d'envergure ont montré que la prise quotidienne d'aspirine à faible dose (75 à 150 mg par jour) réduirait le risque d'accident cardiaque chez les sujets en bonne santé. Il faut cependant nuancer, car d'autres études laissent plutôt à penser que seules les personnes en bonne santé mais présentant un facteur de risque (hypertension, obésité, tabagisme...) auraient un réel intérêt à consommer de l'aspirine pour prévenir les risques cardio-vasculaires.

Mécanismes d'action

Les effets bénéfiques de l'aspirine sur le plan cardio-vasculaire sont d'abord liés à son action sur les plaquettes – ces cellules sanguines impliquées dans la formation des caillots à l'origine des crises cardiaques et des AVC. L'aspirine diminue en effet la capacité de coagulation du sang en rendant les plaquettes moins « collantes » et en empêchant leur agrégation (effet antiagrégant).

Il est maintenant bien établi que l'inflammation joue un rôle significatif dans le développement d'une maladie cardiaque. Grâce à ses propriétés anti-inflammatoires, l'aspirine protège ainsi les vaisseaux durcis et enflammés des malades souffrant d'athérosclérose et limite le rétrécissement des artères.

L'inflammation est la première ligne de défense du système immunitaire contre une blessure ou une infection. Elle résulte d'une augmentation du flux sanguin et de l'arrivée massive de cellules immunitaires dans le tissu endommagé. Cependant, ce même processus peut détériorer le tissu. Même une inflammation légère associée à une affection banale comme le rhume produit des modifications des vaisseaux sanguins semblables à celles observées chez les personnes à risque cardio-vasculaire élevé. Chez les sujets atteints d'athérosclérose, l'inflammation participe à un cycle récurrent de lésion et de cicatrisation des artères tapissées de plaques d'athérome – un cycle pouvant conduire à la formation de caillots. L'aspirine agit en interrompant cette cascade d'événements. Pourtant, la véritable puissance de l'aspirine est aussi sa grande faiblesse. Du fait

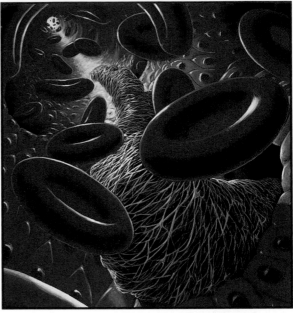

La formation d'un caillot

Un caillot se forme à l'intérieur d'un vaisseau sanguin lorsqu'un réseau de filaments de fibrine fait s'agglutiner des globules rouges (en forme de disques). L'aspirine empêche la formation de tels caillots.

qu'elle inhibe la coagulation, l'aspirine accroît le risque de saignements gastro-intestinaux associés à un ulcère ou à une gastrite (une inflammation de l'estomac). Elle augmente aussi le risque d'hémorragie cérébrale, la forme moins fréquente d'AVC, due à des saignements dans le cerveau.

Une étude épidémiologique récente a comparé les effets bénéfiques de l'aspirine dans la protection contre les maladies cardio-vasculaires à ses effets secondaires potentiels. Il apparaît qu'après 50 ans, à moins d'avoir une tension artérielle et un taux de cholestérol parfaits et de ne présenter aucun facteur de risque cardio-vasculaire, on peut envisager avec son médecin de prendre une faible dose quotidienne d'aspirine (de l'ordre de 80 mg).

Si vous avez moins de 50 ans et présentez un quelconque facteur de risque cardio-vasculaire – si vous fumez, avez du diabète, êtes en surpoids ou faites peu d'exercice physique –, parlez avec votre médecin d'un traitement préventif avec de l'aspirine. Chez les personnes de moins de 50 ans ayant un faible risque cardio-vasculaire, les effets indésirables de l'aspirine pourraient être supérieurs à ses effets bénéfiques. Par ailleurs, en cas de problèmes de tension artérielle, mieux vaut d'abord faire régulariser les choses avant de commencer un tel traitement.

La prévention santé reste un point majeur que chaque individu peut prendre en charge, d'autant que les sources d'information sont multiples et accessibles à tous. Au Canada, la Fondation des maladies du cœur a des bureaux dans toutes les provinces (au Québec : 1434, rue Sainte-Catherine Ouest, bureau 500, Montréal (Québec) H3G 1R4 ; tél. : (514) 871-1551 ou 1 800 567-8563). On peut s'abonner gratuitement à son cyberbulletin *La s@nté en ligne* sur son site www.fmcoeur.ca. Il est important de connaître les facteurs qui exposent à un risque cardio-vasculaire. Pour calculer ce risque, voyez l'adresse Internet : www.automesure.com.

La lutte contre le cancer

Un nombre croissant d'études épidémiologiques tendent à prouver que l'aspirine, outre ses propriétés cardioprotectrices, peut inhiber, voire empêcher le développement de processus cancéreux. C'est l'objectif de la chimioprévention primaire.

● **Le cancer de la prostate.** C'est la forme de cancer la plus souvent diagnostiquée chez les hommes au Canada. Un Canadien sur huit risque d'avoir un cancer de la prostate au cours de sa vie, le plus souvent après 70 ans. Depuis 1988, le taux de mortalité par ce cancer a diminué d'environ 10 %. Selon une étude récente, la prise régulière d'aspirine, d'ibuprofène et autres anti-inflammatoires non stéroïdiens (AINS) aurait un effet protecteur contre le cancer de la prostate chez les hommes âgés de 59 à 79 ans. Et cet effet est nettement plus marqué dans les tranches d'âge les plus élevées (au-delà de 70 ans).

● **Le cancer du côlon.** Au Canada, le cancer colorectal est la deuxième cause de décès par cancer, tous sexes confondus. C'est cependant un cancer dont l'incidence a un peu diminué depuis 1988. Des facteurs liés à l'environnement, notamment la sédentarité et une alimentation trop riche, sont mis en cause pour ce type de cancer. La grande majorité des cancers du côlon (85 % des cas) se développe à partir de lésions précancéreuses, les polypes intestinaux, dont la fréquence au-delà de 50 ans varie, selon les tranches d'âge, entre 15 et 40 %. Seuls certains de ces polypes se transforment en cancer. Plusieurs études parues en 2003 ont mis en évidence que de faibles doses d'aspirine (80 à 160 mg par jour)

permettent de diminuer la récidive des polypes (chimioprévention secondaire). L'effet protecteur de l'aspirine et des autres AINS est attribué à leur capacité à inhiber l'enzyme cyclo-oxygénase-2 (COX-2) responsable de la synthèse des prostaglandines, des hormones impliquées dans le développement des polypes et des cancers du côlon. Une vaste étude américaine publiée en février 2004 dans les Annals of Internal Medicine a suivi, de 1980 à 1998, plus de 27 000 infirmières âgées de 34 à 77 ans et évalué l'apparition d'un polype colorectal en fonction de leur consommation spontanée d'aspirine. Les résultats de cette étude ont montré que les risques les plus faibles de polype colorectal sont observés chez les femmes qui prennent les doses les plus élevées d'aspirine. Il est pourtant clairement prématuré de recommander la consommation régulière d'aspirine en

Qu'est-ce que cela signifie pour vous ?

La chimioprévention du cancer est une approche en plein développement. Elle se fonde sur l'idée que des agents chimiques (naturels ou synthétiques) seraient à même de prévenir, d'interrompre, voire d'inverser, un processus cancéreux.

■ Le cancer se développe en plusieurs étapes et sur plusieurs décennies. L'accumulation d'anomalies génétiques dont l'origine est plurifactorielle (interactions entre le génome et l'environnement) transforme progressivement une cellule normale et sa descendance en cellules malignes pour donner naissance à une tumeur. Échappant à toute régulation, la tumeur se développe de manière anarchique au détriment des cellules voisines.

■ La chimioprévention est dite primaire lorsqu'elle concerne des individus sains, secondaire lorsqu'elle vise des patients présentant des lésions précancéreuses, et tertiaire lorsqu'elle concerne la prévention d'un second site tumoral chez des patients guéris d'un premier cancer. Les agents chimiques doivent pouvoir être largement utilisés sur de longues période, sans risque secondaire, dans les populations à risque. L'aspirine et les inhibiteurs des cyclo-oxygénases (COX) font partie des médicaments sur lesquels les chercheurs travaillent pour la chimioprévention de nombreux cancers. ■

prévention primaire de ce cancer. À ces doses préventives, les risques de saignement sont trop élevés et inacceptables au regard du bénéfice escompté.

● **Le cancer du poumon.** Il continue d'être la principale cause de mortalité par cancer au Canada. D'une étude récente s'appuyant sur un questionnaire adressé à 140 000 femmes et sur l'examen des dossiers médicaux de 81 femmes ayant développé un cancer du poumon (et de plus de 800 autres indemnes de ce cancer), il ressort sans véritable surprise que le tabagisme demeure le facteur de risque majeur. Cependant, les femmes qui déclarent consommer régulièrement de l'aspirine ont un risque réduit de moitié de développer un cancer dit « non à petites cellules », qui représente 80 % des cancers du poumon. Plusieurs études cliniques confirment que les fumeurs qui prennent régulièrement de l'aspirine sont à divers degrés mieux protégés que ceux qui n'ont pas cette habitude.

● **Le cancer du sein et des ovaires.** Si le cancer des ovaires est en légère régression au Canada, le cancer du sein est en augmentation. En 2004, on estimait à 21 200 le nombre de femmes qui recevraient un diagnostic de cancer du sein au Canada, et à 5 200 le nombre de décès. Dans les sociétés développées, le cancer du sein demeure un véritable fléau. Dans une étude publiée dans *Cancer Research* en septembre 2003, des chercheurs ont étudié, à partir des données de la célèbre étude américaine WHI (Women Health Initiative), l'influence de la prise régulière d'AINS et, en particulier, de l'aspirine sur le risque de cancer du sein. Cette étude portait sur 80 700 femmes ménopausées âgées de 50 à 79 ans. Il apparaît que la prise régulière d'au moins deux comprimés d'aspirine pendant un minimum de 5 ans réduit de 21 % la survenue d'un cancer du sein. D'après les résultats, plus longue est la consommation d'aspirine (à une dose supérieure à 100 mg par jour), plus faible serait le risque de développer ce cancer. Une étude publiée en mai 2004 dans le *Journal of the American Medical Association* (*JAMA*) confirme que c'est la régularité de la prise d'aspirine (plus que la durée d'utilisation) qui semble jouer un rôle préventif. De plus, parmi les patientes ayant eu un cancer du sein récent, seules celles dont les tumeurs possèdent des récepteurs aux œstrogènes ou à la progestérone semblent bénéficier de l'effet protecteur de l'aspirine – dans cette situation où le cancer est déjà présent, l'effet protecteur se traduit par la capacité à inhiber le processus tumoral. Quant au cancer des ovaires, plusieurs études cliniques suggèrent que la consommation régulière d'aspirine conduit à une diminution majeure de ce risque.

Un mécanisme encore mal compris

Les chercheurs ne connaissent pas encore avec précision le mécanisme par lequel l'aspirine exerce ses effets protecteurs contre ces cancers (et peut-être d'autres encore, comme ceux du pancréas, de l'œsophage et la maladie de Hodgkin), mais certaines hypothèses sont avancées.

L'aspirine, comme les autres anti-inflammatoires non stéroïdiens, bloque la production des prostaglandines qui induisent l'inflammation et semblent stimuler la croissance de certaines tumeurs. L'aspirine freinerait aussi la division cellulaire – ce qui est particulièrement important dans le cas des cellules cancéreuses, qui se divisent de façon anarchique.

Une autre hypothèse serait que l'aspirine inhibe la production et l'action d'enzymes produites par certaines cellules cancéreuses. Il est aussi possible que l'aspirine limite les effets néfastes de certaines substances cancérigènes (carcinogènes) telles que la fumée de tabac et les toxiques environnementaux, et enfin qu'elle induise l'apoptose (la mort cellulaire programmée) des cellules tumorales.

Des bénéfices toujours plus nombreux

Outre ses effets protecteurs contre le cancer et certaines maladies cardiaques, l'aspirine, qui va prochainement fêter ses 107 ans, semble avoir bien d'autres vertus.

● **La prévention de la maladie d'Alzheimer.** Il est bien établi que la formation des plaques séniles dans le cerveau des malades atteints de la maladie d'Alzheimer (voir p. 83 à 87) s'accompagne de processus inflammatoires, comme en témoigne la présence de médiateurs de l'inflammation. Ces facteurs stimulent la synthèse de cyclo-oxygénase-2 (COX-2) dans les cellules neuronales. Les anti-inflammatoires non stéroïdiens (AINS), et plus particulièrement les inhibiteurs de la COX-2, seraient des candidats à la prévention primaire. Cependant, aucune étude n'a encore montré d'effet bénéfique

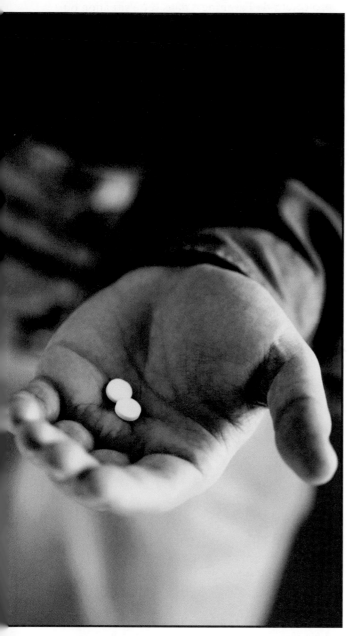

Les millions de personnes qui prennent de l'aspirine pour éviter une crise cardiaque ou une embolie diminuent en prime le risque de contracter certains cancers.

étude menée par des chercheurs hollandais. Mais, si la consommation d'AINS diminue le risque de développer un Alzheimer, l'effet protecteur est marqué surtout chez les patients qui ont pris ces médicaments sur le long terme (c'est-à-dire au moins 24 mois). La prévention de cette maladie par les AINS demeure donc actuellement une piste de recherche très intéressante.

● **L'allongement de l'espérance de vie.** C'est un bénéfice presque mécanique, serait-on tenté de croire. En effet, prévenir l'infarctus, l'AVC et le cancer prolonge de facto l'espérance de vie. Cependant, une étude portant sur des sujets qui ont pris régulièrement de l'aspirine afin de réduire le risque d'infarctus a révélé que le risque de décès dans les 3 années à venir se voyait du même coup diminué d'un tiers. Une autre étude a montré de son côté que les personnes « résistantes » à l'aspirine (c'est-à-dire sur lesquelles l'aspirine n'a aucun effet) courent un risque plus élevé de mourir d'une maladie cardiaque.

● **La prévention des maux de tête.** L'aspirine calme non seulement les maux de tête (effet analgésique bien connu) mais, prise quotidiennement, semble aussi capable de prévenir leur survenue.

● **La limitation de la sévérité d'un AVC.** Les séquelles d'un accident vasculaire cérébral sont moindres lorsque la personne consommait régulièrement de l'aspirine. Parmi les différents mécanismes rendant compte de l'effet protecteur de l'aspirine figurent son action antiagrégante, qui améliorerait la circulation sanguine dans le cerveau, ses propriétés antioxydantes, qui limiteraient les lésions des tissus au cours de l'attaque, et tout autre effet anti-inflammatoire, qui protégerait globalement le cerveau.

● **La prévention de la résistance à l'insuline liée à l'obésité.** Les personnes obèses développent souvent une résistance à l'insuline – un état précurseur du diabète. Les études chez le rat ont montré qu'en protégeant les cellules des dommages causés par l'inflammation l'aspirine pouvait réduire ce phénomène de résistance.

des AINS, en particulier de l'aspirine, sur le déclin cognitif des patients (notamment aux premiers stades : perte du sens de l'orientation et de la mémoire) ayant une forme légère ou modérée de la maladie. Pourtant, si ces médicaments sont administrés pour traiter une affection comme l'arthrite, ils pourraient de surcroît offrir une certaine protection contre la maladie d'Alzheimer, comme semble le montrer une

Enfin, l'intérêt de l'aspirine dans la prévention du zona herpétique et de la prééclampsie, une affection potentiellement mortelle chez la femme enceinte, est à l'étude. ■

BIOTERRORISME
LA SCIENCE CONTRE-ATTAQUE

Pour beaucoup, l'aspect le plus dramatique et le plus spectaculaire de l'attaque terroriste qui a touché les États-Unis le 11 septembre 2001 a sans doute été la destruction des tours jumelles du World Trade Center et ses milliers de victimes. Pour les spécialistes, toutefois, ce fut peut-être davantage la mort de cinq personnes et l'infection de treize autres par le bacille de l'anthrax envoyé aux États-Unis par la poste : d'hypothèse de guerre, le terrorisme biologique était devenu une réalité mortelle. Depuis, les scientifiques du monde entier œuvrent à la prévention du risque bactériologique – qu'il s'agisse de l'anthrax, de la variole, du virus Ebola ou de tout autre agent pathogène.

Dans cette quête frénétique pour trouver à la fois des médicaments afin de traiter les personnes contaminées et des vaccins protecteurs des populations, l'inspiration est venue de là où on ne l'attendait pas – de l'espace !

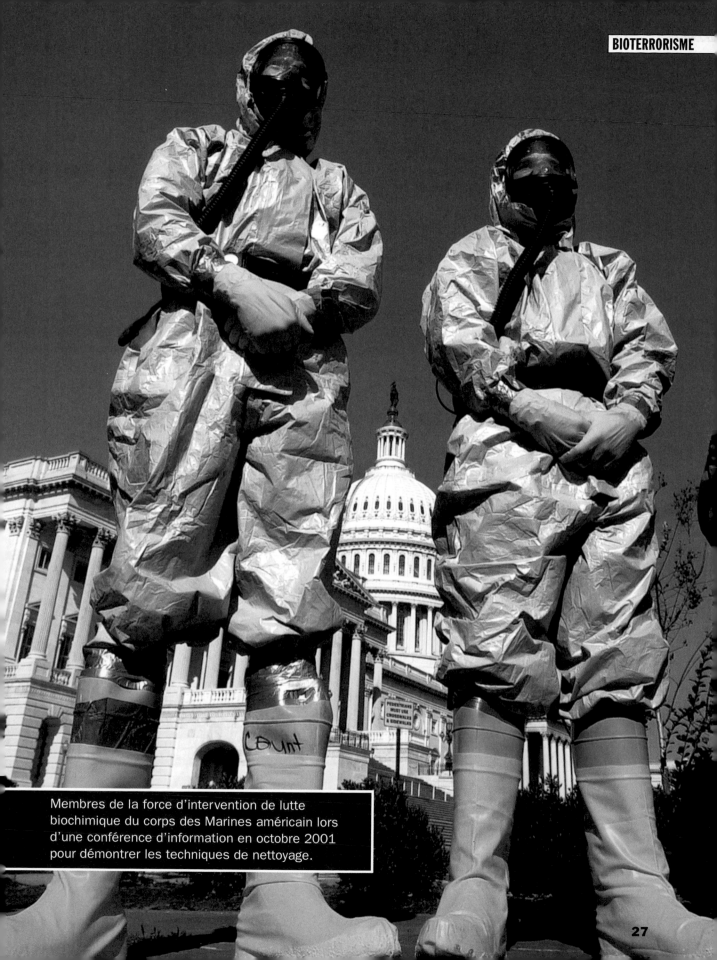

Membres de la force d'intervention de lutte biochimique du corps des Marines américain lors d'une conférence d'information en octobre 2001 pour démontrer les techniques de nettoyage.

Inspiration... extraterrestre

La découverte d'un traitement pour les patients infectés par l'anthrax (cette maladie n'est potentiellement mortelle que sous sa forme respiratoire) a été accélérée grâce à une technologie développée pour le projet Seti (*Search for Extraterrestrial Intelligence* ou Recherche d'intelligence extraterrestre). En 1999, des astronomes ont mis au point un ensemble de programmes informatiques destinés à relier entre eux les ordinateurs personnels de quelque 5 millions de volontaires disséminés dans le monde entier via Internet. Ce logiciel, appelé Seti *at home* (Seti à la maison), est un logiciel écran de veille gratuit qui tourne en permanence sur les ordinateurs, employant une partie de la puissance de calcul informatique inutilisée pour traiter en parallèle plus d'un milliard de signaux issus des radiotélescopes à la recherche de signes de vie intelligente dans l'espace.

Un professeur de l'université britannique d'Oxford réalisa que ce même type d'analyse informatique distribuée pouvait être utilisé pour combattre l'anthrax. Comment ? Le but était de passer en revue 3,5 milliards de molécules afin d'identifier les plus susceptibles de bloquer la formation des toxines mortelles produites par l'anthrax. En 2002, le programme *Son of* Seti (Fils

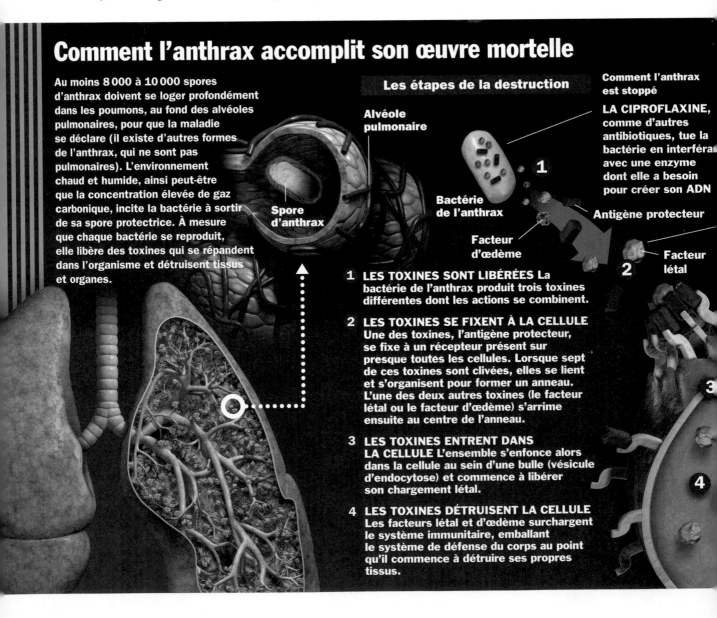

Comment l'anthrax accomplit son œuvre mortelle

Au moins 8 000 à 10 000 spores d'anthrax doivent se loger profondément dans les poumons, au fond des alvéoles pulmonaires, pour que la maladie se déclare (il existe d'autres formes de l'anthrax, qui ne sont pas pulmonaires). L'environnement chaud et humide, ainsi peut-être que la concentration élevée de gaz carbonique, incite la bactérie à sortir de sa spore protectrice. À mesure que chaque bactérie se reproduit, elle libère des toxines qui se répandent dans l'organisme et détruisent tissus et organes.

Spore d'anthrax

Les étapes de la destruction

Alvéole pulmonaire

Bactérie de l'anthrax

Facteur d'œdème

1

2

Facteur létal

Comment l'anthrax est stoppé

LA CIPROFLAXINE, comme d'autres antibiotiques, tue la bactérie en interféra[n]t avec une enzyme dont elle a besoin pour créer son ADN

Antigène protecteur

3

4

1 **LES TOXINES SONT LIBÉRÉES** La bactérie de l'anthrax produit trois toxines différentes dont les actions se combinent.

2 **LES TOXINES SE FIXENT À LA CELLULE** Une des toxines, l'antigène protecteur, se fixe à un récepteur présent sur presque toutes les cellules. Lorsque sept de ces toxines sont clivées, elles se lient et s'organisent pour former un anneau. L'une des deux autres toxines (le facteur létal ou le facteur d'œdème) s'arrime ensuite au centre de l'anneau.

3 **LES TOXINES ENTRENT DANS LA CELLULE** L'ensemble s'enfonce alors dans la cellule au sein d'une bulle (vésicule d'endocytose) et commence à libérer son chargement létal.

4 **LES TOXINES DÉTRUISENT LA CELLULE** Les facteurs létal et d'œdème surchargent le système immunitaire, emballant le système de défense du corps au point qu'il commence à détruire ses propres tissus.

de Seti) fut distribué à 1,4 million de volontaires dans le but de ramener en moins de 1 mois cette longue liste de molécules à 12 000 – un travail qui aurait pris 20 ans avec les moyens de calcul conventionnels ! Les résultats ont été remis aux gouvernements britannique et américain pour les aider à développer une substance chimique capable de cibler l'une des trois protéines toxiques de l'anthrax.

Duel avec un trio toxique

Pour comprendre comment un seul de ces médicaments potentiels peut réussir à combattre l'anthrax, il faut d'abord savoir comment agit l'insidieuse bactérie.

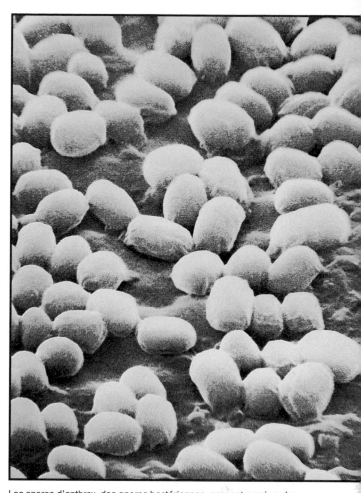

Les spores d'anthrax, des spores bactériennes, peuvent survivre des années et résister à la chaleur, au froid ainsi qu'à la sécheresse extrêmes. Les bactéries qu'elles abritent sont activées lorsque les spores germent dans leur hôte.

L'anthrax est considéré comme une arme biologique possible depuis des décennies. Les biologistes avaient donc commencé à en dévoiler les mystères des années avant que des lettres saupoudrées du bacille ne parviennent dans des bureaux du gouvernement et de médias américains. C'est pourquoi, dès janvier 2002 – soit 3 mois après l'attaque par courrier —, les chercheurs avaient déterminé comment l'anthrax pénètre dans l'organisme. Il se dissémine habituellement via des spores incroyablement résistantes (à la fois aux ultraviolets, à la température et à la plupart des désinfectants) et microscopiques – chaque spore fait moins de 1/20 du diamètre d'un cheveu. Forme de résistance que prend une bactérie lorsque ses conditions habituelles de vie ne sont plus réunies, la spore est une structure inerte, desséchée, extrêmement solide, qui protège un matériel génétique ultracondensé. Lorsqu'une spore d'anthrax est inhalée ou pénètre par une lésion de la peau, elle retrouve des conditions de vie acceptables ; alors elle se gonfle d'eau et rompt sa tunique-bouclier : elle germe pour redevenir une bactérie active. Celle-ci est enfermée dans une capsule d'un genre particulier (contrairement à celle de la plupart des autres bactéries, composée de sucres, la capsule de l'anthrax est constituée de peptides, les unités de base des protéines) qui inhibe le système immunitaire de l'hôte : non ou peu reconnu par les anticorps, le bacille peut en toute quiétude déverser ses toxines.

Les toxines de l'anthrax sont synthétisées par recombinaison de trois protéines qui, individuellement, ne sont pas nocives : seule leur association est mortelle. La première protéine, étonnamment appelée antigène protecteur (PA), se fixe sur un récepteur cellulaire pour former un anneau qui ouvre une porte dans les cellules. C'est après qu'elle a formé cet anneau que les deux autres protéines, facteur létal (LF) et facteur d'œdème (EF), pénètrent dans les cellules.

UCUNE ANTITOXINE existe encore ontre l'anthrax, ais les scientifiques udient des composés ui absorbent les xines avant qu'elles issent se fixer x cellules.

Récepteur cellulaire

Cellule macrophage

Enzymes du macrophage

Le facteur létal détruit des protéines à l'intérieur des cellules infectées. En janvier 2002, on a découvert que le facteur d'œdème joue un rôle plus sinistre encore. Il inactive en effet une molécule messagère dans la cellule hôte, ce qui lui permet d'envoyer à l'extérieur ses propres messages, qui vont rapidement bloquer la réponse immunitaire naturelle. Il modifie également la perméabilité de la cellule infectée : cela se traduit par l'apparition d'œdèmes dans les tissus.

Maintenant que ce mécanisme est compris, il est théoriquement possible de développer une antitoxine capable de stopper la progression de la maladie pendant que des antibiotiques élimineront les bactéries qui la causent. Bloquer les effets des différentes toxines de l'anthrax, tel est l'objet des recherches actuelles, notamment du projet Son of Seti, qui a passé au crible les molécules susceptibles d'obstruer les sites d'entrée du facteur létal et du facteur d'œdème dans les cellules. L'identification de telles molécules permettra sans doute le développement de médicaments fonctionnant comme les inhibiteurs de protéase employés contre le virus du sida.

À la recherche d'un meilleur vaccin contre l'anthrax

Les médicaments inhibiteurs des toxines de l'anthrax ne sont qu'une des approches actuelles. Les scientifiques tentent également d'élaborer un nouveau vaccin contre l'anthrax, car celui qui existe

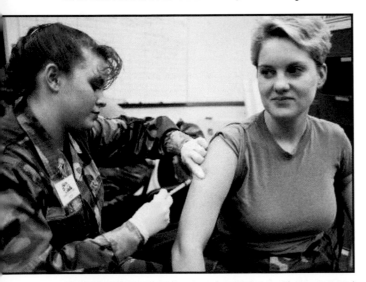

Le vaccin actuel contre l'anthrax est recommandé au personnel militaire. Pour le grand public, les scientifiques développent un nouveau vaccin, plus sûr.

déjà présente des inconvénients. Ce vaccin « acellulaire » (il est uniquement composé de l'antigène protecteur ou PA) est recommandé aux seuls adultes ayant un système immunitaire très robuste et de fortes chances d'entrer en contact avec la bactérie, comme les personnels militaires et scientifiques. De plus, le vaccin actuel ne confère une protection complète qu'au bout de six injections, administrées sur 18 mois. En outre, il nécessite un rappel annuel. Le développement d'un vaccin de seconde génération est donc une priorité. Les recherches américaines les plus prometteuses s'articulent actuellement autour d'une version génétiquement modifiée de la protéine antigène protecteur (PA) afin de développer une immunité contre le véritable agent.

Les Britanniques ont aussi fabriqué un vaccin basé sur la protéine antigène protecteur et qui offre une protection après seulement deux doses par pulvérisation nasale. Des souris de laboratoire ont été immunisées de la sorte contre l'anthrax après que le vaccin leur a été administré par injection, par voie nasale ou les deux combinées.

En parallèle, des chercheurs américains ont découvert chez la souris un gène de résistance naturelle à l'anthrax qui l'empêche de tomber malade après une exposition. On sait qu'il existe une forme de gène équivalent chez l'homme, mais on ignore encore s'il offre une protection similaire. La découverte d'un tel gène est très encourageante, mais il faut maintenant développer un médicament qui imite sa fonction (le blocage de l'anthrax) chez l'être humain.

La variole, une plus grande menace ?

Après l'envoi des lettres contaminées, l'anthrax fit les gros titres des journaux. Mais une autre arme biologique potentielle a, depuis, pris la vedette. L'éradication – c'est-à-dire la suppression de tout foyer infectieux connu – de la variole a sans doute été l'un des plus importants succès de l'histoire médicale du XXe siècle.

La dernière manifestation de la maladie a eu lieu en 1977 en Somalie. Le 8 mai 1980, l'Organisation mondiale de la santé (l'OMS) déclarait triomphalement que la variole avait été éradiquée. Alors pourquoi s'en préoccuper plus de 20 ans plus tard ? Parce que des stocks officiels du virus existent toujours dans des laboratoires américains (à Atlanta), français (chez Aventis-Pasteur) et russes. Par ailleurs, bien qu'ayant signé le traité international sur les armes biologiques, les militaires russes (et peut-être les Américains) auraient produit des tonnes de ce virus pour équiper des bombes antipersonnel et des missiles intercontinentaux.

Il serait naïf de penser qu'il est impossible qu'une partie de ce matériel biologique tombe entre les mains de gens mal intentionnés. C'est pourquoi, même avant l'attentat terroriste à l'anthrax, les différents ministères de la Santé occidentaux se sont préoccupés de l'absence ou de la faible quantité de vaccins antivarioliques immédiatement disponibles.

Quelques pays ont pris des mesures efficaces. Prenons l'exemple de la France, où il existait encore un stock du vaccin Pourquier, fabriqué jusque dans les années 1980. En décidant d'administrer le vaccin par aiguille bifurquée, laquelle utilise seulement 1 ml de produit au lieu des méthodes classiques, qui en emploient 10 ou 50 ml, on a tiré environ 55 millions de doses de cette réserve. Pour la compléter, afin que toute la population française soit couverte, les laboratoires Aventis-Pasteur ont fabriqué 17 millions de doses à partir d'une souche ancienne de germes.

Le Canada a adopté la stratégie de «recherche et confinement» qui consiste à identifier rapidement toute personne qui aurait pu être en contact avec le virus et à la vacciner dans les quatre jours suivant l'exposition au virus. Puis, les personnes vaccinées sont isolées pour assurer le confinement de la maladie.

Grâce aux travaux de microbiologistes américains, les scientifiques disposent depuis 2002 d'un modèle animal – le singe (il développe une variole simienne particulière) – pour éprouver les vaccins et les médicaments antivarioliques sans faire prendre de risques à l'homme en essai clinique.

Faut-il vacciner la population de façon préventive ? Le débat reste ouvert. En effet, le vaccin antivariolique actuel utilise le virus de la vaccine (il a donné son nom au mot «vaccin»), qui induit la production de nombreux anticorps, y compris contre la variole humaine, mais qui présente des inconvénients. En se basant sur les statistiques de vaccination mondiale par la vaccine, les scientifiques estiment qu'une telle vaccination provoquerait une à quatre morts par million de personnes vaccinées et au moins cinq fois plus de cas d'effets secondaires graves, allant des lésions de la peau et de l'eczéma à l'encéphalite (inflammation du cerveau potentiellement fatale). Étant donné qu'aucun cas de variole n'a été signalé depuis la fin des années 1970, ce prix à payer n'est sans doute pas acceptable.

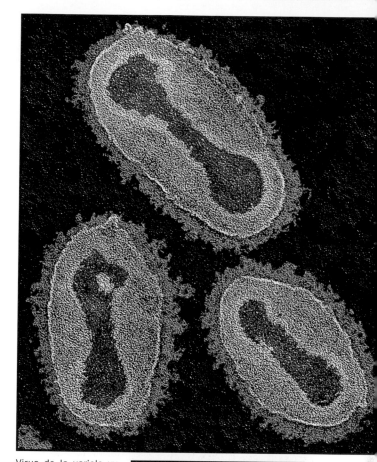

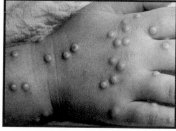

Virus de la variole vu au microscope électronique. L'infection (à droite) s'accompagne de fièvre, d'une grande fatigue et d'une éruption de pustules. Le virus se transmet par inhalation de petites gouttelettes aériennes.

Une solution serait de développer un nouveau vaccin, plus sûr. Parallèlement, les scientifiques recherchent des médicaments qui empêcheraient la réplication du virus chez une personne contaminée. Le plus prometteur est une molécule déjà existante, le cidofovir (Vistide), utilisé pour traiter les infections oculaires à cytomégalovirus. Les études ont d'abord montré que la molécule bloquait très efficacement un virus très similaire à celui de la variole injecté à des animaux, y compris chez les primates. Cependant, comme une épidémie de variole susciterait vraisemblablement une crise majeure de santé publique, les responsables de la santé souhaitent un médicament sous forme de

DIAGNOSTIC :
BIOTERRORISME

Quand des terroristes frappent avec des bombes, des armes, voire des avions transformés en missiles, nous savons immédiatement que nous avons été attaqués. Avec le terrorisme biologique, il s'écoule des jours avant que nous nous rendions compte que des germes mortels ont été disséminés parmi nous. La variole, par exemple, incube entre 7 et 17 jours avant que les premiers symptômes n'apparaissent. Les premiers signes suivant l'inhalation de la forme d'anthrax qui a tué cinq personnes en 2001 sont presque impossibles à distinguer de la grippe.

C'est pourquoi, outre la recherche de vaccins et de traitements contre de telles menaces, les chercheurs développent des techniques pour identifier plus vite l'origine terroriste d'une infection. En voici certaines.

■ Pour diagnostiquer une intoxication par l'anthrax, les scientifiques mettent au point des sondes moléculaires qui détectent les subtiles modifications de la formule sanguine survenant avant même que les spores ne germent et ne commencent à répandre leurs toxines dans le sang. Le test sanguin utilisé en octobre 2001 exigeait 24 à 72 heures d'attente avant le résultat. Le nouveau test devrait délivrer son diagnostic en quelques minutes.

■ Un système informatisé pourrait analyser le volume des ventes de certains médicaments communs tels que les sirops pour la toux et l'aspirine. Un pic soudain et inexpliqué de ventes pourrait constituer en effet la première alerte d'attaque biologique.

■ Un site Internet (www.bioterrorism.uab.edu) a été créé par le ministère de la Santé américain pour aider les professionnels de la santé à répondre rapidement à une offensive bioterroriste.

■ On met en ce moment au point un dispositif portatif destiné à analyser sur le terrain les gènes, à partir d'échantillons de sang, afin de voir si une personne a été exposée à un agent potentiellement mortel.

■ Une machine est actuellement développée pour étudier l'ADN à partir d'échantillons de fluides corporels prélevés dans le nez et la bouche pour identifier les signes d'une exposition à un agent biologique.

■ Dans un projet du ministère de la Défense américaine, des abeilles sont entraînées à reconnaître l'odeur de certains agents chimiques ou biologiques. ■

pilule, afin d'éviter les interminables files d'attente pour une injection intraveineuse.

Jusqu'à présent, les expériences sur l'animal et en laboratoire suggèrent que la forme orale est même plus efficace que l'intraveineuse. Cependant, la durée des essais sur l'animal pour tester l'innocuité de la forme orale du médicament ne laisse pas envisager sa disponibilité pour l'homme avant 2006. En attendant, la méthisazone reste la molécule la plus efficace à la fois en prévention et pour freiner l'évolution de la maladie déclarée.

Ebola : un traitement en vue ?

L'un des plus terrifiants agents potentiels du bioterrorisme est sans doute le virus Ebola, une maladie mortelle qui frappe certaines régions d'Afrique depuis quelques décennies. Classé parmi les fièvres hémorragiques virales, le cauchemardesque virus Ebola induit une pléthore de symptômes macabres, notamment des saignements incontrôlables, et tue de 70 à 90 % des personnes infectées en 1 semaine. Il n'existe encore aucun traitement, mais les scientifiques y travaillent frénétiquement et des percées majeures ont été effectuées ces dernières années.

Tout d'abord, des chercheurs de l'Institut national de l'allergie et des maladies infectieuses de Bethesda, dans le Maryland, ont développé un vaccin qui protège les singes de l'infection. Des essais de phase I chez l'homme ont débuté fin 2003. Vingt-sept personnes âgées de 18 à 44 ans ont reçu, en 2 mois, trois injections soit du vaccin, soit d'un placebo. Elles sont surveillées depuis. Compte tenu du fait que l'on ne peut pas exposer les « cobayes » vaccinés à ce virus qui tue la majorité des personnes qu'il infecte, les études cliniques seront très complexes et longues. Un éventuel vaccin ne sera donc pas disponible avant au moins 2006, et il devra faire l'objet d'essais sur le terrain, là où une nouvelle épidémie se déclarera. Les scientifiques ont aussi identifié le type de protéines responsables des saignements chez les victimes d'Ebola et tentent de développer une molécule inhibitrice.

Au printemps 2002, des chercheurs de l'armée américaine ont annoncé une découverte qui pourrait sonner le glas du terrible virus. En travaillant sur son ADN, les scientifiques se sont en effet aperçus que des structures ressemblant à s'y méprendre au virus Ebola, même aux yeux les plus expérimentés, s'assemblaient toutes seules à partir de protéines

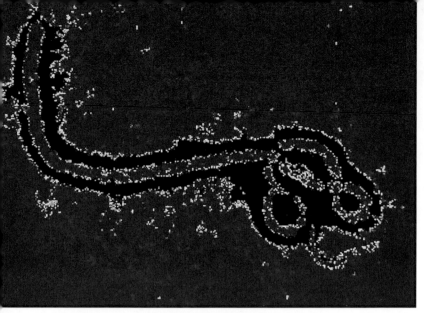

Cette image en fausses couleurs, obtenue par microscope électronique en transmission, montre le virus Ebola du Zaïre. Ce minuscule microbe cache un géant dévastateur qui, en quelques semaines d'infection, finit par altérer gravement le fonctionnement de tous les organes vitaux du corps.

du millénaire, les maladies contagieuses ne représenteraient plus un défi médical significatif.

C'était une erreur – une terrible erreur. Au cours des 20 dernières années, le nombre de morts par maladie infectieuse aux États-Unis a doublé, et ces maladies restent la troisième cause de mortalité chez nos voisins. Au Canada, elles comptent pour près de 3 000 décès par an.

Dans d'autres parties du monde, le sida, la tuberculose et la malaria sont la deuxième cause de mortalité. Tout aussi alarmant : trente nouvelles maladies infectieuses ont émergé depuis 1980, tandis qu'une vingtaine d'autres, qu'on pensait éradiquées, sont réapparues.

Les efforts de la recherche actuels sont donc vitaux. Ils ne contribuent pas seulement au développement d'un vaccin contre le virus Ebola, par exemple, mais apportent une nouvelle compréhension de la nature même de ce virus et, plus généralement, de tous les autres. ■

présentes dans les cellules en culture. Ces structures, sans danger, pourraient être à l'avenir utilisées en guise de vaccin pour apprendre au système immunitaire à produire des anticorps contre le véritable virus Ebola.

La lutte contre le bioterrorisme pale double

Un traitement contre l'anthrax. Un nouveau vaccin antivariolique. Un vaccin contre le virus Ebola. Les autorités pensent que des attaques biologiques sont possibles et que nous aurons besoin d'outils tels que ceux-ci pour nous en défendre. Mais, même si ces agressions ne surviennent pas, les recherches entreprises pour combattre ces microbes mortels auront d'heureuses retombées dans la lutte contre les infections plus communes. De nombreuses découvertes seront applicables aux victimes de la grippe, par exemple, qui touche chaque année des centaines de milliers de personnes au Canada et entraîne plus de 1 000 décès au Québec, en particulier chez les personnes âgées et les personnes souffrant de maladie chronique. D'autres retombées pourront être bénéfiques pour la recherche sur le VIH (4 000 nouveaux cas par an au Canada).

Lorsque, en 1980, l'OMS proclama la victoire sur la variole, qui a tué un demi-milliard de personnes, la communauté scientifique internationale semblait penser que le monde serait bientôt débarrassé de toute menace infectieuse majeure et que, avant la fin

Qu'est-ce que cela signifie pour vous ?

Voici quelques-uns des moyens mis en œuvre par les scientifiques pour nous protéger des attaques bioterroriste et des armes biologiques.

■ Le vaccin actuel contre l'anthrax est uniquement destiné aux personnes de plus de 18 ans et met trop de temps (six injections réparties sur 18 mois) pour offrir une protection complète. Des avancées récentes devraient permettre d'obtenir un vaccin amélioré et des médicaments plus sûrs, plus rapides et efficaces pour tous.

■ Il n'y a encore aucun vaccin ni aucune thérapeutique contre le virus Ebola, dont la morbidité atteint 90 %, aussi une épidémie serait-elle dévastatrice. Toutefois, les scientifiques se rapprochent de solutions pour protéger le grand public de ce terrible fléau.

■ La recherche de thérapeutiques contre les agents du bioterrorisme aura d'intéressantes retombées dans le traitement d'autres maladies infectieuses telles que le sida ou la tuberculose.

LES STATINES
L'ASPIRINE DU FUTUR ?

L'efficacité des statines pour faire baisser le taux
de cholestérol ne s'est pas démentie au cours de
ces dernières années. Grâce à elles, des millions de gens
à travers le monde peuvent ainsi se prémunir contre
les risques d'accidents cardio-vasculaires. Certains
spécialistes sont aujourd'hui convaincus que nombreux
sont ceux qui, même s'ils n'ont pas de problèmes
de cholestérol sanguin, devraient également suivre
un traitement préventif à base de statines. De nouvelles
recherches ont révélé qu'elles joueraient également
un rôle important dans la prévention, voire
le traitement, d'autres pathologies, notamment
le diabète, le cancer, l'ostéoporose et la maladie
d'Alzheimer.

Les statines sont des molécules qui inhibent l'HMG-CoA réductase, une
enzyme permettant la synthèse du cholestérol dans le foie. Le cholestérol
est un élément essentiel à l'élaboration et au bon fonctionnement de nos
cellules. Il est par ailleurs à la base de la synthèse de nombreuses hormones
(sexuelles par exemple) et permet la fabrication de la précieuse vitamine D
et la production de la bile... Alors pourquoi, malgré tout cela, est-il souvent
considéré comme un redoutable ennemi ? En fait, seul un excès de
cholestérol se révèle néfaste au bon fonctionnement du système circulatoire.
   C'est la raison pour laquelle le caractère tout à fait prometteur des statines
ne surprend pas le Pr Gloria L. Vega, enseignante en nutrition clinique à
l'université du Texas. Elle s'est intéressée au rôle que ces molécules jouent
dans la prévention de la maladie d'Alzheimer. « Si les statines se présentent

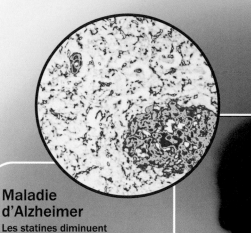

Maladie d'Alzheimer

Les statines diminuent le taux d'un marqueur sanguin du cholestérol cérébral lié à la présence des plaques caractéristiques de la maladie d'Alzheimer.

Cancer

Les personnes sous statines seraient moins susceptibles d'être victimes d'un cancer, et des médicaments proches de ces molécules pourraient, à plus ou moins brève échéance, être utilisés dans le traitement de cette affection.

Diabète

Les statines réduisent le risque d'infarctus du myocarde chez les diabétiques, et ce quel que soit leur taux de cholestérol. Il semble qu'elles réduiraient également le risque de complications dans les affections oculaires et rénales.

Maladies cardio-vasculaires

Les statines font baisser le taux de « mauvais » cholestérol (LDL) ; elles contribuent ainsi à empêcher le rétrécissement des artères et ont entraîné une baisse de 30 % de la mortalité des personnes sous traitement.

Initialement prescrites pour faire baisser un taux de cholestérol trop élevé, les statines permettraient de lutter contre d'autres maladies que les affections cardio-vasculaires.

Ostéoporose

Les statines pourraient être utilisées dans le traitement de l'ostéoporose car, en plus de ralentir la destruction du tissu osseux, elles en accélèrent la reconstruction.

comme des médicaments miracle, c'est tout simplement qu'elles ont pour cible une enzyme productrice d'une molécule clé dans le fonctionnement des cellules : le cholestérol. »

Juguler la maladie d'Alzheimer

Les scientifiques ne cherchaient pas de remède contre la maladie d'Alzheimer lorsqu'ils étudièrent l'effet des statines sur le taux de cholestérol. Ils constatèrent néanmoins que les patients sous statines contractaient moins souvent l'Alzheimer que ceux qui n'étaient pas sous traitement. Dès 2000, des chercheurs commencèrent à publier leurs articles faisant état de cette découverte, mais il était encore trop tôt pour confirmer des liens directs.

En avril 2003, le Pr Vega et son équipe publièrent, dans la revue *Archives of Neurology,* la première étude importante qui confirmait clairement que les statines réduisaient le taux d'un marqueur sanguin de la dégradation du cholestérol cérébral, l'oxystérol. Ce dernier pourrait être à l'origine de la production des bêta-amyloïdes, impliquées dans le développement des plaques cérébrales que l'on détecte chez les patients atteints de la maladie d'Alzheimer.

Au cours de l'étude du Pr Vega, les chercheurs prescrivirent à 44 patients soit l'un des trois médicaments à base de statines, soit une dose de niacine à libération prolongée – dont on sait qu'elle

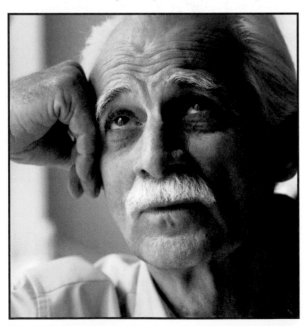

L'exercice physique, les antioxydants et dorénavant les statines paraissent contribuer à retarder l'évolution de la maladie d'Alzheimer.

joue également un rôle dans la réduction du taux de cholestérol.

Six semaines plus tard, ils constatèrent une baisse de 20 % des marqueurs du cholestérol cérébral chez ceux qui avaient pris les statines, alors qu'elle n'était que de 10 % dans l'autre groupe. Le Pr Vega considère les résultats de cette étude comme une piste qui devrait mener à comprendre pourquoi et comment les statines exercent un effet protecteur contre la maladie d'Alzheimer.

Croissance osseuse

Les nouvelles ne cessent de s'aggraver sur le front de l'hormonothérapie de substitution, si bien que les femmes et leurs médecins sont à l'affût d'autres moyens de protection des risques d'ostéoporose. Or les statines pourraient bien être une nouvelle arme thérapeutique contre cette fragilité osseuse.

De nombreuses études ont en effet démontré que les patientes qui prenaient des statines pour faire baisser leur taux de cholestérol couraient moins de risques de fractures dues à l'ostéoporose.

Des chercheurs italiens ont émis l'hypothèse que les statines pourraient également diminuer le risque d'ostéoporose chez les femmes ménopausées. Au cours d'une étude, ils ont donc prescrit à 30 femmes ménopausées et hypercholestérolémiques 40 mg de simvastatine (Zocor) par jour pendant 1 an. Simultanément, un autre groupe de 30 femmes, également ménopausées mais non hypercholestérolémiques – donc non traitées par la simvastatine –, étaient suivies en tant que groupe de contrôle. À l'issue de ces 12 mois, les chercheurs constataient une augmentation significative de la densité minérale osseuse (DMO) au niveau de la colonne vertébrale, des hanches et des jambes des femmes qui avaient pris du Zocor alors que, dans le groupe de contrôle, la DMO aux mêmes endroits (colonne, hanches et jambes) présentait au contraire une tendance à la diminution. Cette étude a fait l'objet d'une publication dans le numéro d'avril 2003 de la revue *Bone*.

Il semble que, outre qu'elles agissent sur le ralentissement de la destruction des tissus osseux, comme l'indiquent les études menées sur les animaux, les statines participent à la synthèse de l'os. Ce point est essentiel car, jusqu'au début 2003, tous les traitements de l'ostéoporose s'attaquaient au processus de dégradation des tissus osseux mais n'étaient que de peu de secours pour les femmes dont les os étaient déjà fragilisés.

Stimulation de la formation de tissus osseux grâce à une statine

Après 14 jours de traitement à la cérivastatine, des cultures de fragments osseux connurent une croissance remarquable par rapport à celles qui n'étaient pas sous traitement.

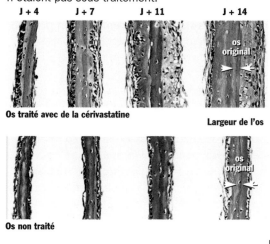

Os traité avec de la cérivastatine

Os non traité

Source : Dr I. R. Garrett, OsteoScreen

Nul ne sait cependant comment les statines contribuent à stimuler la synthèse de l'os. Des études menées sur l'animal permettent d'avancer deux hypothèses. Selon le Dr Douglas Bauer, professeur de médecine, d'épidémiologie et de biostatistique à l'université de Californie, la première hypothèse serait que les statines stimulent la synthèse de la protéine BMP-2, impliquée dans la maturation des cellules osseuses ; la seconde, que les statines diminuent l'activité des ostéoclastes, cellules chargées de détruire l'os fragilisé.

En dépit du potentiel de cette classe de médicaments dans le traitement de l'ostéoporose, les médecins ne prescrivent pas encore de statines dans le cadre de la prévention des fractures. Pourtant, le Dr Bauer est très optimiste quant à l'emploi des statines dans ce domaine. Peut-être l'avenir lui donnera-t-il raison...

Une étude japonaise publiée dans *Clin Oral Implants Res* en juin 2004 (Ayukawa *et al.*) ouvre la voie de l'utilisation des statines en chirurgie orthopédique et dentaire.

Les chercheurs ont équipé 20 rats d'une prothèse en titane. Sur ces 20 rats, 10 seulement reçurent quotidiennement de la simvastatine, les 10 autres rats constituant le groupe de contrôle. Après 30 jours

de traitement, les chercheurs constatèrent que le scellement de la prothèse des rats sous simvastatine s'effectuait bien mieux que celui des rats du second groupe ; ils en déduisirent que la simvastatine avait probablement un effet favorable sur l'ostéo-intégration des prothèses en titane.

Vaincre le cancer

Certains cancers sont traités par des chimiothérapies efficaces mais toxiques et aux effets secondaires si redoutables qu'ils sont une menace pour le pronostic vital du patient. Lors de la conférence de la Société américaine d'oncologie clinique de mai 2003, réunion phare de cette spécialité, des chercheurs néerlandais ont présenté une étude indiquant que les consommateurs de statines voyaient le risque d'être victimes d'un cancer chuter de 20 %.

Ils avaient analysé 16 976 dossiers de patients, dont 3 219 avaient été victimes de troubles cardio-vasculaires, et étaient donc traités par des statines. Les 13 757 autres malades n'étaient pas sous statines. Les chercheurs établirent que les patients sous statines avaient moins de risque de développer un cancer de la prostate et du rein.

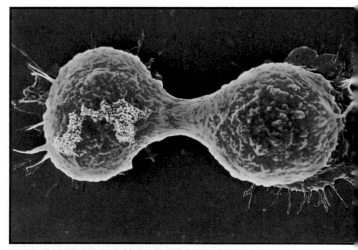

Les statines semblent empêcher la division accélérée des cellules tumorales du cancer du sein. En prescrire aux femmes à risque pourrait les protéger contre ce type de cancer.

Le constat était d'autant plus net que le traitement durait depuis au mois 4 ans et que, dès qu'il était interrompu, le risque retrouvait le niveau qu'il atteignait avant la prescription de ces médicaments.

Pour expliquer le mécanisme qui permet aux statines de diminuer le risque de cancer, la théorie qui fait actuellement référence s'appuie sur l'effet inhibiteur des statines sur l'enzyme HMG-CoA réductase, dont le rôle dans la synthèse du cholestérol est prépondérant. Elle permet la synthèse du mévalonate, une des premières étapes de celle du cholestérol. Or le mévalonate aurait une action sur l'activité de gènes impliqués dans le développement de certains cancers. De fait, l'effet inhibiteur des statines sur l'HMG-CoA réductase diminue la production de mévalonate, et donc l'activité de gènes impliqués dans le développement de certains cancers.

Les statines semblent également bloquer les facteurs de croissance épidermique et vasculaire, qui sont essentiels pour créer les vaisseaux sanguins alimentant les tumeurs. Deux études publiées au printemps 2003 étaient consacrées à l'action d'une statine sur les cellules du cancer du sein. Dans la première, des chercheurs français ont constaté que la cérivastatine (Baycol) enrayait les mécanismes à l'origine des divisions cellulaires dans ce type de cancer. Bien que le Baycol ait été retiré du marché du fait de son association avec une affection musculaire rare, il est vraisemblable que d'autres statines auraient des effets comparables sur les cellules cancéreuses.

Dans la seconde étude, une équipe du centre anticancéreux de l'université du Texas a découvert que le Zocor et la lovastatine (Mevacor) ont pour effet non seulement de diminuer le taux de cholestérol sanguin, mais aussi de conserver un taux protéinique cellulaire élevé qui permet d'inhiber la croissance des cellules cancéreuses. Il est important

de noter que les chercheurs ont remarqué que c'est la fraction « inactive » de la statine, celle qui subsiste dans l'organisme après l'absorption de la plus grande partie du médicament par le foie (où elle réduit la production de cholestérol), qui semble avoir une activité anticancéreuse. « Dans la mesure où ces statines sont à même de détruire les cellules tumorales, elles pourraient jouer un rôle dans le traitement d'un certain nombre de cancers en les associant à d'autres médicaments », a déclaré le Pr Keyomarsi, qui a coordonné cette étude.

Maîtriser le diabète

Les statines sont si efficaces pour prévenir les maladies cardio-vasculaires chez les diabétiques que, en juin 2003, des spécialistes ont commencé à recommander leur prescription à tous les diabétiques, quel que soit leur taux de cholestérol. Cette position, qui n'est pas passée inaperçue, faisait suite à une étude de grande envergure portant sur 6 000 diabétiques à l'issue de laquelle on constata que le recours aux statines diminuait le risque de maladie cardio-vasculaire d'environ un tiers, y compris chez ceux dont le taux de cholestérol était normal. Il s'agissait là d'une découverte importante puisque les diabétiques sont deux à quatre fois plus susceptibles d'être victimes de ce type d'affection que les non-diabétiques : 80 % d'entre eux meurent d'une crise cardiaque. Globalement, d'après les chercheurs, les statines pourraient éviter une maladie cardio-vasculaire grave telle que l'angine de poitrine ou un infarctus du myocarde chez 45 % des diabétiques. Cette étude a été publiée dans la revue britannique *The Lancet* en juin 2003.

« En se fiant aux données dont nous disposons, déclarent les signataires de l'étude, tous les adultes diabétiques devraient se voir prescrire une statine, et cela quel que soit leur taux de LDL [« mauvais » cholestérol]. » Les chercheurs précisent que l'on ne sait pas encore avec certitude si les différentes variétés de statines sont interchangeables, mais ils restent persuadés qu'elles fournissent toutes aux diabétiques une protection équivalente.

D'autres études relatives au diabète et aux statines ont permis de constater que ces médicaments réduisaient les risques d'infections cutanées, d'insuffisance rénale et de rétinopathie diabétique, des complications courantes du diabète.

L'une des découvertes récentes les plus fascinantes est certainement le fait que les statines pourraient également prévenir l'apparition du diabète chez les

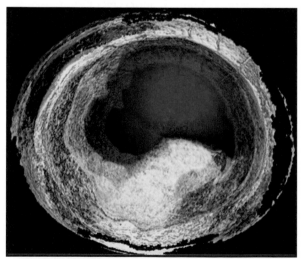

Des artères coronaires aussi rétrécies signalent une forte probabilité de crise cardiaque. Les statines réduisent la mortalité due aux accidents cardio-vasculaires, principalement en faisant baisser le taux de cholestérol LDL.

populations à risque. Comment ? En favorisant la production d'oxyde nitrique, dont on sait que, plus le taux est faible, plus le risque d'apparition du diabète et de ses complications augmente. Des études ont révélé que tous les diabétiques, de type I et de type II, sont moins à même de produire cette molécule. Le fait d'en favoriser chimiquement la production amoindrirait le risque de résistance à l'insuline, signe évocateur du diabète. C'est précisément ce qui s'est produit lorsque des chercheurs suisses ont fait ingérer une nourriture riche en graisses à des souris dépourvues d'une partie d'un gène responsable de la production d'oxyde nitrique (et, par là même, insulino-résistantes). Après qu'on leur a administré du Zocor, le taux d'oxyde nitrique de ces rongeurs a considérablement augmenté, ce qui a amélioré leur réceptivité à l'insuline. Selon le Dr Peter Vollenweider, coordinateur de cette étude, « l'un des mécanismes sous-jacents pourrait être le fait que l'oxyde nitrique dilate les vaisseaux, ce phénomène étant lié partiellement à la présence d'insuline. L'augmentation du flux sanguin qui en découle (notamment dans les muscles) améliore la réceptivité à l'insuline, car elle est mieux distribuée. Il en va de même avec le glucose, ce qui augmente la quantité de glucose absorbable par les cellules des tissus cibles. De telle sorte que, si l'on ne produit pas suffisamment d'oxyde nitrique, il est possible que les cellules ne soient pas capables d'utiliser efficacement l'insuline produite – d'où une résistance, facteur de risque majeur de survenue du diabète. »

Les conclusions de cette étude menée par le Dr Vollenweider et d'autres chercheurs de l'Institut de biologie et de morphologie cellulaires de Lausanne, en Suisse, furent présentées en avril 2003 à la Société américaine de physiologie.

Gérer la sclérose en plaques

La sclérose en plaques (SEP) correspond, sur le plan physiologique, à une altération de la myéline, gaine protectrice qui recouvre la plupart des fibres nerveuses, attaquée par le propre système immunitaire du patient.

Les premières études impliquant les statines et la sclérose en plaques indiquaient que ces médicaments pouvaient être à même de moduler l'activité d'un système immunitaire déréglé. Le but des chercheurs était à cette époque d'étudier l'effet des statines sur un certain nombre de maladies auto-immunes. En octobre 2002 parut, dans la revue américaine

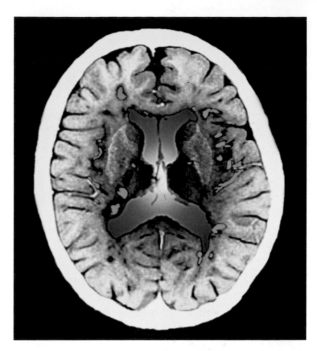

Les statines pourraient contribuer à faire régresser ou même à prévenir la sclérose en plaques. Une étude a établi que ces médicaments réduisaient de 40 % le nombre des plaques dues à cette maladie (en rose ci-dessus).

Neurology, l'étude d'une équipe qui avait découvert que les statines pouvaient avoir un effet bénéfique sur la sclérose en plaques. En novembre 2002, c'est la revue *Nature* qui publiait une étude, menée sur des souris démontrant qu'une semaine de traitement avec de l'atorvastatine (Lipitor) empêchait les rechutes de SEP et limitait l'inflammation du cerveau caractéristique de cette affection.

Les scientifiques considèrent également que les statines pourraient venir en aide aux malades qui font l'objet d'une greffe d'organe. En effet, pour limiter le rejet de leur greffe, les patients sont traités par de puissants médicaments immunomodulateurs. Dans une étude parue récemment, des chercheurs ont constaté que des patients ayant subi une greffe des poumons et pris des statines après leur opération avaient 91 % de chances de survivre au-delà de 6 années, alors que l'espoir ne dépassait pas 54 % pour ceux qui n'en avaient pas bénéficié.

On peut dès lors imaginer qu'un jour, au lieu de prendre des médicaments immunosuppresseurs excessivement onéreux et induisant une multitude d'effets secondaires, les greffés pourront avoir recours aux statines non seulement pour protéger leurs artères mais pour éviter le rejet de leur greffe. ■

SUPER-HDL
POURRAIT SUPPLANTER LE PONTAGE OU L'ANGIOPLASTIE

L'injection du super-HDL permet une diminution de la plaque d'athérome (les dépôts de graisse dans les artères) de plus de 4 %, après seulement 5 semaines de traitement.

Une curiosité scientifique a inspiré une nouvelle stratégie de lutte contre les affections cardio-vasculaires. Dans un village d'Italie, certaines personnes affichaient une résistance particulièrement impressionnante à ces maladies. En fait, leur « bon » cholestérol (HDL) serait une « variante » du HDL ordinaire – qui a la propriété naturelle de lutter contre les dépôts de graisse dans les artères à l'origine de l'athérosclérose –, et il serait naturellement plus efficace pour limiter les dépôts de graisse dans les artères. Grâce au génie génétique, les scientifiques sont parvenus à reproduire ce super-HDL. Lorsqu'ils l'ont injecté à des patients atteints d'insuffisance coronarienne, l'épaisseur des plaques de graisse caractéristiques de l'athérosclérose a significativement diminué. Une nouvelle thérapie très prometteuse contre les maladies cardio-vasculaires.

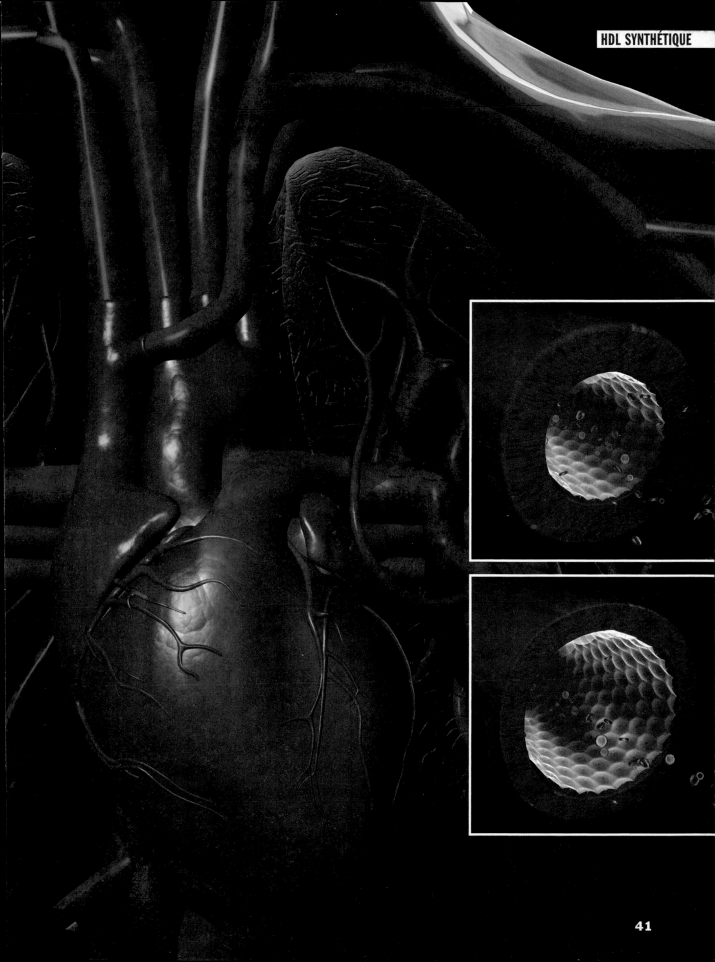

Le milieu scientifique médical est convaincu que, à terme, les traitements de ce type pourraient remplacer les méthodes chirurgicales telles que le pontage coronarien ou l'angioplastie. La lourdeur prévisible de la mise au point du traitement, due notamment à la nécessité de réaliser des études cliniques sur un grand nombre de patients, ne freine en rien l'enthousiasme des chercheurs.

Le bon cholestérol nettoie la « tuyauterie »

Alors que le cholestérol HDL circulant dans notre sang nous protège des maladies cardio-vasculaires, le LDL (« mauvais » cholestérol) contribue à leur apparition. En fait, le LDL participe à la formation de plaques d'athérome dans les artères, comme une coulée de cire, et ces dépôts créent des foyers d'inflammation. Ces plaques s'épaississent peu à peu et limitent le flux de sang dans les artères jusqu'à les obstruer. Quand ce sont les artères coronaires (acheminant le sang jusqu'au cœur) qui se bouchent, le patient ressent des douleurs au niveau de la poitrine (angine de poitrine). La plaque d'athérome peut aussi se rompre par endroits, ce qui provoque généralement l'infarctus, encore appelé crise cardiaque.

Le « bon » cholestérol nettoie les artères

Des intraveineuses d'une version synthétique du « bon » cholestérol, a-lipoprotéines ou HDL, ont réduit des problèmes artériels en l'espace de 5 semaines seulement.

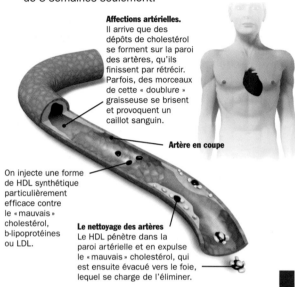

Affections artérielles. Il arrive que des dépôts de cholestérol se forment sur la paroi des artères, qu'ils finissent par rétrécir. Parfois, des morceaux de cette « doublure » graisseuse se brisent et provoquent un caillot sanguin.

Artère en coupe

On injecte une forme de HDL synthétique particulièrement efficace contre le « mauvais » cholestérol, b-lipoprotéines ou LDL.

Le nettoyage des artères Le HDL pénètre dans la paroi artérielle et en expulse le « mauvais » cholestérol, qui est ensuite évacué vers le foie, lequel se charge de l'éliminer.

LE SUPER-HDL : TESTÉ ET APPROUVÉ

Bob Garrison avait 59 ans lorsqu'une crise cardiaque l'a terrassé, juste avant qu'il ne s'embarque pour une partie de pêche. Depuis, il a eu une deuxième attaque et a subi de nombreuses angioplasties pour désobstruer ses artères. Tout semblait indiquer que la maladie coronarienne et ses complications accompagneraient toute sa vie ce retraité du service des Postes. Jusqu'au jour où le Dr Muhammad Yasin, du Medical Center Integris Southwest d'Oklahoma City, lui proposa de participer à une étude scientifique sur un HDL nettoyeur d'artères, l'apolipoprotéine A-1 Milano (apoA-1 Milano). « C'était un petit peu plus contraignant que ce que je pensais, raconte Bob d'une voix douce. Il fallait y aller et passer 1 heure ou 2 sous perfusion [l'apoA-1 étant administrée par voie intraveineuse]. Puis il fallait donner son sang. Ensuite vous aviez le droit de partir un moment, mais il fallait revenir dans l'après-midi pour faire encore d'autres examens. » Le jeu en valait-il la chandelle ? Sans hésiter

et avec enthousiasme, Garrison répond oui. Deux ans après avoir participé à l'essai, il dit ne plus avoir de symptômes cliniques de maladie coronarienne, et notamment plus de douleurs dans la poitrine. Pour tout traitement, il prend une statine, l'un des médicaments hypolipémiants phares.

« Je suis suivi tous les 3 mois par le Dr Yasin, qui procède à de nombreux examens, dit Bob Garrison, âgé à présent de 75 ans. Je n'ai plus jamais eu de problèmes. Je n'ai plus eu à faire d'angioplasties. J'avais l'habitude d'avoir des douleurs dans la poitrine de temps en temps, mais je n'en ai plus jamais eu. Je ne suis plus malade depuis que j'ai suivi ce traitement. » Bob Garrison sait pertinemment, cependant, que le « super-HDL » doit d'abord être testé durant plusieurs années avant de pouvoir être mis à la disposition du public. « La seule chose que je n'aime pas à son sujet, c'est le temps qu'il faudra pour le mettre sur le marché : d'ici là, je risque de ne plus en avoir besoin. » ■

« Je dis à mes étudiants que le HDL est comme un plombier, explique un médecin. Le plombier élimine le calcaire des tuyaux de la maison. Par contre, le LDL se dépose dans les tuyauteries comme le calcaire à l'intérieur des tuyaux. » De fait, si vous avez un taux élevé de « bon » cholestérol (HDL), vous n'avez pas besoin de plombier. En revanche, si vous avez beaucoup de LDL, c'est comme si l'eau des tuyauteries était riche en calcaire qui se dépose à l'intérieur des tuyaux.

Cela explique pourquoi, voilà 25 ans, les médecins ont commencé à se creuser la tête au vu des résultats des analyses sanguines de trois des membres d'une curieuse famille de Limone sul Garda, un village italien. Le père et deux de ses enfants présentaient en effet des taux anormalement faibles de HDL. Or, malgré ce risque très élevé de maladie coronarienne, leurs artères étaient parfaitement saines. D'où pouvait donc venir ce paradoxe ?

Un cas de substitution chimique

Les recherches ont révélé que les membres de cette famille avaient une forme particulière de HDL. L'une des principales protéines structurant le HDL, l'apolipoprotéine A-1 (apoA-1) présente, dans cette famille, une mutation génétique jusqu'ici inconnue. En fait, l'un des acides aminés constitutifs de l'apoA-1, l'arginine, est remplacé par un autre, la cystéine. Cette substitution chimique semble rendre le HDL particulièrement plus efficace pour éliminer de la paroi artérielle l'excès de cholestérol transporté par les molécules de LDL. Près de 40 personnes se sont avérées au final présenter le même type particulier de HDL. L'apolipoprotéine A-1 mutée a été baptisée « apolipoprotéine A-1 Milano », du nom de la région milanaise où elle a été découverte.

Les scientifiques ont copié ce super-HDL par génie génétique. Après avoir fait ses preuves chez l'animal, il a été testé chez 47 patients atteints d'une maladie cardiaque ; 36 d'entre eux ont reçu le super-HDL par intraveineuse, tandis qu'un placebo a été administré aux 11 autres.

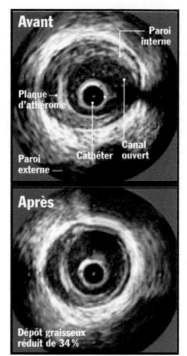

Avant
Paroi interne
Plaque d'athérome
Paroi externe
Cathéter
Canal ouvert

Après
Dépôt graisseux réduit de 34 %

Le « super HDL » a fait rétrécir la couche de graisse dangereuse, comme le montre cette vue en coupe d'une artère avant et après le traitement.

Après 5 semaines, les patients traités avec le super-HDL présentaient une diminution de l'épaisseur de la plaque d'athérome de plus de 4 %. En revanche, dans le groupe ayant reçu le placebo, on n'observa aucune modification de l'épaisseur de la plaque d'athérome. La rapidité et l'efficacité du traitement sur l'athérosclérose étaient étonnantes. En comparaison, la diminution frise à peine les 0,5 % chez les patients ayant pris un traitement à base de statines. Bien qu'encourageants, ces résultats, publiés en novembre 2003 dans le *Journal of American Medical Association* (*JAMA*), restent à confirmer.

Une solution non chirurgicale

L'angioplastie et le pontage coronarien ne permettent de déboucher qu'une ou deux artères à la fois. En revanche le HDL, en circulant dans le sang, agit sur l'ensemble de l'appareil circulatoire. De fait, un traitement médicamenteux serait donc probablement beaucoup plus efficace que le traitement chirurgical.

Ce super-HDL pourrait aussi mettre hors de danger les patients atteints d'angine de poitrine instable, qui présentent un risque accru de crise cardiaque, en les stabilisant ou en potentialisant l'action d'autres traitements – comme les statines. Il faudra encore quelques années d'essais cliniques pour prouver l'efficacité et la sécurité de l'apolipoprotéine A-1 Milano et éliminer les zones d'ombre qui subsistent : un éditorial du *JAMA* souligne, par exemple, que l'efficacité de l'apoA-1 n'a jamais été comparée à celle du HDL ordinaire...

Ce qui ne ruine en rien les espoirs que soulève le super-HDL. Jusqu'à quelle dose pourra-t-on aller ? Que se passera-t-il si la durée du traitement est allongée à 12 semaines ? De nombreux aspects restent à approfondir et le super-HDL doit encore subir de nombreuses évaluations qui prendront plusieurs années avant d'obtenir une autorisation de mise sur le marché. Ce que l'on sait déjà, c'est que le super-HDL ne pourra pas être administré par voie orale car il serait digéré. Il devra être injecté par voie intraveineuse pour être efficace. ■

Fouillez profondément les replis de votre mémoire afin de vous rappeler vos cours de biologie au secondaire. Vous avez peut-être retenu quelque chose à propos de l'ADN, les brins de matière qui portent le code de la vie, mais sans doute peu, sinon rien, de l'ARN, son modeste cousin. On enseignait alors que l'ARN était à peine plus qu'un messager chimique chargé de transmettre les ordres de l'ADN à une autre partie de la cellule, qui les traduisait en protéines.

ARN SUPERSTAR DE LA BIOLOGIE

Les choses ont bien changé. Ces dernières années, l'ARN (acide ribonucléique) est devenu la plus courtisée des molécules de la vie. En décembre 2002, la revue américaine *Science* a décerné à l'un des types d'ARN, le petit ARN interférent, le titre de « Découverte de l'année ». Les scientifiques qui l'ont étudié sont de bons candidats au prochain prix Nobel, et plus de 50 000 chercheurs dans le monde utilisent une technique appelée l'interférence ARN pour découvrir le rôle exact des 30 000 et quelque gènes séquencés par le projet Génome humain.

Un tel niveau d'activités de recherche sur à peine 2 ans indique clairement que la compréhension des mécanismes de l'ARN interférent est une percée essentielle pour la recherche. Mais qu'a donc cet ARN de si particulier ? En termes simples, les petits ARN interférents sont de petits tronçons (ou séquences) d'ARN double brin agissant comme une sorte d'interrupteur naturel des gènes. De ce fait, quand les chercheurs parviennent à les utiliser pour « éteindre » (inhiber) les gènes individuellement, ils comprennent mieux le rôle de ces derniers dans le corps humain, ce qui est crucial. Plus extraordinaire encore, en inhibant le gène responsable d'une certaine maladie – par exemple, le sida, un cancer particulier ou l'hépatite C –, il devient possible de la soigner. En fait, le nombre d'applications de cette technique est virtuellement illimité, c'est pourquoi elle suscite tant d'enthousiasme chez les chercheurs du monde entier.

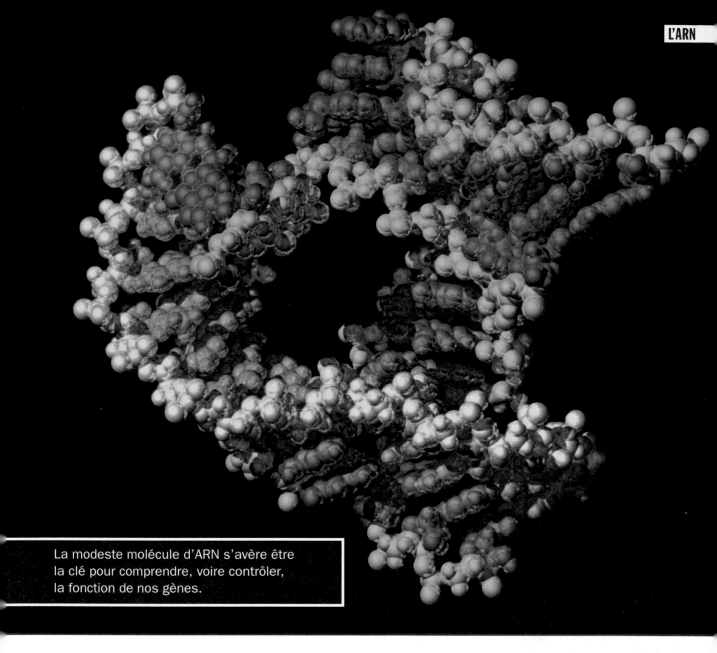

La modeste molécule d'ARN s'avère être la clé pour comprendre, voire contrôler, la fonction de nos gènes.

L'ABC de l'ARN

Pour apprécier la récente gloire de l'ARN, il est nécessaire de rappeler quelques bases de biologie. Nous avons tous 23 paires de chromosomes – un jeu de 23 chromosomes hérité de chacun de nos parents. Chaque paire contient de l'ADN (acide désoxyribonucléique), qui porte les instructions génétiques dictant nos caractéristiques physiques – la couleur de nos yeux, notre stature, etc. L'ADN est essentiellement un code pour fabriquer des protéines – les fourmis ouvrières de nos cellules.

La transformation de ce code en protéines met en jeu un certain type d'ARN, appelé ARN messager. Celui-ci fait une copie (ou transcription) du code génétique et l'apporte aux ribosomes, les usines qui fabriquent les protéines pour la cellule.

Les scientifiques ont longtemps cherché le moyen d'intervenir dans ce transfert d'informations afin d'empêcher les gênes défectueux à l'origine de maladies d'être traduits en protéines.

Entrent en scène les petits ARN interférents. La séquence d'un petit ARN interférent se « colle » à la séquence complémentaire d'un ARN messager. En interférant ainsi, il empêche (momentanément) l'expression du gène contenant cette séquence, d'où le terme d'interférence ARN (iARN). Les biologistes pensent que, chez les plantes et sans doute chez l'animal, l'iARN est le mécanisme trouvé par l'organisme pour bloquer l'ADN défectueux ou les virus qui menacent son génome.

Le plus passionnant est que ce mécanisme est une fonction cellulaire totalement naturelle, que les scientifiques peuvent exploiter à leurs propres fins. Comme c'est un processus naturel, l'iARN est a priori d'utilisation plus facile que les méthodes artificielles jusqu'alors testées par les chercheurs.

Le cas des pétunias pourpres

Ce nouveau rôle de l'ARN a été découvert presque par accident en 1989, par Richard Jorgensen, un chercheur en horticulture qui tentait d'intensifier la couleur pourpre de pétunias en introduisant une copie surnuméraire du gène du pigment pourpre. Résultat : les pétunias manipulés devinrent blancs ou pourpre strié de blanc : le gène surnuméraire avait « éteint » les gènes codant pour la couleur ! Jorgensen l'ignorait alors, mais le gène qu'il avait introduit dans ses fleurs avait incité la plante à produire des petits ARN interférents qui inhibaient précisément les gènes de la couleur pourpre.

Quelques années après, A. Fire, Craig Mello, de la faculté de médecine de l'université du Massachusetts, et plusieurs collègues injectèrent dans des vers nématodes de l'ARN double brin. (L'ARN est normalement constitué d'un seul brin, mais il peut se doubler par l'ajout en vis-à-vis d'une séquence complémentaire des « lettres », ou nucléotides, qui le composent.) Ils découvrirent que cet ARN double brin inhibait de façon spectaculaire les gènes visés par les scientifiques. L'iARN était née !

Malheureusement, l'ARN double brin ne marchait pas chez les mammifères. D'autres chercheurs raccourcirent alors les molécules d'ARN double brin pour créer de petits ARN, ce qui permit aux scientifiques d'utiliser l'iARN dans les cellules de l'homme et d'autres mammifères. La technique de l'iARN a été brevetée en janvier 2003 et est, depuis, largement exploitée aux États-Unis, en Europe et au Japon, dans de nombreux axes de recherche.

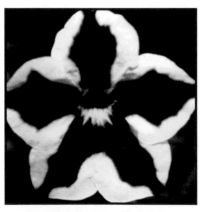

Ce pétunia est bordé de blanc car les petits ARN interférents ont partiellement inhibé le gène de la couleur pourpre.

En permettant aux scientifiques d'éteindre des gènes spécifiques, l'iARN permet de déterminer à quoi servent ces gènes. Jusqu'à aujourd'hui, pour déterminer le rôle d'un gène, les biologistes devaient élever des organismes transgéniques – des souris généralement – dont ce gène particulier avait été supprimé ou inhibé. Cela prenait au moins 1 an et, si le gène éteint était vital pour son développement, la souris ne se développait jamais. En outre, certains gènes ne pouvaient plus être inhibés après la naissance de l'animal.

Aujourd'hui, les scientifiques prennent des tronçons d'ARN double brin, les modifient pour inhiber des gènes spécifiques, puis les réintroduisent dans les cellules. Un article paru en janvier 2003 dans le journal *Nature* décrit comment une équipe a utilisé la technique de l'iARN pour éteindre l'un après l'autre presque tous les gènes du ver nématode afin de découvrir ceux liés à l'obésité. L'idée est que, une fois découverts les gènes responsables de l'obésité humaine, on pourra développer des médicaments pour interférer avec l'action de ces gènes ou, mieux encore, introduire dans les cellules humaines une forme modifiée d'ARN qui les neutralisera.

Bientôt la fin du cancer ?

Puisque nombre de maladies sont dues à la production excessive par des gènes de la protéine qu'ils doivent fabriquer, les chercheurs envisagent déjà des moyens d'appliquer la technique iARN pour guérir un dérèglement appelé surexpression d'un gène. La beauté de l'iARN, c'est qu'au lieu de neutraliser complètement un gène, l'ARN agit comme un « variateur » qui réduit plus ou moins l'expression du gène. Il serait ainsi possible d'inhiber le seul gène porteur de la maladie sans toucher au gène sain (nous avons deux exemplaires de chaque gène, l'un hérité de notre mère, l'autre, de notre père). De telles tentatives sont très prometteuses pour le traitement de maladies telles que la chorée de Huntington et diverses formes de cancer.

L'équipe du Dr Hannon, du laboratoire de Cold Spring Harbor, aux États-Unis, a appliqué l'iARN à des cellules souches de souris pour manipuler le gène p53 suppresseur de tumeur, qui joue un rôle dans l'inhibition du développement du lymphome (le cancer du tissu lymphatique). Les scientifiques ont détruit les cellules souches originelles des souris

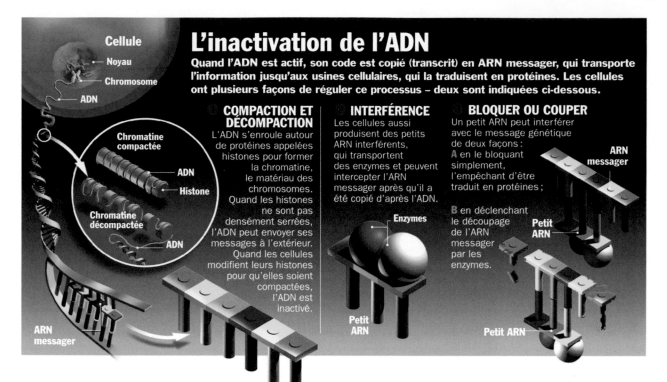

L'inactivation de l'ADN

Quand l'ADN est actif, son code est copié (transcrit) en ARN messager, qui transporte l'information jusqu'aux usines cellulaires, qui la traduisent en protéines. Les cellules ont plusieurs façons de réguler ce processus – deux sont indiquées ci-dessous.

Cellule
- Noyau
- Chromosome
- ADN

Chromatine compactée
- ADN
- Histone

Chromatine décompactée
- ADN

ARN messager

COMPACTION ET DÉCOMPACTION

L'ADN s'enroule autour de protéines appelées histones pour former la chromatine, le matériau des chromosomes. Quand les histones ne sont pas densément serrées, l'ADN peut envoyer ses messages à l'extérieur. Quand les cellules modifient leurs histones pour qu'elles soient compactées, l'ADN est inactivé.

INTERFÉRENCE

Les cellules aussi produisent des petits ARN interférents, qui transportent des enzymes et peuvent intercepter l'ARN messager après qu'il a été copié d'après l'ADN.

Enzymes

Petit ARN

BLOQUER OU COUPER

Un petit ARN peut interférer avec le message génétique de deux façons :
A en le bloquant simplement, l'empêchant d'être traduit en protéines ;

B en déclenchant le découpage de l'ARN messager par les enzymes.

ARN messager

Petit ARN

Petit ARN

---

puis leur ont injecté des cellules souches manipulées pour produire un taux faible, moyen ou élevé de protéines pour lesquelles code le gène p53. Les souris ont réagi comme prévu : celles qui avaient reçu la version atténuée du p53 développèrent une forme agressive de lymphome, alors que celles ayant reçu le gène « activé » n'eurent qu'une forme bénigne de ce cancer. « Cela nous permet d'étudier les étapes du développement d'une tumeur, » précise le Dr Hannon.

Il ne faut toutefois pas attendre d'applications cliniques dans un proche avenir : la médecine prend du temps. Cette révolution de l'ARN est cependant comparable au développement de la biologie moléculaire, commencé 25 ans auparavant mais qui aboutit seulement aujourd'hui à des applications cliniques telles que le trastuzumab (Herceptin) et l'imatinib (Gleevec), deux médicaments anticancéreux.

Jusqu'à fin 2003, les expériences d'iARN ont été conduites sur de petits animaux ou en boîte de Petri (in vitro). Les essais sur l'homme ne devraient pas commencer avant 2006. L'un des défis est la stabilisation de l'ARN en laboratoire – l'ARN est fragile et se casse rapidement en solution. Un autre problème est d'introduire la molécule d'ARN, relativement grande, dans les cellules humaines et, par-dessus tout, dans les bonnes cellules. C'est déjà

tout un art d'introduire de petites molécules dans les cellules ! Les pharmacologistes recherchent à l'heure actuelle une technique.

Les chercheurs dirigent leurs efforts d'application de l'iARN sur des maladies spécifiques.

● **Le sida.** Plusieurs groupes de recherche ont modifié des cellules humaines pour qu'elles produisent des ARN double brin qui s'apparient avec des séquences d'ARN du virus (le VIH). Les ARN double brin empêchent les cellules de fabriquer les protéines du virus.

● **L'hépatite C.** Des chercheurs de Harvard ont annoncé avoir guéri cette maladie chez la souris par l'injection de petits ARN interférents.

● **Les anomalies chromosomiques liées à l'ARN.** Des scientifiques ont découvert que le syndrome de l'X fragile et celui de Prader-Willi (anomalies chromosomiques à l'origine de retards mentaux) ainsi que la leucémie lymphocytaire chronique sont liés à des ARN anormaux. Peut-être pourra-t-on éviter les anomalies physiques en intervenant pendant le développement du fœtus.

L'état d'esprit des chercheurs est d'un optimisme prudent car les prédictions sur les futures réalisations de la génétique ont souvent été déçues, mais les scientifiques sont quand même optimistes car, si l'iARN est à la hauteur de ses promesses, ils auront le pouvoir de contrôler la source de la vie. ■

LA MEILLEURE FAÇON DE MANGER

Existe-t-il une façon idéale de s'alimenter ? Aux États-Unis, des experts ont tenté d'imposer une pyramide alimentaire. Au Canada, le nouveau Guide alimentaire devrait paraître en 2006. Pourtant, les experts débattent toujours du rapport entre les risques pour la santé et les effets bénéfiques des aliments... Le point sur les débats et les dernières recommandations en matière de diététique.

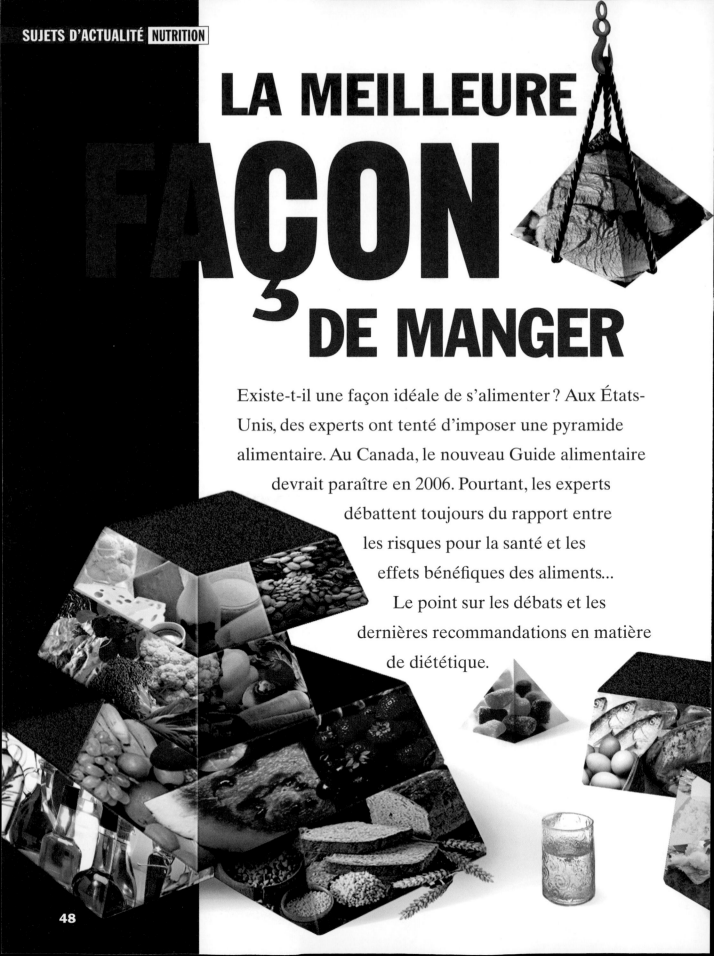

Vous voulez perdre du poids ? Être en meilleure santé ? Vivre plus longtemps ? Voilà quelques années, tous les experts nord-américains vous auraient renvoyé vers la bonne vieille pyramide alimentaire élaborée par le département américain de l'agriculture (USDA) en 1992. Cette pyramide avait pour but d'aider les consommateurs dans leurs choix en hiérarchisant les aliments selon leurs qualités nutritionnelles.

Ainsi, la base de la pyramide (qui représente aussi, symboliquement, la base d'une bonne santé) était constituée de pain, de céréales, de riz, de pâtes et autres glucides. Ensuite venaient les légumes et les fruits, puis les produits laitiers et le groupe des viandes, poissons, œufs, légumes et fruits secs. Les graisses, huiles et sucreries se situaient au sommet, là où les gens bien informés ne devraient pas puiser compte tenu du risque pour la santé que représentent ces aliments. Une telle répartition des aliments, qui encourage la consommation des glucides et proscrit celle des graisses, semblait logique dans les années 1980 et 1990... Jusqu'à ce que des études la mettent en doute, affirmant même qu'un tel régime entraînait prise de poids, maladies cardio-vasculaires et diabète.

Quel est l'argument principal avancé par les experts ? À peine 12 ans après l'inauguration de la pyramide, la population américaine n'a jamais été en si mauvaise santé, avec plus de la moitié des adultes obèses. La proportion, qui est inférieure au Canada, y dépasse cependant 30 %. Si les experts ont encore du mal à établir les bases d'une alimentation saine, ils sont tombés d'accord pour dire que ce n'était certainement pas celles qui avaient servi à élaborer la pyramide.

Des études ont montré que toutes les graisses n'étaient pas mauvaises pour la santé ni pour la ligne, mais aussi qu'à l'inverse tous les glucides n'étaient pas forcément bons. Les recommandations gouvernementales... et la pyramide qui les symbolise ont été remises en question.

Du coup, le ministère américain projette de réviser cette dernière en 2005 en tenant compte de toutes les recherches et observations effectuées depuis 1992. Cette nouvelle a été accueillie favorablement par les chercheurs, les diététiciens et les groupes industriels, qui tous entendent jouer un rôle dans la construction d'une pyramide sérieuse, représentant une aide réelle pour les consommateurs.

Les graisses ne sont pas toutes à dégraisser

Walter C. Willett, professeur d'épidémiologie du département de nutrition de Harvard, fait partie des nouveaux bâtisseurs. Fustigeant la désinformation en vigueur aux États-Unis, il affirme que la pyramide alimentaire du gouvernement se fonde sur une énormité, celle que toutes les graisses sont mauvaises et que tous les complexes glucidiques sont bons.

« Ce n'est pas exact. En matière de nutrition, la plus grosse erreur que les gens puissent faire, c'est de se débarrasser de toutes les graisses. Car toutes ne sont pas mauvaises, et certaines sont même indispensables pour rester en bonne santé », explique-t-il, fort d'une expérience de 20 années dans la recherche de corrélations entre bonne santé et consommation de glucides ou de graisses. Avec d'autres collègues de Harvard, le Dr Willett a décortiqué le mode de vie et les habitudes (exercice physique, alimentation) de plusieurs milliers de professionnels de la santé. Les nombreuses études qu'il a publiées ont démonté quelques idées reçues en matière de nutrition humaine.

Tout d'abord, toutes les graisses ne bouchent pas les artères et ne font pas prendre de poids : les acides gras mono-insaturés et polyinsaturés contenus dans le poisson, les avocats, les graines de lin, les pousses de soja, les olives et l'huile d'olive, les arachides et le beurre d'arachide semblent au contraire favoriser la perte de poids et augmenter le rapport entre le « bon » (HDL) et le « mauvais » (LDL) cholestérol. Ils semblent aussi jouer un rôle dans le contrôle de la faim et dans le métabolisme des graisses. Voici quelques exemples d'aliments contenant des acides gras mono-insaturés : bœuf, porc et beurre ; et quelques exemples d'aliments contenant des acides gras polyinsaturés : poisson, huile d'olive et foie gras.

La surprise est de taille quand on connaît un peu les lipides. En effet, 1 g de lipides apporte 9 kcal, contre 4 kcal pour 1 g de glucides. Et le corps stocke bien plus rapidement l'énergie fournie par les graisses que celle apportée par les glucides. Cet état de fait avait motivé le principal message des années 1990 : « Plus vous mangez gras, plus vous engraissez. » La réciproque coulait de source : qui voulait maigrir n'avait qu'à supprimer les graisses. En fait, ce n'est pas si simple. Les acides gras mono-insaturés et polyinsaturés permettent de stabiliser les taux sanguins de glucose et d'insuline, ce qui a un effet régulateur sur l'appétit et stimule la combustion des graisses plutôt que leur stockage. 147 études différentes le confirment : certaines graisses sont vraiment bonnes pour la santé. Même les graisses saturées que contiennent la viande, le beurre ou la crème glacée, et qui ont été longtemps considérées comme des « canailles nutritionnelles », ne seraient pas si mauvaises que ce que l'on pensait. Des études récentes (dont une publiée dans le *New England Journal of Medicine*) ont prouvé que le régime Atkins, riche en protéines et en acides gras saturés, favorisait plus la perte de poids et le « bon » cholestérol que des régimes riches en glucides et pauvres en graisse.

La ligne conductrice

« Toutes les graisses ne sont pas mauvaises et certaines sont absolument essentielles », affirme le Dr Willett. De nombreuses études menées sur des populations réputées être en bonne santé telles que les Grecs ou les Crétois l'ont convaincu que l'apport calorique en lipides peut allégrement représenter jusqu'à 40 % des apports nutritionnels... sous réserve que ces lipides soient de « bonnes graisses » provenant de poisson, d'avocats, de fruits secs, d'olives, de graincs de lin ou de pousses de soja. Si tous les experts ne sont pas d'accord sur ce dernier point, presque tous s'accordent à dire que certaines graisses sont effectivement bonnes pour le cœur et pour la ligne, et qu'elles ne devraient pas être reléguées au sommet de la pyramide.

En revanche, ils sont unanimes pour proscrire les acides gras insaturés de conformation « trans » (la conformation naturelle de cette espèce chimique est la « cis »). Des études menées à Harvard durant les années 1990 ont montré que ces graisses sont particulièrement mauvaises pour le cœur. Les acides trans résultent de l'hydrogénation de l'huile végétale (un procédé servant à la solidifier) et sont utilisés comme conservateurs et comme exhausteurs de goût

Les gras

Les experts sont unanimes : les gras trans, que l'on trouve dans les aliments conditionnés en sachets, sont néfastes. Les experts sont aussi à peu près d'accord pour dire que les acides gras saturés que contiennent les produits animaux sont moins bons pour la santé que les acides insaturés.

À ÉVITER

Les chercheurs croient maintenant que les acides mono- et polyinsaturés sont essentiels pour la santé.

CONSEILLÉS

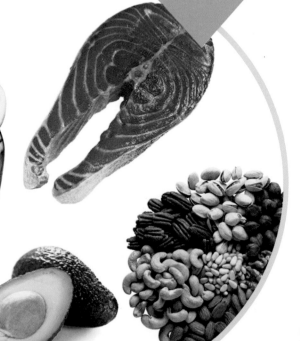

dans de nombreux produits en sachet (croustilles, craquelins...). Mais on les trouve aussi dans la margarine.

Jusqu'aux années 1990, on pensait que les gras trans, parce qu'ils étaient produits par l'homme, étaient plus sains que les gras saturés, de sorte que de nombreuses personnes ont remplacé le beurre (un gras saturé) par la margarine (un gras trans). Depuis, le Dr Willett et ses collègues ont montré que les gras trans augmentaient les taux de LDL et de triglycérides (les gras de réserve), tandis qu'elles diminuaient le taux de HDL. Or cette augmentation du rapport LDL/HDL va de pair avec une augmentation du risque cardio-vasculaire. Et, bien que longtemps controversée, l'idée que tous les gras trans sont mauvais fait aujourd'hui l'unanimité.

Fin 2002, l'institut de médecine (IOM) et l'Académie nationale des sciences ont dénoncé les dangers d'une surconsommation de gras trans, et la FDA exige maintenant que la quantité exacte figure sur les étiquettes détaillant la composition des aliments.

Et les glucides ne sont pas tous bons

Dans les années 1990, lorsque les gens ont restreint leur consommation de graisses, ils les ont remplacées par des glucides. La substitution aurait été bénéfique si ces glucides avaient été de ceux que l'on trouve dans les fruits, les légumes et les céréales complètes. Mais ce n'était pas le cas. En fait, nombreux sont ceux qui se sont rués sur des produits alimentaires transformés tels que le pain blanc, les sucreries, les croustilles, les produits allégés en gras, les biscottes, les céréales du petit déjeuner... « Il n'y a aucun avantage à remplacer le gras par des aliments à teneur élevée en sucre ou en glucides raffinés », dit le Dr Willett. « La danoise est sans doute le plus mauvais petit déjeuner qui soit. Il vaudrait mieux manger des œufs brouillés. » Tout comme il existe de bons ou de mauvais gras, il existe de bons ou de mauvais glucides.

Dans la catégorie des bons, on trouve les fruits, les légumes et les céréales complètes non transformées industriellement. Dans la catégorie des mauvais prennent place la plupart des aliments conditionnés par l'industrie, comme le sucre raffiné, les sodas, la confiture ou le pain blanc. Ce qui distingue les bons des mauvais, c'est leur teneur en fibres (dont la protéine gluten est un constituant) : les premiers en sont riches, les autres n'en contiennent pas.

Comment ça marche ?

Les fruits, les légumes et les céréales complètes contiennent des fibres en plus des nutriments essentiels à la santé. Or les fibres ralentissent la digestion des sucres, ce qui a notamment pour effet de réduire la sensation de faim. Une étude publiée en 1999 dans le *Journal of the American Medical Association* (*JAMA*) montre qu'en l'espacc de 10 ans les gens qui suivaient un régime alimentaire riche en fibres prenaient en moyenne 5 kg de moins que ceux qui ne mangeaient que des aliments pauvres en fibres. La raison en est la suivante : les glucides industriels (ou raffinés – desserts sucrés, pain blanc, viennoiseries...), qui sont par ailleurs également pauvres en nutriments essentiels, sont digérés plus rapidement que les glucides naturels.

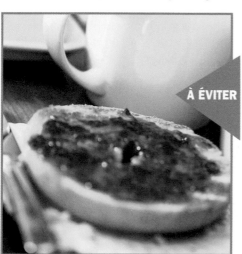

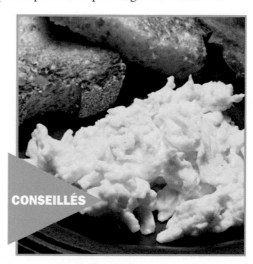

Le bon petit déjeuner

À ÉVITER

Une viennoiserie et de la confiture constituent un mélange explosif de sucres raffinés, pauvre en fibres, qui ne rassasie pas : la sensation de faim revient très vite. Un bon petit déjeuner est composé notamment de protéines (œufs brouillés ou jambon maigre) et de pain complet ou de céréales complètes.

CONSEILLÉS

De fait, il s'ensuit des variations importantes (pics) du taux de glucose dans le sang (glycémie), ce qui à terme peut conduire à une prise de poids. Les gens minces et actifs présentent nettement moins de risque que les autres car, chez eux, l'insuline peut facilement garder la glycémie sous contrôle. L'excédent de sucre est en effet acheminé en direction du muscle, qui peut l'utiliser comme source d'énergie. Mais, chez les personnes très sédentaires, qui présentent souvent un surpoids, l'insuline ne fait pas bien son travail : trop de sucre reste dans le sang, et le pancréas doit produire encore plus d'insuline. Du coup, l'insuline en excès pousse le foie à convertir les glucides en lipides... un processus qui favorise la fabrication de graisse par les tissus.

Parallèlement à cela, les glucides ayant été transformés, la glycémie diminue brutalement. Des signaux cérébraux sont alors libérés pour ramener la glycémie à la normale. C'est la sensation de faim qui se manifeste alors.

Les glucides (sucres)

Le sucre et les autres glucides raffinés augmentent le taux d'insuline, ce qui favorise le stockage de la graisse. Ils entraînent des variations de la glycémie qui stimulent la faim. Les aliments qui en contiennent manquent de fibres et peuvent contribuer à favoriser les maladies cardiaques et le diabète.

Les fruits, légumes, céréales, et graines complètes – sources de glucide – contiennent des fibres (dont la digestion lente stabilise la glycémie) et d'autres nutriments.

À ÉVITER

CONSEILLÉS

Des taux élevés de sucre et d'insuline ne sont pas seulement mauvais pour la ligne : ils sont aussi mauvais pour le cœur et les vaisseaux sanguins. En effet, une étude menée par le Dr Willett sur des milliers d'infirmières a montré que celles qui consommaient de grandes quantités de glucides raffinés étaient plus sujettes aux maladies cardio-vasculaires que les autres.

Les aliments riches en glucides transformés par l'industrie ne sont, pour bien des nutritionnistes, ni plus ni moins que de la camelote nutritionnelle. Pour l'Organisation mondiale de la santé (OMS), il est nécessaire de privilégier désormais les sucres naturels que contiennent les légumes secs, les céréales complètes (riz sauvage, pain complet, blé et son complets), les fruits et les légumes. Les céréales constituent actuellement la base de la pyramide alimentaire et personne n'a encore démontré clairement qu'il fallait en manger moins. Nous devrions aujourd'hui privilégier les céréales complètes ayant subi peu de transformations industrielles au détriment des céréales trop raffinées.

Les pommes de terre sortent du lot

Si les experts en nutrition s'entendent globalement pour avancer qu'il existe de bons et de mauvais éléments dans la catégorie des graisses et des sucres, l'entente cordiale s'arrête là. Dès qu'il s'agit de se mettre d'accord pour élaborer des recommandations alimentaires, les débats vont bon train et les experts s'affrontent. La réponse à la question : « que faut-il faire des pommes de terre ? » est par exemple sujette à l'une des plus grandes controverses scientifiques du moment.

La pyramide recommande de manger trois à cinq portions de légumes verts par jour. Bien peu de gens respectent cette recommandation, la plupart mangeant des pommes de terre. Si certaines variétés de pommes de terre sont connues pour leurs propriétés anticancéreuses, elles sont, selon le Dr Willett, à placer au sommet de la pyramide, tout comme le pain blanc, le sucre, et autres glucides transformés car, comme les pommes de terre sont digérées très rapidement, elles entraînent des pics de glycémie aussi élevés que le sucre blanc ou les boissons gazeuses.

Mais le Dr Applegate n'est absolument pas d'accord avec le Dr Willett. Elle consomme des pommes de terre presque tous les jours, avec la peau, qui contient des fibres bonnes pour le cœur et autres nutriments. Elle explique que toutes les pommes de terre ne sont pas digérées à la même vitesse. Par exemple, les pommes de terre nouvelles (cueillies avant maturation) sont digérées beaucoup plus lentement que les plus mûres ou que les pommes de terre en purée ou déshydratées. Certains nutritionnistes pensent que la quantité d'amidon entre en ligne de compte. L'organisme transforme rapidement l'amidon en sucre. Or les pommes de terre nouvelles et les variétés colorées (pommes de terre rouges, yukon gold...) contiennent moins d'amidon que la plupart des pommes de terre parvenues à maturité, à chair plus blanche (idaho, russet...). Enfin, manger la peau ralentit la digestion.

Le Dr Applegate ne contredit pas le fait qu'un régime trop riche en glucides puisse être mauvais pour la santé. Mais elle soutient que les pommes de terre, qui sont des aliments naturels, à la fois source de fibres et de nutriments, ne

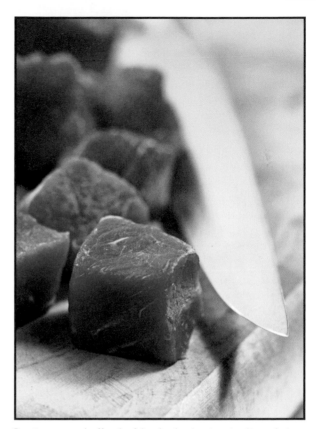

Dangereuse ou inoffensive ? La viande n'augmenterait pas le taux de cholestérol sanguin mais serait liée à l'apparition de certains cancers. Tout est semble-t-il question de proportions et de fréquence de consommation...

sont certainement pas à mettre dans le même panier que les boissons gazeuses et autres produits alimentaires transformés.

La viande rouge se bat pour sa rédemption

Les nutritionnistes ne sont pas en désaccord qu'à propos des pommes de terre : la viande rouge est aussi au cœur de nombreux débats. Dans les années 1990, elle n'était guère plus estimée que le beurre ou la crème, en raison de sa teneur en acides gras saturés. Les industriels ont alors œuvré pour mettre sur le marché des bœufs à la viande aussi maigre que celle des poulets et des dindes...

En dépit de ces efforts louables, le Dr Willett et d'autres nutritionnistes n'ont pas l'intention de faire redescendre la viande rouge de la pointe de la pyramide. Outre les maladies cardio-vasculaires, la consommation de viande rouge favoriserait l'apparition du cancer du côlon et de la prostate.

En outre, la cuisson, qui se fait souvent à haute température, produit de nombreuses substances cancérigènes... La teneur en fer peut aussi être mise en cause, des recherches ayant montré qu'une concentration élevée de fer accélérerait la croissance des cellules.

Tous les médecins ne partagent pas ce point de vue. Certains avancent qu'à chaque étude reliant la consommation de viande rouge à l'apparition d'un cancer ils pourraient en opposer une prouvant au contraire l'absence de relation. Ils soulignent que la viande rouge contient deux nutriments dont les effets anticancéreux sont bien connus : le sélénium (un antioxydant) et l'acide linoléique conjugué (un acide gras essentiel). « La conclusion que l'on peut en tirer, c'est seulement que l'on ne peut rien conclure, dit l'un d'eux. Je ne crois pas que ce soit ce que l'on mange qui soit problématique. C'est plutôt ce que nous ne mangeons pas et ne faisons pas. Nous ne sommes pas suffisamment actifs, nous ne mangeons pas assez de fruits, de légumes, de céréales complètes. »

Le Dr Willett souhaite qu'une réelle distinction soit faite entre le bœuf et les autres aliments riches en protéines. Selon lui, nul besoin de bannir la viande rouge de son alimentation, le tout est de ne pas en manger plus de deux ou trois fois par semaine.

Les produits laitiers tombent en disgrâce

Les produits laitiers sont aussi au cœur des débats. Ils semblaient pourtant inattaquables. Parce qu'ils contiennent du calcium, ils ont longtemps été associés à la solidité

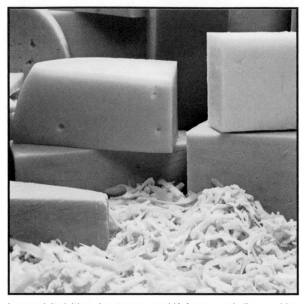

Les produits laitiers, longtemps considérés comme indispensables à la solidité des os, sont aujourd'hui accusés de nombreux maux.

de notre capital osseux. Et lorsqu'ils ont été accusés d'être nocifs pour les artères, du fait de leur teneur en graisses saturées, ils se sont allégés pour faire taire les objecteurs. Mais, aujourd'hui, les produits laitiers ne semblent pas être mieux campés sur la pyramide que les graisses, les sucres ou la viande. Leur effet bénéfique sur les os est contesté : une étude menée par des chercheurs de Harvard et publiée dans l'*American Journal of Clinical Nutrition* en 2003 ne montre aucun lien entre une consommation élevée de calcium ou de lait et la solidité osseuse. Après avoir étudié durant 20 ans les habitudes alimentaires de 72 337 femmes et enregistré les fractures de la hanche, ils n'ont pu établir aucune corrélation entre une consommation supérieure à 700 mg de calcium par jour et des os plus solides. Ils ont en revanche confirmé l'intérêt d'une supplémentation en vitamine D dans la diminution du risque de fractures. « Il n'existe en réalité aucune recommandation en matière de produits laitiers, précise Amy Lanou, directeur du département de Nutrition de Washington. Les pays où l'ostéoporose sévit le plus sont aussi ceux où la consommation de produits laitiers ou de calcium est le plus importante. La relation entre la consommation de calcium et la santé des os est déjà très faible... celle qui pourrait exister entre la consommation de produits laitiers et la santé des os est pratiquement inexistante. »

Le Dr Willett est d'accord. « De combien de calcium avons-nous besoin ? les recommandations actuelles sont une réponse probablement surévaluée, dit-il, se référant aux recommandations du gouvernement américain, qui sont de 1 000 à 1 500 mg par jour (comme au Canada). Le gouvernement britannique a revu ses recommandations à la baisse, avec 700 mg par jour. Ce qui semble plus approprié. »

Bien sûr, l'industrie des produits laitiers n'est pas du tout d'accord. Greg Moller, vice-président des départements des affaires scientifiques et de nutrition au Conseil américain des produits laitiers, dément qu'une quantité de calcium inférieure à 1 000 mg puisse suffire : « L'industrie des produits laitiers n'a pas sorti ces chiffres de son chapeau ! L'institut de médecine (IOM) et l'Académie nationale des sciences ont réuni tout un panel d'experts qui ont établi ces recommandations de 1 000-1 500 mg de calcium par jour. » Et pour contrer le Dr Lanou, le Dr Moller cite le cas des Asiatiques, gros consommateurs de lait et de calcium, dont les os sont réputés solides. Selon lui, dans les pays occidentaux, la fragilité osseuse ne peut pas s'expliquer par la seule consommation de produits laitiers. Rappelant que les Asiatiques sont moins sédentaires que les Occidentaux, il avance que la sédentarité pourrait être un facteur contribuant à affaiblir les os... tout comme le tabac, l'alcool, la caféine et une consommation élevée de protéines.

Le Dr Applegate avance que, chez les personnes minces qui ne fument pas, un apport en calcium de 700 mg par jour est largement suffisant. Elle ajoute cependant que la plupart des gens ont besoin de plus.

Les opposants aux produits laitiers mettent en avant d'autres risques pour la santé. Ils citent par exemple de nombreuses études reliant la consommation de produits laitiers à un risque plus élevé de développer un cancer de la prostate ou des ovaires. Une étude menée par des professionnels de Harvard auprès de 51 529 hommes a montré que ceux qui buvaient deux verres au moins de lait par jour avaient près de deux fois plus de risques de développer un cancer de la prostate que ceux qui ne buvaient pas de lait. Personne ne sait véritablement pourquoi. Le Dr Willett avance une hypothèse : le calcium en grandes quantités interférerait avec la vitamine D, dont le rôle est de ralentir la division cellulaire dans la prostate.

Le Dr Miller pense qu'il ne s'agit là que de corrélations et non de relations directes de cause à effet. Il suppose que d'autres facteurs sont à l'œuvre dans les populations suivies. « Selon d'autres données cliniques, le calcium ne poserait aucun problème et pourrait même prévenir l'apparition du cancer. »

Même le Dr Willett est convaincu que les produits laitiers doivent être relégués au sommet de la pyramide. Il ne recommande qu'une ou deux portions de calcium par jour. « Selon les données que vous considérez, vous pouvez toujours trouver

La bonne portion : une question de taille

Une des raisons de l'obésité réside dans l'accroissement démesuré des portions alimentaires, qui depuis 1970 sont deux à cinq fois plus importantes. Évitez donc les sodas « large » ou « extra-large », les triples hamburgers, les pizzas « grande taille » ou encore les super-grandes frites qui commencent à apparaître sur les menus.

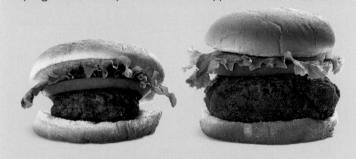

	Années **1970**	**2004**
Barres chocolatées	297 calories (60 g)	1 000 calories (200 g)
Pop-corn	174 calories (portion « cinéma »)	1 700 calories (portion « cinéma »)
Coca-Cola	80 calories (192 ml)	480 calories (473 ml)
Hamburger	80 g (hamburger)	130 g (double hamburger)
Frites	70 g (standard)	200 g (super-grandes)

plusieurs réponses, dit-il. Mais les études prouvant la nocivité des produits laitiers semblent plus nombreuses que celles qui montrent leurs effets bénéfiques, et il me semble que l'on ne devrait pas encourager les populations à en consommer de grandes quantités. »

Faut-il vraiment démolir la pyramide ?

La pyramide américaine recommande de manger six à onze portions de céréales par jour et trois à cinq portions de légumes. Les études montrent qu'aux États-Unis moins d'une personne sur trois respecte les quantités recommandées de légumes ou de céréales, et que moins d'une sur cinq mange suffisamment de fruits (deux portions). Les Américains, mais aussi maintenant l'ensemble des pays anciennement et récemment industrialisés de la planète, abusent des huiles, graisses et sucreries, les produits situés tout en haut de la pyramide. Fait nouveau et inquiétant, dans les pays où la nourriture manque, comme dans certaines régions d'Afrique,

les habitants sont en train de devenir obèses. Et si nous mangions cinq à neuf portions de légumes, de fruits et de céréales complètes par exemple ? Il est alors vraisemblable que nous n'aurions pas tous ces problèmes d'obésité. Le réel défi est de trouver comment faire changer les comportements alimentaires.

Malgré tous ses détracteurs, la pyramide alimentaire reste une tentative intéressante. « Elle permet d'établir une hiérarchie entre les aliments, de voir ce vers quoi doit tendre un régime optimal, dit Marion Nestle, professeur au département nutrition de l'université de New York, à Manhattan. Ceci est en soi un pas énorme vers le conseil nutritionnel. Maintenant, la question est de savoir comment traduire visuellement les notions de « bons » ou de « mauvais » aliments, notamment en ce qui concerne les graisses et les glucides. Il y a sûrement de nombreuses erreurs dans cette pyramide. Mais il est difficile de refléter sur un bout de papier toute la complexité de la nutrition. » ■

Où se cache donc la vraie pyramide ?

À côté de la pyramide américaine en vigueur depuis 1992, trois versions se disputent chacune leur part de vérité.

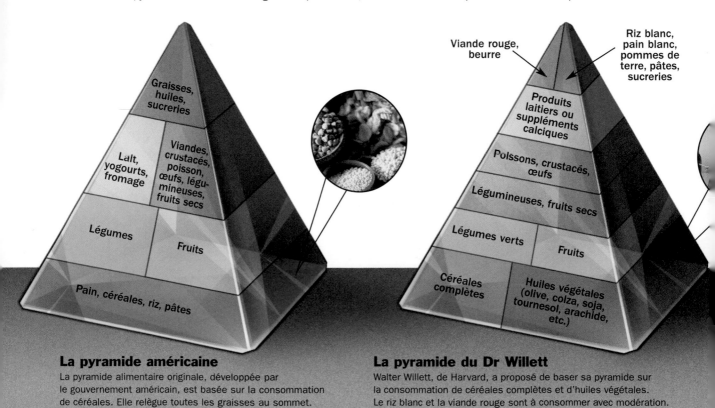

La pyramide américaine
La pyramide alimentaire originale, développée par le gouvernement américain, est basée sur la consommation de céréales. Elle relègue toutes les graisses au sommet.

La pyramide du Dr Willett
Walter Willett, de Harvard, a proposé de baser sa pyramide sur la consommation de céréales complètes et d'huiles végétales. Le riz blanc et la viande rouge sont à consommer avec modération.

Qu'est-ce que cela signifie pour vous ?

■ **Plus de légumes verts.** Ils contiennent des fibres, des vitamines et des antioxydants qui protègent contre les maladies cardio-vasculaires, le cancer et autres pathologies.

■ **Plus de diversité.** La diversité des fruits et légumes est essentielle. Ne consommer qu'une sorte de légumes revient à n'en manger qu'une portion. Manger cinq fois des carottes n'est pas aussi bénéfique que manger une portion de carottes (bêta-carotène), des brocolis (anticancéreux), des poivrons rouges (vitamine C) et quelques lentilles (fibres et folates utiles au système immunitaire). 10 portions de fruits et légumes par jour (moitié-moitié) est une bonne moyenne.

■ **Plus de légumineuses (pois, pois chiches haricots, lentilles...).** Parmi celles-ci, les fèves sont des aliments très intéressants, qui contiennent deux types de fibres essentielles non seulement pour le cœur, mais aussi pour le côlon. (À ajouter sans réserve à vos salades, soupes, ragoûts...).

■ **Plus de céréales complètes.** Autant que possible, mangez des céréales non transformées, et notamment du pain complet. Fuyez le pain blanc et les céréales industrielles (sucres rapides).

■ **De l'alcool, modérément.** Un verre de vin ou de bière par jour semble être favorable notamment au système cardio-vasculaire.

■ **Prendre son temps.** Manger à heures fixes aide l'organisme à « programmer » la digestion. Manger lentement (faire des petits morceaux) laisse le temps au système digestif de faire son travail avec une efficacité bien plus grande que si on le presse.

■ **Manger moins.** La taille des portions augmente avec la sédentarité : un paradoxe aberrant ! Or ce qu'on ne mange pas ne peut pas faire de mal...

■ **Marcher.** Une activité physique régulière est indispensable pour « faire tourner » la machine humaine. 30 minutes par jour de marche rapide (oubliez les ascenseurs !) est plus bénéfique que 2 heures de sport intensif une fois par semaine. ■

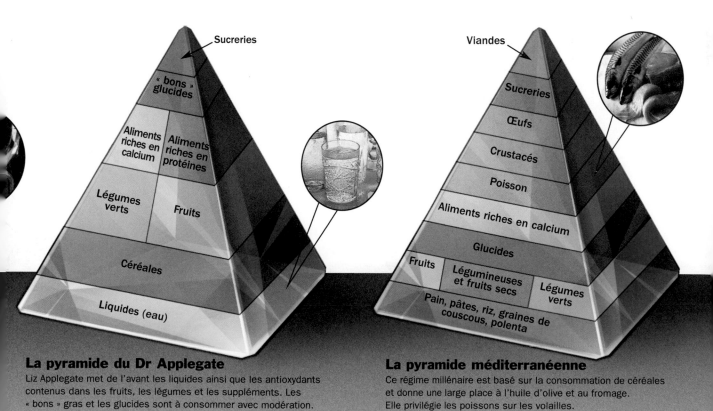

La pyramide du Dr Applegate
Liz Applegate met de l'avant les liquides ainsi que les antioxydants contenus dans les fruits, les légumes et les suppléments. Les « bons » gras et les glucides sont à consommer avec modération.

La pyramide méditerranéenne
Ce régime millénaire est basé sur la consommation de céréales et donne une large place à l'huile d'olive et au fromage. Elle privilégie les poissons sur les volailles.

LE RETOUR DES MALADIES INFECTIEUSES

SRAS, virus Ébola, *Clostridium difficile*. De nouvelles maladies sont apparues ces dernières années, alimentant dans notre imaginaire collectif la psychose des pandémies extraordinaires que furent la grande peste au XIVe siècle et la grippe espagnole entre 1918 et 1920. Pourtant, ces pathologies restent confinées. La médiatisation du danger potentiel qu'elles portent cache la résurgence récente de maladies infectieuses que l'on croyait éradiquées dans nos pays très médicalisés. Plus répandus, plus agressifs, leurs germes constituent un des plus grands défis de la science en ce début de XXIe siècle.

Un réseau d'alerte mondiale exemplaire

Le 15 mars 2003 est un jour historique : celui de la première alerte mondiale jamais lancée par l'Organisation mondiale de la santé (OMS). Le monde, en haleine, découvrait une nouvelle maladie, le syndrome respiratoire aigu sévère (SRAS), identifié le mois précédent à Hanoi et Hongkong à partir de deux foyers d'infection par comparaison avec les symptômes reconnus dans la province chinoise de Guangdong en novembre 2002. Dès le 2 avril 2003, le Center of Disease Control and Prevention (CDC) d'Atlanta avait commencé à séquencer des portions du génome du virus, et diffusait ses résultats sur le site Internet de l'OMS, permettant ainsi à d'autres laboratoires d'utiliser ses données. Quelques jours plus tard, le centre

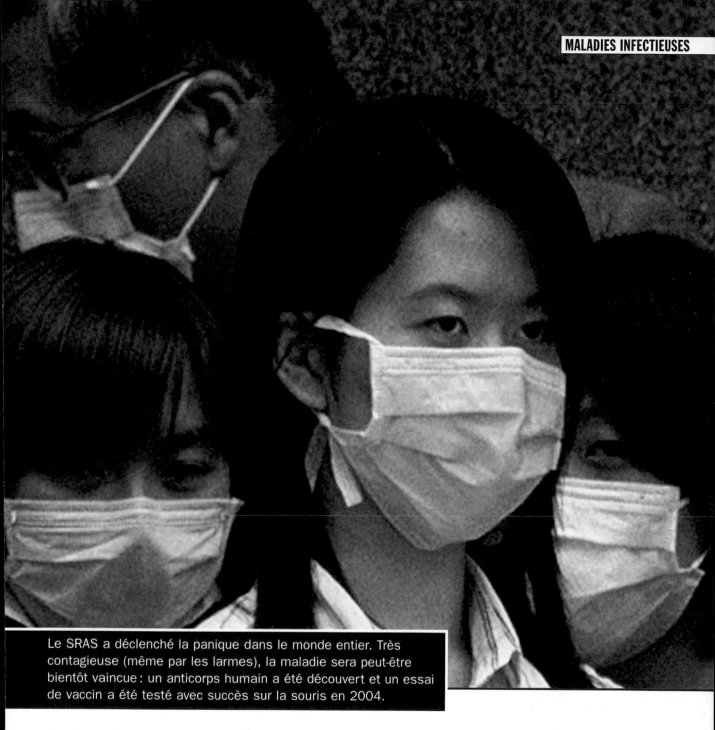

Le SRAS a déclenché la panique dans le monde entier. Très contagieuse (même par les larmes), la maladie sera peut-être bientôt vaincue : un anticorps humain a été découvert et un essai de vaccin a été testé avec succès sur la souris en 2004.

du génome de la Cancer Agency de Colombie-Britannique, à Vancouver, recevait un minuscule échantillon du matériel génétique et commençait son propre processus de décodage. Le centre détachait près de la moitié de son personnel (qui compte 90 employés) sur le projet du SRAS. À 2 h 25 du matin, le 12 avril, ils réussissaient à établir la séquence complète du génome du SRAS.

Isolé en avril, le germe révéla son appartenance à la famille des coronavirus et démontra une contagiosité étonnante : les 239 résidents des hôtels de Hongkong contaminés l'avaient été par contact avec un médecin chinois venu de la province de Guangdong. Rentrées chez elles, ces personnes ont elles-mêmes constitué des foyers d'infection à Toronto, aux États-Unis, en Allemagne et en Irlande. Un résident venu se faire soigner à l'hôpital français de Hanoi y contamina 36 membres du personnel médical (sur les 63 cas recensés dans la capitale vietnamienne). Entre novembre 2002 et juin

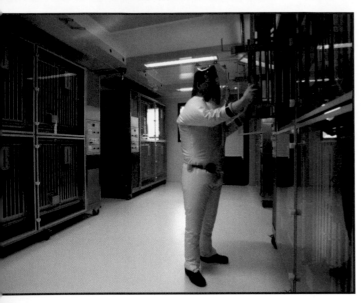

Au laboratoire P4 Inserm-Mérieux de Lyon, en France, les chercheurs doivent travailler sous scaphandre, car on inocule des germes terrifiants à une batterie d'animaux. Un sacrifice indispensable à la protection sanitaire de la population.

contre la variole (Jenner, 1798), l'identification du premier microbe (Pasteur, 1870), la découverte de l'asepsie hospitalière et la mise au point du premier vaccin atténué (Pasteur, 1880) permirent de commencer le combat contre les fléaux infectieux.

Un combat qui fut grandement facilité par d'énergiques politiques en matière d'urbanisme et d'hygiène, qui réduisirent la promiscuité et la contagion dans les villes. L'espérance de vie augmenta. Elle s'accrut encore avec la découverte par Fleming, en 1929, des antibiotiques et la mise sur le marché, dans les années 1940, des pesticides de synthèse, qui détruisirent nombre de foyers parasitaires. Pourtant, depuis le milieu des années 1970, des maladies que l'on croyait disparues ou sérieusement circonscrites refont parler d'elles, et une quarantaine d'agents pathogènes auparavant inconnus (virus et protozoaires pour l'essentiel) ont pu être identifiés grâce à la biologie moléculaire. Le virus du sida, par exemple : sa description en 1983

2003, 8 099 personnes avait été frappées par le SRAS dans 32 pays : 917 étaient décédées, principalement en Asie et au Canada. Des chiffres faibles, mais qui pourraient augmenter car des recherches récentes ont montré que, comme la grippe, le SRAS se transmet par tous les fluides du corps (notamment la salive, la sueur et même les larmes !). Une simple poignée de main suffit donc pour vous contaminer.

Avec le SRAS, l'OMS a démontré l'efficacité et la rapidité d'action de son réseau d'alerte. Les pays développés ont prouvé leur capacité à coordonner actions et informations, ce qui a permis, pour l'instant, de circonscrire la maladie et d'en dresser un tableau clinique cohérent et rigoureux. Mais ce n'est qu'un début, la guerre recommence. Des virus, des bactéries, des toxines, des champignons, des levures, des parasites que l'homme avait vaincus au début du XXe siècle reviennent à la charge, encore plus forts.

Une bataille perdue ?

Les maladies infectieuses ont de tout temps été la première cause de mortalité humaine. Même en période de guerre, bactéries et virus ont tué plus que les armes et la faim, car les corps affaiblis ou blessés ne résistent pas longtemps à une attaque microbienne. Jusqu'à la fin du XIXe siècle, on mourait jeune en Occident, et de pathologies considérées de nos jours comme bénignes. L'invention du vaccin

Quelques agents de maladies émergentes (OMS)

ANNÉES	Depuis 1973
1973	Les rotavirus (principale cause de la diarrhée infantile)
1976	*Cryptosporidium parvum* (diarrhées aiguës et chroniques)
1977	*Legionella pneumophila* (maladie du légionnaire)
1977	Virus Ébola
1977	*Hantavirus* (fièvre hémorragique pouvant être mortelle)
1977	*Campylobacter jejuni* (diarrhées)
1980	Virus lymphotrope-T humain (HTLV-1 ; lymphomes et leucémies)
1982	*Escherichia coli* 0157 : H7 (diarrhées sanglantes)
1982	Virus HTLV-2 (leucémies)
1983	*Helicobacter pylori* (bactérie associée à l'ulcère gastro-duodénal et au cancer de l'estomac)
1983	VIH
1988	Virus de l'hépatite E (jaunisse dans les pays chauds)
1988	Herpèsvirus humain 6 (fièvre et démangeaisons)
1989	Virus de l'hépatite C (cancer et maladies du foie)
1991	Virus Guanarito (fièvre hémorragique vénézuélienne)
1992	*Vibrio cholerae* 0139 (choléra épidémique)
1994	Virus Sabia (fièvre hémorragique brésilienne)
1995	Herpèsvirus humain 8 (associé au sarcome de Kaposi)
2003	SRAS

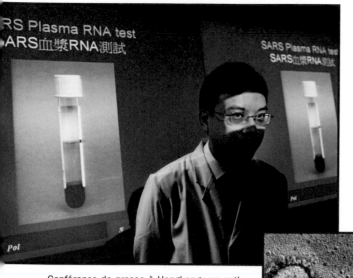

Conférence de presse à Hongkong : un pathologiste décrit un nouveau test diagnostique du SRAS. Le test vérifie la présence de l'acide ribonucléique (ARN) du virus dans une culture de cellules du nez ou de la gorge. Les scientifiques de Hongkong ont identifié une souche du coronavirus (à droite) du SRAS.

à environ 30 % (17 millions de morts chaque année), ce qui représente une forte augmentation.

L'hécatombe n'est pas due aux nouvelles maladies très médiatisées, tel le SRAS, mais, pour 90 % des cas, à des pathologies anciennes : ce sont les maladies respiratoires aiguës (pneumonies, grippes, virus respiratoire syncitial, ou VRS) et les diarrhées qui continuent d'emporter chaque année un lot considérable d'êtres humains, avec respectivement 3,5 et 2,5 millions de décès. Elles sont suivies de près par la tuberculose (2 millions), le paludisme (1 million) et la rougeole (900 000). Le sida tue en moyenne 3 millions d'hommes et de femmes par an, et plus personne ne se risque à pronostiquer un taux de croissance tant l'épidémie continue de s'étendre.

Ces six pathologies sont les plus meurtrières des maladies infectieuses. Elles sont responsables de 43 % des décès dans les pays en voie de développement, contre à peine 1 % dans les pays riches.

Les maladies infectieuses tuent encore

En France, l'Institut Pasteur dispose de 61 centres nationaux de référence (CNR) pour surveiller toutes ces maladies qui réémergent et étudier les germes récemment identifiés (voir encadré page ci-contre). À lire les rapports publiés par cette institution et ceux diffusés par l'OMS et d'autres organismes nationaux ou internationaux de recherche sur la santé, il y a de quoi frémir. Partout dans le monde, en effet, la mortalité humaine due à des maladies infectieuses (aussi bien le sida que la tuberculose, les infections au staphylocoque doré, les fièvres hémorragiques type Ébola, les hépatites, la rougeole ou les pneumonies) remonte. Au Canada, les décès dus à des maladies infectieuses ont été de 3 497 en 1995, un chiffre comparable à 1953 (3 415 décès), alors qu'ils n'avaient cessé de baisser entre les deux, descendant à 721 décès en 1979. Aux États-Unis, la prévalence des maladies contagieuses a doublé entre 1980 et 2000, année où elles ont frappé plus de 170 000 personnes. À l'échelle planétaire, elle s'élève

a été une considérable victoire de la science, et en un temps record, mais elle a définitivement sonné le glas de la croyance en la victoire de l'humanité contre les maladies contagieuses.

On reparle des maladies bénignes

La tuberculose a refait son apparition en Amérique du Nord et en Europe dans les années 1980. La mauvaise et tardive prise en charge de malades pauvres et marginaux et la prescription d'antibiotiques qui se révélèrent moins efficaces que prévu ont facilité son retour. L'apparition, à la même époque, du sida a favorisé sa progression en permettant au bacille de Koch (l'agent responsable de la tuberculose) de frapper des malades privés de système immunitaire par le VIH.

Toujours problématique aux États-Unis, la tuberculose touche de plus en plus d'êtres humains : 7 millions environ de malades, dont une cinquantaine de milliers atteints par une forme qui résiste à la plupart des antibiotiques...

Les maladies infantiles sont également en augmentation dans plusieurs pays. Coqueluche, méningites et affections à pneumocoques frappent de plus en plus souvent les enfants âgés de quelques mois qui n'ont pas été vaccinés assez tôt. Le Canada a connu de récentes épidémies de rougeole et de coqueluche et on observe encore des cas de rubéole. Le cas de la coqueluche est le plus inquiétant, parce que le vecteur principal semble de nos jours être... les parents : l'Institut Pasteur estime que près d'un tiers des pères et mères qui toussent plus de 7 jours gravité de ces pathologies, alliée à la certitude que le sida avait été vaincu par le succès des trithérapies, a fait baisser la vigilance des homosexuels et des bisexuels. En France, en Grande-Bretagne et aux États-Unis, le *safe sex* est en perte de vitesse, et gonococcies et syphilis sont de retour, tandis que les contaminations par le papillomavirus explosent.

Des maladies tropicales chez nous

Les pays industrialisés constatent également une recrudescence des cas de maladie tropicale sur leur territoire. Le paludisme importé par les touristes, par exemple : l'Agence de santé publique du Canada (ASPC) investiguait en mars 2005 des cas de vacanciers en République dominicaine. Autre fait inquiétant, la croissance de la dengue, due à l'explosion très inquiétante de cette maladie relativement bénigne dans la zone intertropicale. Multipliée par cinq en 20 ans, sa prévalence ne cesse

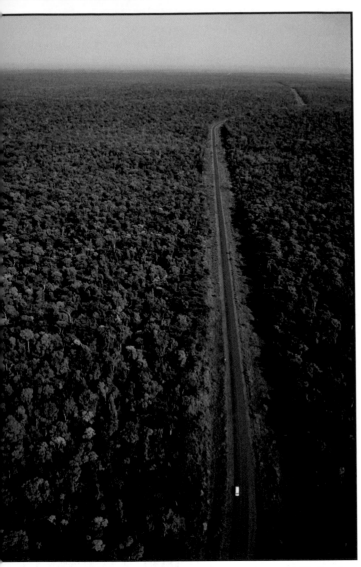

En taillant dans des forêts humides et qui se sont développées sans lui depuis des siècles, l'homme s'expose à être contaminé par des germes que son système immunitaire ne connaît pas.

d'affilée sont porteurs du germe sans le savoir, car peu ont renouvelé leur immunité. L'irrespect du calendrier vaccinal est également avancé pour expliquer la recrudescence des cas de rubéole.

En revanche, les scientifiques savent pourquoi, depuis 1990, les maladies transmises sexuellement (MTS) sont réapparues, à l'instar de la syphilis, que l'on croyait éteinte. Si un certain nombre d'agents pathogènes ont montré une sérieuse résistance aux antibiotiques habituels, c'est le relâchement de la prévention qui explique en grande partie leur virulence actuelle : l'absence de mémoire de la

INFECTIONS NOSOCOMIALES : *CLOSTRIDIUM DIFFICILE*

L'épidémie (ou poussée) de *C. difficile* au Québec en 2004 a eu de graves conséquences : 109 patients sont décédés de cette maladie, 108 sont morts d'une autre maladie aggravée par la présence de la bactérie, et 33 patients ont survécu après avoir subi l'ablation d'une partie de l'intestin, une chirurgie majeure. Rappelons à titre de comparaison que l'épidémie de SRAS qui a frappé les hôpitaux torontois l'année précédente n'avait fait que 43 décès au Canada. Une infection nosocomiale est une infection contractée en milieu hospitalier par un malade admis pour une autre pathologie. Pour que *C. difficile* se développe, il faut presque toujours la prise d'antibiotiques : en effet, ceux-ci détruisent la flore intestinale, rendant l'organisme vulnérable à la bactérie. Or les hôpitaux ont tendance à administrer des antibiotiques à large spectre aux patients qui arrivent aux soins intensifs, en attendant d'avoir établi un diagnostic, ou aux patients qui ont subi une grosse chirurgie : les défenses immunitaires de ces patients sont moins bonnes puisqu'ils sont malades. Il y a toujours eu un taux stable de *C. difficile* dans les hôpitaux du Québec, comme partout ailleurs, mais l'explosion de la bactérie en 2004 est due à l'apparition d'une nouvelle souche qui, selon le Center for Disease Control d'Atlanta, libère 20 fois plus de toxines que la plupart des autres souches. Celle qui a sévi au Québec frappe six États américains et l'épidémie s'étend à tout le continent. ∎

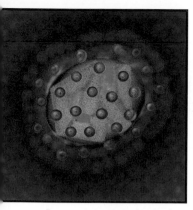

Des cas de transmission du virus de la grippe aviaire à l'homme ont été enregistrés en 2004.

de croître. Apparue en 1956, une souche beaucoup plus grave que les autres, car elle déclenche des fièvres hémorragiques, a envahi l'ensemble des pays tropicaux, à l'exception de l'Afrique, et menace désormais les pays riches.

Le virus du Rift africain (ou virus du Nil occidental) est apparenté aux virus de la dengue. Véhiculé par un moustique et les oiseaux, inféodé à l'Afrique subsaharienne, au Moyen-Orient et à l'Inde, il s'est durablement installé dans le bassin méditerranéen et le sud-est de l'Europe au début des années 1990. Après avoir déclenché une épidémie en Algérie dès 1994, le virus a frappé le Maroc et la Roumanie 2 ans plus tard, puis la Moravie et la Tunisie en 1997, Israël 3 ans après. C'est surtout aux États-Unis que la progression de ce virus a été le plus étonnante. Arrivé en 1999, il a contaminé près de 6 600 personnes (et 439 en sont mortes – le virus déclenche une encéphalopathie) sur 44 États, et sa progression semble inexorable. Il y aurait des cas avérés au Québec, en Ontario, au Manitoba et en Saskatchewan, en particulier dans des régions où l'on élève des chevaux ; 20 personnes en sont mortes en 2004 au Canada.

Des causes multiples

L'affaire est entendue : virus, bactéries et autres germes pathogènes sont devenus résistants. Et l'on n'a pas inventé de nouvelles familles d'antibiotiques depuis 20 ans. Quels sont alors les espoirs de la recherche ? Ils reposent d'abord sur l'élaboration de tests plus sensibles, plus rapides et moins chers. Déjà au point pour le choléra (un fléau) et la peste – il existe toujours des foyers au Viêt Nam, à Madagascar, en Chine, au Botswana, au Kenya, au Brésil, en Bolivie, au Pérou, en Russie, au Rwanda et aux États-Unis –, ces tests de haute technologie sont prometteurs.

Les antibiotiques actuels sont, en revanche, de moins en moins efficaces et ne progresseront pas sans la biologie moléculaire et la génétique.

La connaissance intime du génome des agents pathogènes (celui de la tuberculose est déjà séquencé) et l'identification précise des mécanismes moléculaires en jeu lors de l'infection permettront de synthétiser des antibiotiques plus précis et faciles à adapter à la variabilité de leurs cibles. La génétique est également à l'œuvre pour comprendre les prédispositions, ou au contraire l'insensibilité, de certaines populations à certaines maladies. Quant aux vaccins, les scientifiques du monde entier sont passés aux études cliniques de vaccins vivants de virulence atténuée (les gènes tenus pour responsables de la pathogénicité ont été éliminés). Les maladies respiratoires et diarrhéiques sont les premières visées.

Les progrès attendus seront longs à se concrétiser. Et l'homme sera de toute façon toujours en retard sur de tels agresseurs, qui s'adaptent très vite à leur environnement ; non seulement aux armes qui les visent mais aussi au mode de vie humain : ils se sont fort bien accommodés de nos réfrigérateurs et autres climatiseurs, qu'un mauvais entretien transforme en bouillons de culture.

Tout comme la promiscuité, le manque d'hygiène, l'accès difficile à un système de soins et la malnutrition – sans oublier les guerres et les déplacements de population – sont des facteurs qui affaiblissent l'organisme humain et l'une des causes majeures du retour des maladies infectieuses. ∎

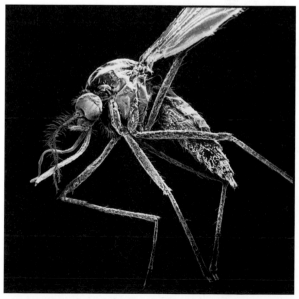

Le moustique porteur du virus du Nil occidental est aussi le vecteur du germe responsable de l'encéphalite de Saint-Louis.

LE SPECTRE DES MALADIES CROISÉES

Elles sautent la barrière des espèces pour passer de l'animal (moustique, rongeur, vache) à l'homme. Leurs virus font trembler les scientifiques et les agences gouvernementales par les risques qu'ils font courir à l'humanité. Car ils pourraient devenir aussi contagieux que ceux du rhume : or, ils sont mortels !

Depuis quand et quelles espèces

Ce n'est pas d'aujourd'hui qu'une maladie de l'animal se transmet à l'homme. En fait, les scientifiques croient que presque toutes les maladies virales qui infectent l'homme sont venues des animaux et que toute espèce vivante d'oiseau, de mammifère ou de reptile peut en être la source.

Le potentiel des maladies émergentes issues du monde animal est gigantesque et on n'en connaît pas la portée. Les micro-organismes qui infectent les animaux n'ont pas tous le potentiel de passer aux êtres humains et, s'ils le font, ils ne déclencheront pas nécessairement une maladie, mais le risque d'épidémie tient le monde scientifique en alerte.

Une des premières épidémies de ce type (croisement de l'animal à l'homme) a été rapportée en 430 av. J.-C., pendant la guerre du Péloponnèse : une maladie inconnue tua environ un tiers de la population d'Athènes. Les épidémies récentes que l'on croit être d'origine animale incluent : le syndrome respiratoire aigu sévère (SRAS), véhiculé vraisemblablement par des oiseaux et la civette de Chine, un furet ; la fièvre hémorragique d'Ébola, en Afrique, dont on ignore encore quel est l'animal qui lui sert d'hôte, a tué 1 261 personnes entre 1976 et 2004 ; la maladie de Marburg, une autre fièvre hémorragique virale d'Afrique, qui peut affecter le singe vert ; et le syndrome d'immunodéficience acquise (sida), causé par le virus d'immunodéficience humaine (VIH). Même si l'on a d'abord identifié le VIH chez l'homme dans les années 1950, il a fallu attendre 1999 avant de remonter sa filière jusqu'à

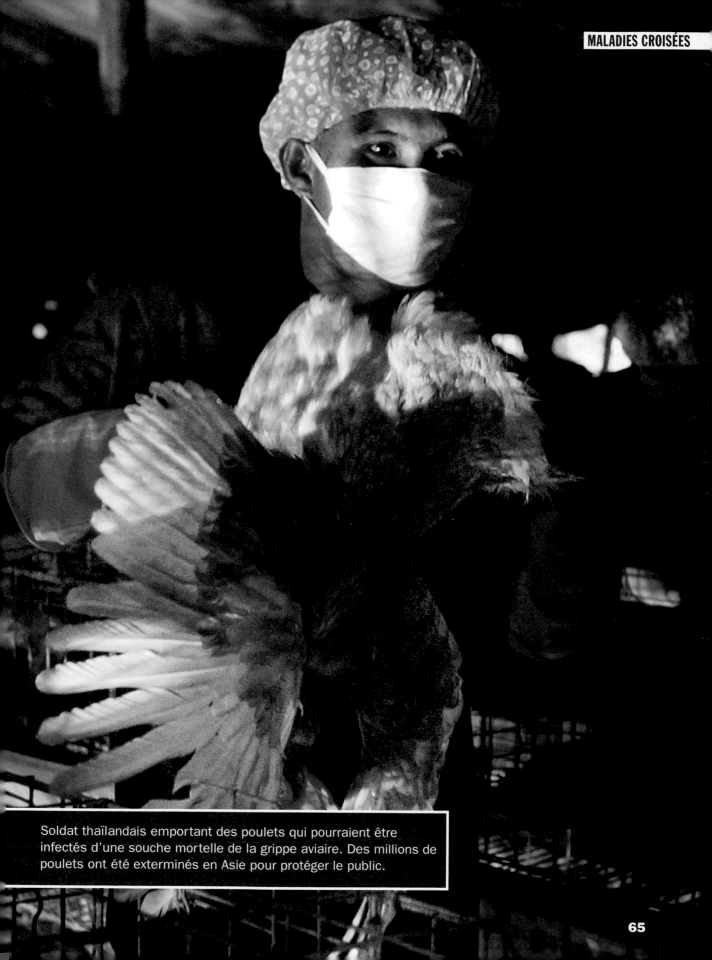

Soldat thaïlandais emportant des poulets qui pourraient être infectés d'une souche mortelle de la grippe aviaire. Des millions de poulets ont été exterminés en Asie pour protéger le public.

MALADIE DE LA VACHE FOLLE: **LE BLUES DU HAMBURGER**

Il s'agit de la maladie la plus mystérieuse parmi toutes celles qui prennent leur source chez l'animal. Deux nouveaux cas d'encéphalie spongiforme bovine (ESB), ou maladie de la vache folle, ont été identifiés au Canada depuis 2005, amenant les États-Unis à prolonger leur embargo sur la viande de bœuf venue du Canada, en particulier de l'Alberta. En 2004, on a découvert des prions dans des muscles de viande d'agneau: côtelettes et gigot. Jusqu'alors, les scientifiques croyaient que le prion – la toxine infectieuse, très résistante, responsable de l'ESB – ne se retrouvait que dans la cervelle, les nerfs et les tissus du système lymphatique.

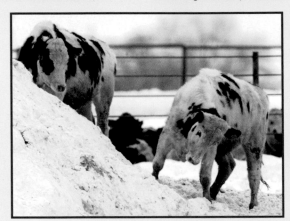

Trois cas de vache folle en Alberta depuis 2003.

La découverte de prions dans des muscles signifie que le risque de l'ESB est bien plus grand qu'on ne le soupçonnait jusqu'ici. Les scientifiques croient que l'on peut attraper la forme humaine de la maladie, une variante de la maladie de Creutzfeldt-Jakob (vMCJ), en mangeant de la viande d'un animal infecté. Jusqu'à 2004, on pensait que les mesures sanitaires avaient éliminé le risque, mais une nouvelle étude publiée en France en juin 2004 soulève des inquiétudes. Si les prions sont moins concentrés dans les muscles que dans la cervelle, on ne connaît pas la quantité nécessaire pour causer la maladie.

Nous savons peu de choses du prion, à part qu'il est incroyablement résistant à la chaleur, aux désinfectants chimiques, aux défenses immunitaires et aux rayons ultra-violets. Contrairement aux bactéries et aux virus, il ne semble pas contenir d'ADN ni d'ARN.

Chez l'homme comme chez l'animal, le prion agit comme une semence toxique qui entraîne une cascade de destruction. Les scientifiques croient qu'il prolifère en encourageant les protéines normales à muter par imitation. L'accumulation de prions dans le cerveau y entraîne la mort des cellules, créant des petits trous qui font ressembler celui-ci à une éponge. S'installent démence et perte de coordination musculaire, suivies du coma et de la mort. Des millions de têtes de bétail ont été abattues et plus de 100 personnes sont mortes de la vMCJ.

Les experts de la santé croient à l'éradication possible de l'ESB et de la vMCJ, par des mesures de surveillance des troupeaux et de détection des animaux malades. Surveillance et tests (sur des animaux morts, cependant) sont en place; les statistiques montrent que l'ESB est en baisse. Mais ce n'est pas sûr: une étude publiée en mai 2004 émet l'hypothèse que des milliers de Britanniques sont des porteurs sains du prion de la vMCJ. On s'inquiète qu'ils puissent transmettre la maladie par des transfusions sanguines ou des dons d'organes. Une lueur cependant: des chercheurs travaillent sur des tests capables d'identifier la présence du prion chez des vaches vivantes, permettant l'élimination systématique de ces animaux.

un chimpanzé d'Afrique. La maladie est passée à l'homme par des chasseurs mis en contact avec du sang infecté.

Comment les virus font le pont

La plupart des maladies n'infectent que quelques espèces: votre chat n'attrape pas un rhume chaque fois que vous éternuez. Mais il arrive qu'un agent infectieux traverse la barrière des espèces grâce à la mutation ou à l'adaptation. Le danger est plus grand aujourd'hui que jamais: en effet, nous sommes maintenant plus de 6 milliards sur la planète. Nous

sommes devenus tellement nombreux que nous empiétons sur les terres vierges où se trouvent les animaux sauvages et leurs virus: c'est dangereux.

Nourrir ces milliards de personnes implique aussi que les animaux domestiques – poulets, cochons, vaches – ne courent plus en liberté sur les fermes. Ils sont parqués côte à côte, ce qui favorise l'explosion des maladies virales. Tout animal infecté fait courir un risque à l'homme qui le manipule. Et si celui-ci à son tour est infecté, il peut devenir très malade.

Prenons le cas de l'hantavirus et du syndrome pulmonaire (SPH) qu'il déclenche comme exemple de ce qui se passe quand l'homme et l'animal sauvage entrent en compétition pour le même espace. On ne croit pas que l'hantavirus soit un nouveau virus, mais il n'a été identifié qu'en 1993 lors d'une poussée de SPH dans le sud-ouest des États-Unis. En 1992, la population de souris sylvestre dans ces régions atteignit un tel sommet que de nombreux rongeurs trouvèrent refuge dans les maisons. Les souris sont communes en zones rurales, mais c'était une année particulièrement humide et plusieurs souris étaient porteuses de l'hantavirus.

Là où il y a des souris, il y a des excréments et si les souris sont infectées, leurs excréments le sont aussi. Les souris parties, leurs excréments séchèrent et devinrent poussières. En 1993, les habitants qui nettoyaient leur maison et leurs dépendances inhalèrent des poussières chargées de virus : le grand ménage du printemps fut fatal à 22 d'entre eux. Le SPH est sous surveillance au Canada depuis 1994 ; en 2002, on en avait confirmé 38 cas, en zones rurales dans l'ouest du Canada, dont 15 décès.

Les décès par SPH sont très douloureux : ils s'accompagnent de fièvre, de douleurs musculaires et d'accumulation d'eau dans les poumons de sorte que les victimes ont l'impression de se noyer. On sait aujourd'hui que seulement 10 % des 430 espèces de souris peuvent être porteuses de l'hantavirus. C'est l'explosion de la population de souris qui a mis les habitants en contact avec cette maladie mortelle.

Le risque de recombinaison

Le retour des maladies infectieuses a profité aussi du développement de l'élevage industriel. L'épidémie de grippe aviaire en est une illustration dramatique. Il a suffi en effet qu'un seul poulet tombe malade pour que très rapidement tout son enclos, densément peuplé, le soit aussi (dans un élevage en plein air, les animaux malades ont peu de chances de contaminer leurs semblables). Et avec des milliers de poulets porteurs du virus, la probabilité – très faible – de contamination de l'homme augmente énormément. Pas de panique, nous dit-on : pour que les virus incriminés se propagent au niveau mondial, il leur faudrait détenir la capacité de se transmettre d'un individu à un autre. Ce qui n'est pas encore le cas. Mais le risque existe : les chercheurs craignent qu'un jour, un virus aussi dangereux qu'Ébola devienne, par la recombinaison, aussi contagieux que ceux du rhume... Un risque d'autant plus grand qu'aujourd'hui n'importe qui peut rejoindre n'importe quelle ville en moins de 24 heures !

La menace la plus lourde

La prochaine pandémie (épidémie qui s'étend sur plusieurs continents) – les scientifiques s'entendent sur le fait qu'elle se produira tôt ou tard – viendra d'une maladie croisée et sera sans doute une grippe venue d'Asie, vraisemblablement la grippe aviaire.

« Oui, cela m'inquiète, dit le Dr David Morens, chercheur au National Institute of Allergy and Infectious Diseases (NIAID), aux États-Unis. Tous ceux qui, comme moi, ont passé leur carrière à travailler sur les maladies infectieuses mettront la grippe en haut de la liste noire ou très proche de ce que le romancier Michael Crichton a décrit dans *La variété Andromède*. Des choses épouvantables, venues de l'environnement, pourraient entraîner une épidémie dévastatrice. Il ne faut pas oublier que la pandémie de grippe de 1918 a tué entre 50 et 100 millions de personnes. C'est plus que la grande peste au XIVe siècle. C'est aussi plus que le sida jusqu'ici. Rien ne nous permet de dire que ça ne se reproduira plus. » On ne connaît pas la cause exacte de la pandémie de 1918. Les preuves génétiques trouvées

MENACE NUMÉRO UN : LA GRIPPE AVIAIRE

Mortelle à 100 % chez les poulets, cette grippe avait frappé, selon les statistiques de l'OMS du printemps 2004, 34 personnes en Asie (elles étaient directement en contact avec les volatiles). Vingt-trois d'entre elles ont succombé, soit un taux de mortalité d'environ 68 %. En 1997 et 1998, environ 1,4 million de poulets a péri de la maladie ou a été abattu pour éviter sa propagation. En 2001 et 2002, 2,5 millions d'oiseaux ont été tués. En 2003 et 2004, plus de 100 millions de poulets dans huit pays d'Asie ont dû être sacrifiés pour la protection de la santé publique. « Il est très clair que ce virus présente un risque beaucoup plus important que bien d'autres virus, déclare Klaus Stöhr, patron du programme mondial grippe de l'Organisation mondiale de la santé (OMS). Si un homme est infecté à la fois par cette souche aviaire et par une souche humaine, poursuit-il, il est possible que ces virus échangent du matériel génétique et créent une souche plus virulente, totalement nouvelle et potentiellement nocive. Il est très préoccupant de voir que même les efforts les plus extrêmes ne semblent pas actuellement en mesure de contenir le virus. Malgré une surveillance attentive et une intervention immédiate chaque fois qu'on découvre un poulet malade, les épidémies réapparaissent, surtout en Thaïlande. » ■

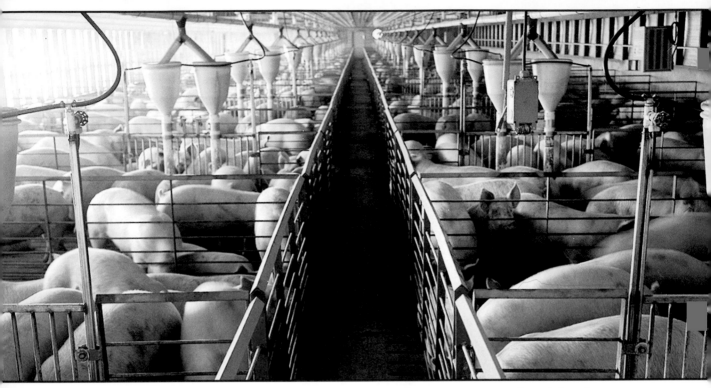

Les virus se propagent plus facilement dans les fermes d'élevage modernes, où les animaux sont parqués coude à coude.

dans des échantillons de tissus font penser que la maladie a commencé par une grippe aviaire qui a incubé pendant une certaine période sur une autre espèce animale – cochons ou chevaux, probablement – avant de passer à l'homme.

C'est pourquoi l'apparition d'une souche mortelle de grippe aviaire en Asie en 2003 préoccupe tant les scientifiques. Santé Canada vient d'ailleurs de s'associer à la compagnie ID Biomedical pour développer un vaccin contre la grippe aviaire ; les essais cliniques seront faits en partenariat avec les États-Unis et le Japon.

Le danger dans votre jardin : le virus du Nil occidental

On parle beaucoup des maladies émergentes venues d'Asie, mais toutes ne viennent pas de ce continent. Le virus du Nil occidental (ou virus du Rift africain) a été découvert dans le nord de l'Ouganda en 1937 ; il existait déjà probablement il y a des milliers d'années. Il donne généralement des symptômes légers qui ressemblent à ceux de la grippe, sans effets à long terme.

Mais dans les années 1990, quand il se répandit dans le bassin méditerranéen, en Russie et en

Roumanie, des centaines de victimes se mirent à ressentir des troubles neurologiques très graves en plus des douleurs musculaires et de la fatigue qui accompagnent l'ancien virus. Une mutation génétique, selon une théorie, a transformé un virus relativement anodin en un dangereux virus capable de causer méningite (inflammation des membranes qui recouvrent et protègent le cerveau et la moelle épinière) encéphalite (inflammation du cerveau), paralysie et mort. C'est cette souche qui a touché New York in 1999. Le premier cas d'infection d'un oiseau a été signalé au Canada en août 2001, dans le sud de l'Ontario. Puis le virus a été retrouvé en 2002 chez les oiseaux, les moustiques et les chevaux au Québec, en Nouvelle-Écosse, en Saskatchewan et au Manitoba. Les premiers cas chez l'homme ont été signalés en 2002 au Canada : 20 personnes en sont mortes en 2004. Le nombre de victimes augmente.

Ce virus est capable d'infecter de nombreuses espèces – oiseaux, chevaux, chiens – mais il est transmis par les moustiques, pas par contact direct avec l'animal infecté. Le moustique aspire du sang infecté chez l'animal qu'il pique. Quand il pique ensuite, il injecte un peu de sang infecté avant d'aspirer du sang neuf. C'est ainsi que le virus passe d'un animal à l'autre, puis à l'être humain. Tous les moustiques ne sont pas porteurs du virus mais il y en a assez qui le sont pour rendre les scientifiques malades ! « J'ai attrapé le virus du Nil occidental l'été dernier, dit le Dr Lyle Petersen, directeur du service des maladies infectieuses des Centers for Disease Control and Prevention. Juste en allant chercher mon courrier dans ma boîte aux lettres. Je pensais n'en avoir que pour une minute, mais j'ai rencontré un voisin et on a jasé. Nous avons été piqués tous les deux par des moustiques. Trois jours plus tard, on découvrait que nous avions le virus du Nil. » C'en est fini des soirées dehors, sans inquiétude. Tous les moustiques sont maintenant suspects.

On ne sait pas exactement comment le virus est arrivé aux États-Unis. « Probablement sur un animal infecté, continue le Dr Petersen, ou même sur une personne infectée, qui sait avec un moustique entré dans un avion, ça arrive, on en trouve souvent. » Depuis son arrivée à New York en 1999, le virus s'est propagé sur le continent nord-américain. À la fin de 2005, il sera partout.

Personne ne peut prédire ce qui se passera ensuite. « Lorsque la maladie arrive quelque part, elle s'y installe, dit Petersen. Le virus du Nil occidental va faire partie des problèmes majeurs auxquels devront faire face les organisations sanitaires nationales. Heureusement, pour l'instant, il ne semble pas que le virus subisse des mutations qui le rendraient encore plus dangereux. » Selon l'Agence de santé publique du Canada, on devrait trouver un vaccin sur le marché en 2007 ou 2008.

En vue de la prochaine flambée

La meilleure arme contre la grippe sont les vaccins qui peuvent prévenir ou amortir les effets du virus, mais il faut au moins 6 mois pour fabriquer et distribuer les vaccins anti-grippaux. Par ailleurs, comme on ne connaît pas quelle souche du virus va apparaître, cela ne sert à rien de préparer à l'avance un vaccin qui passerait à côté de sa cible. Le virus aura eu le temps de se répandre avant que le vaccin soit prêt.

La recherche porte actuellement sur la réduction du temps de production des vaccins en utilisant des virus créés par la génétique au lieu de les faire incuber dans des œufs, ce qui est la procédure actuelle. Mais il faut tester ces nouvelles techniques.

Par ailleurs, il faut ajouter à tout cela de nouvelles mesures pour l'agriculture, l'industrie, le logement, la protection des terres encore sauvages et la pollution. La santé publique en dépend. ■

Vaccin contre la grippe aviaire

La génétique inverse permet aux chercheurs de mêler les gènes de divers virus. Ils pourront peut-être ainsi créer un virus inoffensif de la grippe qui entraînerait l'immunité contre une souche pandémique.

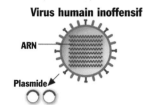

Virus humain inoffensif

ARN

Le génome de la grippe comporte 10 gènes sur 8 brins d'ARN

2 des brins contiennent des gènes de protéines de surface. Chaque brin peut être déplacé sur un plasmide (boucle d'ADN) et tansféré sur une cellule de singe (de culture)

Plasmide

Virus de la grippe aviaire

Pour faire un vaccin, il faut mélanger les 2 gènes de protéines de surface avec les 8 autres gènes d'une souche humaine inoffensive

Cellule de singe

Les 8 plasmides sont insérées dans des cellules de singe que l'on a développées en culture

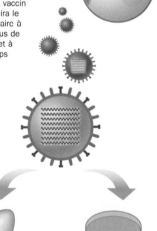

Les cellules de singe se mettent à produire un virus inoffensif qui possède les protéines de surface de celui de la grippe aviaire. Le vaccin à virus mort induira le système immunitaire à reconnaître le virus de la grippe aviaire et à créer des anticorps

La fabrication traditionnelle de vaccins consiste à injecter le virus dans des œufs, pour y récolter après quelques semaines de grandes quantités de virus et en faire des vaccins.

Si une pandémie se déclare, les fabricants pourraient mettre le virus dans des cellules de culture, ce qui accélérerait la fabrication : aucun laboratoire, cependant, ne détient un tel permis.

L'HTS SUR LA SELLETTE

En juillet 2002, la publication d'une vaste enquête épidémiologique américaine dans le *Journal of the American Medical Association* (*JAMA*) avait éveillé des doutes sur l'hormonothérapie de substitution (HTS). Un an plus tard, en août 2003, une investigation encore plus ambitieuse portant sur 1 million de femmes en Angleterre confirmait, dans *The Lancet,* les résultats venus d'Amérique du Nord. Quelques jours après la diffusion au grand public des informations contenues dans cet article, les ventes d'HTS chutaient dramatiquement...

L'HTS favorise-t-elle le cancer?

Depuis plus de 50 ans, les médecins encourageaient leurs patientes à prendre des œstrogènes après la ménopause. Or l'étude américaine World Health Initiative (WHI), menée sur 16 000 femmes, démontrait que la prise d'une HTS augmentait le risque de cancer du sein de 26 % (par rapport à une population témoin sous placebo). Concrètement, cela se traduisait par 8 cas supplémentaires parmi 10 000 femmes traitées pendant 5 ans. Bien qu'extrêmement rigoureuse, cette étude ne pouvait néanmoins être transposée directement à la population européenne, qui utilise des produits différents. Les Nord-Américaines prennent une association œstroprogestative (œstrogènes + progestérone) entre des œstrogènes équins (de juments) dits sulfoconjugués (on a rajouté des sulfates aux œstrogènes) et un acétate de médroxyprogestérone; l'HTS se présente sous forme orale (comprimés), topique (gel, timbres, crème vaginale) ou injectable. Les auteurs de l'étude anglaise se sont donc penchés sur des molécules vendues sur le continent.

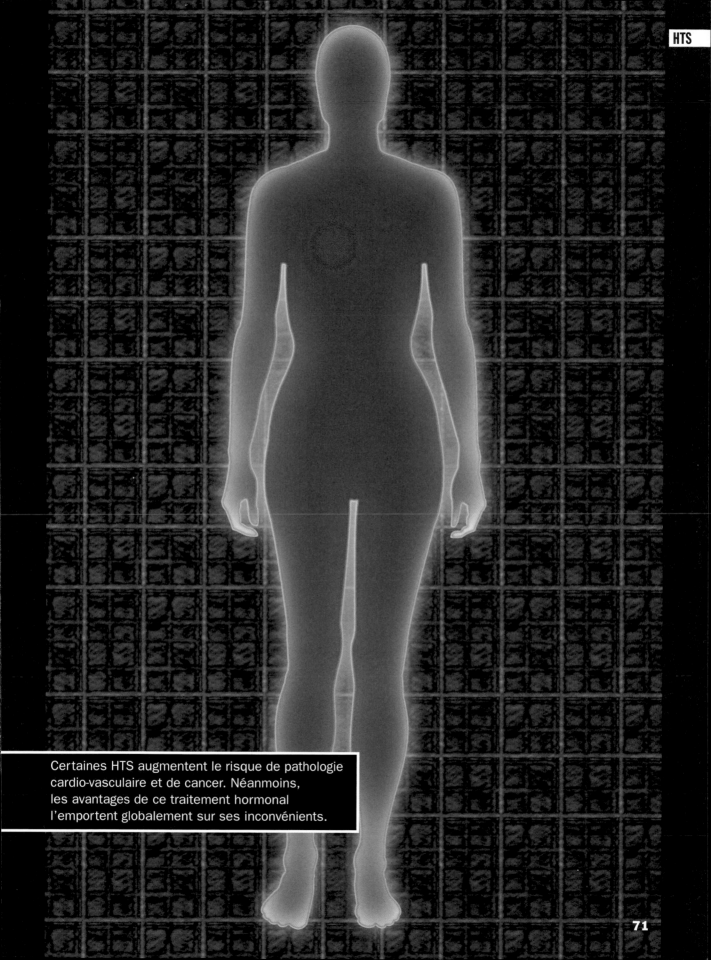

Certaines HTS augmentent le risque de pathologie cardio-vasculaire et de cancer. Néanmoins, les avantages de ce traitement hormonal l'emportent globalement sur ses inconvénients.

La Million Women Study (MWS) a porté sur 1 million de Britanniques âgées de 50 à 64 ans. Menée de 1996 à 2001, cette étude a mis en évidence une augmentation du risque cancéreux comparable à celle révélée par la WHI : 12 cas supplémentaires de cancer du sein pour 10 000 femmes traitées par un œstroprogestatif durant 5 années, 3 cas « seulement » pour 10 000 femmes sous œstrogènes seuls.

Mais 5 ans après l'arrêt du traitement, la MWS démontra aussi que le risque de développer ce cancer redevient le même que pour des femmes qui ne sont pas sous HTS.

Un rapport français fait le point

Si les autorités canadiennes de la santé se sont basées sur les résultats de l'étude WHI en raison de la similitude de l'HTS au Canada et aux États-Unis, l'étude réalisée plus récemment par l'Agence française de sécurité sanitaire des produits de santé (Afssaps) et l'Agence nationale d'accréditation et d'évaluation en santé (Anaes) est vraiment intéressante. Son rapport, publié le 11 mai 2004, a remis quelques pendules à l'heure.

Le « surrisque » (ou risque accru) de cancer du sein est avéré, en particulier pour les HTS œstroprogestatives (a priori, quels que soient les produits utilisés), et augmente avec la durée du traitement. Il est en partie lié au fait que, chez 5 à 25 % des patientes traitées, la densité des seins s'élève, ce qui diminue la sensibilité des mammographies et donc retarde le diagnostic. Mais il semble que les tumeurs développées par les femmes sous HTS soient moins étendues et agressives que celles identifiées chez les autres malades. Si le rapport Afssaps/Anaes

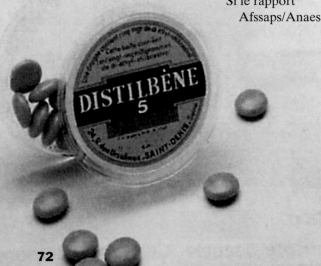

MÉNOPAUSE ET HTS

La ménopause n'est pas une maladie ! Également appelée climatère, elle correspond à l'arrêt de la fonction reproductive par cessation presque totale de l'activité des ovaires. Ceux-ci perdent tout d'abord la capacité à fabriquer de la progestérone (ou hormone lutéale). Puis c'est au tour des œstrogènes. Mais, comme les ovaires continuent de synthétiser quelques hormones typiquement masculines (comme la DHEA), un déséquilibre hormonal général survient, responsable de troubles physiologiques (vaginaux, urinaires, dermiques, bouffées de chaleur, prise de poids, ostéoporose). En raison du vieillissement de la population, la ménopause concerne un nombre grandissant de femmes. La ménopause apparaît entre 48 et 55 ans. Les ovaires ne fabriquant plus d'hormones reproductives, des médecins américains ont eu l'idée, dans les années 1950, de fournir ces hormones à l'organisme sous forme de médicament. Ainsi est née l'hormonothérapie substitutive ou de substitution. Dans cette thérapeutique, les œstrogènes luttent contre les troubles de la ménopause et l'ostéoporose, tandis que la progestérone protège contre le risque de cancer de l'utérus qu'augmentent ces mêmes œstrogènes. L'HTS reste une option chez les femmes dont la ménopause est causée par la chirurgie ou chez les 10 à 20 % de femmes qui souffrent de symptômes sévères. ■

ne démontre pas de risque supplémentaire de cancer des ovaires, il met par contre en évidence une augmentation du cancer de l'endomètre (la muqueuse de l'utérus). Mais la prise d'un traitement œstroprogestatif diminue ce surrisque, voire l'annule chez les femmes qui ont toujours été placées sous HTS de ce type.

En revanche, l'HTS aurait un rôle protecteur contre le cancer colorectal. Un bienfait à nuancer, toutefois, car, lorsqu'il est diagnostiqué chez les patientes sous HTS, le cancer du côlon est en moyenne à un stade plus avancé que chez celles qui ne le sont pas...

Le diéthylstilbestrol (DES) a été commercialisé en France sous le nom Distilbène jusqu'en 1977. Ce traitement hormonal a été prescrit contre les fausses couches et les risques de prématurité à des millions de femmes. Le médicament est responsable de malformations des organes génitaux des fœtus et pouvait être à l'origine du développement de cancers à l'âge adulte.

Des effets bénéfiques toujours importants

En ce qui concerne les affections cardio-vasculaires, l'étude Afssaps/Anaes confirme l'existence de risques accrus de pathologie coronarienne, d'accident vasculaire cérébral (AVC) et, surtout, de maladie veineuse thrombo-embolique (MVTE). Cependant, l'action anticancéreuse et protectrice contre les maladies cardio-vasculaires de l'aspirine prise quotidiennement à faible dose (voir p. 20-25) pourrait contrebalancer ces effets secondaires, qui demeurent acceptables par rapport aux effets bénéfiques généraux des HTS.

Car, tout de même, l'hormonothérapie de substitution reste salutaire pour nombre de femmes ménopausées ! Bien que l'incidence des fractures dues à l'ostéoporose soit faible (voir encadré), l'HTS permet une augmentation de la densité osseuse très nette la première année d'administration. Son effet bénéfique contre les troubles inhérents à la ménopause est lui aussi validé : « l'HTS est efficace dans l'amélioration de la qualité de la vie », souligne le rapport. Ainsi, sécheresse vaginale, bouffées de chaleur ou sudation nocturne sont-elles nettement réduites par cette thérapie.

Une question de bon sens

Malgré les risques réels de l'hormonothérapie de substitution, ces derniers demeurent faibles par rapport à l'amélioration de la qualité de la vie des femmes souffrant des troubles habituels de la ménopause. Ils sont par contre à considérer avec beaucoup d'attention pour les patientes présentant des facteurs de risque cardio-vasculaire ou cancéreux importants : des antécédents de cancer du sein ou d'infarctus sont des contre-indications absolues. Si votre médecin estime que vous pouvez vous en passer, suivez son conseil. Et si vous êtes déjà sous traitement, réévaluez-en l'intérêt et le dosage (la dose minimale efficace pour une durée de traitement le plus court possible) au moins une fois par an. De façon générale, une médication de 2 à 3 ans est suffisante pour surmonter les malaises liés à la ménopause, qui s'estompent naturellement avec le temps.

D'autres traitements ?

D'autres traitements substitutifs existent : les modulateurs sélectifs des récepteurs aux œstrogènes (SERM, comme le raloxifène et le tamoxifène), efficaces uniquement contre l'ostéoporose ; et le

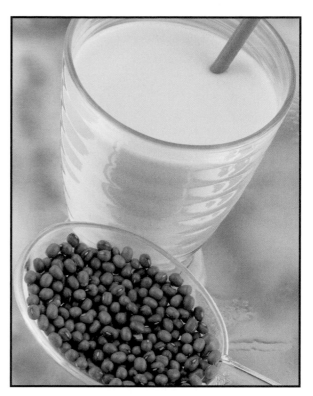

Le soja est une légumineuse très riche en œstrogènes végétaux, bénéfiques à faible dose à la femme ménopausée.

tibolone (stéroïde de synthèse), également contre l'ostéoporose mais qui augmente le risque de MVTE. La DHEA (déhydroépiandrostérone) et les œstrogènes végétaux (dont les célèbres isoflavones) sont des traitements dont le rapport risques/effets bénéfiques est encore mal mesuré. Ces derniers, lorsqu'ils sont pris en complément d'un traitement hormonal ou en grandes quantités ne laissent pas d'inquiéter. Les produits alimentaires à base de soja ou d'autres œstrogènes d'origine végétale comportent en effet des risques identiques à ceux des œstrogènes d'origine humaine, animale ou synthétique. Les phyto-œstrogènes ne peuvent donc prétendre supprimer les risques liés aux HTS utilisant des molécules artificielles, comme le prônent certains textes. Une consommation importante (principalement sous forme de soja) semble protéger les femmes asiatiques des manifestations désagréables de la ménopause, et à faible dose, les phyto-œstrogènes ont une action protectrice connue sur la paroi artérielle et font diminuer les bouffées de chaleur. Toutefois, ces substances n'ont pas encore été scientifiquement évaluées. La prudence reste donc de mise...

Les hommes aussi

Les hommes aussi connaissent une baisse hormonale appelée, par analogie avec la ménopause, andropause (les deux phénomènes étant regroupés sous le terme climatère). Caractérisée par un déclin de la production de testostérone, l'andropause est beaucoup plus tardive que la ménopause et, contrairement à celle-ci, elle ne met pas fin à l'activité des hormones sexuelles, qui diminue seulement avec l'âge. Selon plusieurs études récentes menées dans différents pays, la chute naturelle du taux de testostérone disponible au-dessous du seuil inférieur normal, phénomène appelé hypogonadisme, touche entre 20 et 50 % des hommes âgés de 40 à 55 ans. L'hypogonadisme participe clairement à quelques facteurs du vieillissement : diminution de la masse musculaire, de la tonicité de la peau et de la densité minérale osseuse, augmentation de la graisse abdominale et, plus subjectivement, déclin du désir sexuel, pertes de mémoire, fatigue et dépression.

Pour traiter tous ces problèmes, une HTS existe pour les hommes. Ce traitement consiste en un apport de testostérone. Ses avantages sont connus : l'HTS masculine diminue la graisse corporelle, en particulier la graisse abdominale – qui accroît le risque cardio-vasculaire ; elle augmente la densité osseuse (les hommes devenant avec l'âge sujets à l'ostéoporose et, surtout, à la perte de masse musculaire) ; protège de l'athérosclérose (le rétrécissement des artères) et normalise le taux de cholestérol total, ce qui est aussi bénéfique pour le système cardio-vasculaire. Au Canada, les suppléments de testostérone sont disponibles sous forme d'injection, de gélules et de timbres transdermiques. Ils ne sont fournis que sur ordonnance, après qu'un hypogonadisme ou un retard de la puberté chez les jeunes garçons a été constaté. L'HTS injectable est un énanthate de testostérone administré en intramusculaire toutes les 1 à 6 semaines, selon le déficit en testostérone. La forme orale consiste en une prise quotidienne de 1 à 3 gélules de décanoate de testostérone. Ces deux traitements ne sont pas très fiables : le taux de testostérone mesuré après leur administration subit des fluctuations trop importantes.

Arrivés plus récemment sur le marché, les patchs cutanés, promettant une diffusion lente et continue pendant 1 semaine, et l'implant sous-cutané, assurant une concentration physiologique pendant 3 à 4 mois, permettent semble-t-il une supplémentation plus naturelle en cas de déficit

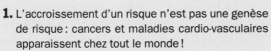

Qu'est-ce que cela signifie pour vous ?

1. L'accroissement d'un risque n'est pas une genèse de risque : cancers et maladies cardio-vasculaires apparaissent chez tout le monde !

2. L'HTS demeure le traitement le plus efficace contre les bouffées de chaleur, la sécheresse vaginale et la sudation nocturne. Elle est parfaitement ineffi-cace contre les troubles cognitifs et le risque de démence (l'effet serait même inverse). Ce n'est donc pas un médicament anti-âge !

3. L'HTS est efficace dans la prévention de certaines fractures à la ménopause. Mais les fractures sont de toute façon rares entre 50 et 70 ans, et d'autres traitements existent : la prescription d'une HTS pour protéger vos os est peut-être superflue.

4. L'HTS à base d'œstrogènes seuls augmente le risque de cancer de l'endomètre et de maladie car-dio-vasculaire, mais pas celui de cancer du sein.

5. L'HTS œstroprogestative n'a aucune incidence sur le risque de cancer de l'endomètre. Elle réduit celui de cancer colorectal et augmente le risque de cancer du sein et de maladie cardio-vasculaire.

6. L'HTS œstroprogestative est parfaitement inutile si vous avez subi une ablation de l'utérus. Elle se-rait même risquée, car vous accroîtriez avec elle les risques de développer un cancer du sein.

7. Tous ces suppléments de risque ne remettent pas en cause la prescription d'une HTS dans le traitement des troubles de la ménopause. Seuls des facteurs de risque personnels (cancer, infarctus...) pourraient contre-indiquer le traitement.

8. L'arrêt d'une HTS élimine le surrisque de maladie cardio-vasculaire et, après 5 ans, de cancer du sein.

9. Des troubles climatériques (associés à la méno-pause) survenant avant la ménopause ne doivent pas être traités par une HTS, car ils ont pour origine un déséquilibre hormonal n'ayant rien à voir avec l'arrêt de l'activité des ovaires. ■

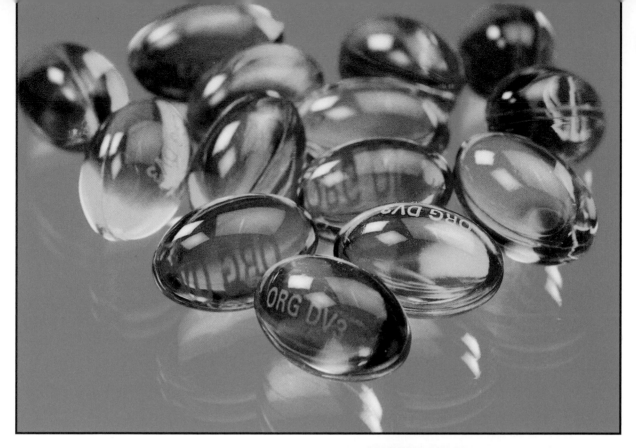

Ces gélules de testostérone sont-elles une fontaine de Jouvence pour l'homme vieillissant ? Elles aident en tout cas à pallier plusieurs inconvénients liés à l'âge.

en testostérone. L'administration de l'hormone DHEA paraît également favoriser une croissance du taux de testostérone.

Quelle que soit la forme choisie, l'HTS masculine n'est sans doute pas la seule solution pour remédier aux inconvénients du vieillissement liés au reflux hormonal. Peu efficace, il est probable qu'elle augmente le risque de cancer de la prostate. Il est également établi qu'elle accélère la tension artérielle, provoque des œdèmes dans les jambes et accroît le nombre des globules rouges. L'HTS masculine est donc formellement déconseillée en cas d'hypertension artérielle ou de surcroît de globules rouges, mais aussi en cas d'antécédent de cancer de la prostate ou de terrain favorable à cette maladie, qui a une composante hormonale. Pour toutes ces raisons, les médecins la prescrivent principalement en cas d'hypogonadisme avéré, qu'il soit pathologique (syndrome de Klinefelter lié à une anomalie chromosomique, dysfonctionnement des testicules) ou dû au vieillissement naturel. Comme pour l'HTS féminine, abstenez-vous si vous n'en avez pas vraiment besoin... ■

LA RECHERCHE

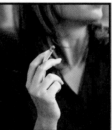

Fumeuses, obèses, attention aux bouffées de chaleur !

Les femmes qui cherchent une alternative à l'hormonothérapie de substitution pour soulager leurs bouffées de chaleur devraient commencer par jeter leurs cigarettes. Une étude publiée en février 2003 montre que le tabagisme entraîne des bouffées de chaleur plus sérieuses et/ou plus fréquentes à la ménopause : les femmes qui fumaient avaient presque deux fois plus de bouffées de chaleur modérées à sévères que celles qui ne fumaient jamais, et elles étaient plus du double à souffrir quotidiennement de telles bouffées – en fait, plus elles fumaient, plus elles en avaient. Les chercheurs ont aussi noté un lien entre obésité et bouffées de chaleur : les femmes dont l'indice de masse corporel (IMC, égal au poids en kilo divisé par la taille au carré exprimée en mètre) était supérieur à 30 (obèses) avaient des bouffées plus fréquentes et plus sévères que celles dont l'IMC était inférieur à 25 (poids normal). ■

UNE PILULE

POUR AMÉLIORER LA MÉMOIRE ?

Avec l'âge, nous avons parfois tendance à tout égarer –
impossible de se rappeler un nom ou de savoir pourquoi
on vient d'entrer dans la pièce où l'on se trouve,
sans parler, bien sûr, du quart d'heure passé à chercher
ces fameuses lunettes pourtant restées perchées sur
le haut de sa tête. Ces trous de mémoire consternent
et accablent les personnes d'âge mûr, car elles se sentent
diminuées. Mais aujourd'hui, il existe un espoir.

En fait, des dizaines de médicaments pour stimuler la mémoire sont
actuellement à l'essai et, en 2005, plusieurs d'entre eux se sont révélés
suffisamment prometteurs pour passer aux étapes de l'expérimentation
humaine. La première pilule de la mémoire pourrait bien arriver sur le
marché dans les années qui viennent, suivie par d'autres médicaments encore
plus efficaces. Avant longtemps, nous serons sans doute en mesure de prendre
chaque jour une pilule qui nous aidera à « engranger » de nouveaux
souvenirs et à raviver ceux que nous avons déjà. Ces remèdes arrivent à point
nommé : la génération issue du baby-boom a 50 ans ou plus, ce qui représente
plus de 75 millions de personnes souffrant de problèmes de mémoire
potentiels, sans compter les parents des individus concernés.

  « Conserver une bonne mémoire est important pour préserver la qualité
de la vie », dit le Dr Axel Unterbeck, directeur du service scientifique des
laboratoires Memory Pharmaceuticals de Montvale, dans le New Jersey
(États-Unis). Les défaillances de mémoire rendent les tâches quotidiennes
plus difficiles à accomplir et peuvent engendrer un grand stress. Et, quand on

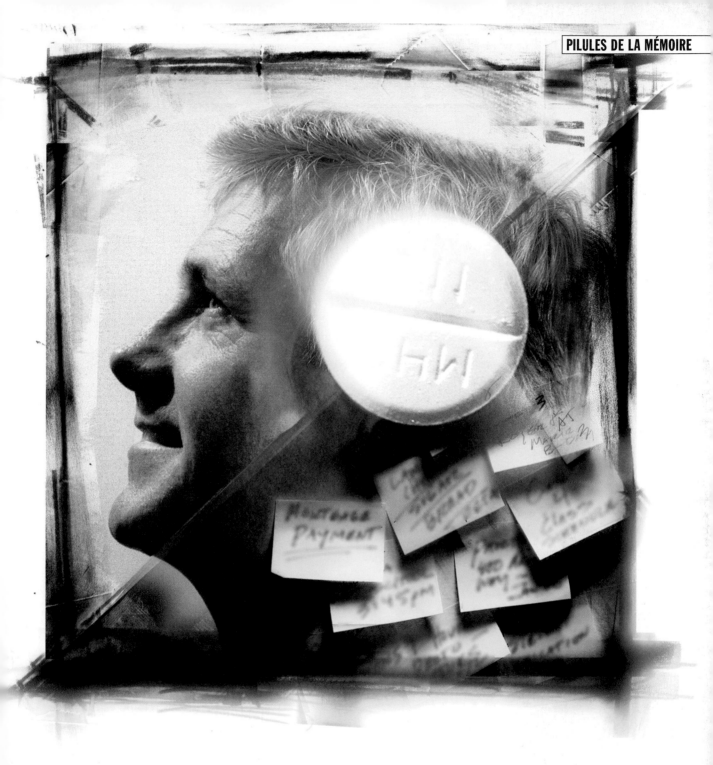

perd la faculté de se forger des souvenirs, on perd une partie de ce qui fait que l'on est soi. Les pilules promises ne sont pas de simples améliorations de celles, assez peu efficaces, prescrites depuis le début des années 1990 pour ralentir le déclin de la mémoire dans la maladie d'Alzheimer. Elles ont été élaborées à l'issue d'études de grande ampleur sur la manière dont le cerveau « absorbe » ce qu'il voit,

entend et sent, puis l'emmagasine sous forme de souvenirs. « Ces nouvelles substances fonctionnent dans le cerveau selon des mécanismes entièrement différents de tout ce qui existait jusqu'ici, elles agissent directement sur le processus biochimique du stockage en mémoire », déclare le Dr Tim Tully, un pionnier dans le domaine de la stimulation de la mémoire, dans son laboratoire d'Helicon

Therapeutics, à Farmingdale (État de New York). Apparemment, selon le Dr Gary Lynch, pionnier en matière de substances stimulant la mémoire appelées ampakines et conseiller scientifique des laboratoires Cortex Pharmaceuticals à Irvine, en Californie, l'acte qui consiste à emmagasiner un nouveau souvenir provoque de véritables changements chimiques et physiques parmi les milliards de cellules nerveuses du cerveau – des changements que les scientifiques apprennent enfin à manipuler. À vrai dire, les expérimentations pour améliorer la mémoire se sont révélées être des réussites spectaculaires chez les animaux. Ainsi le Dr Tully a-t-il créé des drosophiles à mémoire « dopée » qui obtenaient des résultats dix fois supérieurs à ceux de mouches à fruits normales lors de tests consistant par exemple à se rappeler – et à éviter – des sources de chocs électriques.

Comment les souvenirs se forment

Pour comprendre ce que les médicaments pourront finir par réussir, il est utile d'avoir un minimum de notions sur le fonctionnement de la mémoire.

« La mémoire est un processus, pas une chose, dit le Dr Tully, et ce n'est pas un processus unique, mais multiple. » En premier lieu vient la vigilance. Si l'on ne prête pas attention à ce qui est transmis par les yeux, les oreilles ou les autres sens, l'interaction de réactions chimiques dans le cerveau qui forme

la mémoire ne s'enclenche jamais. Vous n'arrivez pas à vous rappeler le nom de quelqu'un que vous venez de rencontrer ? Peut-être n'avez-vous d'emblée jamais vraiment écouté.

Fabriquer un souvenir et le faire remonter à la surface (extraction) sont également des processus distincts. Améliorer l'extraction constitue une préoccupation secondaire dans la recherche sur la mémoire, pour la simple raison que faire remonter à la surface des souvenirs existants constitue moins un problème pour les personnes âgées que s'en créer de nouveaux. Un vieillard de 80 ans n'aura probablement aucun mal à raconter ce qu'il faisait le jour de la déclaration de la guerre, voici plus de 60 ans.

De la même façon, des processus différents régissent les deux principaux types de souvenirs. Les souvenirs à court terme sont les innombrables et temporaires impressions quotidiennes – comme le repérage de vos lunettes de lecture – qui facilitent la vie courante, mais sont rapidement éliminées.

Les souvenirs à long terme consistent en informations gravées dans la mémoire dont on se souvient des jours, des mois ou des dizaines d'années plus tard.

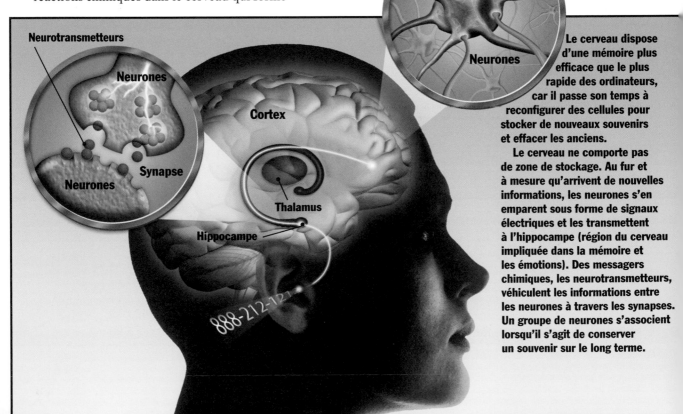

Neurotransmetteurs

Neurones

Synapse

Neurones

Cortex

Thalamus

Hippocampe

Neurones

888-212-121

Le cerveau dispose d'une mémoire plus efficace que le plus rapide des ordinateurs, car il passe son temps à reconfigurer des cellules pour stocker de nouveaux souvenirs et effacer les anciens.

Le cerveau ne comporte pas de zone de stockage. Au fur et à mesure qu'arrivent de nouvelles informations, les neurones s'en emparent sous forme de signaux électriques et les transmettent à l'hippocampe (région du cerveau impliquée dans la mémoire et les émotions). Des messagers chimiques, les neurotransmetteurs, véhiculent les informations entre les neurones à travers les synapses. Un groupe de neurones s'associent lorsqu'il s'agit de conserver un souvenir sur le long terme.

Les émotions qui pénètrent dans le cerveau fabriquent la mémoire à court terme en déclenchant une réaction chimique en chaîne qui provoque des modifications physiques dans les connexions (synapses) entre les cellules du cerveau (neurones). Les connexions nouvelles ou modifiées donnent au souvenir une structure physique. Dans la mesure où chaque paire des milliards de neurones peut comporter des centaines de synapses, l'espace de stockage ne manque pas.

Ces changements sont temporaires, à moins qu'une autre séquence chimique soit déclenchée. Pour convertir l'expérience d'un événement passager en souvenir à long terme, la même réaction en chaîne doit se reproduire de nombreuses fois, formant un point de contact permanent entre les neurones où les impulsions nerveuses peuvent passer. Ainsi, si l'on se souvient aujourd'hui de combien font 9 fois 5, ce n'est pas parce qu'on l'a lu quelque part, mais parce qu'on a dû répéter inlassablement ses tables de multiplication.

Les nouveaux médicaments ne promettent pas d'améliorer la mémoire en soi, mais d'aider les nouveaux souvenirs à se fixer. Ils doivent permettre de ne pas considérer la mémorisation d'une poésie comme une aptitude de jeunesse perdue, mais comme une proposition réalisable. Il en va de même pour le fait de se rappeler le nom d'une nouvelle connaissance. Si l'amélioration de la mémoire à long terme est le premier effet de la plupart des pilules pour la mémoire en cours d'élaboration, elle touche aussi la mémoire à court terme. Cela vient de ce que les processus, quoique distincts, « parlent entre eux », comme le dit le Dr Tully. « La conversion en mémoire à long terme repose sur la mémoire à court terme, sinon, il n'y aurait rien à convertir. Tous ceux qui souffrent de déficits de la mémoire à court terme tireront profit du médicament sur le long terme aussi », affirme-t-il.

Front commun contre l'Alzheimer

Créer des hommes plus éveillés intellectuellement est une perspective plutôt séduisante, mais ce n'est pas ce qui guide la recherche en la matière. L'idée est de permettre aux malades de se sentir mieux – de venir en aide à ceux dont la mémoire a été altérée par des manifestations cliniques. La plus grave de ces affections est la maladie d'Alzheimer, sur laquelle les laboratoires Helicon, Memory, Cortex et la majorité des chercheurs polarisent leurs efforts. Aucun médicament ne permettra de guérir

l'Alzheimer, maladie dégénérative du cerveau dont la perte de mémoire ne représente qu'une conséquence dramatique parmi beaucoup d'autres. Mais aider les patients à conserver une certaine capacité à former des souvenirs à long terme servira certainement à donner davantage de sens aux années qu'il leur reste à vivre. « Et si l'on découvre une substance pour enrayer l'Alzheimer, il restera encore à réhabiliter le cerveau et à rendre aux malades un peu de ce qu'ils ont perdu, dit le Dr Tully. C'est là que nos médicaments se révéleront efficaces. »

Particulièrement débilitante, la maladie d'Alzheimer n'est cependant en cause que dans un faible pourcentage des cas de défaillance de la mémoire. Environ 50 % des plus de 65 ans présentent des signes de défaillance manifestes, tandis que le doute subsiste pour 25 à 30 % d'entre eux. La plupart souffrent de troubles légers de la cognition ou d'un affaiblissement de la mémoire lié au vieillissement.

Dans ces deux cas, la vaste gamme des symptômes va des épisodes d'oubli à une nette réduction de la capacité à former des souvenirs à court et à long terme. Pourtant, les troubles de la cognition constituent un diagnostic beaucoup plus sérieux que l'affaiblissement lié au vieillissement, car 80 % environ de ceux qui présentent ces troubles développent une maladie d'Alzheimer dans les 7 ans.

Cela fait des troubles de la cognition une cible privilégiée de ces chercheurs, qui essaient de mettre au point des médicaments non seulement pour éviter aujourd'hui à leurs victimes les problèmes de mémoire, mais peut-être pour tenter de trouver l'amorce d'un traitement de la perte de mémoire liée à l'Alzheimer. « Si nous pouvons contribuer, chez les patients atteints de troubles de la cognition, à retarder l'apparition de la maladie d'Alzheimer ne serait-ce que de 1 an, cela aurait un impact extrêmement bénéfique sur leur santé et sur l'économie », déclare le Dr Unterbeck.

Les nouvelles pilules

Trois principaux types de pilules de la mémoire sont actuellement à l'essai.

Les ampakines. Ces molécules de synthèse stimulent les signaux électriques qui activent les échanges formateurs de mémoire qui s'opèrent entre les neurones. Dans la mesure où ces signaux s'affaiblissent avec l'âge, l'altération de la mémoire est en partie un problème d'alimentation en puissance. Les ampakines augmentent cette puissance en se fixant sur une protéine à la surface du neurone, ou récepteur membranaire AMPA (récepteur au glutamate), qu'ils aident à réagir au glutamate (un neuromédiateur) ; réaction qui génère la plupart des signaux électriques traversant les neurones. « C'est étonnamment simple, explique le Dr Lynch. Tout ce que font les ampakines, c'est renforcer l'action de l'AMPA pour augmenter l'intensité du courant. Cela revient à monter le variateur d'intensité d'une lampe halogène. »

Les ampakines furent, dans les années 1990, les premiers médicaments de la mémoire à se faire remarquer, et on leur prédit alors qu'ils franchiraient en tête la ligne d'arrivée. Pourtant, les chercheurs furent contraints d'abandonner les essais d'une ampakine choisie pour son innocuité mais qui se révéla trop faible pour entraîner les effets désirés chez l'homme (même si l'étude montra une amélioration notable chez certains sujets).

Une ampakine plus puissante, baptisée en laboratoire CX717, s'est aussi avérée sans danger pour l'homme. En 2004, les études sont entrées en phase II, stade où l'on teste l'efficacité de la substance en comparant l'amélioration de la mémoire chez des volontaires qui en prennent quotidiennement et chez d'autres qui prennent un placebo. L'étape suivante, ou phase III, consiste à renouveler l'expérience sur un groupe de volontaires beaucoup plus important, généralement plusieurs centaines de personnes. La réussite à ce stade pourrait aboutir à une mise sur le marché.

Les amplificateurs de CREB. Ce sont les substances chimiques qui donnaient aux drosophiles du Dr Tully leur mémoire surpuissante, et on escompte les mêmes résultats chez l'homme. C'est dire si elles sont attendues impatiemment ! Elles stimulent la production d'une protéine du cerveau nommée CREB (c-AMP *responsive transcription factor*/c-AMP pour adénosine monophosphate cyclique), qui joue un rôle majeur dans la formation de la mémoire.

Comme le contremaître d'un chantier, la CREB organise le travail des autres ouvriers chimiques impliqués dans le processus de mémorisation. Quand son niveau est élevé, le processus passe à la vitesse supérieure. Les amplificateurs de CREB complètent cet effet en bloquant l'action d'une autre protéine qui contrôle en principe les taux de CREB.

Des taux supérieurs de CREB rendent le cerveau beaucoup plus apte à créer des connexions permanentes entre les synapses – et plus vite ces connexions se font, moins souvent il faut répéter les paroles d'une chanson ou d'un poème pour les enregistrer définitivement. En prenant un amplificateur de CREB chaque jour, on s'apercevra peut-être que l'on est capable de parler en détail d'un roman que l'on a lu 1 mois auparavant au lieu de s'efforcer péniblement d'en retrouver le titre.

De nouveaux recours pour la mémoire défaillante

Les chercheurs qui travaillent sur des dizaines de substances expérimentent des versions différentes de médicaments pour raviver la mémoire. En voici trois parmi les plus prometteuses.

SUBSTANCE	EXEMPLE	ACTION	ARRIVÉE SUR LE MARCHÉ
Ampakines	CX717 (Cortex Pharmaceuticals)	Accélère et renforce la formation de nouveaux souvenirs en stimulant les signaux électriques entre les cellules du cerveau.	2007
Amplificateurs de CREB	HT712 (Helicon Therapeutics), MEM1414 (Memory Pharmaceuticals)	Stimule les connexions de cellule à cellule dans le cerveau en élevant les taux de la protéine CREB, clé de l'organisation du processus de mémorisation.	2009
Modulateurs de canal calcique	MEM1003 (Memory Pharmaceuticals)	Optimise les taux de calcium à l'intérieur et à l'extérieur de chaque cellule du cerveau.	2008

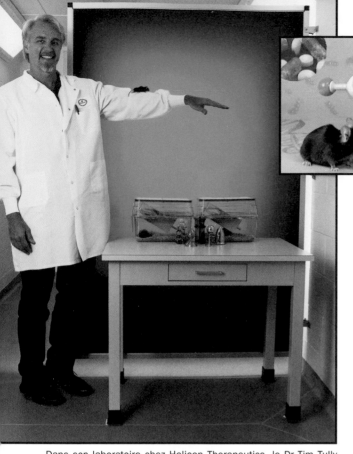

Les souris de laboratoire du Dr Tully, qui avaient la mémoire altérée, ont vu leur état s'améliorer grâce à de nouveaux médicaments en cours de développement.

Dans son laboratoire chez Helicon Therapeutics, le Dr Tim Tully travaille au développement de médicaments pour la mémoire.

en rétablissant l'équilibre en calcium à l'intérieur et à l'extérieur des neurones (la libération des neurotransmetteurs par les neurones dépend du taux de calcium qu'ils échangent avec l'extérieur).

La course aux marchés

Les scénarios les plus optimistes voient les pilules de la mémoire à portée des consommateurs d'ici 5 à 10 ans, même si les ampakines ont des chances d'arriver plus tôt (elles ont déjà ravivé la mémoire de patients au cours de petites études pilotes). Et, peut-être parce que les chercheurs ont progressé avec précaution, les substances dont la mise au point était le plus avancée n'ont provoqué aucun effet secondaire – un souci permanent avec les produits chimiques qui agissent sur le cerveau. ∎

Le Dr Tully et le Dr Unterbeck travaillent tous les deux sur les amplificateurs de CREB. Pour la principale substance d'Helicon, HT712, les essais de phase I (surtout afin d'établir l'innocuité pour l'homme) ont débuté fin 2004. La phase II, pour tester son efficacité, pourrait commencer en 2005. « Ainsi, nous saurons peut-être à l'été 2005 si le HT712 agit comme nous pensons qu'il le fera pour la mémoire », dit le Dr Tully. Les essais de phase III devraient suivre – c'est-à-dire démarrer au moins 5 ans après 2004, si tout se passe bien.

La version de Memory Pharmaceuticals est baptisée MEM1414. Elle en est à un stade d'expérimentation légèrement plus avancé, puisque les essais de phase I sont presque achevés.

Les modulateurs de canal calcique.
Aux laboratoires de Memory Pharmaceuticals, une autre substance, surnommée MEM1003, se trouve au même stade d'expérimentation. Il s'agit d'un modulateur de canal calcique qui améliore la mémoire des patients atteints d'Alzheimer et de troubles de la cognition (à l'exclusion des défaillances de la mémoire liées au vieillissement)

Qu'est-ce que cela signifie pour vous ❓∎

∎ Même si les pilules de la mémoire elles-mêmes ne guériront jamais la maladie d'Alzheimer (qui implique beaucoup plus que la perte de la mémoire), elles joueront un rôle majeur dès qu'un médicament capable d'enrayer cette affection sera découvert. Les patients en cours de rétablissement prendront alors ces pilules pendant une phase de « réhabilitation du cerveau » pour retrouver la capacité à se souvenir.

∎ Les personnes atteintes de troubles légers de la cognition – dysfonctionnement qui conduit souvent à la maladie d'Alzheimer – auront la possibilité de récupérer leur mémoire perdue et de ralentir, ou peut-être de prévenir, l'évolution vers l'Alzheimer.

∎ Grâce à la prise quotidienne de pilules de la mémoire, les plus de 50 ans préoccupés par l'augmentation de leurs trous de mémoire et la dégradation de leur aptitude à créer des souvenirs à long terme (une altération liée au vieillissement) verront leur faculté de raviver leurs souvenirs redevenir pratiquement intacte. ∎

CLONAGE
D'EMBRYONS HUMAINS :
LE DÉBAT S'ENFLAMME

Humain cloné : le fait que ces deux termes soient accolés, l'année dernière dans un compte rendu de recherche de la revue *Science,* aurait dû attirer l'attention de presque tout le monde. En fait, le rapport déclencha une avalanche de questions d'ordre éthique, légal, social, moral et religieux qui manqua d'éclipser l'exploit scientifique lui-même.

En 2003, des chercheurs sud-coréens ont, par clonage, à partir d'ovules et d'ADN, créé des embryons humains. Il n'était pour eux pas question de fabriquer des bébés destinés à devenir les doubles des femmes ayant produit les ovules. Mais, à partir de microscopiques boules de cellules en cours de division, ils ont extrait des cellules souches d'embryons pouvant virtuellement se transformer en toute espèce de tissu humain, qui sont une source très précieuse pour le traitement – voire la guérison – de nombre de lésions et d'affections (notamment celles touchant les organes ou la colonne vertébrale ; mais aussi le diabète, la maladie de Parkinson ou la sclérose en plaques). Avec cette nouvelle expérience, les scientifiques ont franchi une étape décisive vers le clonage thérapeutique, c'est-à-dire celui destiné à obtenir des cellules souches pour soigner une maladie. Cet exploit scientifique extrêmement prometteur fut en partie occulté par des considérations éthiques et morales.

Casser l'œuf
Bien entendu, il est certain que tôt ou tard, quelque part, quelqu'un aurait essayé le clonage humain, une première que le monde entier espère secrètement et redoute en même temps. Pourquoi donc est-ce que 8 ans

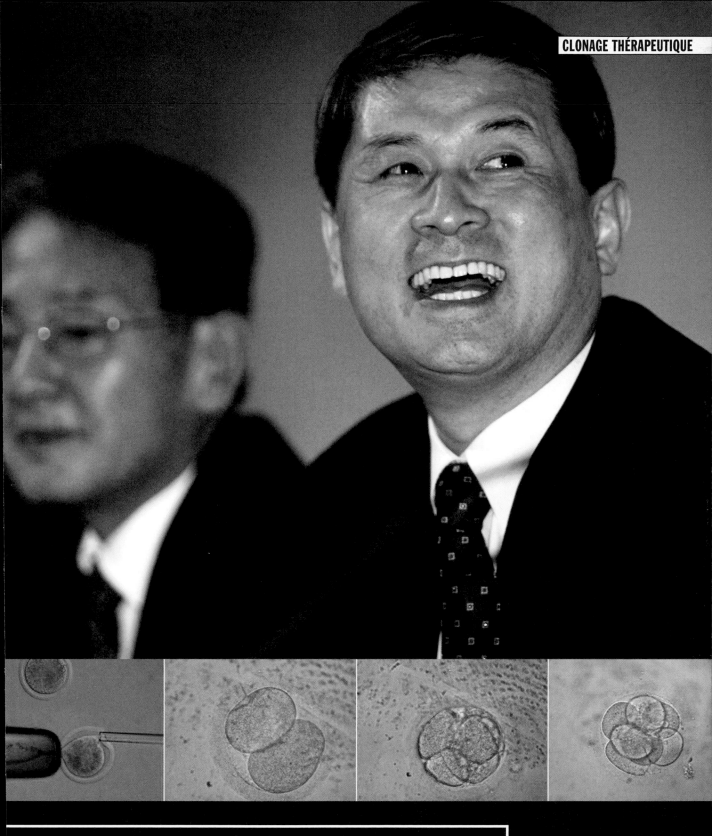

Le Pr Woo Suk Hwang (à droite) et le Pr Shin-Yong Moon (à gauche), de l'université de Séoul, ont été les premiers dans le monde à cloner un vrai-faux embryon humain. Ci-dessus, le processus de clonage.

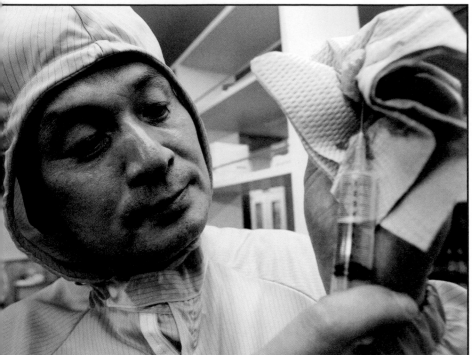

Le Pr Woo Suk Hwang, pionnier du clonage, au travail dans son laboratoire de Séoul. Chercheur, médecin, vétérinaire, il a aussi cloné des vaches et des cochons.

se sont écoulés entre la naissance de la brebis Dolly, premier mammifère cloné, et le clonage de cellules humaines ? La faute à l'œuf. Tel est en tout cas le point de vue du Pr Gerald Schatten, l'une des figures de proue de la recherche sur le clonage et les cellules souches. Plus encore, celui-ci a révélé dans le numéro d'avril 2003 de la revue *Science* que le clonage humain ne serait sans doute jamais possible.

Le Pr Schatten et son équipe ont tenté d'appliquer la même méthode que celle qui avait fonctionné avec Dolly et d'autres mammifères pour essayer de cloner des singes macaques rhésus. Or ils ont échoué plus de 700 fois. Le problème, d'après le Pr Schatten, vient de la façon dont les œufs des macaques et des humains se divisent. Car extraire de l'ADN de l'un de ces œufs – première étape critique du clonage – paralyse ce dernier : cela l'empêche de se diviser en ces multiples cellules qui forment un embryon.

Ce sont justement les chercheurs sud-coréens qui ont finalement résolu ce problème de division. Ils ont commencé par récolter des œufs sur 16 femmes volontaires par la technique classique de la FIV (fécondation in vitro) : ils donnèrent à ces femmes des médicaments pour stimuler leur production ovarienne puis prélevèrent les œufs. Ensuite les chercheurs ont remplacé les noyaux des œufs de chaque femme par des noyaux de cellules extraites du corps de chacune, échangeant ainsi l'ADN incomplet des œufs contre l'ADN complet des femmes. Normalement, un embryon possède deux sources d'ADN, l'œuf de la femme et le sperme de l'homme, et c'est la fusion des deux qui déclenche la division des cellules, remarque le Pr Woo Suk Hwang, directeur de recherche de l'université nationale de Séoul. Dans notre cas, les chercheurs ont administré aux œufs un bain chimique pour enclencher leur division.

Ce nouvel essai de clonage aurait pu échouer, de la même manière que les essais sur les singes, si les Sud-Coréens n'avaient pas fait quelque chose de différent : utiliser les œufs à un stade plus précoce de leur processus de maturation. Les scientifiques savent depuis fort longtemps que les cellules des œufs possèdent des protéines particulières, dites protéines moteur, qui, à mesure que les cellules se divisent, isolent de façon très nette des petits paquets d'ADN. Quand on extrait de l'ADN au début du processus de clonage, on retire également ces protéines moteur, donc on arrête la division des cellules, mettant ainsi fin brutalement au processus de clonage thérapeutique. Les œufs utilisés par les chercheurs sud-coréens étaient cependant assez jeunes pour que les protéines moteur ne se soient pas encore rassemblées autour de l'ADN (imaginez plutôt qu'elles flottent au bord des cellules), si bien qu'elles étaient toujours dans l'œuf après que l'on en a extrait l'ADN.

Nos savants avaient un autre avantage : ils avaient récolté le nombre étonnant de 242 œufs sur les 16 volontaires. Une telle quantité d'œufs signifiait qu'ils pouvaient prendre plus de risques et expérimenter différentes techniques afin de trouver la bonne. Ils finirent ainsi par obtenir 30 embryons, qui vécurent jusqu'au stade du blastocyste (second stade de division d'un œuf fécondé, à partir duquel l'embryon se développe).

Un blastocyste est une petite boule d'une centaine de cellules, et c'est au cœur de cette boule que se trouvent les précieuses cellules souches (le bouton embryonnaire). Les Sud-Coréens ont réussi à extraire 20 de ces petites masses cellulaires, dont l'une s'est transformée en une rangée de cellules souches. Les autres ont été détruites, de même que les embryons.

Cette méthode permit d'éviter le débat éthique fondamental que suscite la recherche sur les cellules souches d'embryons, puisque les chercheurs n'ont pas été obligés d'utiliser des embryons abandonnés après des essais de FIV. Les œufs récoltés étaient identiques à ceux que les femmes auraient normalement perdus lors de leurs cycles menstruels. Qui plus est, ils n'ont jamais été fertilisés, il n'y eut donc pas de conception au sens biologique du terme. Cela signifie que les cellules que les chercheurs ont fabriquées étaient génétiquement identiques aux cellules de chacune des donneuses d'œufs. « Cela est important quand il s'agit de créer des cellules souches à usage thérapeutique, dit le Pr Hwang. Un médecin essayant de soigner une lésion à la colonne vertébrale peut transplanter des cellules souches clonées de la donneuse d'œufs, et le corps du malade

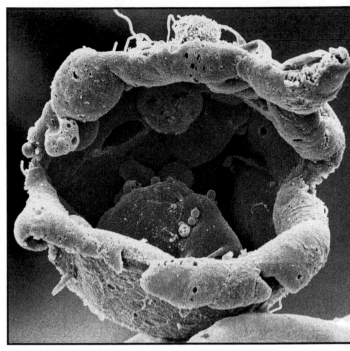

Cet embryon humain, au stade du blastocyste, a été ouvert de façon à dévoiler sa masse cellulaire interne, où l'on pourra récolter les cellules souches afin qu'elles deviennent toute espèce de tissu et fournissent de nouvelles sources de traitements.

Une nouvelle voie vers les cellules souches

Des chercheurs coréens ont créé des embryons clonés qu'ils ont laissé se développer pendant 6 jours environ, jusqu'à ce qu'ils forment des petites sphères d'une centaine de cellules. C'est à ce stade que les cellules souches, peut-être exploitables pour soigner des maladies, sont extraites.

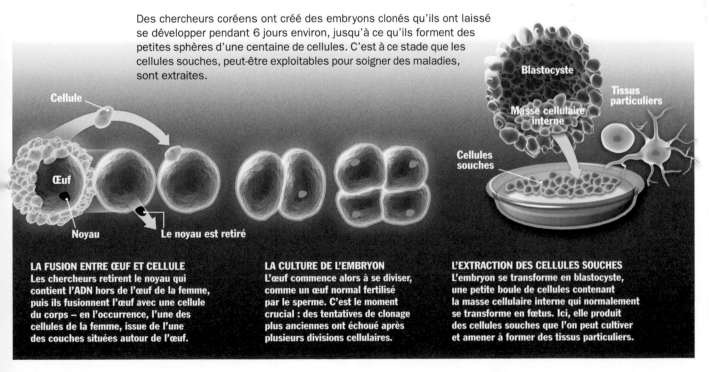

LA FUSION ENTRE ŒUF ET CELLULE
Les chercheurs retirent le noyau qui contient l'ADN hors de l'œuf de la femme, puis ils fusionnent l'œuf avec une cellule du corps – en l'occurrence, l'une des cellules de la femme, issue de l'une des couches situées autour de l'œuf.

LA CULTURE DE L'EMBRYON
L'œuf commence alors à se diviser, comme un œuf normal fertilisé par le sperme. C'est le moment crucial : des tentatives de clonage plus anciennes ont échoué après plusieurs divisions cellulaires.

L'EXTRACTION DES CELLULES SOUCHES
L'embryon se transforme en blastocyste, une petite boule de cellules contenant la masse cellulaire interne qui normalement se transforme en fœtus. Ici, elle produit des cellules souches que l'on peut cultiver et amener à former des tissus particuliers.

les intégrera comme si c'était les siennes. Les cellules dérivées d'une autre personne, elles, pourraient être rejetées. »

Un accro au travail à l'Académie du clonage

Selon le Pr Schatten, cela n'aurait jamais pu arriver ailleurs qu'en Corée du Sud, et pour un certain nombre de raisons. D'abord, il y a la puissance technologique des chercheurs sud-coréens. « Ils comptent parmi les meilleurs cloneurs sur terre », dit-il, avant de nous faire remarquer qu'ils ont déjà cloné du bétail résistant à la maladie de la vache folle et des cochons que l'on pourrait utiliser pour des greffes d'organes humains.

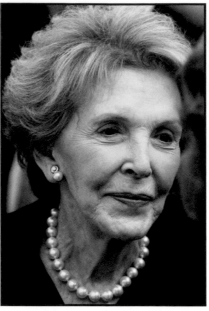

L'ex-première dame des États-Unis Nancy Reagan défend aujourd'hui ardemment la recherche sur les cellules souches.

Plus encore, insiste le Pr Schatten, le Pr Hwang travaille de façon exceptionnellement concentrée, même au regard des normes universitaires. Il commence dans son laboratoire – surnommé l'Académie du clonage – à 6 h 30 du matin, 7 jours sur 7 et 365 jours par an. C'est ainsi qu'il lui a fallu à peine 2 ans pour mener à bien sa recherche sur le clonage thérapeutique.

La détermination du Pr Hwang tient aussi à sa vision personnelle sur le sens de la recherche sur les cellules. Lui et son équipe ont déposé les brevets de leur travail de façon à ce que les médecins ne perçoivent aucun bénéfice financier. « Je voudrais trouver le moyen de soigner les patients atteints de maladies dégénératives, dit-il. Je voudrais donner une vraie vie au clonage thérapeutique. »

Le rôle de la Corée du Sud en tant que nation a aussi son importance. Comme dans la plupart des pays asiatiques, transplanter un organe n'est pas autorisé en Corée du Sud. Le clonage destiné à créer des cellules souches qui se transformeront en cœur, en poumon, ou tout autre organe est donc l'unique espoir pour les Asiatiques qui ont besoin d'une greffe. Enfin, le travail du Pr Hwang, bouddhiste, est en accord avec ses convictions religieuses. « La croyance bouddhiste est fondée sur l'idée que tout corps vivant connaît une nouvelle vie après la mort. Le clonage est aussi synonyme d'une nouvelle vie. »

Le débat s'enflamme

Pourtant, les recherches du Pr Hwang ont provoqué un déluge de protestations, essentiellement dues au fait que le clonage thérapeutique implique la destruction d'embryons, qui pour certaines personnes sont la vie humaine. Aujourd'hui, aux États-Unis, le gouvernement a réduit l'investissement fédéral dans la recherche sur les cellules souches aux séries de cellules embryonnaires qui existaient déjà en 2001, à l'époque où cette décision fut annoncée. Ces séries (il en reste 18 environ) ne sont pas très fructueuses, comme l'explique le Pr James A. Grifo, spécialiste de la stérilité : « Elles ont été créées à une époque où les techniques n'étaient pas totalement au point, et elles offrent un potentiel très limité pour continuer à explorer ce champ. »

Mis à part la politique fédérale, le clonage humain sous toute forme est interdit dans plusieurs États, dont la Pennsylvanie, où se trouve le laboratoire du Pr Schatten. C'est pourquoi il ne travaille

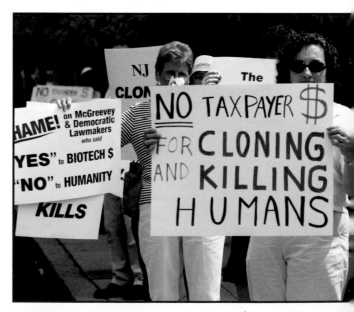

Des manifestants rassemblés devant un forum d'État consacré à la recherche sur les cellules souches, à New Brunswick, dans le New Jersey.

que sur les primates et autres animaux. Beaucoup de scientifiques sont frustrés du fait de cette impasse. « C'est comme si l'on avait fermé le laboratoire d'Alexandre Fleming au début du XXᵉ siècle pour arrêter le progrès de la recherche sur la pénicilline, commente le Pr Grifo. Les politiques et les stratégies adoptées actuellement sont en train de s'emparer d'une technologie extrêmement prometteuse pour l'empêcher d'aboutir. »

Résultat, selon le Pr Grifo et nombre de ses confrères, les meilleurs chercheurs et ceux qui ont les plus gros moyens vont finir par se trouver sur la touche alors que des pays tels que la Corée du Sud et la Chine deviennent leaders. « Concrètement, il y a des gens et des patients qui vont souffrir simplement parce que nous sommes incapables de regarder plus loin », conclut le Pr Grifo.

L'ironie est que les chercheurs qui utilisent le clonage pour obtenir des cellules souches embryonnaires sont ceux-là mêmes qui se mobilisent avec la plus grande véhémence pour l'interdiction mondiale du clonage destiné à créer des bébés. En revanche, ils font pression sur les gouvernements pour que ceux-ci soutiennent officiellement le clonage thérapeutique, et donc les travaux qui se pratiquent en Corée du Sud. « Nous devons planter le dernier clou dans le cercueil du clonage reproductif, dit le Pr Schatten. Il s'agit d'une pratique risquée, inefficace et profondément immorale et antiéthique. »

Nouveaux obstacles en perspective

Les résultats obtenus par les Sud-Coréens représentent les tout premiers pas du clonage thérapeutique. Prochaine étape : savoir ou non si les cellules souches nouvellement créées seront utiles en médecine. Les bilans de recherche de 2004 montrent que les séries de cellules souches embryonnaires fabriquées en laboratoire en plusieurs mois pourraient présenter des anomalies génétiques. En outre, personne ne sait encore si elles peuvent réellement générer les nombreux types de tissus humains que souhaitent les scientifiques, du muscle du cœur aux neurones moteur.

En Corée du Sud, le Pr Hwang et son équipe sont en train de travailler pour savoir si les cellules souches qu'ils ont extraites produiront vraiment certains types de cellules, telles que des cellules

nerveuses ou pancréatiques. Ils étudient aussi la fabrication d'œufs artificiels qui pourraient être utilisés pour le clonage dans les pays où les politiques ont fermé la porte à la recherche sur l'embryon. Ils ont volontairement décidé de suspendre tout nouveau clonage d'œufs humains tant que l'on continuera à débattre sur les questions éthiques et morales que cela pose dans le monde. ■

Qu'est-ce que cela signifie pour vous ?

Le clonage d'embryons humains et l'extraction de cellules souches hors de ces embryons par les chercheurs sud-coréens ont fait franchir un pas supplémentaire à la recherche sur la thérapie à base de cellules souches. Voici un point sur les enjeux de cet exploit scientifique.

■ Les chercheurs peuvent aujourd'hui créer leurs propres séries de cellules souches. Ils n'ont plus besoin d'utiliser les embryons humains abandonnés après des essais de fécondation in vitro.

■ Le clonage permet en théorie aux chercheurs de fabriquer des embryons qui s'accordent génétiquement avec la personne qui a besoin d'un traitement. En toute logique, cela devrait augmenter les chances de réussite du traitement. Mais, outre les problèmes éthiques, le clonage thérapeutique, même sans embryon fécondé, bute sur de considérables problèmes techniques : on ne sait toujours pas, par exemple, pourquoi une cellule souche évolue en tumeur.

■ Les experts estiment qu'il faudra au moins 10 ans avant que quiconque dépose une demande d'autorisation pour poursuivre des recherches sur des hommes. Car nous sommes très loin de savoir comment ces cellules souches embryonnaires se comporteront dans le corps. Et il faudra encore de nombreuses années avant que cette technologie puisse être appliquée à l'une des maladies pour laquelle elle semble pourtant si prometteuse. Toutefois, il est certain qu'une première autorisation ouvrirait la boîte de Pandore : il serait alors quasiment impossible d'interdire le clonage reproductif.

■ Les chercheurs espèrent un jour utiliser la thérapie à base de cellules souches pour soigner l'Alzheimer, le Parkinson, le diabète, la sclérose en plaques, les troubles cardiaques et les lésions de la colonne vertébrale, entre autres. ■

PROCHAINEMENT : DES MÉDICAMENTS ANTI-VIEILLISSEMENT

Dans le laboratoire de Nuno-Arantes Oliveira, à l'université de San Francisco (UCSF), des vers très spéciaux viennent de fêter leur 120e jour d'existence : d'habitude, ces créatures de 1 mm de long vivent six fois moins longtemps. Mais ce n'est pas tout. Les chercheurs qui ont génétiquement modifié ces vers – premiers animaux dont le génome a été séquencé en 1997 et dont, 1 an plus tard, l'ARN interférent fut décrit – ont une raison supplémentaire de faire la fête. Ils pensent en effet pouvoir reproduire à long terme ce processus chez l'homme. Ils travaillent d'ailleurs précisément à la mise au point d'un médicament contre le vieillissement.

Il ne s'agit pas d'un vœu pieux. Une bonne partie de ceux qui liront cet article ont plus de chances aujourd'hui d'espérer souffler leurs 100 bougies (en théorie bien sûr : les calculs sur la longévité ne tiennent pas compte des maladies et autres accidents de la vie) en pleine possession de leurs moyens qu'il y a seulement 2 ans. Ces vers sont l'un des éléments d'explication au même titre que l'identification chez l'homme, en 2003 et 2004, de deux variations génétiques partiellement responsables de la durée de vie des centenaires. La découverte de ces gènes de la longévité pourrait déboucher à terme sur celle d'un médicament qui reproduirait leurs effets sur la prolongation de la vie.

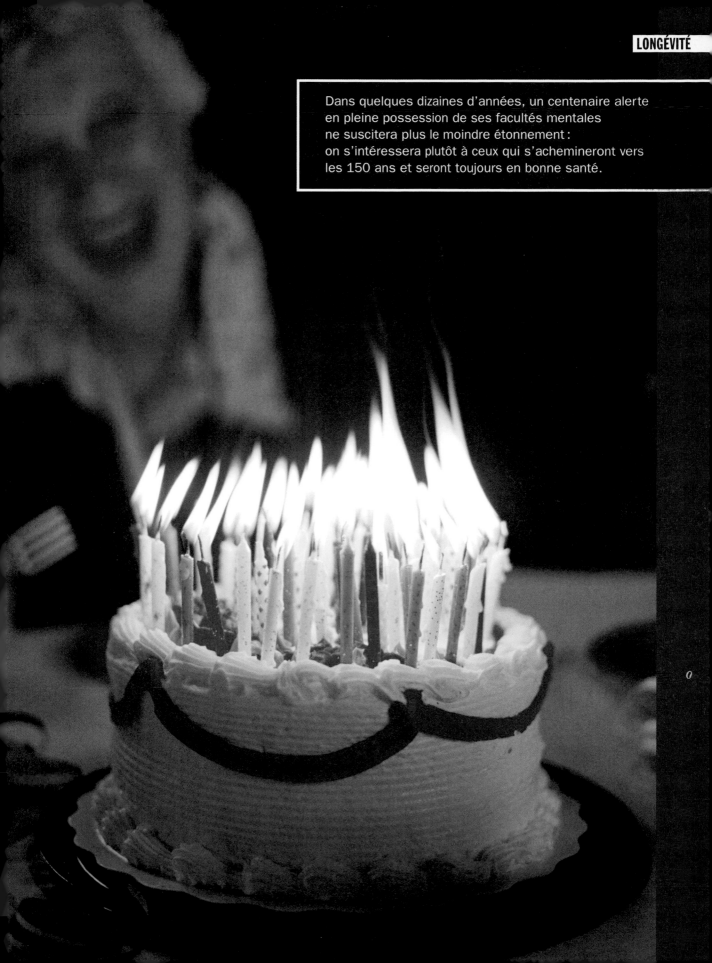

Dans quelques dizaines d'années, un centenaire alerte
en pleine possession de ses facultés mentales
ne suscitera plus le moindre étonnement :
on s'intéressera plutôt à ceux qui s'achemineront vers
les 150 ans et seront toujours en bonne santé.

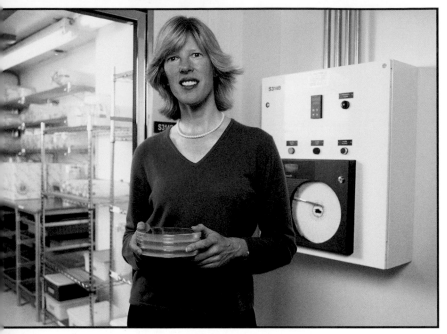

La biologiste Cynthia Kenyon a mis en lumière le fait que le vieillissement pourrait davantage ressembler à une maladie que l'on peut guérir qu'à une fatalité.

Le vieillissement : une maladie comme les autres

Cela vous étonne ? C'est grâce aux travaux de Cynthia Kenyon, biologiste à l'université de Californie à San Francisco, que les médicaments antivieillissement sont entrés dans le monde de la science. L'optimisme qui prévaut aujourd'hui quant à la possibilité de vivre plus longtemps et en meilleure santé doit beaucoup à ses travaux.

En 1993, cette scientifique avait réussi, en mutant un seul gène, à faire vivre certains des cousins des vers actuels deux fois plus longtemps que la normale. Ce simple fait était déjà déroutant en soi, mais la façon dont elle y était parvenue était carrément révolutionnaire. « Nous avons réussi à faire vivre les vers plus longtemps, et en bonne santé, en modifiant un seul gène », explique le Dr Kenyon.

C'était à tel point remarquable que les idées sur le vieillissement qui prévalaient depuis toujours ont été battues en brèche. « Les gens ont toujours pensé qu'on s'usait comme une vieille voiture et qu'il n'y avait rien à faire, observe le Dr Kenyon. Mais, aujourd'hui, nous pensons que le vieillissement pourrait davantage ressembler à une maladie que l'on peut guérir. »

De nombreux chercheurs ont la conviction que la solution réside dans nos gènes. Certains, comme

le Dr Kenyon, pensent qu'un seul gène pourrait détenir la clé du problème. En 2004, des travaux de manipulation sur ce gène ont permis de prolonger non seulement la vie de vers, mais aussi celle de drosophiles (des mouches) et de souris.

Ce gène s'appelle daf-2. Son rôle est de délivrer des instructions pour la production d'un récepteur hormonal, à savoir une protéine qui capte l'insuline, l'hormone qui contrôle le taux de sucre dans le sang. Dans certains cas, daf-2 déclenche une série de réactions chimiques qui permettent à l'organisme de vivre plus longtemps. Il y parvient en incitant un autre gène, daf-16, à donner des instructions à une protéine spécifique, qui active à son tour d'autres gènes ayant divers rôles. Aucun de ces gènes secondaires n'est capable individuellement de provoquer un allongement de la vie mais, à eux tous, ils peuvent maintenir un organisme en bonne santé aussi longtemps que les gènes sont activés.

Certains de ces gènes fabriquent des protéines antioxydantes qui protègent les cellules contre des dérivés moléculaires du métabolisme de l'oxygène, les radicaux libres, et contre les maladies liées au vieillissement qu'accélèrent ces radicaux libres, notamment les affections cardio-vasculaires. D'autres gènes génèrent des protéines capables de protéger contre les infections microbiennes. D'autres encore contrôlent le stockage des graisses, le transport et la production d'insuline, ou bien le métabolisme.

Le Dr Kenyon compare ce groupe de gènes à un orchestre. « Le gène récepteur hormonal daf-2 est le principal régulateur, le chef d'orchestre, dit-elle, tandis que le gène de la longévité daf-16 joue le rôle du premier violon. Les gènes antioxydants seront les violons, les gènes métaboliques les violoncelles, les gènes antibactériens les cors, etc. Chacun à son rôle, et à eux tous, ils ont une action très importante sur l'espérance de vie. »

Commander à l'organisme

Le Dr Kenyon et d'autres chercheurs ont montré qu'ils peuvent jouer sur les gènes et les protéines pour obliger le chef d'orchestre à exécuter à la demande la symphonie de la longévité. Bien sûr, leur succès s'est jusqu'à présent limité à d'humbles représentants du règne animal. Existe-t-il un équivalent de daf-2 chez l'homme ? Oui, pense le Dr Kenyon. Mais avant de la croire, vous souhaitez peut-être avoir la réponse à cette question simple : si les animaux possèdent réellement un gène qui leur permet de rester jeunes plus longtemps, pourquoi n'est-il pas constamment activé ? L'explication réside dans la stratégie de l'évolution pour empêcher l'extinction des espèces. Notre impératif biologique est la reproduction et non la longévité. Une fois que nous avons procréé, nos gènes ne se soucient plus guère de nous maintenir en vie. Autrement dit, la mort est le prix du sexe. Cruel marché ? Peut-être. Mais, si vous êtes parent, demandez-vous si vous auriez préféré vivre éternellement plutôt qu'avoir des enfants ? Vu sous cet angle, le choix de l'évolution ne paraît-il pas plus acceptable ?

Il y a néanmoins une astuce. Il pourrait peut-être devenir possible d'avoir à la fois des enfants et une plus grande longévité. Comment ? En exploitant une clause d'exception dans le contrat mort/sexe. Les gérontologues savent depuis longtemps que, lorsque des animaux mangent juste assez pour survivre, ils vivent plus longtemps. Mais cette stratégie risque de n'avoir aucun succès. Car qui pourrait vouloir vivre plus longtemps en perpétuel état d'inanition ?

Même ainsi, l'effet de la privation de calories sur la longévité confirme qu'il existe, ancré dans nos gènes, un mécanisme destiné à nous maintenir en vie plutôt qu'à produire de nouvelles bouches à nourrir. Ce mécanisme génétique a été identifié chez *Caenorhabditis*, un nématode (petit ver rond), en 2003. Il est certainement infiniment plus complexe chez les mammifères. « Du point de vue de l'évolution, il est tout à fait cohérent de voir des organismes conserver un système de ralentissement du

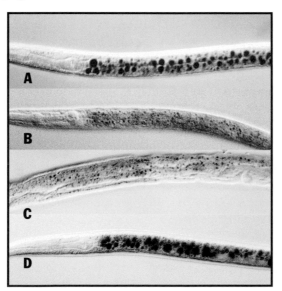

Les dernières découvertes ont montré le rôle important des gènes daf-2 et daf-16. Ils permettraient de limiter la transformation des sucres stockés en graisse, comme on le voit bien sur les vers manipulés B et C.

vieillissement au détriment de la fécondité en période de famine, note Aubrey de Grey, chercheur britannique qui travaille sur la longévité. Et, bien sûr, tout ce qui est évolué possède une structure génétique qui peut être modifiée. »

Une vraie pilule de la longévité ?

Toutefois, le Dr de Grey doute qu'il existe chez l'homme l'équivalent de daf-2 ou d'un chef d'orchestre génétique qui soit en mesure de prolonger l'espérance de vie. Bon nombre de chercheurs partagent cet avis, comme Nir Barzilai, du Albert Einstein College of Medicine de New York, qui a découvert l'un des deux gènes de la longévité. « L'idée qu'une seule mutation génétique puisse augmenter l'espérance de vie est un modèle important en matière de recherche, estime le Dr Barzilai, mais obtenir des résultats chez le ver est une chose, les transposer chez l'homme en est une autre, infiniment plus délicate à réaliser. »

Cependant, d'après le Dr Kenyon, il sera possible de déclencher une réponse de style daf-2 chez l'homme qui le maintiendra en vie et en bonne santé jusqu'à 100 ans. « Nous pensons que les équivalents humains des gènes daf-2 et daf-16 sont des gènes qui codent le récepteur de l'insuline et d'une autre protéine, le facteur de croissance IGF-1, dit-elle. Peut-être pouvons-nous alors modifier les systèmes insuline-IGF-1 chez l'homme comme nous l'avons fait chez le ver. »

Avec des confrères qui partagent ses convictions elle a créé un laboratoire, baptisé Elixir Pharmaceuticals, à Cambridge, dans le Massachusetts, en vue de développer un médicament contre le vieillissement. En 2004, des essais étaient déjà en cours sur la souris, étape nécessaire avant de tester le médicament sur l'homme. Les chercheurs resteront discrets tant que l'étude ne sera pas complètement achevée et validée, mais, selon le Dr Kenyon, les premiers résultats sont très prometteurs.

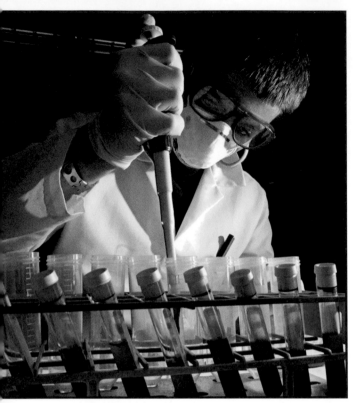

Un chercheur tente de reproduire les deux variations génétiques découvertes chez les centenaires à partir de leur ARN.

Comment fonctionnera ce médicament antivieillissement ? On peut être certain que les chercheurs d'Elixir ne tentent pas d'obtenir la mutation d'un gène humain pour induire un effet sur la longévité de type daf-2, comme chez les vers et les drosophiles. Au contraire, ils s'intéressent aux protéines auxquelles les gènes transmettent des instructions. « Nous créons une molécule qui s'attachera à une protéine et la modifiera afin qu'elle agisse comme si nous avions modifié les instructions du gène, déclare le Dr Kenyon. Cela activera ou désactivera les gènes secondaires, comme le fait daf-16. » Si tout va bien et si le produit s'avère sans danger pour l'homme, on peut imaginer que d'ici 10 ans des médicaments qui prolongeront de 20 ans l'espérance de vie moyenne auront vu le jour.

Les centenaires et leur secret

Même les chercheurs qui se disent sceptiques sur l'approche du gène unique défendue par le Dr Kenyon reconnaissent que des médicaments antivieillissement sont en cours de développement. Pour eux, la récente identification chez l'homme

de deux gènes de la longévité valide les études génétiques intensives menées sur les centenaires depuis le début du XXIe siècle. Pour simplifier les choses, nous avons désormais la certitude que les individus centenaires sont plus susceptibles que les autres de présenter des variations génétiques qui les prédisposent à une longévité accrue.

Si nous savons depuis longtemps qu'une bonne hérédité améliore les chances de vivre au-delà de 80 ans, un mode de vie sain et une bonne dose de chance sont aussi des facteurs importants. Mais, quand il s'agit de très grande longévité, c'est-à-dire 100 ans ou plus, le profil génétique de l'individu est seul à entrer en ligne de compte. « Croyez-moi, j'ai étudié 300 centenaires et il n'y avait parmi eux aucun consommateur de yogourt, aucun végétarien ni aucun adepte de l'exercice physique, indique le Dr Barzilai. En revanche, 30 % d'entre eux étaient en surpoids ou obèses, et une femme de 104 ans fêtait ses 95 ans de tabagisme. Ces gens ont un composant génétique unique qui rend le mode de vie insignifiant en matière de longévité. »

Les deux gènes de la longévité sont des gènes normaux qui ont subi des mutations. Aucune des deux variations ne rend compte de plus de 18 % du potentiel de longévité des centenaires, mais le Dr Barzilai pense que l'achèvement du puzzle génétique n'est qu'une question de temps. « Et il se peut qu'il ne soit pas nécessaire de trouver de nombreux gènes supplémentaires pour amener les gens à vivre centenaires, dit-il, quelques-uns de plus seulement pourraient suffire. »

La prochaine étape pour les chercheurs sera la mise au point de médicaments qui reproduisent le processus biologique déclenché par chacun de ces gènes. L'un de ces gènes se révèle l'équivalent exact d'un des gènes secondaires des vers du Dr Kenyon. Il a le même nom (MTP) et la même fonction de régulation des lipides (graisses dans le sang).

L'autre gène découvert par le Dr Barzilai (baptisé CTP) contrôle également les lipides. Plus précisément, le gène modifié tel qu'on le trouve chez les centenaires fabrique du « bon » cholestérol (HDL) en quantités plus élevées. Plus important encore, il s'assure que les molécules qui véhiculent le cholestérol via le réseau sanguin, les lipoprotéines, soient plus grosses que la normale, car ces particules sont plus susceptibles de s'incruster dans la paroi artérielle lorsqu'elles sont plus petites.

« Tous ceux qui souffrent de diabète, de maladies cardio-vasculaires ou d'hypertension ont des lipoprotéines plus petites », affirme le Dr Barzilai. Lequel pense aussi que les grosses lipoprotéines sont associées à de meilleures fonctions cognitives. Si bien que les CTP pourraient également préserver le cerveau des centenaires, ce qui est extrêmement important pour la longévité.

Quand les scientifiques mettront-ils au point des médicaments qui reproduiront ces bienfaits génétiques ? Le processus de développement exige d'identifier les molécules qui effectueront le travail, de les essayer sur l'animal pour en tester la toxicité et l'efficacité, puis d'en voir les effets sur l'homme dans le cadre d'essais strictement encadrés. Comme les groupes pharmaceutiques vont sans doute s'intéresser immédiatement aux opportunités qu'offrent ces récentes découvertes, il devrait falloir 5 à 10 ans avant de voir les premiers médicaments antivieillissement sur le marché.

Mais, grâce à quelques hasards médicaux heureux, nous pourrions disposer beaucoup plus tôt d'un médicament qui permette de profiter au moins en partie des effets bénéfiques du CTP. Pour des raisons totalement indépendantes des recherches du Dr Barzilai, une entreprise pharmaceutique est en train de travailler sur un médicament qui accroîtra le taux de HDL et renforcera simultanément la taille des lipoprotéines. « C'est exactement ce que produit la mutation génétique CTP chez les centenaires », dit le Dr Barzilai.

Ce médicament en est déjà à un stade avancé des essais sur l'homme, et il pourrait être disponible en 2006. Ce n'est pas un remède anti-vieillissement en tant que tel, mais plutôt un moyen de limiter le risque d'être atteint de maladies liées au vieillissement comme les affections cardio-vasculaires, qui découlent en partie d'un déséquilibre du taux de cholestérol. Où est donc la différence ?

D'un certain point de vue, elle est très minime. À l'exception d'éventuels gènes chefs d'orchestre comme daf-2, daf-16 et quelques autres qui font actuellement l'objet de recherches, tous les gènes relatifs à la longévité découverts jusqu'à présent chez l'homme et l'animal ont un rapport avec la protection contre les maladies, grâce à des lipoprotéines plus grosses, des antioxydants spécifiques, des

agents anti-infectieux, etc. La logique est évidente. Si vous retardez l'apparition des maladies liées à l'âge qui peuvent causer la mort, vous allez sans doute vivre plus longtemps.

Objectif : 150 ans

Les médicaments antivieillissement devraient apporter autre chose que la seule promesse d'un meilleur traitement des maladies liées au vieillissement telles que le diabète, le cancer, les affections cardio-vasculaires ou la maladie d'Alzheimer. Les chercheurs espèrent modifier le comportement de certains gènes afin que ces maladies soient bannies pour ceux qui vivront jusqu'à 100 ans et plus, comme elles le sont aujourd'hui pour la plupart des jeunes de 25 ans. « Nous avons des approches très différentes, souligne le Dr Barzilai. De nombreux scientifiques ont étudié des individus atteints de maladies spécifiquement liées à l'âge et ont cherché le gène qui les provoquait, tandis que nous étudions des individus qui n'ont pas ces maladies pour trouver le gène qui leur donne cette longévité. »

Pourrait-il également exister, caché au cœur de nos gènes, un mécanisme qui non seulement nous protège contre les maladies mais retarde également le processus du vieillissement ? C'est ce que pensent de nombreux chercheurs. Le Dr Kenyon estime que

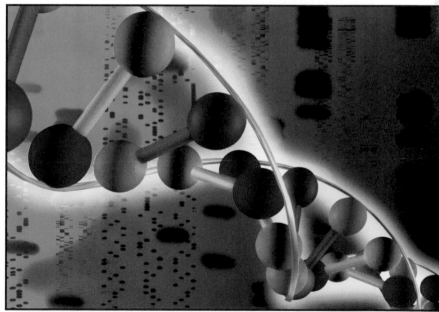

Si le secret de la longévité réside dans les gènes, un médicament qui potentialiserait leurs effets – en permettant par exemple de fabriquer du « bon » cholestérol (HDL) – allongerait l'espérance de vie.

UN MILLIER DE BOUGIES SUR **UN GÂTEAU D'ANNIVERSAIRE ?**

Vivre jusqu'à 120 ans ? Un jeu d'enfant, selon Aubrey de Grey. Ce gérontologue britannique de l'université de Cambridge est convaincu que la médecine réussira prochainement à maintenir l'homme en vie durant des centaines, voire des milliers d'années. Le moyen d'y parvenir, selon le Dr de Grey, n'est pas de reproduire l'action de certains gènes de la longévité, comme le préconisent de nombreux chercheurs qui travaillent sur des médicaments antivieillissement. « Inciter l'organisme à faire ce qu'il sait déjà faire permettra peut-être de gagner 20 ans, dit-il, mon approche est de faire beaucoup mieux que ce que l'évolution nous a donné. » Comment ? En mettant le nez sous le capot et en réparant tout ce qui peut se détraquer. Le Dr de Grey, qui est aussi ingénieur, a réduit à sept les composants du vieillissement. Mieux encore, dans chacun des cas, il a identifié des solutions, dont bon nombre ont déjà été expérimentées en laboratoire. Voici les sept clés – bien utopiques – de l'ultralongévité selon le Dr de Grey.

1. Refaire le plein de cellules

Agent meurtrier : le vieillissement provoque une perte nette de cellules au niveau du cœur, du cerveau et des tissus musculaires qui finit par être fatale, puisqu'il y a davantage de cellules qui meurent que de cellules remplacées.

Solution : inciter des cellules souches à se convertir en cellules du type souhaité, en laboratoire, et les amener à se multiplier à l'endroit voulu dans l'organisme pour un apport infini de tissus neufs. A déjà fonctionné au plan expérimental.

2. Guérir réellement le cancer

Agent meurtrier : des cellules malignes prolifèrent et provoquent des dégâts irréparables dans les tissus.

Solution : utiliser la thérapie génique pour reprogrammer toutes les cellules de l'organisme afin que le mécanisme à l'origine de la mort naturelle des cellules ne puisse être détourné. A déjà partiellement réussi chez la souris.

3. Transférer les gènes mutants en lieu sûr

Agent meurtrier : les mitochondries sont des unités de production d'énergie à l'intérieur des cellules qui induisent le vieillissement car les 13 gènes qu'elles renferment (les seuls gènes situés hors noyau) ne sont pas bien protégés contre les conséquences des mutations. Leurs mutations incontrôlées peuvent être source de toxicité.

Solution : utiliser les techniques de la thérapie génique pour dupliquer les codes des gènes des mitochondries et les transférer de manière permanente dans le noyau, qui renferme déjà des sauvegardes contre les mutations incontrôlées.

4. Éliminer les déchets à l'intérieur des cellules

Agent meurtrier : les globules blancs qui ne se divisent pas régulièrement accumulent des molécules indésirables qui ne peuvent être décomposées et éliminées. Au fil du temps, les déchets ainsi accumulés empêchent les cellules de fonctionner correctement.

Solution : reprogrammer génétiquement des cellules souches adultes du sang pour y introduire des instructions en vue de la production d'une enzyme spécifique chargée de décomposer les organismes. Puis réintroduire ces cellules par transplantation de moelle osseuse.

5. Éliminer les déchets à l'extérieur des cellules

Agent meurtrier : avec l'âge, des dépôts de protéines dites amyloïdes s'accumulent entre les cellules du cerveau et détruisent les fonctions cérébrales, non seulement chez les victimes d'Alzheimer mais chez l'ensemble des individus.

Solution : un vaccin destiné à inciter le système immunitaire à se débarrasser de ces dépôts a déjà été testé. Les progrès ont été ralentis par des effets secondaires nocifs, mais des versions plus sûres de ce vaccin sont actuellement à l'étude.

6. Supprimer les cellules indésirables

Agent meurtrier : une trop grande quantité de cellules adipeuses à l'intérieur de la cavité abdominale génère des problèmes métaboliques, dont le diabète, qui abrègent l'existence. En outre, les cellules vieillissantes devenues inutiles s'accumulent dans les cartilages au niveau des articulations, où elles deviennent toxiques.

Solution : injecter des médicaments qui ne détruiront que les cellules indésirables ou inciteront le système immunitaire à procéder à cette élimination sélective.

7. Assouplir les artères

Agent meurtrier : les artères se durcissent avec l'âge car des protéines superflues et des sucres qui entourent les cellules des parois des vaisseaux finissent par se lier les uns aux autres par le processus de réticulation. Cela peut provoquer de l'hypertension, des maladies cardio-vasculaires ou des congestions cérébrales.

Solution : le premier médicament capable de lutter contre ce phénomène de réticulation en est à un stade avancé des essais chez l'homme.

daf-2 pourrait avoir ce potentiel. D'autres relèvent que les femmes ayant des enfants après 40 ans possèdent quatre fois plus de chances de devenir centenaires, ce qui indique que certains individus ont des structures génétiques qui autorisent un déroulement plus lent des différentes étapes de la vie, y compris le vieillissement.

Le Dr Barzilai a renforcé l'espoir de voir un tel mécanisme à l'œuvre par l'examen des caractéristiques des centenaires figurant dans son étude. Alors que les tumeurs étaient rares dans le groupe, les sujets présentant la variation CTP présentaient le même risque de cancer que les autres, mais ceux-ci se développaient en moyenne 10 ans plus tard. « Cela implique que le CTP puisse se combiner avec d'autres gènes pour véritablement ralentir le vieillissement », estime le Dr Barzilai.

Le jeu en vaut-il la chandelle ?

Que pouvons-nous réellement attendre de ces récents progrès ? Personne ne le sait exactement, bien sûr, mais les chercheurs s'accordent pour estimer que, d'ici 10 ans, il existera un médicament que pourront prendre les gens à partir de 50 ans pour améliorer leurs chances de vivre en bonne santé jusqu'à 100 ans. Il y aura rapidement des versions plus performantes qui rendront les centenaires courants, et l'espérance de vie maximale pourrait passer de 120 ans à 130 ou 140 ans.

Pour le Dr Kenyon, le prolongement de l'espérance de vie dépasse de loin les buts que l'on assignait jusqu'à présent à la médecine. « Nous avons toujours consacré beaucoup d'efforts à traiter les maladies pour maintenir les gens en vie, dit-elle, et tout ce qu'on propose, c'est de ne pas mourir. Ce dont nous parlons aujourd'hui, c'est de jouir plus longtemps des privilèges de la jeunesse en restant en bonne santé. »

Si cela devient une réalité, la société devra s'adapter aux évolutions démographiques et économiques liées à l'existence de si nombreux centenaires.

Pour les chercheurs, ces défis sont bien minces par rapport à l'inestimable don de la vie. Comme le souligne le Dr Barzilai, les rares chanceux qui ont dépassé l'âge de 100 ans ont multiplié par 2,5 l'espérance de vie qu'ils avaient au moment de leur naissance, soit environ 40 ans. Peut-être est-il temps que cette chance soit également donnée au reste de l'humanité. ■

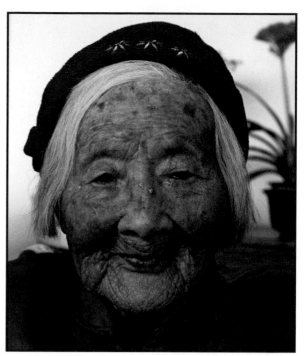

Cette vénérable chinoise, Ding Yushen, a plus de 100 ans. Ce pourrait être votre cas grâce aux nouveaux médicaments antivieillissement.

Qu'est-ce que cela signifie pour vous ?

Les progrès de la recherche génétique sur les animaux ainsi que la découverte chez l'homme de variations génétiques responsables de la longévité des centenaires ont incité les chercheurs à tester des pilules antivieillissement. Ces médicaments pourraient à terme permettre à tout le monde de profiter de ces années de vie supplémentaires dont jouissent les centenaires.

Des médicaments imitant les résultats obtenus par un gène qui multiplie par six l'espérance de vie des vers sont actuellement testés sur des souris. Ce type de médicament pourrait prolonger l'espérance de vie de 20 ans, et le premier d'entre eux pourrait être disponible d'ici 10 ans.

L'industrie pharmaceutique devrait prochainement travailler sur des médicaments reproduisant les deux variations génétiques récemment découvertes chez les centenaires, qui éviteraient l'apparition des maladies. Ces gènes donnent des instructions concernant le métabolisme du cholestérol qui protègent contre les maladies cardio-vasculaires, le diabète et la détérioration du cerveau. ■

ÉTAT DE SANTÉ GÉNÉRAL

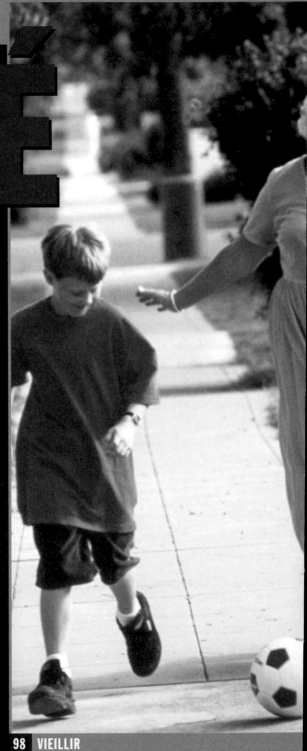

DE BONNES NOUVELLES tous azimuts pour ceux qui prennent soin de leur santé, quel que soit leur âge. Dans le chapitre « Vieillir », vous trouverez des informations sur de nouvelles méthodes de dépistage, un projet de vaccin et l'utilisation prometteuse d'antibiotiques pour lutter contre la maladie d'Alzheimer. Dans le chapitre « Les enfants », vous découvrirez les dernières connaissances sur les origines de l'obésité et de l'hyperactivité. Et dans le chapitre « Mieux-être », vous apprendrez à quel point il est bon de souper en famille et de manger des ferments lactiques.

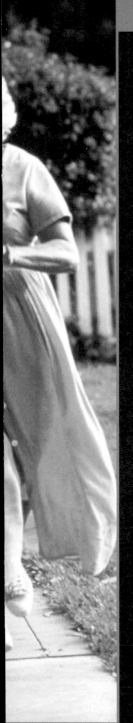

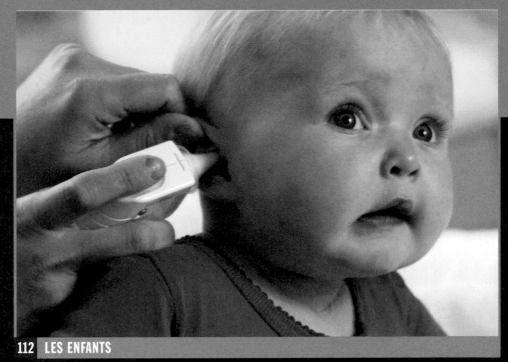

112 LES ENFANTS

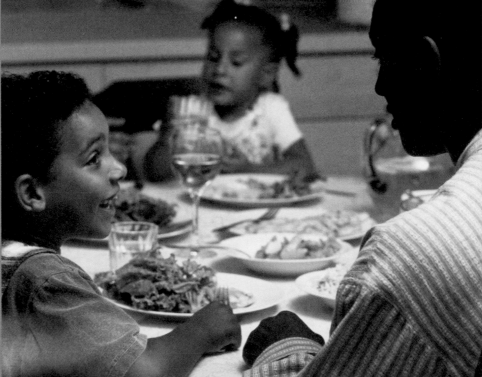

128 MIEUX-ÊTRE

VIEILLIR

DANS CE CHAPITRE

99 ALZHEIMER

104 LONGÉVITÉ

108 MÉMOIRE

LES PROGRÈS DE LA MÉDECINE PROMETTENT UNE VIE NON SEULEMENT PLUS LONGUE, MAIS AUSSI MEILLEURE JUSQU'À **LA FIN DE NOS JOURS.**

Les maladies neurodégénératives font peur. Parmi elles, l'Alzheimer occupe une place à part, car elle touche un nombre croissant de personnes pas toujours très âgées. Si cette affection demeure la voleuse de mémoire la plus impitoyable, une nouvelle méthode développée pour sonder en direct notre cerveau permettra aux médecins de dépister la maladie plus sûrement et de prescrire un traitement plus tôt. Celui-ci pourrait d'ailleurs inclure des antibiotiques, car on a récemment mis en lumière le rôle des bactéries dans l'Alzheimer, de même que la capacité de ces médicaments à ralentir sa progression. Par ailleurs, l'identification de plus en plus précise des mécanismes à l'œuvre dans l'apparition de la maladie donne des idées de vaccin aux chercheurs.

Le « mieux-vieillir » fait aussi l'objet de toutes les attentions. Des travaux de laboratoire ont démontré le rôle majeur de l'exercice mental et musculaire, ainsi que d'une alimentation équilibrée dans la durée et la qualité de la vie des personnes âgées. L'identification des mécanismes génétiques du vieillissement, objet de toutes les recherches, permet d'imaginer que très prochainement on pourra recourir à des traitements anti-âge.

Découverte clé
Voir en direct les stigmates de la maladie d'Alzheimer

Poser le diagnostic le plus précoce possible de la maladie d'Alzheimer constitue un objectif majeur de la recherche pour pouvoir prévenir l'évolution de cette affection. La maladie d'Alzheimer, qui touche au Canada environ 280 000 personnes âgées de plus de 65 ans et 18 millions dans le monde, est la cause la plus fréquente de démence chez les personnes âgées (70 % des cas). Actuellement, un diagnostic certain ne peut être fait qu'à l'autopsie, par la détection dans le cerveau de plaques séniles, ou plaques amyloïdes, dues au dépôt anormal entre les cellules d'une protéine dite bêta-amyloïde. Ces plaques séniles permettent de distinguer la maladie d'Alzheimer des autres démences.

Des scientifiques de la faculté de médecine de Pittsburgh, aux États-Unis, en collaboration avec des chercheurs de l'université d'Uppsala, en Suède, ont récemment mis au point une molécule qui permet de visualiser les dépôts de plaque sénile par une technique réservée encore à la recherche, la tomographie par émission de positons (TEP), grâce à laquelle on peut étudier le fonctionnement du cerveau. La visualisation de ces dépôts, pour la première fois dans un cerveau vivant, a été jugée d'une importance telle que l'étude a été publiée sur Internet par la revue *Annals of Neurology* en janvier 2004.

La mise au point de ce traceur appelé PIB (pour Pittsburgh Compound B), ou composé Pittsburgh, est un pas essentiel pour mieux comprendre comment débute et évolue la maladie. La visualisation directe des plaques offre également la possibilité d'évaluer la capacité d'un médicament à agir sur leur formation. La disponibilité de ce traceur devrait donc accélérer la mise au point de nouveaux traitements empêchant la formation de ces dépôts amyloïdes. Des millions de personnes de la génération baby-boom pourront peut-être ainsi se prémunir contre la maladie tout comme elles se

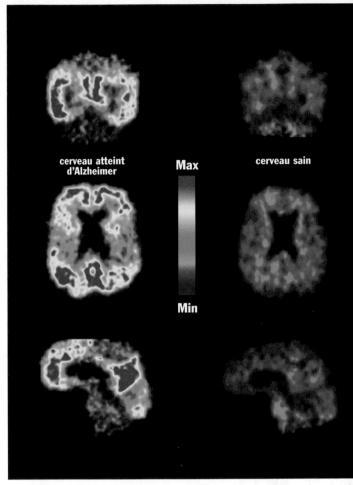

cerveau atteint d'Alzheimer   **Max**   cerveau sain

Min

Les couleurs rouge et orange à gauche montrent l'existence sur un cerveau vivant de dépôts de plaques séniles caractéristiques de la maladie d'Alzheimer. Un pas décisif pour comprendre l'évolution de la maladie. À droite, les images d'un cerveau sain.

protègent contre les maladies cardiaques avec des médicaments qui réduisent le taux de cholestérol.

Comment ça marche ? Le composé Pittsburgh est un traceur radioactif injectable dérivé de celui utilisé lors de l'autopsie pour détecter les plaques dans les tissus morts. La différence est qu'il peut être introduit à l'intérieur du cerveau humain en toute sécurité. Il se fixe exclusivement sur les plaques amyloïdes, lesquelles, au cours de l'examen par TEP, peuvent être décelées et quantifiées. Deux heures plus tard, le traceur est complètement éliminé par l'organisme du patient. Les résultats obtenus sur 16 malades sont très concluants. Grâce à ce composé, les chercheurs sont désormais capables d'étudier des familles à risque génétique de développer précocement (à la quarantaine) une maladie d'Alzheimer. ■

Recherche pharmaceutique

Antibiotiques et Alzheimer : du nouveau avec de l'ancien

Au XXe siècle, les antibiotiques ont permis de maîtriser de nombreuses maladies infectieuses. Or il se pourrait que deux antibiotiques largement répandus ralentissent la dégénérescence mentale due à la maladie d'Alzheimer.

Le bénéfice apporté par ces antibiotiques n'est en rien marginal. Une étude rigoureuse menée dans cinq cliniques au Canada a ainsi révélé que les 43 patients frappés d'Alzheimer qui avaient pris ces antibiotiques pendant 6 mois souffraient d'un déclin intellectuel moins important que les 39 sujets ayant pris le placebo. Les auteurs de cette enquête ont jugé l'efficacité des antibiotiques au moins équivalente à celle des trois médicaments habituellement prescrits contre la maladie d'Alzheimer – le donépézil (Aricept), la rivastigmine (Exelon) et la galantamine (Reminyl). Ces médicaments appartiennent tous les trois à la classe des inhibiteurs de la cholinestérase, l'enzyme qui dégrade l'acétylcholine, un médiateur chimique majeur du cerveau. L'action de ce médiateur probablement impliqué dans cette affection serait ainsi prolongée.

Comment ça marche ? Les deux antibiotiques, la doxycycline et la rifampicine, sont plus connus pour leur rôle contre *Chlamydia pneumoniae*, une bactérie responsable de nombreuses maladies respiratoires, parmi lesquelles l'amygdalite et la pneumonie. Il avait été avancé que la présence de la bactérie *Chlamydia* était liée à la maladie d'Alzheimer, mais aujourd'hui les chercheurs pensent que l'efficacité de ces antibiotiques n'est pas en rapport avec la lutte contre l'infection. En revanche, la doxycycline et la rifampicine pourraient ralentir la progression de la maladie en réduisant l'inflammation observée dans le cerveau au cours de la maladie ou en enrayant l'accumulation des dépôts protéiques (les plaques amyloïdes) caractéristiques de la maladie d'Alzheimer.

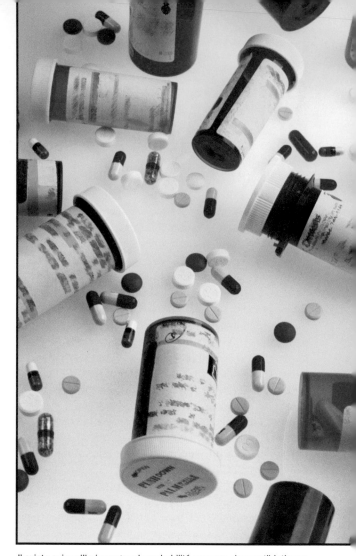

Il existe aujourd'hui une grande probabilité pour que deux antibiotiques courants ralentissent considérablement la dégénérescence mentale caractéristique de la maladie d'Alzheimer et offrent aux malades un plus grand confort de vie.

Disponibilité La doxycycline et la rifampicine sont des antibiotiques connus, dont les données en matière de sécurité sont bien établies. Les médecins pourraient a priori les prescrire dès maintenant contre la maladie d'Alzheimer. Néanmoins, il est probable que la majorité d'entre eux hésite à franchir le pas avant qu'une nouvelle étude, conduite sur un plus grand nombre de patients, soit menée pour corroborer ces premiers résultats positifs. En outre, tout traitement antibiotique de longue durée accroît le risque de voir les microbes développer une résistance au médicament. Néanmoins, les auteurs de cette étude canadienne estiment que, pour les patients chez lesquels les médicaments actuels n'ont pas d'effet, un tel traitement antibiotique mérite d'être envisagé. ■

Recherche pharmaceutique
Un vaccin contre l'Alzheimer ?

En février 2002, le développement d'un vaccin prometteur contre la maladie d'Alzheimer fut brusquement abandonné car les sujets de l'étude commençaient à présenter des signes d'atteinte du système nerveux. Mais, heureusement pour les patients, la science déclare rarement forfait.

En janvier 2003, des chercheurs soutenus par les NIH (National Institutes of Health), un ensemble d'instituts de recherche médicale, et l'Alzheimer Association aux États-Unis ont révélé avoir trouvé une solution pour parvenir aux mêmes résultats qu'avec ce vaccin mais sans les effets secondaires.

Ce futur vaccin n'est pas un vaccin traditionnel comme celui contre la grippe, par exemple, qui empêche l'affection de survenir. Son objectif est de traiter la maladie d'Alzheimer une fois déclarée. On parle quand même de vaccin car on cherche là aussi à susciter une réponse du système immunitaire pour activer les lymphocytes B, qui sécrètent des anticorps. Le vaccin infructueux agissait de l'intérieur du cerveau, pour aider ses cellules à expulser les protéines bêta-amyloïdes qui constituent les plaques séniles associées à l'Alzheimer. Les chercheurs estiment aujourd'hui que c'est cette activité intracérébrale qui a provoqué les réactions indésirables chez les patients. Et ils ont peut-être trouvé un moyen de contourner la difficulté.

Comment ça marche ? En travaillant sur la souris, les scientifiques ont découvert que deux molécules, la gelsoline et le GM1 (des substances issues du cerveau de la vache), peuvent limiter la formation des plaques amyloïdes en se fixant aux protéines et en les éliminant avant qu'elles ne pénètrent dans l'encéphale. En intervenant dans la zone située autour de l'encéphale, la gelsoline et le GM1 jouent le rôle d'un videur à la porte d'une discothèque et barrent l'entrée aux éventuels trouble-fête. La méthode est plus sûre que celle consistant à tenter de les expulser quand ils sont dans la place, ce qui était l'approche du précédent vaccin.

Les chercheurs ont injecté de la gelsoline ou du GM1 à des souris atteintes de la maladie d'Alzheimer tous les 2 jours durant 3 semaines. À l'issue de ce traitement, celles qui avaient reçu de la gelsoline ou du GM1 avaient moins de protéines bêta-amyloïdes et de plaques à l'intérieur du cerveau que les souris non traitées.

Disponibilité Cela ne veut pas dire que la gelsoline ou le GM1 peuvent être testés sur l'homme sur la seule foi des conclusions de ces expériences. Mais, selon les auteurs de l'étude, publiée en janvier 2003 dans le *Journal of Neuroscience,* ces résultats montrent que les protéines bêta-amyloïdes à l'intérieur du cerveau et les plaques qu'elles constituent peuvent être réduites par des composés pharmaceutiques qui agissent en toute sécurité en dehors de l'encéphale. Une telle validation du concept, comme on dit dans le jargon scientifique, nous rapproche du jour où l'on pourra disposer d'un nouveau traitement contre la maladie d'Alzheimer, ou même d'un médicament préventif. ■

ON EN PARLE...

Vers un dépistage très précoce de la maladie d'Alzheimer

L'Alzheimer se développe progressivement sans symptôme avant l'apparition de signes cliniques. L'existence d'une période silencieuse de la maladie est désormais bien établie, et l'idée d'un diagnostic à un stade très précoce, où le cerveau est encore capable de compenser les lésions, fait son chemin. Le développement dans les années 1990 des cliniques de la mémoire a grandement facilité la mise en place de stratégies de dépistage. Un nombre croissant de personnes en bonne santé s'inquiètent de troubles de la mémoire et prennent rendez-vous dans ces structures spécialisées alors qu'elles ne se seraient pas rendues dans des services de gériatrie ou de neurologie. Bruno Dubois (Pitié-Salpêtrière, Paris) et Martin Albert (école de médecine de l'université de Boston, États-Unis) estiment, dans un article paru en avril 2004 dans *The Lancet Neurology,* qu'il est possible d'identifier, parmi les personnes souffrant d'une altération cognitive modérée (ou syndrome MCI), celles qui risquent de développer une démence de type Alzheimer quelques années plus tard.

Dans le futur, la combinaison de tests neuropsychologiques spécifiques, de l'imagerie du cerveau et de marqueurs biologiques devrait permettre d'identifier avec fiabilité la maladie très en amont, avant que l'aliénation ne s'installe. ■

Découverte clé

Mettre la main sur le véritable coupable de la maladie d'Alzheimer

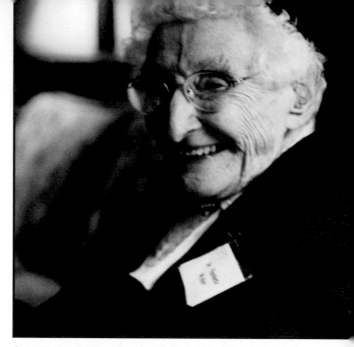

Sœur Nicolette Welter, née en 1907, l'une des religieuses de l'école des sœurs de Notre-Dame de Mankato, dans le Minnesota, qui faisait partie d'une étude sur la maladie d'Alzheimer. De nouveaux éclairages sur les causes de la maladie permettront peut-être la mise au point de médicaments traitants, voire préventifs.

Depuis près de 100 ans, les chercheurs tentent d'expliquer un mystère que le médecin allemand Aloïs Alzheimer fut le premier à décrire en 1907. Ils ont fait d'immenses pas ces dernières années, et leur nouvelle compréhension de la nature de cette affection « voleuse de mémoire » ouvre peut-être la voie à des traitements véritablement efficaces. Il faut également faire état des avancées importantes en imagerie médicale, qui permettront sans doute aux médecins de diagnostiquer la maladie beaucoup plus tôt, avant même que tout signe de déclin mental ne soit apparent, et de prescrire des thérapeutiques au moment le plus opportun.

Tout commence en 1901. Cette année-là, une femme de 51 ans, Auguste D., fut emmenée à l'hôpital psychiatrique de Francfort, en Allemagne, par sa famille, inquiète de voir à quel point celle-ci avait perdu le sens de l'orientation et la mémoire. Elle fut confiée aux soins du Dr Alzheimer, qui ne put faire grand-chose pour elle, si ce n'est observer son état empirer régulièrement pendant les 5 années qu'elle passa à l'hôpital. Après la mort d'Auguste, le Dr Alzheimer examina son cerveau et découvrit une « substance particulière » dans le cortex cérébral : d'épais grumeaux fibreux situés dans une zone à la densité cellulaire très faible.

Tels sont en effet les traits anatomiques déterminants de la maladie d'Alzheimer. Depuis, les chercheurs ont tenté de comprendre quelles étaient les causes de ces dépôts et quel rapport ils avaient avec le développement de la maladie. Aux yeux des pathologistes rivés à leur microscope, ces grumeaux, que l'on appelle plaques séniles, induisent une mort cellulaire dans l'encéphale et seraient la raison première du déclin des fonctions cérébrales.

Une pâte grumeleuse dans le cerveau

Pourtant, il y a quelques années, le Pr Eliezer Masliah, neuropathologiste à l'université de Californie de San Diego, et l'un de ses collègues, le Pr Robert Terry, ont noté que le nombre de plaques dans le cerveau des patients autopsiés avait peu de lien avec leur degré d'aliénation. Certains, dont les troubles de la mémoire étaient légers, avaient beaucoup de plaques ; d'autres, dont la démence était plus marquée, en avaient peu. En effet, des études faites sur des souris peu après ont corroboré cette observation. Les plaques séniles, ou plaques « infamantes », ne seraient finalement peut-être pas le bon coupable.

Aujourd'hui, on pense que les vrais responsables seraient les fragments d'une protéine appelée protéine bêta-amyloïde, produite et sécrétée par les cellules du cerveau. Avec le temps, ces minuscules fractions se rejoignent et forment des sortes de gros grumeaux correspondant aux plaques que le Dr Alzheimer fut le premier à observer. Au cours des premières étapes de la maladie, ces fragments protéiques perturbent la communication entre les neurones au niveau des synapses (l'espace qui sépare deux neurones). Ces molécules s'agrègent aux franges des membranes synaptiques et empêchent la circulation des messagers chimiques du cerveau que sont les neurotransmetteurs.

Plusieurs pistes se dessinent La première serait de bloquer la production de la protéine bêta-amyloïde à l'aide d'un médicament voisin d'un antiviral utilisé contre le sida, capable d'inhiber les enzymes qui fabriquent cette protéine. Une autre stratégie tenterait d'exploiter le système immunitaire en stimulant la fabrication des cellules aptes à détruire et éliminer du cerveau ces protéines toxiques. Un essai de vaccin censé réduire la formation des plaques séniles mais abandonné en raison de problèmes inflammatoires survenus chez les patients a confirmé le rôle essentiel de la protéine bêta-amyloïde dans la genèse des perturbations cognitives associées à la maladie (voir p. 85).

Il existe un autre traitement prometteur, récemment testé sur la souris. Dans une étude publiée par la *Revue de Neuroscience* de mars 2003, un groupe de chercheurs, dont le Pr Masliah, a utilisé la coquille d'un virus pour administrer dans le cerveau de souris de l'ADN qui stimulerait la production d'une certaine enzyme, la neprilysine, connue pour dégrader la protéine bêta-amyloïde dans le cerveau. Les souris ainsi traitées ont produit plus de neprilysine, et la quantité de protéine bêta-amyloïde et de plaques dans le cerveau a diminué. La prochaine étape est de voir si le traitement améliore la mémoire des souris ou leur capacité à circuler dans un labyrinthe.

De nouveaux espoirs pour détecter la maladie plus tôt Tandis que certains scientifiques explorent différentes pistes thérapeutiques, d'autres travaillent sur de nouvelles techniques d'imagerie. Dans un numéro d'avril 2003 de la *Revue de l'Association médicale américaine*, des chercheurs de l'Institut national de la santé mentale ont annoncé qu'ils pouvaient distinguer les personnes atteintes de la maladie d'Alzheimer de volontaires en pleine santé avec une marge d'erreur d'à peine plus de 10 % en analysant le niveau de deux marqueurs situés dans le liquide cérébro-spinal (localisé dans le cerveau et la moelle épinière). Le premier marqueur est la protéine bêta-amyloïde et le second est la protéine tau, qui est le constituant de l'autre lésion observée dans la maladie – des débris filamenteux présents à l'intérieur des neurones, appelés dégénérescences neurofibrillaires.

Cette étude, actuellement en cours, analyse le niveau de ces deux marqueurs chez des personnes ayant des antécédents familiaux marqués par la maladie mais qui ne présentent pas de symptômes. En suivant le niveau de ces protéines, le Pr Sunderland espère détecter les tout débuts de la maladie – avant même que les personnes ne commencent à perdre la mémoire. « Le but est de mettre au point l'équivalent du test de cholestérol pour les sujets à risque », affirme-t-il. Pour l'instant, rien d'efficace ne pourrait être proposé à ceux chez qui le risque aurait été ainsi établi car il n'existe aucun traitement conduisant à la guérison de cette maladie.

En revanche, la combinaison de divers moyens, dont l'imagerie médicale, permettra à l'avenir une évaluation de plus en plus affinée du risque de développer la maladie. Dès lors, les personnes averties pourraient prendre diverses mesures préventives dont le bénéfice est étayé par plusieurs études : la stimulation de leur cerveau, un exercice physique régulier, un apport en vitamines antioxydantes, la prise de médicaments pour contrôler leur cholestérol et d'anti-inflammatoires de la famille de l'aspirine. Cette vision de l'avenir est confortée par une étude parue en août 2004 dans la revue *Nature*. ■

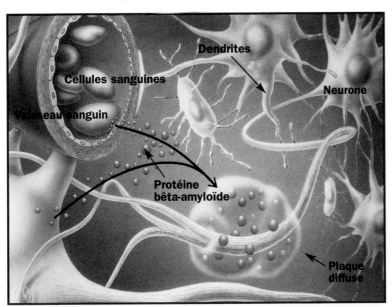

Les protéines bêta-amyloïdes sont sécrétées par les cellules de l'encéphale. Elles peuvent aussi pénétrer dans le cerveau par la circulation sanguine. Avant même de s'agréger en plaques, elles semblent perturber la communication entre les cellules nerveuses (neurones).

Recherche pharmaceutique

Hormones de croissance : le débat s'élargit

Une nouvelle étude a confirmé que l'hormone de croissance associée à des hormones sexuelles développe la masse musculaire et réduit les tissus adipeux chez des sujets âgés. Ces résultats ne sont pas passés inaperçus auprès de ces cohortes grandissantes des plus de 50 ans, qui cherchent à lutter contre le vieillissement en prenant des suppléments nutritionnels et des médicaments.

Mais dans les milieux médicaux, les experts, plus prudents, s'appuient sur cette même étude pour mettre en garde contre cette hormone, dont les effets anti-âge ne sont pas prouvés et dont les risques potentiels demeurent inconnus.

Qui a raison ? L'enquête, publiée dans le *Journal of the American Medical Association* (*JAMA*) en novembre 2002, donne des arguments aux deux camps. Cinquante-sept femmes et 74 hommes âgés de 68 à 88 ans ont été répartis dans quatre groupes :

un premier recevant l'hormone de croissance seule, un autre recevant la même hormone plus des hormones stéroïdes sexuelles, un troisième recevant les hormones sexuelles seules, et enfin un dernier ne recevant aucune hormone mais un placebo. Au bout de 6½ mois de médication, les chercheurs ont confirmé ce qu'avait montré pour la première fois une étude publiée en 1990 : à savoir qu'un traitement par hormone de croissance, associée ou non à des hormones sexuelles, raffermit effectivement les tissus chez les personnes âgées en accroissant la masse musculaire et en réduisant le tissu adipeux.

Si l'on réussit à gommer son ventre sans faire de régime ni d'exercice, on suscite forcément l'intérêt général, et cette étude a sans nul doute encore alimenté la demande d'hormones pour lutter contre le vieillissement. Ces traitements sont approuvés par la FDA (Food and Drug Administration) pour les sujets jeunes atteints d'une déficience en hormone de croissance naturelle. Mais les médecins peuvent en prescrire pour lutter contre la sénescence (et certains le font effectivement).

D'autres agitent le drapeau rouge, y compris les rédacteurs en chef du *JAMA* et du *New England Journal of Medicine,* qui avait publié l'étude de 1990 sur l'hormone de croissance. Ils soulignent que les améliorations engendrées par ces traitements dans

UNE HORMONE CÉLÈBRE ET MAL CONNUE À LA FOIS : ## LA DHEA

La supplémentation hormonale peut-elle ralentir, voire inverser, le processus du vieillissement ? C'est ce que pensent les scientifiques qui avancent la théorie selon laquelle les effets du vieillissement seraient associés à la baisse de production de certaines hormones dans l'organisme. C'est le cas de la célèbre DHEA, une hormone naturelle dont la production diminue avec l'âge et dont les propriétés antivieillissement ont été découvertes en France par le Pr Étienne-Émile Beaulieu. La question est d'actualité et les vertus de cette molécule qualifiée de fontaine de jouvence — car capable de maintenir l'esprit alerte et d'entretenir la libido (chez les femmes de plus de 70 ans) — ont été très largement médiatisées. Aux États-Unis, la DHEA est un supplément nutritionnel disponible sans prescription depuis 1994, bien que la qualité du produit ne soit nullement garantie ; on la

trouve même dans les magasins de produits naturels. Au Canada, la vente de la DHEA n'est pas légale. Au sein de l'Union européenne comme aux États-Unis, l'hormone n'est pas interdite, mais elle n'a pas le statut de médicament avec autorisation de mise sur le marché : le consommateur prend la DHEA à ses risques et périls. Il existe, en effet, des contre-indications à la prise de cette molécule, et la survenue de complications vasculaires incite à la plus grande prudence et mieux vaut ne l'utiliser que sous contrôle médical. Actuellement, les données scientifiques sont insuffisantes pour déterminer avec précision les propriétés, la dose adéquate et l'innocuité de l'hormone. Il faudrait pour cela lancer une vaste étude sur la morbidité (nombre de sujets malades) et la mortalité d'une population de 5 000 personnes suivies pendant au moins 5 années. ■

la composition des tissus corporels ne se traduisent pas par une meilleure aptitude à l'aérobic ou une force musculaire plus importante. Les sujets de cette analyse, pourrait-on dire, ont eu droit « à l'emballage, mais pas au contenu ». Et, surtout, les risques de cancer ou autres complications éventuelles ne seront pas connus avant que ne soient conduits d'autres travaux à plus grande échelle et à plus long terme.

Une proposition à risque Les auteurs de cette nouvelle étude s'inquiètent d'une plus grande incidence d'effets secondaires graves dans les groupes traités : diabète et intolérance au glucose chez les hommes, œdèmes chez les femmes. Ils se prononcent explicitement contre la prescription d'hormones pour lutter contre le vieillissement, sauf s'il s'agit de personnes âgées participant à des études cliniques autorisées. Enfin, les deux revues médicales condamnent ceux qui fournissent sur Internet des suppléments d'hormone de croissance en affirmant que la littérature médicale soutient leur usage à des fins anti-âge, ce qui n'est pas le cas. La plupart de ces produits se prennent par voie orale sans aucun résultat, puisque l'hormone de croissance, une fois avalée, est dégradée par le suc gastrique avant d'avoir exercé le moindre effet.

Réponse en suspens Les milieux médicaux estiment dans leur ensemble qu'il faut mettre sur pied de nouvelles études pour envisager les répercussions à long terme des traitements anti-âge. Mais le camp adverse rappelle que la génération des baby-boomers, qui approche de la soixantaine, n'a pas l'intention de patienter. La question se pose alors en ces termes : cela vaut-il la peine de dépenser des milliers de dollars par an pour une thérapeutique qui ne marchera peut-être pas et pourrait avoir des effets secondaires ? À en juger par la récente augmentation du nombre de médecins qui prescrivent des hormones de croissance, nombreux sont les patients qui répondent oui. Cependant, d'innombrables études, dont l'une est publiée dans le même numéro du *JAMA*, soulignent qu'il existe une bien meilleure stratégie anti-âge : l'exercice physique. La question de l'intérêt de la supplémentation hormonale pour lutter contre la sénescence reste encore posée (voir encadré). ◼

Découverte clé
Un des secrets de la longévité vient d'être révélé

Des amas de matériel génétique présents dans nos cellules représentent peut-être une nouvelle chance de vieillir heureux. Ce sont les télomères, situés aux extrémités de nos chromosomes et qui font penser aux petits bouts de plastique aux extrémités des lacets de chaussures. Or ces télomères intriguent depuis peu les chercheurs qui travaillent sur la longévité, car il semble qu'il y ait un lien entre leur longueur et la mort programmée des cellules (apoptose).

Jusqu'à la publication d'une étude menée par des scientifiques de l'université d'Utah, personne n'avait vraiment songé à mettre en rapport l'espérance de vie d'hommes et de femmes âgés avec la variation de la taille de leurs télomères. Or les résultats de cette étude, publiée dans la revue médicale britannique *The Lancet* en février 2003, disent exactement ce que rêvent d'entendre tous ceux qui souhaitent vivre plus longtemps et en bonne santé. On a découvert que les personnes âgées de plus de 60 ans, qui bénéficient de télomères plus longs, ont moins de risques de mourir de pathologies liées à l'âge (maladies cardiaques ou infectieuses) que les sujets du même âge possédant des télomères plus petits.

En quoi cela est-il une trouvaille réjouissante ? En ce qu'elle révèle un nouveau moyen potentiel de retarder l'échéance finale. Si des télomères plus courts sont synonymes de vie plus courte, pourquoi ne pas allonger ceux-ci ? Des chercheurs pensent que cela est réellement possible. « Une intervention médicale destinée à rallonger les télomères permettrait sans doute aux patients de vivre en meilleure santé et plus longtemps », affirme le directeur de l'étude, le Pr Richard Cawthon.

Il reste bien sûr à établir de façon précise de quelle manière on pourra allonger l'extrémité de milliards de chromosomes. La thérapie génétique ? Peut-être ! En fait, la réponse se trouve probablement tout simplement dans un régime particulier ou une certaine hygiène de vie (rien de nouveau, donc !).

Un raccourci vers une vie plus longue. Les télomères rétrécissent naturellement avec l'âge, car ils perdent légèrement en longueur chaque fois qu'une cellule se divise ; mais cette perte varie selon les individus. Sachant cela, les chercheurs ont mesuré la longueur des télomères à partir d'échantillons de sang prélevés dans les années 1980 sur 143 personnes de plus de 60 ans. L'analyse des bilans médicaux effectués quelques années après a révélé que les sujets dont les télomères étaient parmi les plus longs avaient un risque trois fois moindre de mourir d'une maladie cardiaque et huit fois moindre de succomber à une maladie infectieuse. En moyenne, ces personnes vivaient 4 à 5 ans de plus que celles dont les télomères étaient les moins longs.

Ce lien a sans doute un rapport avec l'action des télomères sur l'état de nos cellules (voir encadré). Il est possible que, lorsqu'un télomère a raccourci jusqu'à un certain seuil, la cellule qui l'abrite se suicide. Quand ce processus se répète à un certain niveau, l'organisme dont le stock cellulaire diminue manque de ressources pour combattre la maladie et se maintenir en vie. Par ailleurs, il est également possible que les télomères réduits soient simplement l'indicateur plutôt que la cause d'une vie plus

Les télomères situés aux extrémités de nos chromosomes sont ici représentés en vert.

LES TÉLOMÈRES, UNE HORLOGE BIOLOGIQUE

Les chromosomes présents dans le noyau de chaque cellule (23 paires chez l'homme) contiennent les gènes, qui, constitués d'un fragment d'ADN, sont les supports de l'hérédité. À leurs deux extrémités, les chromosomes possèdent ce que l'on appelle des télomères, qui ne portent aucune information génétique et qui pourtant jouent un rôle essentiel. Ils participent à la stabilité des chromosomes et à l'intégrité du patrimoine génétique. À chaque division cellulaire, les télomères raccourcissent, et cette érosion progressive est une sorte d'horloge biologique qui contribue au vieillissement de la cellule, et donc de l'organisme. Lorsque le rapetissement parvient à un point critique, la cellule entre en sénescence et, à plus ou moins long terme, meurt. Certaines cellules essentielles échappent au phénomène de raccourcissement des télomères : les cellules sexuelles (ovules et spermatozoïdes), indispensables à la reproduction, et les cellules dites souches dont le rôle dans le renouvellement des cellules qui périssent est crucial. Les cellules cancéreuses, qui se divisent de manière anarchique, possèdent une enzyme leur permettant de maintenir les télomères à leur taille initiale. Et cette immortalisation des cellules cancéreuses, qui échappent à la sénescence et à la mort, conduit à la formation de tumeurs. ■

brève... Cela dit, même si c'est le cas, la nouvelle étude propose un axe de recherche dont le but est de parvenir à juguler les maladies liées à l'âge et à retarder l'âge de la mort. Puisque la différence de longueur des télomères est fortement héréditaire, il serait intéressant d'identifier les gènes impliqués.

Il est donc fort probable que certains de ces gènes soient des « gènes de longévité » qui influent sur la vitesse du vieillissement.

Une telle découverte permettrait de faire un pas significatif vers la recherche de traitements destinés à accroître la durée de vie. ■

Découverte clé

Mangez moins, vous vivrez plus longtemps

Vous pensez que vous mangez plus que nécessaire ? Alors, outre la seule perspective de perdre du poids, les récentes découvertes dans la lutte anti-âge constituent de nouvelles motivations pour reposer plus vite vos couverts. Des chercheurs californiens ont soumis des souris à un régime à très basses calories et ont constaté que quelques semaines suffisaient pour ralentir le processus de vieillissement et inverser même certaines de ses conséquences.

La communauté scientifique sait depuis les années 1930 que le fait de restreindre l'alimentation retarde la sénescence et allonge la durée de vie chez l'animal de laboratoire. Les chercheurs avaient toujours présumé que de tels effets résultaient d'une vie entière passée à la diète, mais il semble aujourd'hui que les avantages anti-âge de la restriction calorique se manifestent presque immédiatement. Ce qui signifie que des personnes dans la cinquantaine ou même plus âgées peuvent encore profiter de ses bienfaits – même après un demi-siècle d'excès alimentaires !

Comment ça marche ? Les chercheurs californiens ont diminué de 20 % l'apport calorique à de très vieilles souris pendant 2 semaines, puis à nouveau de 20 % les 2 semaines suivantes. Ils ont ensuite mesuré l'effet sur la sénescence en étudiant quels gènes avaient été activés par la restriction calorique. Ils ont constaté que l'expression (ou l'activation) des gènes associés aux facteurs de vieillissement tels que l'inflammation et le stress cellulaire avait changé : elle était devenue identique à celle des vieilles souris qui avaient été au régime toute leur vie.

Les études sur l'animal étant encourageantes, des travaux sur l'homme sont en cours. La réduction calorique en tant que moyen de défense contre les effets de l'âge ne peut en vérité être recommandée sans précautions. Une forte restriction alimentaire expose au risque de sous-nutrition, qui anéantirait tous les effets bénéfiques d'un tel régime.

Par ailleurs, on imagine mal un mouvement de masse en faveur d'une alimentation semblable à celle des mannequins !

Une retombée plus probable de ces recherches sera la mise au point d'un médicament imitant les effets anti-âge de la restriction calorique. Sans attendre, sachons dès maintenant adopter un régime alimentaire bien équilibré. ■

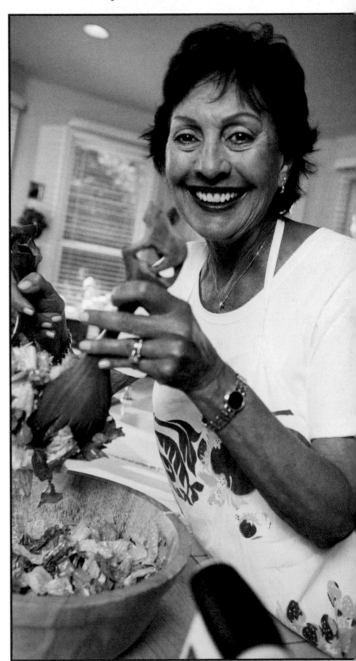

Il est possible que manger beaucoup moins allonge notre espérance de vie, comme c'est le cas pour les animaux de laboratoire.

Découverte clé

Âge et mémoire : une question d'entraînement

Depuis des années, les neurobiologistes affirment que les pertes de mémoire dues à l'âge peuvent être limitées si l'on stimule régulièrement son cerveau en lui lançant de véritables défis intellectuels. Ils ont maintenant la preuve « photographique » que les adultes âgés conservent bien la capacité cérébrale d'une bonne « souvenance » à court terme – ils doivent juste mieux l'utiliser.

L'imagerie par résonance magnétique nucléaire (IRM) a permis de visualiser l'activité du cerveau de sujets en train de mémoriser des mots.

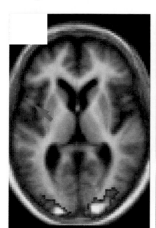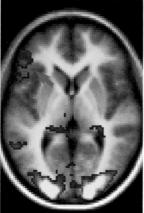

Ces images scanner du cerveau montrent comment les différentes régions impliquées dans la mémorisation peuvent être stimulées. Dans l'image de gauche, la flèche bleue désigne l'absence d'activation dans le cortex préfrontal gauche d'une personne âgée essayant de se rappeler quelque chose par les mécanismes mémoriels habituels. Dans l'image de droite, la flèche bleue montre l'excitation de cette région après l'adoption de stratégies de mémorisation.

Des chercheurs américains ont constaté que les personnes de 70 à 80 ans exploitaient moins que les plus jeunes certaines régions de leur cerveau associées à la mémorisation. C'est une découverte encourageante pour tous ceux qui en ont assez de chercher leurs clés de voiture pendant 20 minutes ou de faire des pauses embarrassantes pour retrouver un nom momentanément oublié.

Pourquoi est-ce réconfortant ? Parce que c'est une preuve tangible que la perte de la mémoire qui accompagne souvent le vieillissement ne résulte pas d'un déclin des capacités mentales, mais plutôt d'une propension à utiliser la mauvaise partie du cerveau pour mémoriser. Or une telle tendance peut être combattue par la pratique régulière d'exercices simples.

Les chercheurs ne se sont pas intéressés aux personnes atteintes de troubles mnésiques sévères (démence sénile), mais à des adultes sains typiquement concernés par le déclin, bien moins grave, de leur mémoire à court terme, encore appelé oubli sénile bénin. Quand ces hommes et femmes essayaient de mémoriser une suite de mots, l'IRM révélait une faible activité du centre de la mémoire de leur cortex préfrontal gauche. En revanche, quand on leur demandait de se concentrer sur ces mots – par exemple, en déterminant s'ils étaient concrets ou abstraits –, ce même centre s'activait et les sujets se souvenaient mieux des mots en question.

Les chercheurs ont conclu que les personnes âgées pouvaient apprendre à raviver leur capacité mémorielle à l'aide d'un entraînement utilisant les techniques de mémorisation telles que l'association de mots avec des images ou d'autres mots. ■

Passez à l'action

Entraînez votre mémoire

Votre mémoire s'améliore quand vous exercez votre cerveau à « penser autrement ». Voici cinq défis qui vous aideront à mieux exploiter votre centre mémoriel.

1. Apprenez à jouer d'un instrument de musique.
2. Commencez une nouvelle carrière ou optez pour un nouveau passe-temps.
3. Apprenez une langue étrangère.
4. Tenez-vous informé et replacez les nouvelles du monde dans leur contexte.
5. Lisez, puis discutez de ce que vous avez lu.

Découverte clé

Un esprit sain dans un corps sain

Faites marcher votre cerveau ! Voilà ce qu'on dit depuis des années aux personnes âgées qui veulent garder une bonne mémoire. Mais si l'on stimule son intellect en faisant des mots croisés ou en apprenant une langue étrangère, on en oublie parfois une autre activité qui préserve aussi la mémoire : l'exercice physique. Or une étude, réalisée durant 6 ans auprès de 349 adultes âgés de 55 ans et plus, vient de démontrer que rester physiquement en bonne santé au fil des années protège le cerveau tout autant que le corps. Cette nouvelle découverte devrait suffire à convaincre tout un chacun de sauter du lit le matin pour aller faire de la marche ou du vélo. Pour simplifier, les sujets physiquement en forme ont conservé une meilleure acuité intellectuelle tout au long de l'étude que ceux qui étaient moins alertes. Les premiers ont enregistré de meilleurs résultats aux tests sur les fonctions cognitives (se souvenir d'un mot, par exemple) que ceux qui étaient les moins en forme physiquement.

Le lien entre une médiocre forme physique et de piètres aptitudes cérébrales avait déjà été mis en évidence. Mais cette dernière enquête, publiée en avril 2003 par le *Journal of American Geriatrics Society,* renforce encore le rapport existant entre le corps et l'esprit, et ce, selon les auteurs, pour deux raisons liées à la conception même de l'étude.

D'une part, il s'agit de la première étude qui se soit intéressée exclusivement à des personnes âgées de 55 ans et plus. D'autre part, au lieu de s'appuyer sur les informations données par les patients sur leur activité physique (c'est-à-dire de prendre pour argent comptant leurs déclarations), les chercheurs ont mesuré leur degré d'aptitude physique en leur faisant passer des tests de marche sur un tapis roulant, ce qui écarte tout risque de mensonge. Chez des sujets en bonne santé, plus la pratique d'exercices cardio-respiratoires (activités d'endurance comme la nage, le jogging, le vélo et même la montée d'escaliers) est fréquente, meilleurs sont les résultats enregistrés sur le tapis roulant.

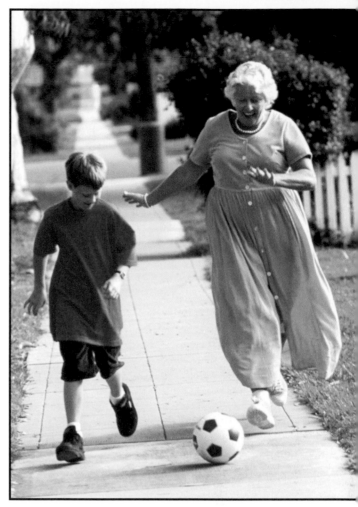

Pour éviter les problèmes de santé, rien ne vaut l'activité physique. Il semble désormais acquis qu'en faisant régulièrement de l'exercice on maintienne en forme aussi bien son corps... que son esprit !

Comment ça marche ? Les chercheurs ne savent pas encore bien pourquoi l'activité physique régulière se révèle bénéfique pour la matière grise vieillissante. Il est concevable que nombre des affections (telles que l'hypertension, les maladies cardio-vasculaires, le diabète) dont protège souvent l'exercice physique entraînent une diminution des fonctions cérébrales avec l'âge. De plus, les activités physiques qui accélèrent le rythme cardiaque augmentent aussi la quantité de sang riche en oxygène qui irrigue le cerveau.

Par conséquent, si un vieil ami se moque de vous parce que vous allez courir tous les matins, proposez-lui de faire la course puis de disputer une partie de Scrabble. Vous risquez fort de gagner sur les deux tableaux ! ■

Prévention

Gras : faire le bon choix pour préserver son cerveau

Si vous voulez mettre toutes les chances de votre côté pour éviter la maladie d'Alzheimer, consommez le bon type de gras : telles sont les conclusions d'une étude publiée en février 2003 par la revue américaine *Archives of Neurology 3*.

Cette enquête prospective a suivi 815 hommes et femmes âgées de plus de 65 ans dont aucun ne souffrait de la maladie d'Alzheimer et qui ont répondu à un questionnaire sur leur alimentation. Quatre ans plus tard, 131 d'entre eux avaient développé la maladie. En étudiant leur régime alimentaire, les chercheurs ont pu constater que, chez ceux qui ingurgitaient le plus de gras saturés d'origine animale ou hydrogénés, le risque d'Alzheimer était plus de deux fois supérieur (2,2 à 2,4). À travers cette étude, ils ont aussi démontré que plus les sujets consommaient de « bons » gras, plus le risque de développer la maladie d'Alzheimer était faible.

L'élément important est le type de gras consommé, et non la quantité. Quels sont ces « bons » gras associés à un risque moins élevé ? Il s'agit des gras présents dans les huiles végétales telles que les huiles d'olive, de maïs, de tournesol, de colza, dans les poissons gras comme le saumon, la sardine et le maquereau, et de ceux que contiennent les fruits à écale et les avocats.

Les gras et aliments à éviter le plus possible, car ils accroissent les risques, sont les gras d'origine animale (viande, produits laitiers, beurre et saindoux), les aliments frits (quelle que soit la graisse utilisée) et les gras dits hydrogénés que l'on trouve dans la margarine et de nombreux produits du commerce tels que les biscuits salés ou sucrés et autres produits conditionnés (d'où l'importance de bien lire les étiquettes !).

Bon pour le cœur Les recherches sur les liens entre l'alimentation et le risque d'Alzheimer étant jusqu'alors peu concluantes, il n'existe encore aucun consensus sur un régime anti-Alzheimer. Mais cette étude est particulièrement prometteuse car elle rejoint les recommandations diététiques actuelles sur la consommation « idéale » de gras pour éviter les maladies cardio-vasculaires et rester en bonne santé.

Bien que l'on pense, à tort, que tout gras est à proscrire, quelle qu'en soit la quantité, les experts préconisent seulement de limiter fortement les gras saturés (généralement d'origine animale) et les gras hydrogénés, qui augmentent le taux de « mauvais » cholestérol (LDL) dans le sang et menacent de boucher les artères.

Le « mauvais » cholestérol est connu comme facteur de risque cardio-vasculaire lorsque son taux est élevé, mais il pourrait aussi favoriser l'accumulation, à l'intérieur du cerveau, de protéines nocives (les protéines bêta-amyloïdes notamment) liées à la maladie d'Alzheimer.

Par ailleurs, les gras insaturés et non hydrogénés – ils se retrouvent dans les mêmes légumes, poissons gras et noix qui réduisent le risque d'Alzheimer – se révèlent bénéfiques pour la santé. Ainsi, en consommant des huiles végétales, des fruits à écale et des poissons gras, vous n'avez absolument rien à perdre, et peut-être tout à gagner. ■

Découverte

Une petite dose de nicotine pour votre mémoire

Pour quelle raison un non-fumeur voudrait-il porter un patch de nicotine ? Parce qu'il essaie d'arrêter... d'avoir des trous de mémoire. En effet, des chercheurs ont découvert que des doses faibles mais régulières de nicotine réduisent la perte de mémoire, légère mais gênante, qui vient avec l'âge, même chez les sujets en bonne santé. En d'autres termes, les patchs pour stimuler la mémoire risquent fort de devenir un produit courant dans quelques années.

C'est ainsi qu'une équipe de chercheurs de l'université de Duke a sauvé la sombre réputation de la nicotine en soumettant un groupe de personnes âgées au port du patch pendant 1 mois, tout en testant leur mémoire. De fait, la nicotine peut soulager des troubles liés à l'âge, en réduisant par exemple le nombre de ces « instants de vieillesse » qui se traduisent par l'oubli. Elle est également capable de prévenir, sinon de ralentir, le déclin de la mémoire.

Comment ça marche ? La majorité des gens ne voient dans la nicotine que le composant du tabac qui entraîne une dépendance. Pourtant, comme pourrait en témoigner un étudiant qui prépare ses examens tout en fumant comme un pompier, la nicotine est en mesure de stimuler les fonctions mentales. Elle reproduit l'effet d'une substance chimique naturelle du cerveau, l'acétylcholine, sécrétée par les terminaisons nerveuses et connue pour renforcer mémoire et facultés d'apprentissage.

Des recherches un peu plus anciennes avaient montré que la nicotine pouvait soulager les personnes atteintes de troubles graves de l'encéphale tels que la maladie d'Alzheimer. Cette récente étude, publiée en octobre 2003 dans la revue *Psychopharmacology,* a, de son côté, dévoilé les effets bénéfiques de la nicotine sur une affection beaucoup moins sérieuse, connue sous le nom de « déficit mnésique lié à l'âge » ou oubli bénin. Il s'agit du syndrome déplaisant des clés perdues ou du « où ai-je mis mes lunettes ? », bien connus des adultes d'un certain âge. Or les sujets qui portaient

le patch de nicotine ont remarqué un net progrès de leur mémoire. Ceux qui – sans le savoir – avaient des patchs placebos n'ont perçu aucun changement.

Disponibilité Les cobayes de cette étude avaient les mêmes patchs que ceux que l'on utilise pour cesser de fumer. Ces patchs libèrent des petites doses parfaitement contrôlées de nicotine dans le sang, à travers la peau, pour aider les fumeurs à surmonter l'étape de sevrage quand ils ont décidé d'arrêter de fumer. Toutefois, les chercheurs sont loin d'encourager l'usage de ces patchs pour renforcer la mémoire. D'une part, l'étude portait sur un nombre très restreint de sujets : 11 en tout. Ces résultats, même s'ils sont impressionnants, doivent donc être corroborés par ceux d'études similaires sur des populations plus larges. D'autre part, et surtout, la nicotine est une drogue dont le pouvoir d'accoutumance est très fort, et l'usage des patchs à long terme peut être dangereux. La prochaine étape la plus probable devrait être la mise au point d'un médicament proche de la nicotine, qui aura les mêmes vertus pour la mémoire, mais pas d'effets négatifs. ■

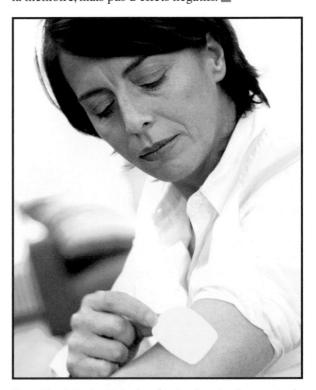

Un patch contre les trous de mémoire : les chercheurs ont mis en évidence que des doses de nicotine faibles mais régulières pouvaient empêcher ou réduire les pertes de mémoire dues à l'âge. Ils travaillent à remplacer la nicotine par une substance moins dangereuse.

LES ENFANTS

DANS CE CHAPITRE

113 FIÈVRE ET ALLERGIES

114 OBÉSITÉ

117 ALIMENTATION

119 SANTÉ DENTAIRE

121 INFECTION DE L'OREILLE

122 PRÉMATURITÉ

123 CANCER

124 HYPERACTIVITÉ

POLITICIENS ET EXPERTS CONTINUENT À TIRER LA SONNETTE D'ALARME AU SUJET DU FLÉAU DE L'OBÉSITÉ DES ENFANTS.

En effet, une étude a montré que l'alimentation des petits en très bas âge manque cruellement de fruits et de légumes, alors qu'elle comporte beaucoup trop de graisses. Chez les adolescents, les facteurs sociologiques et culturels augmentent les risques d'obésité, voire de diabète. Si des médicaments anticholestérolémiques pour l'enfant existent désormais, toutes les recherches montrent le rôle décisif de l'exercice physique dans le contrôle du poids, l'adiposité et la solidité des os. Plus encore, une activité physique intense peut même empêcher nos jeunes d'attraper trop de rhumes et de devenir hyperactifs.

Les enfants hyperactifs peuvent d'ailleurs espérer voir leur capacité de concentration s'améliorer grâce à un programme informatique mis au point en Suède. D'après une étude de très grande envergure, leur faculté de concentration baisserait dès l'âge de 7 ans en fonction du nombre d'heures passées devant la télévision avant 3 ans.

Enfin, vous découvrirez comment le recours à des bactéries peut éviter les caries et la réponse à la question que se posent tant de parents : pouce ou sucette ?

Étude épidémiologique
Fièvres antidotes

La prochaine fois que votre bébé aura de la fièvre, détendez-vous : il se pourrait qu'il ait moins de risques de développer plus tard des allergies. C'est ce qu'ont découvert les chercheurs du centre Henry Ford de Detroit en étudiant les dossiers médicaux de 835 enfants, de la naissance à l'âge de 1 an, puis en les suivant jusqu'à 7 ans.

Des recherches antérieures avaient montré que les enfants ayant eu la rougeole, la tuberculose et une hépatite A avaient par la suite moins tendance à développer des allergies. Pour cette nouvelle étude, les chercheurs se sont intéressés aux infections les plus répandues, comme celles du système respiratoire supérieur. « Apparemment, avoir de la fièvre au cours de sa première année se révèle protecteur. La fièvre semble en soi un facteur décisif : des infections à l'origine de fièvre touchant les yeux, les oreilles, le nez ou la gorge ont un lien direct avec la diminution des risques d'allergies, contrairement à des infections similaires sans fièvre », explique le Dr Williams, épidémiologiste. Et peu importe

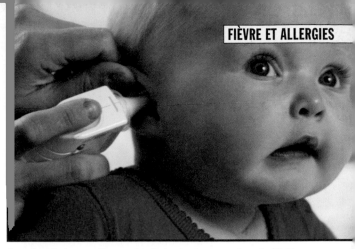

Au cours de la première année de la vie, les poussées de fièvre provoquées par une infection des yeux, des oreilles, du nez ou de la gorge entraîneraient le système immunitaire à faire la différence entre les germes et des ennemis inoffensifs comme la poussière et le pollen.

l'intensité de la fièvre, l'effet étant le même si elle ne dépasse pas 38 à 38,5 °C, tranche adoptée pour l'étude. En revanche, le nombre des poussées de fièvre a son importance. Parmi les enfants qui n'ont jamais eu de fièvre pendant leur première année, la moitié est allergique à une ou plusieurs substances irritantes dès l'âge de 7 ans. Parmi ceux qui ont eu une seule fois de la fièvre, 46,7 % ont des tendances allergiques, mais un tiers seulement des enfants qui ont eu deux accès ou plus de fièvre au cours de la prime enfance montrent une sensibilité allergique à l'âge de 7 ans.

Comment ça marche ? Ces découvertes vont dans le sens de ce qu'on appelle l'hypothèse hygiéniste : les populations des pays occidentaux industrialisés étant exposées à des germes moins nombreux que ne le veut la nature, leur système immunitaire acquiert une sensibilité excessive. « Nous pensons qu'au cours de la première année de la vie il se prend des décisions importantes au niveau de la cellule T », dit le Dr Williams. Les cellules T sont les « meneuses » du système immunitaire : elles disent aux autres cellules immunitaires comment et quand réagir à une menace. « Si l'on ne se trouve pas exposé précocement à des infections, il semble fort probable que les cellules T décident de répondre à certaines provocations de l'environnement de manière allergique », ajoute ce dernier. Selon lui, cette étude permettra peut-être aux chercheurs de trouver un moyen d'immuniser les enfants contre les allergies en manipulant leur système immunitaire à un âge précoce. Mais, pour l'instant, il recommande avec bon sens de ne pas aller exposer volontairement son bébé là où se trouvent d'autres enfants malades. ■

LA RECHERCHE

N'empêchez pas votre enfant de gambader !

L'asthme ne doit pas empêcher votre enfant de se dépenser. Les chercheurs du John Hopkins Children's Center de Baltimore ont interrogé les parents de 137 enfants asthmatiques âgés de 6 à 12 ans sur le degré d'activité de leurs enfants et l'ont comparé à celui de 106 enfants non asthmatiques. Ils ont constaté, sans grande surprise, que les enfants « sains » étaient dans l'ensemble plus actifs.

L'absence d'un endroit où faire de l'exercice n'entrait pas en ligne de compte — la majorité des familles vivaient à quelques pas d'un parc ou d'un terrain de jeux. En revanche, certains parents contribuaient au problème : un quart d'entre eux craignaient que leur enfant tombe malade en se dépensant. Les chercheurs ont montré que des exercices d'échauffement ou une modification du traitement médicamenteux doivent venir à bout de l'asthme lié à l'exercice physique. ■

Prévention

Obésité : risques multiples chez les jeunes

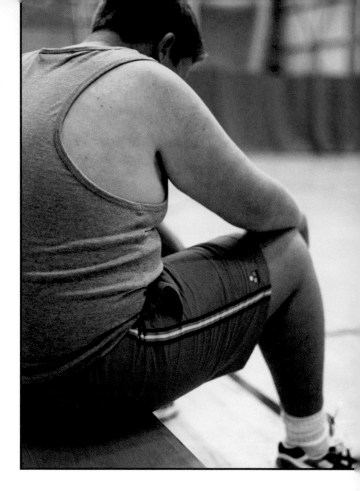

L'obésité, qui se définit par une augmentation de la masse grasse, résulte d'une manière générale d'une consommation d'énergie supérieure aux dépenses de l'organisme. Chez l'enfant, ce déséquilibre est lié à une surconsommation alimentaire amplifiée par une diminution de l'activité physique : il suffit de comptabiliser les heures passées devant la télévision ou des jeux vidéo, la part décroissante de la marche dans les déplacements, d'ajouter de solides hamburgers ou quantité de biscuits, de saupoudrer le tout de bonbons ou de frites et de boissons sucrées, et l'on a tous les ingrédients à l'origine du surpoids des enfants actuels.

La « mal-bouffe » À cela, il faut ajouter l'évolution récente de la composition des produits alimentaires proposés aux adolescents : la « junk food », surconcentrée en sucres rapides, en graisses et en exhausteurs de goût, incite au grignotage en générant à la fois une sensation de faim permanente (les sucres rapides sont digérés très vite) et une habituation parfois proche de l'addiction. La mise à disposition facile de ces produits jusque dans les écoles ne facilite pas le travail des parents, qui ont de plus en plus de difficulté à faire avaler à leur progéniture des plats équilibrés à des heures fixes.

Les chiffres Au Canada, le pourcentage d'enfants en surpoids augmente de façon alarmante : il a presque triplé depuis 1981, avec d'importantes disparités géographiques et sociales (les enfants pauvres de moins de 12 ans sont près de quatre fois plus touchés que les enfants des milieux aisés ; ceux des Maritimes plus que ceux des Prairies). Au Québec, la prévalence de l'obésité pour l'ensemble de la population est actuellement de 12,6 %. Fait nouveau, même dans les pays où la nourriture est moins abondante que dans nos pays industrialisés, les enfants sont en train de devenir obèses, comme dans certains pays d'Afrique. De fait, les nations récemment industrialisées connaissent de plus graves problèmes d'obésité que les autres.

Les risques De nombreuses études montrent que la surcharge pondérale augmente le risque de pathologies telles que les maladies cardio-vasculaires, l'hypertension artérielle et le diabète de type II. D'après une enquête américaine, beaucoup d'adolescents américains seraient exposés à la crise cardiaque tant leurs artères sont obstruées par l'athérosclérose (dépôt de graisse au niveau des artères). Parallèlement à cela, l'hypertension, autrefois rare chez l'enfant, est de plus en plus courante. Désormais, les signes précurseurs de maladie cardio-vasculaire comme l'hypertension peuvent survenir chez l'enfant dès l'âge de 2 ans ! Ces observations ont conduit l'American Heart Association (AHA) à publier, en mars 2003, ses premières recommandations (valables pour la population canadienne) pour prévenir les maladies cardio-vasculaires chez l'enfant. Les médecins sont actuellement invités à intervenir très tôt en cas d'obésité chez leurs jeunes patients en les encourageant à modifier sérieusement leur mode de vie trop sédentaire qui favorise la prise de poids. Il leur est également recommandé d'être vigilants afin de détecter tout indice de développement d'une résistance à l'insuline, d'une intolérance au glucose ou d'un diabète de type II, en hausse chez les enfants en Amérique du Nord comme en Europe. L'AHA conseille encore aux professionnels de la santé de s'informer du régime alimentaire des enfants à chaque visite et d'inciter tous ceux qui souffrent de surpoids dans une famille à prendre sérieusement le problème en considération. Ainsi les parents devraient-ils apprendre à diminuer les apports en gras de leur progéniture dès la petite enfance.

Voici les principaux conseils de l'AHA en matière de prévention de l'obésité chez l'enfant

- Faire consommer aux enfants des fruits, des légumes, des céréales complètes, des produits laitiers, du poisson, des légumes, de la volaille et de la viande maigre.
- À partir de l'âge de 2 ans, limiter la consommation d'aliments riches en gras saturés, en cholestérol et en acides gras trans.
- Réduire de façon importante la consommation de sel et de sucre.
- Leur faire pratiquer quotidiennement au moins 1 heure d'exercice physique intense ou modéré.
- Limiter le temps passé devant la télévision et à toute autre activité sédentaire (jeux vidéo, téléphone ou ordinateur) à 2 heures par jour.

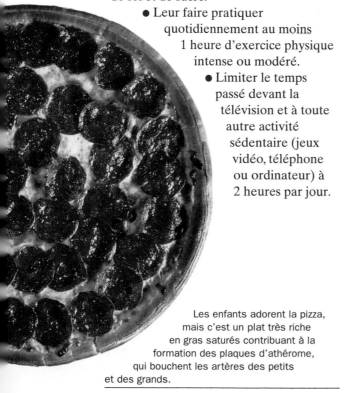

Les enfants adorent la pizza, mais c'est un plat très riche en gras saturés contribuant à la formation des plaques d'athérome, qui bouchent les artères des petits et des grands.

DES MÉDICAMENTS CONTRE LE CHOLESTÉROL ?

Il est tout à fait possible que votre enfant soit amené à prendre des médicaments contre le cholestérol. Bien qu'un taux de cholestérol élevé et des artères bouchées soient généralement considérés comme des affections d'adulte, ils peuvent survenir dès l'enfance, note l'American Heart Association. D'ailleurs, un tiers des jeunes Américains entre 2 ans et l'adolescence ont déjà un taux de cholestérol élevé.

Le National Cholesterol Education Programme recommande la prescription de médicaments contre le cholestérol pour les enfants de plus de 10 ans dont le taux de LDL, c'est-à-dire de « mauvais » cholestérol, reste élevé même après modification du régime alimentaire. Toutefois, les statines, les médicaments adaptés les plus utilisés, ne sont pas encore autorisées chez l'enfant car les études à grande échelle sur leur efficacité et leur innocuité sont encore trop peu nombreuses.

L'une d'elles, portant sur 173 enfants âgés de 9 à 18 ans et publiée dans le numéro d'octobre 2002 de *Circulation*, le journal de l'American Heart Association, a démontré que la simvastatine (Zocor), médicament dit anticholestérol, réduisait significativement le taux de cholestérol chez les enfants atteints d'hypercholestérolémie, qui avaient des antécédents familiaux de cette affection. Par ailleurs, cette étude a également constaté qu'au bout de 48 semaines le traitement n'avait aucun effet secondaire sur la croissance ou l'évolution de la puberté.

Le taux de cholestérol total de la population en général doit être inférieur à 5,2 mmol/l et à 3,4 mmol/l pour le LDL. Un taux de cholestérol total supérieur à 6,2 mmol/l et un taux de LDL supérieur à 4,1 mmol/l doivent être considérés comme trop élevés. ∎

L'AHA préconise également aux médecins de mesurer la tension artérielle des enfants dès l'âge de 3 ans et de vérifier leur taux de cholestérol dès 5 ans. L'American Academy of Pediatrics recommande, quant à elle, d'analyser le taux de cholestérol dès 2 ans dans les familles à risque : celles dans lesquelles les parents ou les grands-parents ont eu des maladies cardio-vasculaires avant l'âge de 55 ans, ou celles dont les parents présentent un taux de cholestérol élevé. ∎

Observation

Les régimes précoces sont voués à l'échec

Si votre fillette de 5 ans est un peu grassette, pensez-y à deux fois avant d'envisager de la mettre au régime. Une étude publiée dans la revue de l'American Dietetic Association a montré que les filles de 5 ans qui présentent le risque d'être en surpoids et qui sont mises au régime se retrouvent souvent en surpoids réel à l'âge de 9 ans.

Les régimes ne fonctionnent pas à cet âge. Les chercheurs de l'université de Pennsylvanie ont suivi 153 fillettes de 5 ans pendant 4 ans. Ils ont évalué leur poids, leur attitude par rapport à celui-ci, leurs habitudes alimentaires et la satisfaction qu'elles éprouvaient devant leur corps. Trente-deux d'entre elles avaient commencé à être en surpoids à l'âge de 5 ans. À 7 ans, elles mangeaient nettement

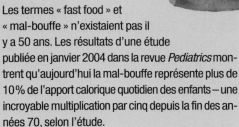

LA RECHERCHE

La génération fast food

Les termes « fast food » et « mal-bouffe » n'existaient pas il y a 50 ans. Les résultats d'une étude publiée en janvier 2004 dans la revue *Pediatrics* montrent qu'aujourd'hui la mal-bouffe représente plus de 10 % de l'apport calorique quotidien des enfants – une incroyable multiplication par cinq depuis la fin des années 70, selon l'étude.

Les chercheurs ont observé le profil alimentaire de 6 212 enfants et adolescents américains, âgés de 4 à 19 ans. Quel que soit le jour de la semaine, un tiers de ces jeunes mangeaient de la nourriture venue d'un fast-food. Leurs recommandations ? Faire sortir la mal-bouffe des écoles ; imposer des restrictions sur la publicité lors des émissions de télévision destinées aux jeunes ; éliminer les cadeaux et les jeux qui accompagnent les « mets pour enfants ». Ces recommandations ont reçu un appui important. L'American Academy of Pediatrics a déjà dit que la publicité destinée aux jeunes enfants manquait d'éthique. ∎

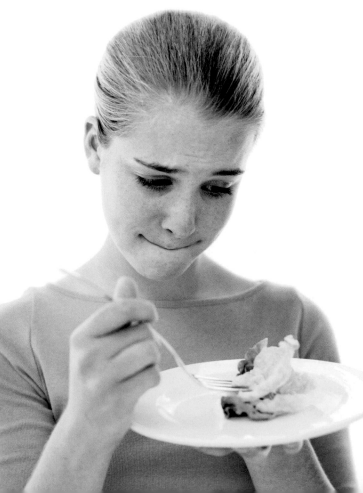

plus que les fillettes de poids normal, y compris des collations alors qu'elles n'avaient pas faim. Elles n'aimaient pas leur corps, se préoccupaient de leur poids et étaient plus enclines à faire des régimes. Et c'était encore vrai à l'âge de 9 ans.

Alors, pourquoi le gain pondéral ? Les chercheurs font l'hypothèse que la faim a le même effet chez elles que chez les adultes : la privation de nourriture entraîne des fringales et l'envie de manger, qu'on ait faim ou pas. Pour le Dr Matt Longjohn, directeur du Consortium pour diminuer l'obésité chez les enfants de Chicago, le message est clair. « Vous devez changer son style de vie. Si un enfant est en surpoids, il ne faut pas ignorer la situation, mais créer de façon positive des occasions quotidiennes d'exercice physique plutôt que d'insister sur le poids et les régimes. »

Selon une autre étude récente faite à l'université Harvard, les régimes ne fonctionnent pas non plus chez les adolescents. Les chercheurs ont suivi plus de 15 000 garçons et filles de 9 à 14 ans pendant 3 ans. Les adolescents qui faisaient un régime ont gagné environ 1 kg de plus par an que ceux qui n'en faisaient pas, vraisemblablement parce que les premiers étaient enclins aux fringales. ∎

Prévention
L'alimentation des tout-petits fait peur

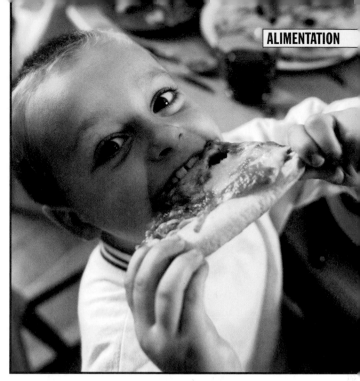

L'alimentation des tout jeunes enfants qui privilégie les produits gras au détriment des fruits et légumes a atteint aux États-Unis un niveau particulièrement inquiétant.

Alors qu'il semblerait naturel de donner à manger aux tout jeunes enfants un quartier de pomme, des rondelles de banane ou un autre fruit, les choses sont tout autres aux États-Unis.

Selon une étude, qui a évalué les habitudes alimentaires de 3 000 enfants américains choisis au hasard parmi une population âgée de 4 mois à 2 ans, les aliments les plus consommés sont les frites, les pizzas, les hot dogs et autres denrées grasses. Cette étude américaine publiée en janvier 2004 a mis en évidence que ces petits bouts d'homme mangeaient les mêmes choses que leurs parents.

Un régime hypercalorique Elle a également montré qu'un tiers des enfants de moins de 2 ans ne mangeait jamais ni fruits ni légumes. Et, quant aux

légumes consommés par les autres, il s'agit le plus souvent des pommes de terre frites chez les plus de 15 mois. Les résultats de cette étude indiquent également que les jeunes enfants absorberaient bien plus de calories que ne l'exige leur métabolisme à leur âge. Cette surconsommation énergétique ouvre une voie royale aux problèmes de surpoids.

Si ces résultats ont été jugés effrayants, ils n'ont cependant pas surpris le directeur des sciences de la nutrition chez Gerber, un fabricant d'aliments pour enfants qui a financé l'étude. Pour lui, il n'est pas étonnant de constater que les bébés américains se tournent vers l'alimentation américaine type, mais il est très inquiétant de voir que les mauvaises habitudes alimentaires se rencontrent chez eux dès l'âge de 9 mois.

Tout se joue avant 2 ans Les conclusions de cette étude montrent qu'en plus d'être trop pauvre en fruits et légumes leur alimentation est bien trop riche en boissons sucrées et en matières grasses. Le plus grave étant que c'est précisément durant les 2 premières années de la vie que l'enfant acquiert de bonnes habitudes alimentaires. En effet, nombre d'études prouvent que ce qu'aime et mange un enfant à 2 ans, il l'aimera et le mangera toujours à 8 ans. D'où l'extrême importance de développer de bonnes habitudes alimentaires dès les premières années de la vie. ■

LA RECHERCHE

Des troubles comportementaux aux problèmes de poids

Les conclusions d'une étude de l'université du Michigan publiées en novembre 2003 ont montré que les enfants asociaux, anxieux, dépendants, déprimés, obstinés, hyperactifs ou effacés présentaient un plus grand risque de devenir obèses. Cette enquête se présentait sous la forme de questionnaires sur le comportement de leur progéniture adressés aux parents de 755 enfants âgés de 8 à 11 ans. On suppose que les enfants souffrant de ce type de troubles du comportement jouent moins à l'extérieur et avec leurs copains, font moins d'exercice et passent plus de temps seuls à des activités sédentaires telles que regarder la télévision. En général, au Canada comme aux États-Unis, l'obésité semble toucher davantage les pauvres. L'achat de produits industriels peu chers – trop riches en sucres rapides et donc générant en permanence une sensation de faim – favorise le grignotage, qui aide à supporter le mal-être et une mauvaise image de soi. Un cercle infernal. ■

Étude diététique
La qualité du petit déjeuner est déterminante

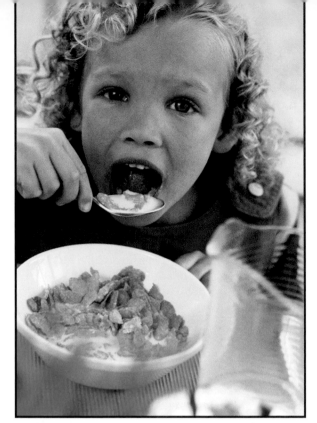

Pour bien démarrer le matin, rien de tel qu'un bon petit déjeuner : les enfants qui mangent des céréales complètes grignotent moins le reste de la journée.

Si le petit déjeuner habituel de votre enfant consiste en un bol de céréales sucrées ou quelques tranches de pain blanc grillées avec de la confiture, il faut vous attendre à ce qu'il ait rapidement faim et mange beaucoup en fin de matinée. Or cet apport alimentaire superflu le fera grossir. C'est la conclusion d'une étude britannique publiée en novembre 2003 dans une revue de pédiatrie.

En effet, le pain blanc, la plupart des céréales sucrées et la confiture ont en commun un index glycémique (IG) élevé. L'IG d'un aliment est un indice qui mesure l'augmentation du taux de glucose sanguin (ou glycémie) dans les 2 à 3 heures suivant son ingestion. Plus l'IG d'un aliment est élevé, plus son pouvoir hyperglycémiant est important. Les aliments à IG élevé comprennent les céréales raffinées telles que les flocons de maïs, le riz soufflé et le pain blanc, et les sucres simples tels que le sucre blanc et le fructose des fruits. Comme ils sont digérés et passent dans la circulation sanguine rapidement, ces aliments font augmenter tout aussi rapidement la glycémie. En réponse, l'organisme libère en masse de l'insuline, une hormone dont le rôle est de réguler la glycémie en permettant l'utilisation de ce sucre afin qu'il ne reste pas trop longtemps dans le sang. Et avec la chute de la glycémie apparaît une sensation de faim.

En revanche, on sait maintenant – plusieurs études menées ces dernières années l'ont prouvé – que la prise d'aliments à faible IG tels que le pain complet et les céréales complètes maintient l'appétit sous contrôle, limitant ainsi la prise de poids. Mais parmi ces études, très peu portaient sur des enfants.

L'expérience La recherche conduite en Angleterre a, elle, été conçue pour tester l'effet des aliments sur l'enfant selon leur IG. Des observations ont donc été effectuées à l'issue de petits déjeuners tests sur un groupe de 37 enfants, certains étant en surpoids, d'autres pas. Durant 3 jours consécutifs, chacun d'eux a pris l'un des trois petits déjeuners proposés : un petit déjeuner à faible IG, un petit déjeuner à faible IG avec du sucre, et un petit déjeuner à IG élevé. Tous ces repas comprenaient un jus de fruits, des céréales et du lait, avec ou sans pain et margarine, et tous contenaient exactement le même nombre de calories ; seuls différaient les IG des aliments sur la table. Enfin, tous les enfants se déclaraient rassasiés à la fin du repas.

Les conclusions À midi, les chercheurs notaient discrètement les quantités de nourriture absorbées par les enfants, qui composaient librement leur repas avec les divers aliments proposés sur un buffet. Leurs conclusions ? Le type de petit déjeuner que les enfants avaient pris influençait clairement leur comportement alimentaire à l'heure du dîner : ceux qui avaient pris le matin un repas à IG élevé mangeaient significativement plus que ceux ayant consommé un petit déjeuner à faible IG.

Cette étude constitue la première observation sérieuse de l'effet des aliments selon leur IG sur la régulation de l'appétit chez un groupe d'enfants dont certains sont en surpoids et d'autres pas. Elle apporte de nouvelles preuves que les aliments à faible IG jouent un rôle important dans le contrôle du poids et la gestion de l'obésité. ∎

Observation

La sucette ou le pouce : oui, mais pas après 2 ans

Pendant des années, les parents ont observé, non sans une bonne dose de culpabilité, leurs jeunes enfants sucer avec bonheur leur pouce ou leur sucette – une culpabilité héritée des mises en garde reçues de leurs propres parents (« Si tu continues, tu auras des dents croches ! »). Une étude récente a fait le tour des problèmes dentaires que le pouce ou la sucette peuvent véritablement causer.

Les conséquences dentaires

L'étude a suivi 372 enfants de la naissance à 5 ans. Les chercheurs, des dentistes américains, ont questionné leurs parents environ tous les mois sur les habitudes de ceux-ci (combien de temps passaient-ils à sucer leur pouce ou leur sucette ?), puis ils ont pris les empreintes dentaires des enfants à l'âge de 5 ans et ils ont examiné les anomalies de leur denture.

Le développement dentaire différait selon que l'enfant suçait ou non quelque chose. Les enfants qui sucent une tétine la sucent si fort que les muscles de leurs joues se renforcent et empêchent la mâchoire supérieure de s'élargir latéralement comme elle le devrait. Leur mâchoire est donc plus étroite et les dents sont plus serrées. En outre, lorsque la sucette est sucée longtemps, elle pousse davantage la langue sur les dents du bas, ce qui a pour effet de les écarter. Leur articulé dentaire se trouve alors inversé : les dents du bas sortent davantage sur les côtés que celles du haut. Bref, l'inverse de ce qu'il faudrait. Lorsqu'on suce son pouce, la pression du pouce contre les dents cause aussi des dégâts : les dents du haut partent en avant, tandis que celles du bas rentrent.

Une exception pour le nourrisson Il ne faut pas pour autant que les parents interdisent totalement à leurs enfants de sucer leur pouce ou une sucette. Jusqu'à 1 an, en effet, le bébé a vraiment besoin du réconfort que cela lui apporte. Au-delà de 1 an, toutefois, les parents devraient dissuader leurs enfants de sucer quelque chose afin qu'à 2 ans, ceux-ci soient débarrassés de cette habitude. Comme il est plus facile de cacher une sucette qu'un pouce, il est peut-être préférable de proposer la sucette au nouveau-né. L'habitude de sucer son pouce se perd plus difficilement, et il n'est pas rare de voir des enfants de 10 ans le pouce dans la bouche. ■

> **Le développement dentaire diffère selon que l'enfant suce son pouce ou une sucette**

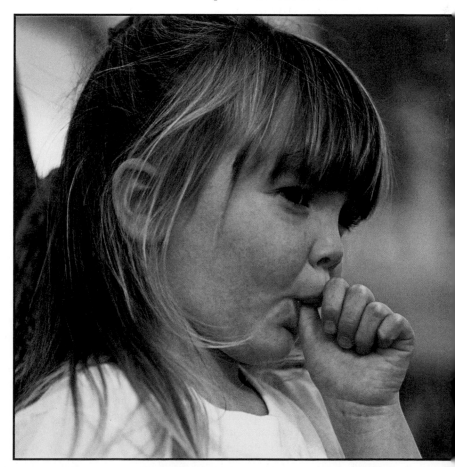

Près de quatre enfants sur cinq cessent d'eux-mêmes de sucer leur pouce avant que leur dentition n'en pâtisse.

Recherche pharmaceutique

Des bactéries contre les caries

Qui ne s'est jamais fait confisquer ses bonbons par sa mère sous prétexte que le sucre est mauvais pour les dents ? L'aboutissement de longues recherches permettra sans doute bientôt aux enfants (et aux mamans) de ne plus désormais s'en préoccuper.

En effet, depuis 25 ans, un biologiste américain met au point une nouvelle souche de *Streptococcus mutans*, une bactérie naturellement présente dans l'organisme qui digère les sucres présents dans la nourriture et les transforme en acide lactique. Cet acide attaque l'émail en créant des cavités dans les dents, les rendant ainsi plus fragiles. La souche ordinaire de *S. mutans* est à l'origine de 85 % des caries, mais il est possible de désarmer l'ennemi.

Comment ça marche ? En supprimant les gènes responsables de la production d'acide lactique, le chercheur a créé une variété de *S. mutans* qui continue de digérer les sucres sans produire cet acide corrosif pour l'émail. Résultat : pas d'acide, pas de caries ! Cette nouvelle souche a été testée avec succès chez des rats soumis à un régime très sucré.

La société qui commercialise ce produit innovant, contenant la nouvelle souche de *S. mutans*, attend l'autorisation de débuter des tests sur l'homme. Des essais préliminaires avec une précédente souche génétiquement modifiée avaient déjà été effectués dans les années 1980 sur trois personnes. Cette souche est toujours la seule variété de *S. mutans* présente dans leur bouche aujourd'hui, preuve que la nouvelle souche s'est implantée avec succès. Cependant, le nombre de sujets étudiés au cours de ces essais était trop faible pour pouvoir tirer des conclusions définitives sur l'efficacité de cette nouvelle souche contre les caries.

Notre chercheur espère que la nouvelle bactérie éradiquera un jour presque totalement les caries. Il prévoit de l'inoculer aux enfants dès l'apparition de leurs premières dents afin de leur offrir une protection à vie. Nous ne jetterons pas pour autant nos brosses à dents à la poubelle : une bonne hygiène dentaire reste indispensable afin d'éviter l'accumulation de la plaque dentaire et de garder une haleine fraîche. ■

LA RECHERCHE

La prévention de la carie et la santé bucco-dentaire

Il existe plusieurs traitements préventifs contre la carie. Les gestes d'hygiène de base, tels que le brossage régulier avec un dentifrice fluoré, si possible après chaque repas et une fois avant le coucher, au minimum 3 minutes, et une consommation limitée d'aliments contenant des sucres sont indispensables. De plus, le brossage avec un dentifrice ou une solution contenant un agent antibactérien améliore encore la protection. L'administration de fluor pendant la formation des dents est un traitement préventif courant qui renforce l'émail dentaire pour une protection optimale. Le fluor a la propriété de réduire le taux de carie d'environ 50 %. Le dentiste ou le pédiatre peuvent recommander des suppléments de fluor. Cependant, des études statistiques ont montré que la quantité de fluor contenue dans les dentifrices adultes et enfants vendus aujourd'hui était suffisante pour couvrir tous les besoins. Aussi ces suppléments ne sont-ils pas administrés de façon systématique, d'autant plus qu'ils peuvent provoquer le jaunissement des dents.

■ Un autre traitement, peu utilisé, est le scellement préventif, chez l'enfant, des sillons dentaires. Il consiste à boucher les sillons des dents où s'accumulent naturellement les bactéries avec une résine imitant l'aspect de la dent. Environ 29 % des enfants québécois ont reçu un scellant dentaire pour une dent permanente.

■ Chez l'adulte, le détartrage, qui consiste à retirer à l'aide d'ultrasons la plaque dentaire durcie, permet de limiter la quantité de bactéries présentes dans la bouche. Il est généralement couvert par les programmes d'assurance santé qu'offrent les entreprises à leurs employés.

■ Au Québec, les soins dentaires sont gratuits pour les enfants de moins de 10 ans.

■ Les statistiques de la santé bucco-dentaire au Canada montrent une amélioration constante de la qualité des dents chez les enfants. Ces progrès sont dus à des dépistages systématiques gratuits effectués dès la maternelle. Néanmoins, à 12 ans, 60 % des enfants québécois ont déjà expérimenté la carie. La qualité des dents n'est pas socialement équitable : les enfants de milieux favorisés ont moins de caries que les autres à 12 ans. ■

Technique chirurgicale

La pose des drains tympaniques facilitée

C'est le milieu de la nuit et vous êtes réveillé par votre fille en pleurs : elle a une forte fièvre et mal à l'oreille. Vous connaissez la situation : c'est une otite. En attendant de l'emmener chez le médecin, vous lui donnez un analgésique.

Votre fille présente un cas d'otite moyenne aiguë, une des infections les plus fréquentes chez l'enfant en bas âge. Mais, pour des milliers d'enfants, une otite survient si souvent que même le sirop magique (l'amoxicilline) ne suffit plus. Il s'agit alors d'otites séreuses ou purulentes récidivantes. Chez ces enfants,

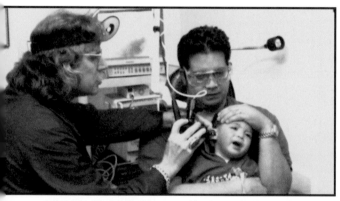

Grâce à la chirurgie laser, cet oto-rhino-laryngologiste américain peut poser un drain transtympanique en cabinet.

la trompe d'Eustache, qui relie l'oreille moyenne à l'arrière de la gorge, ne s'est pas correctement développée et n'évacue pas bien les fluides, de sorte qu'ils s'accumulent et provoquent une pression douloureuse. Pour relâcher celle-ci, les oto-rhino-laryngologistes insèrent souvent un drain trans-tympanique (yo-yo), petit tube qui passe à travers le tympan de l'enfant. Cette méthode permet d'évacuer les liquides accumulés de l'autre côté du tympan.

Classiquement, le drain transtympanique est posé à l'hôpital sous anesthésie générale légère. Toutefois, une nouvelle procédure par chirurgie laser ne

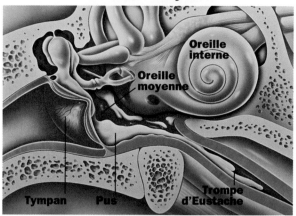

L'otite, une infection de l'oreille moyenne

Oreille interne

Oreille moyenne

Tympan   Pus   Trompe d'Eustache

L'infection de l'oreille moyenne peut conduire à l'obstruction de la trompe d'Eustache. Le pus et les fluides s'accumulent alors, la pression engendrant des douleurs aiguës.

nécessite plus qu'une anesthésie locale et peut être effectuée dans le cabinet du spécialiste, ce qui réduit la peur et les risques.

Comment ça marche ? Le spécialiste pulvérise un anesthésique local dans l'oreille puis pratique un petit trou dans le tympan avec le laser. Les enfants sentent un petit « pop », c'est un peu chaud, et la pression dans leur oreille baisse soudain. En se guidant à l'aide d'une optique grossissante, le médecin insère le tube.

En janvier 2002, une vaste étude américaine a conclu que c'était une solution de remplacement sûre et efficace à la pose en salle opératoire.

L'équipement laser étant très coûteux, très peu de spécialistes pratiquent la pose de yo-yo en cabinet. ■

LA RECHERCHE

Parents, évitez les antibiotiques !

La plupart des infections de l'oreille sont d'origine virale et guérissent d'elles-mêmes, mais il est difficile de résister aux parents implorant un antibiotique pour leur enfant en pleurs. Depuis quelques années, les médecins se limitent donc à prescrire dans un premier temps des médicaments calmant la douleur ainsi que des gouttes auriculaires associant un anti-inflammatoire et un antibiotique local. Pour rassurer les parents, ils prescrivent parfois, sur une ordonnance « de secours », un antibiotique général à n'acheter, toutefois, que si l'état de l'enfant ne s'améliore pas après 48 heures. ■

Découverte clé

Une aide pour les très petits bébés : le liquide amniotique artificiel

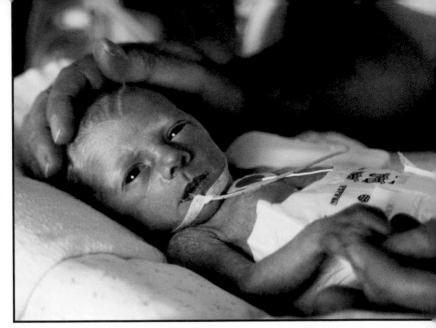

Le fœtus avale continuellement le liquide salé dans lequel il flotte – c'est ce qui le fait hoqueter si souvent dans le ventre de sa maman. En fait, il avale jusqu'à 850 ml de liquide amniotique chaque jour. Ce n'est que très récemment que les pédiatres ont compris pourquoi : il semble que le liquide amniotique participe à la maturation du système digestif. Les récents progrès techniques dans le domaine de la réanimation néonatale ont permis la prise en charge à la naissance d'enfants de plus en plus immatures. Mais ces prématurés, privés de liquide amniotique, développent fréquemment de graves problèmes gastro-intestinaux. En identifiant la relation entre le liquide amniotique et la maturation du système digestif du fœtus, les chercheurs ont entrevu la solution potentielle à ce problème : la création d'un liquide amniotique artificiel.

Une découverte accidentelle C'est en analysant un certain nombre d'échantillons de liquide amniotique afin de voir s'il existait une cause hormonale à certaines pathologies néonatales, notamment des infections, que deux spécialistes américains en néonatalogie ont trouvé des concentrations extrêmement élevées d'un type de protéines appelées facteurs de croissance, car elles accroissent la production des globules rouges et blancs dans la moelle osseuse. De telles concentrations ne pouvaient être fortuites : elles devaient avoir une utilité.

En examinant des échantillons de tissu fœtal humain, les chercheurs découvrirent ensuite des sites spécifiques de liaison de ces protéines sur certaines cellules intestinales, des cellules de villosités, minuscules excroissances en forme de doigt qui tapissent l'intérieur de l'intestin et permettent l'absorption des nutriments. Or, chez les prématurés,

qui ne reçoivent souvent aucun aliment par voie orale avant 1 semaine ou davantage, les villosités tendent à s'atrophier. Aussi, quand ces bébés commencent à boire du lait, ils développent bien souvent une intolérance à ses protéines, qui se manifeste par des vomissements, des diarrhées, des selles sanglantes et, dans le pire des cas, une infection potentiellement mortelle, l'entérocolite ulcéronécrosante.

Les deux médecins émirent l'hypothèse que l'adjonction de facteurs de croissance dans le tube digestif des nouveau-nés permettrait d'éviter l'apparition de l'intolérance au lait. Pour cela, ils ont mis au point un liquide amniotique artificiel : une solution incolore et inodore contenant différents sels minéraux et des facteurs de croissance, disponibles sous forme de médicaments : le filgrastim (Neupogen) et l'époétine alfa (Eprex).

Les chercheurs ont testé cette solution chez des enfants prématurés dès le jour de leur naissance. Ils ont augmenté les quantités de facteurs de croissance jusqu'aux concentrations que le bébé aurait reçues in utero. Dans leurs plus récents essais, ils ont administré la solution à 10 prématurés ayant déjà été soignés pour une entérocolite ulcéronécrosante.

Tous les bébés ont bien toléré la solution et on n'observa pas de récidive de l'infection. Mieux, aucun ne développa d'intolérance alimentaire – une conséquence pourtant fréquente après un épisode d'entérocolite ulcéronécrosante. Les deux spécialistes ont reçu l'accord de l'Administration américaine pour conduire de nouveaux essais cliniques dans ce domaine. Ils recherchent un partenaire pharmaceutique pour financer ces études. ■

Nouvelle technologie
Tir mortel sur la tumeur d'un enfant

Le neurochirurgien en pédiatrie d'Atlanta Andrew Reisner se souvient encore de ce dimanche où il fut appelé à l'hôpital pour examiner un petit garçon âgé de 1 an. Celui-ci, par ailleurs en bonne santé, faisait des convulsions, et une imagerie par résonance magnétique (IRM) avait révélé une tumeur au cerveau. Hélas, sur la cinquantaine de types différents de tumeurs cérébrales infantiles, l'enfant était atteinte de la pire : une tumeur tératoïde atypique, un cancer extrêmement rare et formidablement dangereux. S'il n'est pas traité, un enfant meurt dans le mois suivant le diagnostic et, même s'il l'est, le cancer est si agressif que le décès est presque certain.

Le chirurgien excisa la tumeur et administra une chimiothérapie à l'enfant, mais le cancer réapparut 4 mois plus tard. Nouvel acte chirurgical et nouvelle session de chimiothérapie. Mais de nouveau, 4 mois après, réapparition du cancer. Une radiothérapie – le seul traitement qui aurait pu aider la guérison – s'avérait dangereuse chez un si jeune enfant. Un collègue eut alors une idée : pourquoi ne pas essayer un nouvel appareil, le GliaSite, l'un des trois seuls nouveaux traitements des tumeurs cérébrales approuvés en 20 ans par l'Administration de la santé américaine ?

Le système GliaSite Utilisé depuis 2001 aux États-Unis et au Canada, le GliaSite est un cathéter qui amène un ballonnet jusque dans la cavité laissée par la tumeur qui a été excisée. Une fois en place, le ballonnet est rempli d'un liquide radioactif, l'Iotrex, qui irradie alors toute cette zone afin de tuer les cellules cancéreuses encore présentes tout en minimisant l'exposition des tissus sains aux rayonnements – en quelque sorte, une balle de radioactivité. Jusqu'alors, cette technique n'avait été utilisée que sur des adultes (200 au total) mais jamais on n'y avait eu recours sur un enfant.

Les médecins opérèrent donc pour la troisième fois leur jeune patient afin de positionner le ballonnet dans la cavité tumorale. L'enfant fut placé 5 jours dans une chambre minimisant l'exposition des autres personnes aux radiations ; pendant des visites, il portait un casque tapissé de plomb pour permettre à ses parents de le prendre dans leurs bras en réduisant le risque d'irradiation. Puis il subit une quatrième opération, au cours de laquelle le ballonnet fut vidé et retiré et il fallut attendre 5 mois terriblement longs pour connaître le résultat. Six mois après son traitement, l'enfant n'avait toujours pas connu de récidive.

La possibilité d'utiliser le GliaSite chez l'enfant semble améliorer le pronostic vital, notamment chez ceux qui ne peuvent subir une radiothérapie conventionnelle. En outre, contrairement à une radiothérapie classique par faisceau externe, qui dure environ 6 semaines, le traitement par le GliaSite ne prend que 1 semaine. ∎

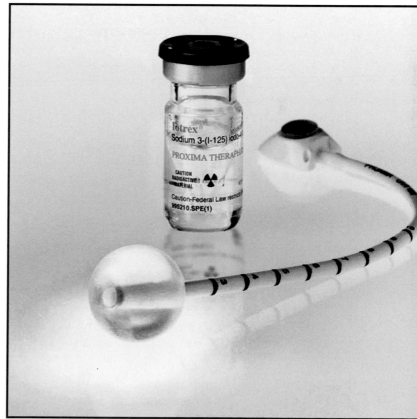

Le système GliaSite délivre les radiations directement dans la zone susceptible de contenir des cellules cancéreuses.

Une solution alternative

Le sport contre les médicaments

Si votre enfant souffre d'un trouble d'hyperactivité avec déficit de l'attention (THADA), oubliez le Ritalin et envoyez-le plutôt faire du jogging ! C'est ce que préconisent on ne peut plus sérieusement des recherches publiées en 2002, qui démontrent en effet que la pratique régulière d'un exercice physique intense est aussi efficace qu'un traitement médicamenteux pour contrôler l'hyperactivité.

On considère que 3 à 5 % des enfants scolarisés sont hyperactifs : facilement distraits, ils importunent les autres élèves et ont par ailleurs des difficultés à attendre leur tour et même à rester assis et à se tenir tranquilles.

Dix-huit enfants hyperactifs âgés de 8 à 12 ans ont fait l'objet d'une étude au cours de laquelle les chercheurs ont noté l'effet de l'exercice physique sur leur hyperactivité. Pour cela, ils ont interrompu le traitement de la totalité des enfants la veille du

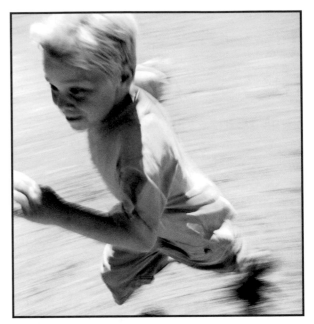

Pour les enfants atteints d'hyperactivité, le sport est une solution efficace qui évite d'avoir recours aux médicaments.

LA RECHERCHE

Des ronflements à l'hyperactivité

Une étude américaine a montré que les enfants qui ronflent beaucoup, et sont donc fatigués par les interruptions de sommeil, sont deux fois plus sujets aux problèmes d'attention et d'hyperactivité. Parmi les garçons de moins de 8 ans, les ronfleurs ont trois fois plus de risques d'être hyperactifs que les autres. Les auteurs de l'étude n'en connaissent pas la raison précise, mais il est facile d'imaginer qu'un enfant somnolant aura davantage tendance à laisser dériver son attention et éprouvera le besoin de provoquer des stimulations qui le maintiendront éveillé ; autrement dit, il s'agitera beaucoup ! Si votre enfant souffre de troubles tels que ronflements, apnée du sommeil ou somnolence diurne, n'hésitez pas à en parler à votre médecin. ■

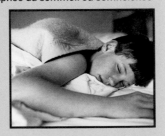

La conséquence du sommeil perturbé est souvent une hyperactivité au cours de la journée.

début du programme. Dès le lendemain, la moitié des enfants faisait une marche rapide sur un tapis roulant, tandis que l'autre moitié, le groupe de contrôle, n'était soumise à aucun exercice physique. À la fin du programme, dans le groupe des « sportifs », l'état des garçons s'était davantage amélioré que celui des filles par rapport au groupe de contrôle.

Les chercheurs considèrent que ces résultats sont suffisamment prometteurs pour que l'exercice physique soit davantage considéré comme un sujet d'étude en tant qu'outil de contrôle de l'hyperactivité. Et ce n'est pas surprenant : selon certains spécialistes, ce genre d'exercice module les quantités libérées de neurotransmetteurs (les substances chimiques qui transmettent les impulsions nerveuses) dans le cerveau et aident à modérer l'hyperactivité. Les médicaments stimulants tels que le Ritalin augmentent la quantité de dopamine, le neurotransmetteur qui altère la motivation ainsi que la capacité à se concentrer. Or des études montrent que les exercices musculaires aérobiques stimulent la production des substances dites du bien-être que sont la dopamine, la sérotonine et les endorphines.

Toutefois, tous les exercices ne se valent pas. Leur nature et leur intensité doivent être « ajustées » à chaque enfant. Car si un exercice est trop facile à exécuter, il ne suffira pas, et s'il est trop intense, il générera fatigue, irritabilité et inattention. ■

Recherche neurologique
Les symptômes de l'hyperactivité se calment peu à peu

Tandis que le nombre d'enfants atteints des troubles de l'hyperactivité continue à augmenter dans le monde, les chercheurs, médecins et parents luttent pour trouver des traitements sans avoir recours à des médicaments. Aujourd'hui, les travaux récents de chercheurs suédois laissent entendre que le fait d'entraîner une certaine partie du cerveau des enfants hyperactifs permet d'améliorer sensiblement leurs performances en matière de tâches cognitives tout en réduisant les symptômes d'inattention et d'hyperactivité.

Le problème Les chercheurs savent depuis un certain temps que, chez les enfants hyperactifs, il se produit des perturbations de régions du cerveau qui contrôlent une mémoire particulière appelée mémoire de travail (ou mémoire à court terme). La mémoire de travail se trouve activée, par exemple, lorsqu'il s'agit de prendre des notes pendant les cours ou d'essayer de mémoriser un numéro de téléphone que votre interlocuteur vient de vous communiquer tout en continuant à écouter ce qu'il vous dit. Si vous avez des problèmes avec cette mémoire de travail, vous avez des

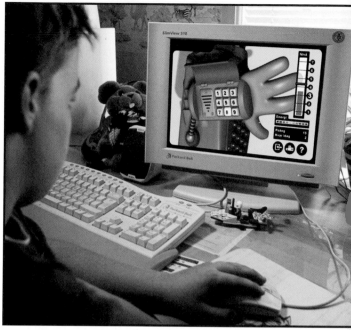

RoboMemo à la rescousse. Les enfants qui ont fait de façon régulière des exercices sur ce programme informatique spécial ont vu leurs symptômes d'hyperactivité s'améliorer.

difficultés à vous souvenir de projets ou d'instructions et à résoudre les problèmes.

Les enfants et les adultes qui souffrent d'un déficit de l'attention présentent des troubles de la mémoire de travail parce qu'elle dépend du cortex préfrontal du cerveau – zone de taille plus réduite chez les sujets atteints d'hyperactivité – et d'un médiateur chimique, la dopamine, qui n'est pas utilisé à plein rendement chez ces malades.

Une image claire de l'hyperactivité

Depuis plus de 10 ans, les chercheurs savent que le syndrome de déficit de l'attention, ou hyperactivité, est une atteinte physique du cerveau. Il est aujourd'hui possible d'avoir une image plus claire que jamais de cette maladie.

En novembre 2003, des scientifiques de l'université de Los Angeles ont publié des images provenant de scanographies IRM du cerveau d'enfants atteints de ce syndrome. Si des études antérieures avaient laissé entendre que le cerveau des enfants hyperactifs était différent de celui

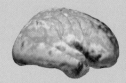

La scanographie du cerveau des enfants hyperactifs montre clairement les différences : les zones rouges, jaunes et vertes sont plus petites de celles des autres.

des autres enfants, les images n'étaient jamais assez claires pour révéler exactement où se situaient les différences. Les nouvelles images, publiées dans le journal médical britannique *The Lancet*, ont montré avec clarté que les régions du cerveau liées au contrôle de l'attention et de l'impulsion sont plus petites chez les enfants hyperactifs. La clarté des clichés était due à un traitement informatique sophistiqué des données IRM brutes, et il serait précieux, pour aider les chercheurs, de mettre au point des traitements médicamenteux et comportementaux plus ciblés pour l'hyperactivité. ■

La solution Pour renforcer la mémoire de travail chez un groupe d'enfants atteints d'hyperactivité, le Dr Klingberg et son équipe du Karolinska Institute de Stockholm ont installé sur les ordinateurs personnels des enfants un logiciel destiné à consolider leur mémoire de travail. Trente minutes par jour, 5 jours par semaine, ces enfants, âgés de 7 à 12 ans, ont réalisé divers exercices sur leur ordinateur, comme se rappeler la position d'objets et se souvenir de lettres ou de chiffres. Pour un premier groupe, les exercices devinrent progressivement plus difficiles pendant la première semaine de l'étude ; pour le reste des enfants, le niveau de difficulté resta faible. Les résultats furent ensuite chargés sur un ordinateur central, puis analysés par un expert. Lorsque les enfants furent testés, aussitôt après l'expérience, ceux du premier groupe montrèrent des progrès de leur mémoire de travail bien plus nets que les membres du second groupe. Dans 90 % des cas, ces progrès subsistaient 3 mois après la fin du programme, et les parents comme les professeurs signalèrent une amélioration sensible dans les tâches impliquant la mémoire de travail, ainsi que moins d'inattention.

Disponibilité Le Dr Klingberg et ses collègues ont présenté leurs découvertes en octobre 2003 à l'Association américaine de psychiatrie de l'enfant et de l'adolescent. Le programme utilisé pour l'étude, baptisé RoboMemo, est fabriqué et distribué par la société suédoise Cogmed Cognitive Medical Systems, qui a commencé à commercialiser son produit en Suède fin 2003 et en envisageait la distribution mondiale à la fin 2004. ■

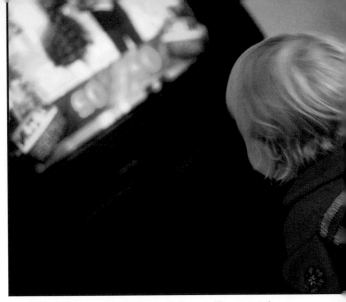

Le petit écran et ses conséquences : le torrent d'images et de sons qui défilent rapidement risque d'entraîner les jeunes cerveaux à attendre la même stimulation dans la vie, raccourcissant ainsi les plages où l'attention des jeunes enfants est disponible.

Découverte clé

La télévision responsable de l'épidémie d'hyperactivité ?

Plus d'un parent s'est déjà demandé comment les générations passées faisaient pour élever des enfants sans télévision pour les distraire. Mais, si la télévision a incontestablement le pouvoir de faire tenir les enfants tranquilles et parfois même de contribuer à leur éducation, sa réputation est en train de devenir presque aussi mauvaise que celle du tabac, d'autant que les recherches révèlent qu'elle contribue aux problèmes de poids et d'agressivité. Une étude de fond laisse entendre aujourd'hui que laisser un enfant s'affaler devant le petit écran pourrait le prédisposer à un futur déficit de l'attention.

Les découvertes de l'étude Les chercheurs de l'université de Seattle ont comparé le temps passé devant un téléviseur par des enfants de 1 à 3 ans et le pourcentage de problèmes d'attention dont ils souffraient à l'âge de 7 ans. Ils ont découvert que, pour chaque heure qu'ils passaient chaque jour devant leur téléviseur, les enfants voyaient le risque de souffrir plus tard de problèmes d'attention

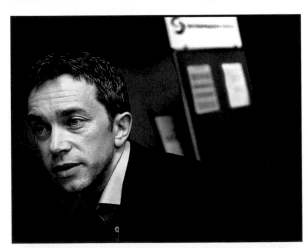

Le Dr Klingberg, chercheur spécialisé dans le cerveau, se sert de logiciels informatiques pour améliorer la mémoire de travail d'enfants hyperactifs.

augmenter de 10 %. (L'évaluation des problèmes d'attention se faisait à l'aide d'un questionnaire standard qui permet d'établir si un enfant éprouve des difficultés à se concentrer, s'embrouille facilement, est impulsif, présente des troubles obsessionnels et/ou se montre agité.) Ces résultats apportent de l'eau au moulin de l'Académie américaine de pédiatrie, qui recommande de ne pas laisser du tout les enfants de moins de 2 ans regarder la télévision.

Des chiffres inquiétants En moyenne, les petits enfants participant à l'étude regardaient la télévision plus de 2 heures par jour à l'âge de 1 an et plus de 3 heures par jour à 3 ans. Un tiers seulement des enfants de 1 an ne regardaient pas du tout la télévision, et 7 % seulement des enfants de 3 ans se passaient de séances quotidiennes de petit écran.

« Je n'en reviens pas du temps que ces très jeunes enfants passent devant la télévision, déclare l'auteur de l'étude, le Dr Christakis. Si l'on pense que des enfants aussi jeunes ne restent éveillés que 12 heures environ par jour, ces données signifient qu'ils passent de 20 à 30 % de leur journée de veille à regarder la télévision », conclut-il.

Un remodelage du cerveau Le Dr Christakis soupçonne que des séances précoces et prolongées de télévision modèlent le cerveau des enfants d'une manière qui affecte plus tard leurs capacités d'attention. Des études faites sur des rats nouveau-nés ont démontré que des niveaux élevés de stimulation visuelle modifient l'architecture de leur cerveau. La télévision, avec ses changements de scènes rapides, ses passages d'images fugaces, ainsi que ses sons et ses couleurs stimulants, risque de conditionner le cerveau à attendre le même niveau de stimulation dans la vie. Alors que, de toute évidence, la vie réelle se déroule à un rythme nettement plus lent.

Les chercheurs n'avaient pas été informés d'un diagnostic éventuel d'hyperactivité chez les enfants de leur étude, « mais le diagnostic n'est pas l'essentiel, dit le Dr Christakis. Ce qui compte, c'est la capacité d'attention de l'enfant. Nous savons que les enfants attentifs travaillent mieux à l'école. Et ceux qui réussissent tôt à l'école ont plus de chances de s'en sortir mieux plus tard ; il s'agit là d'un augure de réussite dans la vie. »

Depuis la publication de son étude, le Dr Christakis (lui-même père de jeunes enfants) a entendu de nombreux parents lui dire que la télévision leur sert à occuper les enfants et leur permet de faire ce qu'ils ont à faire – préparer le souper, par exemple.

Le Dr Christakis a une réponse toute prête : « La télévision ne fait partie de notre vie que depuis une cinquantaine d'années, mais le souper a toujours existé. Manifestement, il y a d'autres façons de faire arriver le repas sur la table quand on a de jeunes enfants. » Même s'il convient qu'il est pratique d'installer son enfant devant le petit écran – « tout ce qui est pratique n'est pas forcément bon ». ■

LA RECHERCHE

La mélatonine fait venir le marchand de sable

Les enfants hyperactifs ont souvent du mal à s'endormir, ce qui est ou bien une conséquence du trouble lui-même, ou bien un effet secondaire des médicaments qu'ils prennent. Des recherches canadiennes tendent à montrer aujourd'hui que des doses massives de supplément de mélatonine – une version synthétique de l'hormone responsable de la structure du sommeil humain – pourraient contribuer à régler le problème.

■ Les chercheurs ont donné à neuf enfants en âge scolaire 6 mg de mélatonine pendant 1 semaine, et un placebo les 7 jours suivants. Ni les parents ni les enfants ne savaient quelles pilules les enfants prenaient. Les carnets de bord de sommeil tenus par les parents ont révélé que, quand les enfants prenaient de la mélatonine, ils s'endormaient en 51 minutes en moyenne, contre 88 minutes avec le placebo.

■ Pour les adultes, les doses usuelles de mélatonine prescrites sont infimes : certaines études indiquent qu'ils n'ont pas besoin de plus de 0,3 mg. Mais les chercheurs canadiens affirment qu'il n'y a aucun risque à faire prendre aux enfants de plus fortes doses. « La mélatonine est bien tolérée, et il n'existe pas de contre-indications spécifiques, dit le Dr Margaret Weiss, la principale chercheuse de l'étude. C'est un choix beaucoup plus sûr que les tranquillisants, hypnotiques, neuroleptiques ou antihistaminiques comme la clonidine », déclare-t-elle, faisant allusion aux médicaments souvent prescrits pour aider les jeunes hyperactifs à s'endormir. Selon le Dr Weiss, les enfants ne semblent pas développer d'accoutumance à la mélatonine, de sorte qu'elle ne perd pas son efficacité avec le temps. Les chercheurs mènent actuellement un essai à plus grande échelle pour confirmer leurs résultats. ■

MIEUX-ÊTRE

DANS CE CHAPITRE

129 MALADIES
    CARDIO-VASCULAIRES

132 DENTS

133 BIEN-ÊTRE

134 HOSPITALISATION

136 VIVRE SAINEMENT

ON SAVAIT INTUITIVEMENT DANS LES PAYS PRODUCTEURS DE VIN QUE BOIRE UN PETIT VERRE DE TEMPS EN TEMPS ÉTAIT AUSSI AGRÉABLE QUE BÉNÉFIQUE POUR **LA SANTÉ...**

Une étude américaine a démontré la validité scientifique de ce conseil : de l'alcool trois à sept fois par semaine protège des affections cardio-vasculaires. Mais la recherche a aussi montré que ces maladies surviennent préférentiellement chez les femmes ménopausées, la baisse du taux d'œstrogènes semblant fragiliser leurs artères.

En matière de nutrition, les chercheurs ont mis en évidence le rôle décisif du céramide, un sous-produit du métabolisme des mauvais acides gras, dans l'apparition du diabète. Ils sont également devenus des promoteurs des produits laitiers enrichis en germes bactériens, après avoir constaté en laboratoire l'efficacité de ces produits sur le système immunitaire et leur rôle dans l'entretien de la flore intestinale.

La science s'est aussi attaquée aux maladies nosocomiales, qui progressent dans les hôpitaux. La pire d'entre elles, l'infection par le staphylocoque doré, ne sera peut-être bientôt plus qu'un souvenir grâce à un vaccin prometteur. Mais, pour éviter ce risque, mieux vaut ne pas entrer à l'hôpital. En respectant le rite du souper familial et en s'adonnant régulièrement à des exercices physiques, on entretient son corps et on augmente sa durée de vie !

Prévention

Bière, vin ou spiritueux ont-ils un pouvoir cardioprotecteur?

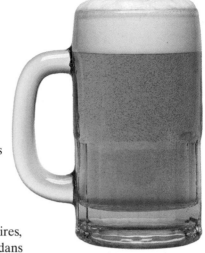

Pendant des années, l'un des collègues du Dr Ken Mukamal s'est obligé à boire régulièrement du vin rouge « pour la bonne santé de son cœur » alors qu'il n'aimait pas réellement cela. Aujourd'hui, grâce en partie à une nouvelle étude sur les effets de la consommation d'alcool sur les maladies cardio-vasculaires menée par le Dr Mukamal, il est passé, par goût, à la bière et à d'autres boissons alcoolisées qu'il apprécie.

Dans cette étude, la plus importante et la mieux conçue jamais réalisée sur la consommation d'alcool et la santé cardio-vasculaire, les chercheurs ont étudié la quantité et la fréquence de la consommation de bière, de vin rouge, de vin blanc et de spiritueux chez plus de 38 000 hommes âgés de 40 à 75 ans sur une durée de 12 ans. Les résultats ont montré que les hommes qui buvaient (modérément) de l'alcool 3 à 7 fois par semaine présentaient un risque cardio-vasculaire bien inférieur à ceux qui en consommaient moins souvent. De plus, contrairement à l'idée très répandue selon laquelle le vin rouge serait meilleur pour prévenir les maladies cardio-vasculaires que les autres boissons alcoolisées, les résultats de l'étude ne montrent aucune différence, que l'on consomme de la bière, du vin ou des alcools forts. C'est pourquoi l'ami du Dr Mukamal a cessé de boire du vin et lui a préféré la bière.

Ces résultats ont été publiés en janvier 2003 dans le *New England Journal of Medicine*.

Mécanisme Bien souvent, on pense que le vin rouge a des vertus particulières car il contient des substances végétales antioxydantes appelées flavonoïdes. En fait, même si les flavonoïdes peuvent avoir un effet bénéfique sur les maladies cardio-vasculaires, leur présence dans le vin rouge ne fait aucune différence pour ce qui est de la prévention contre ces maladies par rapport à d'autres boissons alcoolisées. C'est la présence de l'alcool lui-même qui augmente le taux de HDL, le « bon » cholestérol.

« Tous les types d'alcool sont bons pour le cœur, poursuit le Dr Mukamal. Le vin rouge reste sans doute plus bénéfique que d'autres formes d'alcool s'agissant d'autres maladies mais, pour les maladies cardio-vasculaires, il semble que ce soit l'alcool en lui-même, et plus exactement la fréquence avec laquelle les gens consomment de l'alcool, qui fasse vraiment la différence. Les résultats de cette étude, ajoute-t-il, ne constituent cependant pas un feu vert à une consommation illimitée d'alcool. » En effet, si l'on vide une dizaine de verres d'affilée une ou deux fois par semaine, cela peut, au contraire, accroître le risque cardio-vasculaire.

Par ailleurs, la surconsommation d'alcool peut également favoriser d'autres problèmes de santé, comme le cancer du sein ou les maladies du foie. L'étude montre qu'il suffit de consommer quotidiennement 350 ml de bière, 140 ml de vin ou 42 ml d'un alcool fort. ■

Découverte clé

Un faible taux d'œstrogènes accroît le risque de maladie cardio-vasculaire

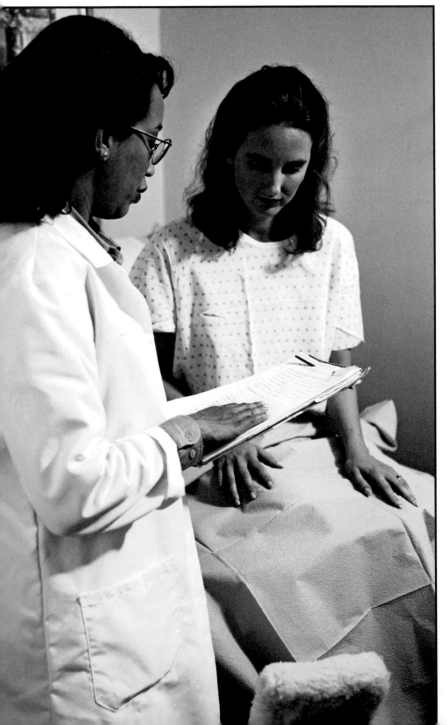

Les femmes qui ne sont pas encore ménopausées bénéficient d'une protection naturelle contre les crises cardiaques du fait de leur niveau élevé d'œstrogènes. Les effets bénéfiques des œstrogènes sur le système vasculaire expliquent peut-être le fait que les maladies cardio-vasculaires sont plus rares chez les femmes de moins de 50 ans que chez les hommes du même âge. Après la ménopause (entre 48 et 54 ans), les femmes ne bénéficient plus de ce bouclier biologique contre les maladies vasculaires : les ovaires cessent peu à peu de produire des œstrogènes, la protection diminue, et le risque de maladie cardio-vasculaire est trois fois plus élevé. C'est pourquoi dès que, sous l'effet du stress ou d'un état dépressif par exemple, ce niveau devient inférieur à la normale chez une femme en préménopause, le risque de subir une crise cardiaque augmente dangereusement.

Dans une étude publiée en février 2003 dans le *Journal of the American College of Cardiology*, les chercheurs ont analysé le taux d'œstrogènes et la prévalence des maladies cardio-vasculaires chez 95 femmes en préménopause qui participaient à une étude à bien plus grande échelle portant sur les femmes

Les facteurs à l'origine d'une baisse du taux d'œstrogènes, comme la ménopause, le stress et la dépression, peuvent favoriser les maladies cardio-vasculaires. Parlez-en à votre médecin pour limiter les risques.

Les maladies cardio-vasculaires au premier rang des causes de décès dans les pays développés

Les maladies cardio-vasculaires sont la première cause de mortalité chez les femmes. Les chiffres fournis par l'OMS le prouvent : sur 16,5 millions de décès annuels dus à des maladies cardio-vasculaires, 8,6 millions touchent des femmes. Mais, lorsqu'on les interroge, une sur deux déclare surtout redouter un cancer du sein, qu'elles considèrent comme la principale cause de mortalité féminine. L'OMS confirme que les femmes meurent deux fois plus souvent d'un infarctus ou d'un accident vasculaire cérébral (AVC) que d'un cancer, tous types confondus.

CLASSEMENT DU TAUX DE MORTALITÉ CHEZ LES FEMMES SELON LES PATHOLOGIES

Maladies cardio-vasculaires	29 %
Cancer	21,8 %
AVC	8,4 %
Maladies respiratoires chroniques	5,1 %
Diabète	3,1 %
Grippe et pneumonie	3 %
Maladie d'Alzheimer	2,9 %

Source : Centers for disease control and prevention.

et les maladies cardio-vasculaires. Il apparaît que les femmes d'une quarantaine d'années ayant un taux d'œstrogènes chroniquement bas se révèlent plus exposées aux maladies cardio-vasculaires à un stade avancé que celles dont le taux est normal. En outre, les femmes prenant des anxiolytiques ou des antidépresseurs étaient plus susceptibles d'avoir un taux d'œstrogènes bas, ce qui tendrait à prouver que les problèmes psychologiques peuvent faire baisser le taux d'œstrogènes et favoriser la survenue de maladies cardio-vasculaires.

Les œstrogènes et les artères Lorsque le taux d'œstrogènes est insuffisant, surtout chez les femmes jeunes, les artères présentent davantage de risques de se contracter ou de se dilater de façon inopportune. « C'est tout le problème des bouffées de chaleur : généralement, cela ne suscite aucun trouble, sauf si vous avez d'autres problèmes tels qu'un blocage des coronaires », disent les médecins.

Les chercheurs ne connaissent pas exactement le rôle des facteurs de stress dans la chute du taux d'œstrogènes. Grâce à des études sur l'animal, ils savent que le stress psychologique et le stress lié à l'environnement peuvent faire baisser le taux d'œstrogènes, perturber les cycles menstruels, et même stopper l'ovulation.

« Comme dans l'histoire de la poule et de l'œuf, on ne sait pas si c'est la baisse du taux d'œstrogènes qui est à l'origine de l'angoisse et de la dépression, si ce sont les maladies cardio-vasculaires qui font baisser le taux d'œstrogènes et sont source d'angoisse et de dépression, ou bien si l'angoisse et la dépression sont à l'origine de la baisse du taux d'œstrogènes et des maladies cardio-vasculaires. »

Connaître les risques Il n'est pas question pour les chercheurs de recommander aux femmes préménopausées une analyse du taux d'œstrogènes ou une supplémentation en œstrogènes. Toutefois, ils encouragent toutes les femmes à parler avec leur médecin de leurs facteurs de risque cardio-vasculaire. Au Canada, comme ailleurs en Occident, les maladies cardio-vasculaires sont la première cause de mortalité chez les hommes comme chez les femmes. On compte 79 500 décès par an dus à des maladies cardio-vasculaires au Canada, soit 37 % de tous les décès, dont 39 000 chez les femmes. Une femme préménopausée ayant des cycles irréguliers aurait donc tout intérêt à consulter son médecin. ■

Prévention

Un nouveau tournant dans le choix de votre brosse à dents

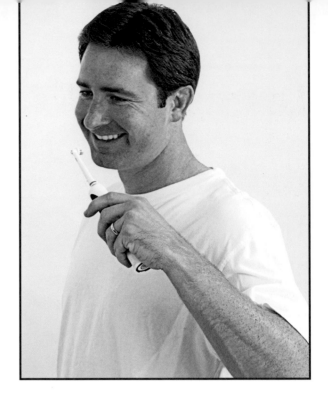

De nos jours, choisir une brosse à dents n'est plus une mince affaire. Que vaut-il mieux : une tête étroite ou une tête plus large ? Des poils souples ou des poils durs ? une brosse manuelle ou une brosse électrique ? Et encore, parmi les brosses électriques, le choix est plus vaste que ce que le consommateur pourrait espérer : certaines brosses proposent un brossage latéral, d'autres un brossage par vibration, d'autres encore un brossage circulaire. De quoi faire tourner la tête !

De récentes recherches parviendront peut-être à vous aider à ne pas passer trop d'heures à vous décider. Ces résultats ont été publiés en janvier 2003 par la Cochrane Collaboration, une organisation caritative internationale qui propose un compte rendu des études existantes pour aider les consommateurs à mieux choisir. Les auteurs de cette enquête ont découvert que les brosses à dents électriques à oscillation/rotation – la brosse tourne dans un sens puis dans un autre – éliminaient mieux la plaque dentaire et prévenaient de façon plus active les problèmes de gencives que les brosses manuelles et les autres types de brosses électriques. « Les autres brosses électriques ont la même efficacité que les manuelles ; seules les brosses à oscillation/rotation sont vraiment plus efficaces », affirme le Pr William Shaw, coordinateur de l'étude et professeur

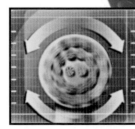

Si vous préférez une brosse électrique, tâchez de choisir une tête qui tourne dans un sens puis dans un autre.

d'orthodontie à l'université anglaise de Manchester. L'utilisation de ces brosses a permis une réduction supplémentaire de la plaque dentaire de 7 %, et une diminution des problèmes de gencives de 17 % par rapport au brossage manuel.

Cela dit, ne vous précipitez pas pour aller acheter une nouvelle brosse. Car cette étude compare des analyses déjà existantes – dont beaucoup ont été menées par les fabricants des brosses. Les chercheurs eux-mêmes ont dû avouer que beaucoup de ces études n'avaient pas été aussi bien menées qu'ils l'auraient souhaité. « Cela a beau représenter une industrie qui rapporte plusieurs milliards, aucune expérience ne fut menée assez longtemps pour affirmer la supériorité réelle des brosses électriques à long terme », ajoute le Pr Shaw.

Qui plus est, le dentifrice joue peut-être un rôle plus important que la brosse dans la prévention des caries ou des maladies des gencives. Des études plus anciennes ont montré que le fluor semblait plus efficace pour prévenir les caries, donc, quelle que soit la brosse que vous choisissez, utilisez-la avec du dentifrice au fluor, recommande le Pr Shaw, et brossez bien. L'essentiel est de savoir que chaque fois que vous vous brossez les dents, ce brossage ne devrait pas durer moins de 2 minutes. ■

Découverte clé
Le souper familial : une vertu thérapeutique majeure

Se réunir à l'occasion du repas familial pourrait contribuer à lutter contre l'obésité qui menace les jeunes dont la prise alimentaire est fortement déstructurée, voire anarchique. Le maintien de ce rite exerce des effets bénéfiques sur le plan tant physique que psychique. Tout au long de la croissance de son fils, de la petite enfance à l'enfance, puis de l'adolescence à l'âge adulte, Barbara Fiese a fait du souper familial une priorité. Elle a tenu à cette routine même au moment du secondaire, bien qu'il fût parfois difficile de réunir la famille pour un souper à 18 h 30 en raison des nombreuses activités extrascolaires du garçon.

Le choix de Barbara était en partie lié au nombre croissant d'études qui montrent le lien entre les habitudes familiales tel le souper et le bien-être physique et psychologique de la famille. Barbara et ses collègues de l'université de Syracuse, dans l'État de New York, où celle-ci enseigne et est titulaire d'une chaire de psychologie, ont ainsi examiné les conclusions de plus de 50 années de recherche sur le rôle des habitudes et des rites. En général, dans les familles qui respectent certaines routines et certains usages, tels que souper ensemble, il règne une meilleure harmonie conjugale, on constate une meilleure santé, les enfants obtiennent de meilleurs résultats scolaires et les liens familiaux sont plus solides. De plus, les enfants ont moins de problèmes d'infection respiratoire, et des heures de coucher régulières permettent aux plus jeunes de s'endormir plus vite et de se réveiller moins souvent la nuit.

Une véritable garantie de sécurité Les habitudes – telles que lire une histoire à votre enfant tous les soirs – et les rites – tels que la célébration des anniversaires et des grandes fêtes annuelles – stimulent la bonne santé de tous car ils permettent de structurer la vie familiale, de créer un sentiment de sécurité et de donner à tous l'impression d'appartenir à un groupe particulier. De telles habitudes peuvent se révéler très importantes dans les moments plus difficiles à traverser.

« Nous savons que toutes les familles connaissent des périodes de transition et de changement, où les individus sont plus vulnérables en termes de santé physique et mentale, soutient le Pr Fiese. Or les travaux menés sur ces périodes de transition – devenir parent pour la première fois ou être en instance de divorce – montrent que la régularité des habitudes exerce un effet tampon positif. Quand un couple est séparé, cela donne aux parents, et surtout aux enfants, le sentiment que certains éléments de leur vie n'ont pas varié. »

Allez donc au plus simple. D'ailleurs, vous avez peut-être déjà établi certains rites et routines sans vous en rendre compte. Par exemple – c'est aussi banal que cela –, le compte rendu de la journée que vous faites tous les soirs à votre conjoint ou à votre enfant, ou la façon dont vous accueillez votre conjoint ou vos enfants. Quant au repas du soir, ne vous stressez pas pour imposer un souper familial long et élaboré tous les jours. « La plupart des repas en famille [dans l'étude] durent 20 minutes et ont lieu environ quatre fois par semaine, ajoute le Pr Fiese. Il ne s'agit pas d'interminables soupers qui traînent. » ■

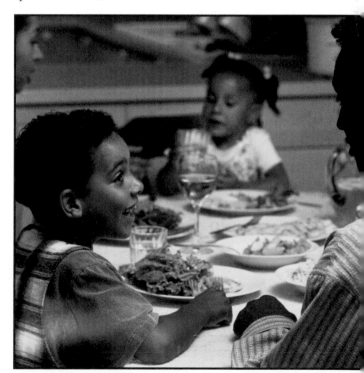

Mettez la table et installez-vous ensemble. Toutes les études prouvent que manger en famille procure un soutien tant affectif que physique.

Prévention

Combattre les infections nosocomiales

Les hôpitaux ne sont pas sans danger : il n'est pas rare d'y contracter des maladies, et cela n'a rien de surprenant compte tenu du nombre de germes que véhiculent les malades. Il n'y a qu'à penser à l'épidémie de *Clostridium difficile* qui au Québec a causé, dans les premiers 6 mois de 2004, 109 décès et autant de décès par aggravation d'une autre maladie.

L'une des bactéries les plus redoutées est le terrible staphylocoque doré (*Staphylococcus aureus*). Si les conditions d'hygiène sont insuffisantes, ce staphylocoque se développe sur le matériel médical et les plans de travail au fil des semaines et peut rapidement se propager d'un patient à un autre. Les antibiotiques ne sont hélas pas toujours efficaces contre l'infection. En effet, plus de 50 % des infections par staphylocoque sont résistantes à un type au moins de médicament.

Or ces bactéries sont particulièrement nuisibles car elles savent s'adapter pour résister aux agressions. C'est pourquoi, dès que les scientifiques mettent au point un antibiotique, de nouvelles souches de bactéries résistantes aux médicaments peuvent apparaître. Selon le Center for Disease Control and Prevention (CDC) d'Atlanta, 2 millions de personnes sont contaminées par des bactéries résistantes chaque année dans les hôpitaux américains. Et 10 à 25 % de ces infections sont mortelles.

Il existe pourtant une solution Selon un article publié en janvier 2003 dans la revue *Archives of Internal Medicine,* il suffirait que les hôpitaux suivent une procédure simple, à savoir tester les patients entrants à la recherche d'infections résistantes aux antibiotiques et isoler ceux qui se révèlent positifs pour éviter qu'ils n'en contaminent d'autres. Les chercheurs ont étudié les infections par staphylocoques résistants aux antibiotiques dans 14 unités de soins intensifs durant 6 mois. Ils ont testé les 2 347 patients qui sont entrés dans ces services, ont identifié 96 d'entre eux comme porteurs de ces infections et pris des mesures pour les isoler,

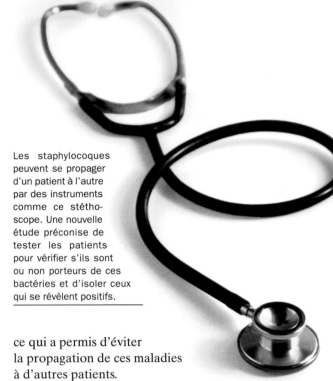

Les staphylocoques peuvent se propager d'un patient à l'autre par des instruments comme ce stéthoscope. Une nouvelle étude préconise de tester les patients pour vérifier s'ils sont ou non porteurs de ces bactéries et d'isoler ceux qui se révèlent positifs.

ce qui a permis d'éviter la propagation de ces maladies à d'autres patients.

Si certains hôpitaux ont décidé de faire la chasse aux infections dues aux staphylocoques résistants aux antibiotiques, beaucoup d'autres ne le font pas. Tous les hôpitaux devraient-ils pour autant tester tous leurs patients ? Pas forcément. Il pourrait suffire de tester les patients à haut risque comme les personnes âgées, celles qui vivent en maison de retraite et celles qui ont déjà été opérées ou hospitalisées. Il faut sans doute laisser le choix à chaque établissement, mais, dans un environnement où le taux d'infections est élevé, il peut sembler légitime de tester les patients pour empêcher la contagion.

Recommandations Deux institutions au moins, la Society for Healthcare Epidemiology for America et le CDC, ont travaillé à la rédaction, pour les hôpitaux, de directives disponibles depuis 2004. Le personnel de santé devrait porter une blouse et des gants et se laver les mains systématiquement après avoir traité des patients infectés. De plus, le matériel médical utilisé, comme les tensiomètres et les stéthoscopes, devrait être désinfecté après chaque utilisation. Si vous devez être hospitalisé, observez les soignants et assurez-vous qu'ils se lavent les mains avant d'administrer un traitement. Demandez-leur poliment si des instruments comme les stéthoscopes ont été désinfectés avant usage. « Avoir à ses côtés quelqu'un d'attentionné, d'observateur et de curieux est la meilleure garantie d'obtenir des soins satisfaisants », soulignent les médecins. ■

Recherche pharmaceutique
Le staphylocoque doré bientôt vaincu

En avril 1999, une Américaine de 63 ans est morte à l'hôpital à la suite d'une infection d'une valve cardiaque. Il y a 10 ans, elle serait probablement rentrée chez elle guérie après un traitement antibiotique. Le gouvernement américain l'a officiellement déclarée comme étant la première victime d'une infection par des staphylocoques résistants à la vancomycine.

Un cas plutôt effrayant car la vancomycine était notre dernière ligne de défense : c'était l'antibiotique le plus puissant contre les staphylocoques, des bactéries progressivement devenues de plus en plus résistantes aux antibiotiques – une conséquence de l'usage exagéré de ces derniers, notamment dans l'élevage.

Heureusement, un vaccin prometteur est en cours d'expérimentation. Selon une étude américaine menée en 2002, celui-ci, appelé StaphVAX, réduit de 57 % le risque de contamination par le staphylocoque chez les patients en hémodialyse dont le système immunitaire est très affaibli par une maladie rénale avancée.

Les infections dues aux staphylocoques dorés (*Staphylococcus aureus*) sont particulièrement dangereuses car ces bactéries ont tendance à infecter (via des injections ou lors d'opérations chirurgicales) les personnes dont le système immunitaire est déjà affaibli. Elles tuent 10 à 25 % des malades infectés. La vaccination des patients à haut risque avant qu'ils ne développent une infection éliminerait le besoin d'un traitement antibiotique. Le vaccin a un autre avantage : il semble renforcer le système immunitaire chez 86 % des personnes vaccinées qui se voient, grâce à lui, protégées d'autres infections. Même si l'effet n'est que temporaire et que, au-delà de 40 semaines, le niveau des anticorps diminue, ce vaccin suscite un grand intérêt du fait de sa relative efficacité chez des sujets dont le système immunitaire est fortement amoindri.

Comment ça marche ? L'enveloppe externe du staphylocoque doré est constituée de polysaccharides (des molécules associant plusieurs sucres, a priori inoffensifs) grâce auxquels la bactérie peut pénétrer dans l'organisme sans éveiller l'attention du système immunitaire. Le nouveau vaccin est constitué d'un « leurre » : une protéine inoffensive recouverte des mêmes polysaccharides et ayant la même forme moléculaire que la bactérie *S. aureus*. Une fois injecté, le vaccin incite le système immunitaire du patient à produire des anticorps dirigés contre cette protéine. Du coup, croyant qu'il s'agit de la protéine-leurre, ces anticorps se lient au germe dès qu'il pénètre dans la circulation sanguine. Cette action déclenche la mobilisation des globules blancs, qui attaquent alors la bactérie.

Disponibilité Pour recevoir l'aval de la Food and Drug Administration (FDA) américaine, la société Nabi Biopharmaceuticals, qui souhaite commercialiser ce vaccin en Amérique du Nord et en Europe, doit reconduire une série d'études cliniques afin de confirmer les résultats obtenus en 2002. Les procédures d'enregistrement étant ce qu'elles sont, il est peu probable que ce vaccin soit sur le marché avant, au mieux, la fin 2005. ■

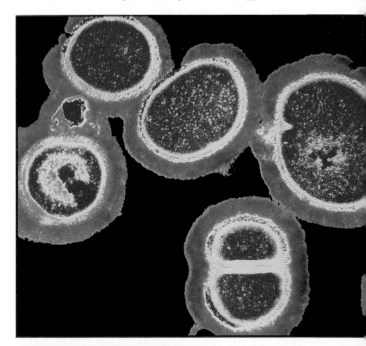

Le mortel staphylocoque doré résiste désormais à tous les antibiotiques, mais un nouveau vaccin en cours de développement pourra peut-être nous en protéger.

Les progrès de la prévention

Les généralistes rejoignent la tendance bio

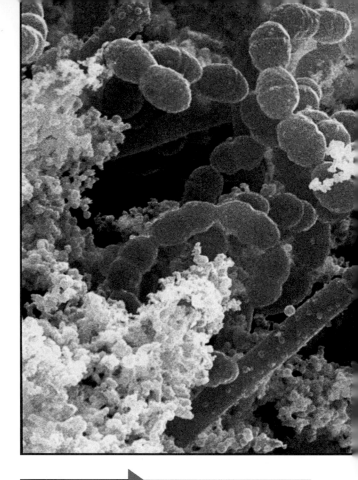

En complément nutritionnel ou dans les produits laitiers fermentés, les bactéries vivantes appelées ferments lactiques ou probiotiques ont toujours été populaires dans la communauté alternative des écologistes, naturopathes et autres partisans des médecines douces. Et, sans toujours le savoir, l'immense majorité de la population canadienne en consomme depuis longtemps sous forme de yogourts, brassés ou à boire, de fromage cottage et de petits-suisses, de fromage cru et frais et de crème fraîche épaisse. Depuis peu, toutefois, les médecins les considèrent comme de véritables « médicaments vivants » et étudient précisément leur action.

Tout d'abord, les ferments lactiques entretiennent la flore intestinale et, de ce fait, protègent l'intestin d'une invasion par des germes externes, pathogènes. Ainsi, une étude a montré qu'un tiers des enfants hospitalisés développaient une diarrhée mais que ce chiffre tombait à 7 % seulement s'ils avaient reçu des lactobacilles (les ferments du yogourt ordinaire).

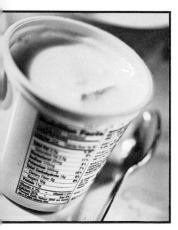

Un yogourt fermenté est ensemencé avec 10 millions de bactéries lactiques bénéfiques par gramme de lait, ce qui représente au minimum 1 milliard de bactéries par pot.

Une autre a prouvé que des bifidobactéries (notamment la souche *Bifidobacterium lactis* HN019) stimulaient certaines fonctions des cellules immunitaires chez les patients âgés. Des chercheurs finlandais ont remarqué que la prise de lactobacilles par les femmes enceintes puis par leurs bébés après la naissance diminuait la fréquence de l'eczéma chez les enfants. D'autres études, enfin, ont montré que tous les probiotiques limitaient les complications des maladies inflammatoires de l'intestin et prévenaient l'apparition de diarrhées et des infections vaginales ou urinaires.

Passez à l'action ▶

Plus de yogourts dans vos repas

Le yogourt est bourré de probiotiques bénéfiques, mais tout le monde ne l'aime pas tel quel. Voici six goûteuses façons d'en manger autrement.

1. Mélangez une tasse de yogourt et une tasse de céréales pour un en-cas croustillant.

2. Pour une boisson onctueuse, mixez des fruits frais ou surgelés ou du lait de soja aromatisé avec votre yogourt nature.

3. Broyez de l'ail, de l'échalote, de l'aneth, du persil ou toutes autres fines herbes avec un yogourt nature et ajoutez une pointe de moutarde, de poivre ou de vinaigre pour concocter toute une gamme de sauces légères et originales pour vos salades et de trempettes pour vos crudités.

4. Préparez une crème glacée avec du yogourt aux fruits ou mettez à congeler un petit-suisse dans lequel vous aurez planté un bâtonnet.

5. Attendrissez votre viande blanche dans du yogourt brassé nature toute une nuit avant de la cuisiner normalement.

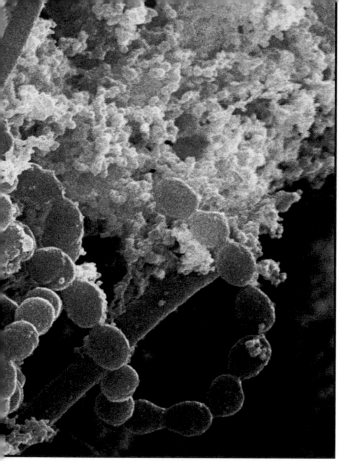

Image grossie des deux principales bactéries lactiques du yogourt. Les chaînes de sphères orangées sont des *Streptococcus thermophilus,* les bâtonnets rougeâtres, des *Lactobacillus bulgaricus* – et... oui, tout cela est bon pour vous !

LES ACTEURS PROBIOTIQUES

Chaque probiotique joue un rôle dans l'organisme. Voici celles que les scientifiques ont étudiées.

PROBIOTIQUE	RÔLE
Lactobacilles et bifidobactéries en général	Maintiennent un bon équilibre intestinal.
Lactobacillus acidophilus, Bifidobacterium longum, Saccharomyces boulardii et *S. cerevisiae*	Luttent contre les diarrhées aiguës dues à des rotavirus, mais aussi aux antibiotiques.
L. rhamnosus	Luttent contre les infections.
L. acidophilus, L. casei, B. bifidum	Renforcent le système immunitaire.
L. acidophilus, B. bifidum, B. longum, Streptococcus thermophilus	Pour les personnes intolérantes au lactose.

L'utilité des ferments lactiques est reconnue depuis longtemps, mais c'est seulement depuis peu que les médecins les recommandent massivement à leurs patients.

Comment ça marche ? Le corps maintient normalement dans l'intestin l'équilibre entre les bactéries utiles et les bactéries pathogènes – aussi incroyable que cela paraisse, près de 1,5 kg de bactéries vivent dans nos intestins ! Cependant, la maladie, l'âge, une grande consommation d'alcool et la prise d'antibiotiques induisent des déséquilibres en diminuant le nombre des « bonnes » bactéries. Des apports de probiotiques sous forme de suppléments (en gélules) ou d'aliments fermentés (produits laitiers, lait de soja enrichi en ferments) restaurent cet équilibre, et ce avant tout parce que les ferments utilisent la nourriture et les autres ressources disponibles dans notre organisme dont les bactéries pathogènes auraient eu besoin pour se multiplier. En outre, ils génèrent un pH (un taux d'acidité) optimal dans l'intestin et libèrent des substances antigermes.

Disponibilité Au Québec, on trouve des produits laitiers fermentés (culture vivante) dans tous les magasins d'alimentation. Si vous n'aimez ni les yogourts ni le fromage, prenez des ferments en gélules, disponibles au rayon diététique des supermarchés et en pharmacie.

Seules quelques souches bactériennes lactiques ont été soigneusement étudiées et sélectionnées par les biologistes et les grands fabricants de produits laitiers. Parmi les lactobacilles (ou bacilles lactiques), ce sont les souches *Lactobacillus acidophilus, L. bulgaricus* (l'un des deux ferments de base du yogourt), *L. casei* (ajoutées aux ferments de base dans certains yogourts), *L. reuteri* et *L. rhamnosus* ; parmi les bifidobactéries, ce sont les souches *Bifidobacterium bifidum* et *B. longum* (ajoutées en plus dans les yogourts au bifidus), les *Saccharomyces boulardii* et *S. cerevisiae* et enfin *Streptococcus thermophilus,* l'autre ferment de base du yogourt.

On considère qu'un ou deux produits laitiers fermentés par jour ou une ou deux gélules de ferments lyophilisés – soit 1 à 10 milliards de bactéries – suffisent à assurer un bon équilibre intestinal. Les suppléments de probiotiques, vendus en pharmacie, sont plutôt destinés à traiter ou à prévenir la diarrhée, en particulier dans un contexte de gastro-entérite. ■

Prévention

Un nouvel argument contre les acides gras saturés

Peut-être savez-vous déjà que les acides gras saturés sont mauvais pour le cœur. Mais vous ignorez sans doute qu'ils peuvent être aussi problématiques pour votre taux de sucre sanguin (glycémie). Un article fascinant publié dans le numéro d'avril 2003 du *Journal of Biological Chemistry* en donne l'explication et présente des perspectives très intéressantes pour traiter et même éviter le diabète.

Les patients qui souffrent d'un diabète de type II sont résistants à l'insuline. Or cette hormone aide le sucre présent dans le sang à pénétrer dans les cellules, y compris les cellules musculaires, qui l'utilisent pour fabriquer de l'énergie. Lorsque l'organisme ne répond pas correctement à l'insuline, le sucre reste « bloqué » à l'extérieur de la cellule et s'accumule dans le sang. Un taux de glycémie élevé conduit à de graves perturbations dans l'organisme et à de sérieux problèmes de santé, qui peuvent aller jusqu'à la défaillance rénale et la cécité.

Des études antérieures ont montré qu'il existait un lien entre une consommation excessive d'acides gras saturés, provoquant l'accumulation de graisses dans les tissus musculaires, et la résistance à l'insuline – ce que les scientifiques savent depuis un certain temps. Mais, jusqu'à présent, personne n'en connaissait la raison. Le coupable est apparemment un composé chimique, le céramide, qui est un sous-produit de la dégradation des acides gras saturés.

La céramide connection Lorsque des patients diabétiques consomment des aliments riches en acides gras saturés, leur organisme convertit une trop grande partie de ces graisses en céramide. Ce dernier s'accumule alors dans les tissus musculaires et y interdit l'entrée du sucre présent dans le sang. Cela a des conséquences importantes. Selon les chercheurs, « un traitement empêchant l'accumulation de céramide dans les tissus pourrait réduire, voire prévenir, la résistance à l'insuline et aboutir à une avancée majeure dans le traitement du diabète de type II ». De plus, d'autres études ont mis en évidence une deuxième bonne raison de modérer sa consommation d'acides gras saturés en montrant que l'accumulation de céramide pourrait détruire les cellules bêta qui, dans le pancréas, produisent l'insuline.

La voie de la sagesse

Les chercheurs ont, en laboratoire, réussi à bloquer la conversion des acides gras en céramide, évitant ainsi la résistance à l'insuline. Mais, en matière de recherche, les études en laboratoire se situent tout en bas de l'échelle. Avant de réussir à mettre au point un médicament qui bloquerait la conversion des acides gras saturés en céramide, il faudra mener des études sur l'animal puis sur l'homme. Il reste encore à démontrer que les médicaments actuels qui bloquent le céramide améliorent la réponse de l'organisme à l'insuline.

En attendant, si vous êtes diabétique, il semble sage de réduire votre consommation d'aliments renfermant des acides gras saturés d'origine animale (produits laitiers entiers, viande, œufs), et de privilégier l'exercice physique, car il améliore la capacité de l'insuline à amener le sucre jusqu'aux cellules en abaissant les taux de céramide. ■

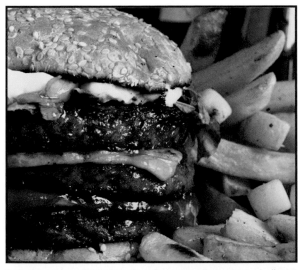

Ce hamburger appétissant ne vous fera pas seulement grossir : il peut également accroître sensiblement le risque de diabète.

Découverte clé
Longue vie aux sportifs

Darwin avait raison : c'est le plus costaud qui survit, comme le montre une étude américaine publiée en 2002. Votre capacité à soutenir un effort physique en dit en effet plus sur votre espérance de vie que tout autre paramètre, hormis l'âge.

Votre tension artérielle ? Vos cigarettes quotidiennes ? L'existence d'un diabète ? Un excès de poids ? Ces facteurs ne sont pas aussi discriminants que votre score à un test d'effort sur tapis roulant incliné, affirment les auteurs de l'étude.

De quoi s'agit-il ? Les chercheurs ont étudié les enregistrements de 6 213 hommes ayant subi un test d'effort sur tapis roulant, puis ils ont corrélé les résultats obtenus avec le taux de mortalité pendant les 10 années suivantes. Après correction des données en fonction de l'âge, les résultats

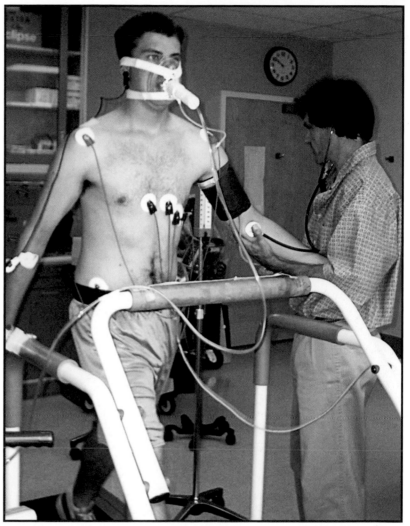

L'appareil de test d'effort a montré qu'une plus grande capacité à endurer des efforts vigoureux permettait de vivre plus longtemps.

étaient limpides : plus le score du test d'effort est élevé, plus le risque de décès est faible, et ce indépendamment d'autres facteurs comme le tabagisme ou le diabète.

Comment ça marche ? Le test d'effort ne prend pas en compte la durée de votre effort mais son intensité : il mesure la capacité de votre organisme à s'adapter à une difficulté croissante – une pente plus forte ou une plus grande vitesse du tapis.

En calculant le volume d'oxygène consommé, le technicien évalue la capacité maximale d'effort, exprimée en MET (équivalents métaboliques). Un MET correspond à la quantité d'oxygène dépensée pour rester assis sans bouger, 8 MET à un jogging.

Chaque augmentation de 1 MET de votre capacité maximale d'effort correspond à une diminution de 12 % du risque de décès prématuré.

Ce que cela signifie Les chercheurs savaient déjà que l'exercice physique diminuait le risque de maladie cardiaque et que la réponse à l'effort était un bon indicateur du risque de décès chez les personnes souffrant déjà d'une affection cardiaque. Cette étude, à laquelle ont participé aussi bien des personnes atteintes d'une telle pathologie que des gens qui ne l'étaient pas, est néanmoins la première à montrer clairement que la bonne forme physique assure à tous une plus grande longévité. Le message est clair : pour une longue vie, rien ne vaut l'exercice ! ■

VOTRE CORPS
DE LA TÊTE AUX PIEDS

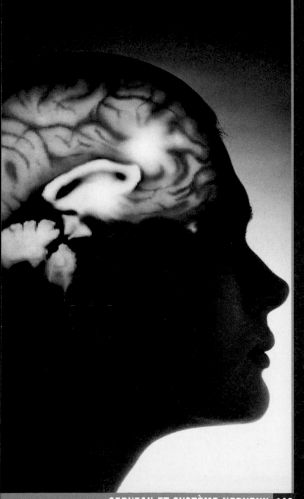

LES PROGRÈS DE LA MÉDECINE nous éton-
neront toujours, chaque jour apporte son lot de
découvertes : nouvelles méthodes de prévention
et de diagnostic, nouveaux traitements, nouvelles
pistes prometteuses... C'est cet inventaire des
innovations les plus importantes que nous vous
présentons ici. Vous apprendrez par exemple
comment on utilise la toxine de l'anthrax et la
luciole pour lutter contre le cancer. Vous saurez
tout sur les lentilles de contact permanentes ou
la chirurgie cardiaque robotisée, qui se pratique
à travers des trous du diamètre d'un crayon.

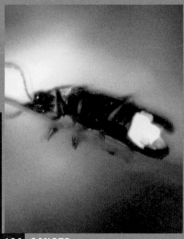
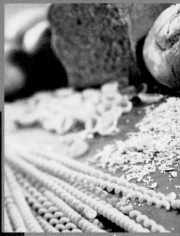
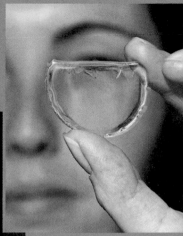

164 CANCER

196 DIGESTION ET MÉTABOLISME

208 YEUX ET OREILLES

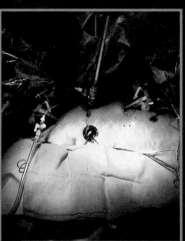
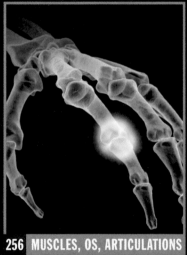
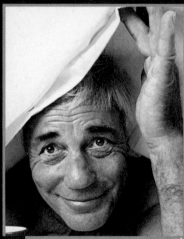

228 SYSTÈME CIRCULATOIRE

256 MUSCLES, OS, ARTICULATIONS

282 REPRODUCTION ET SEXUALITÉ

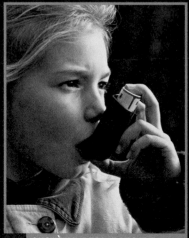
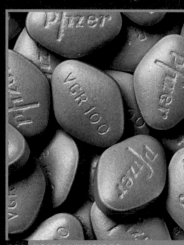
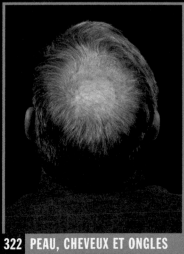

306 SYSTÈME RESPIRATOIRE

322 PEAU, CHEVEUX ET ONGLES

332 VOIES URINAIRES

CERVEAU
ET SYSTÈME NERVEUX

DANS CE CHAPITRE

143 ANXIÉTÉ

144 DÉPRESSION

151 ACCIDENT VASCULAIRE CÉRÉBRAL

156 ÉPILEPSIE

157 PARALYSIE

159 DOULEUR

161 MIGRAINE

163 MALADIE DE PARKINSON

LES RECHERCHES POUR TRAITER LES PATHOLOGIES DU CERVEAU EMPRUNTENT PARFOIS DE **CURIEUX DÉTOURS.**

Dans le cas de la prévention des accidents vasculaires cérébraux, les scientifiques sont en train de tester un produit dérivé de la salive de chauves-souris vampires qui dissout les caillots, ou encore un minuscule appareil en forme de tire-bouchon que les médecins utiliseront pour pénétrer dans l'encéphale et retirer ces caillots avant qu'ils ne fassent trop de dégâts. De quoi limiter, voire éviter, les infirmités consécutives à un AVC.

Comment va votre moral ? Si vous êtes déprimée et ménopausée, des recherches montrent que vous courez plus de risques d'accidents vasculaires cérébraux et de crise cardiaque. Dans les cas de dépression graves, la technique ancienne des électrochocs et celle, très récente, des impulsions magnétiques peuvent améliorer votre état de santé. Le moral est aussi souvent en berne à cause des maux de tête : un médicament utilisé pour soigner l'épilepsie a démontré un effet ravageur sur les migraines, qui, c'est désormais prouvé, peuvent réellement endommager le cerveau. Enfin, la recherche a mis le doigt sur des facteurs génétiques et hormonaux de la douleur et compris le rôle que semble jouer un neurotransmetteur dans le syndrome de panique.

La haute technologie à la rescousse

Peur de l'avion : guérison en vue

La peur de l'avion est une chose courante de nos jours. Après les attentats du 11 septembre 2001 et les terroristes qui cachent des bombes dans leurs chaussures, beaucoup se sont détournés du transport aérien. Environ 20 % de la population souffre de véritables phobies : certains sont à ce point incapables de prendre l'avion qu'ils mettent en péril leur carrière professionnelle.

Pendant des décennies, les psychologues du comportement ont pensé que la meilleure façon de lutter contre cette anxiété était d'établir un processus de désensibilisation, au cours duquel chacun est peu à peu exposé à ce qui provoque sa frayeur. Ainsi, une personne qui a peur de l'avion pourra visiter un aéroport avec le soutien d'un psychologue.

Alors que nous avons l'impression que cette femme est assise dans un bureau, elle a vraiment le sentiment d'être assise dans un avion. Et les capteurs enregistrent ses réactions.

Une fois qu'elle se sentira plus à l'aise, elle pourra s'asseoir dans la salle d'attente, puis dans un avion au sol, et ainsi de suite. Mais cette méthode se révèle assez longue et coûteuse. C'est pourquoi les psychologues ont décidé d'exploiter une nouvelle technologie informatique : ils utilisent la réalité virtuelle et la simulation de vol sur ordinateur.

Comment ça marche ? Le sujet s'assied dans un siège d'avion, coiffé d'un casque et de lunettes qui lui transmettent des sons et des images – extrêmement réalistes, précise le Pr Nicholas Maltby, du Centre de recherche sur l'angoisse d'Hartford, dans le Connecticut. Ce dernier et son équipe cherchent à relier l'intelligence artificielle et les techniques de réalité virtuelle. L'idée est de faire en sorte que les capteurs qui mesurent le degré d'angoisse (en fonction des rythmes cardiaque et respiratoire) fournissent l'information en temps réel, ce qui permettra à l'ordinateur d'adapter automatiquement son programme. Ainsi, si l'ordinateur est en train de simuler un décollage en douceur et que la personne demeure relativement calme, il pourra ajouter un peu de turbulences. Ainsi la réalité virtuelle permet-elle une immersion crédible d'un sujet dans un environnement préétabli. L'exposition progressive d'un patient à sa phobie permet un domptage par habitude de certaines angoisses.

Les cours ou stages organisés en collaboration avec les compagnies aériennes (Air Canada en a déjà offerts) obtiennent un véritable succès : dans près d'un cas sur deux, la phobie est totalement maîtrisée et, dans 80 % des cas, une nette diminution de la peur est observée 1 an après le cours. La thérapie assistée par la technologie virtuelle est en plein développement. ◼

Découverte clé
Faut-il réhabiliter les électrochocs ?

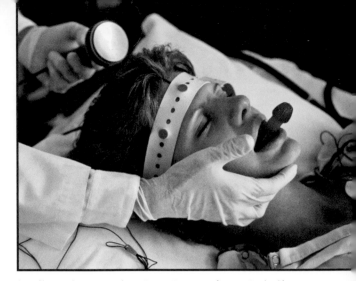

Les électrochocs connaissent un retour en grâce contre la dépression grave. Selon une nouvelle étude, ils seraient plus efficaces que les médicaments.

Bien que des dizaines de nouveaux médicaments pour traiter la dépression grave aient été mis sur le marché depuis 20 ans, la thérapie par électrochocs serait toujours, selon une étude à grande échelle, un traitement efficace à court terme contre ce trouble mental très handicapant. L'application de cette thérapeutique des troubles mentaux, encore appelée sismothérapie, remonte aux années 1930 et demeure une méthode dont l'efficacité et l'innocuité sont controversées.

Les électrochocs sont aujourd'hui appliqués dans des conditions tout à fait différentes et bien loin des tortures moyenâgeuses dépeintes dans le film de Milos Forman *Vol au-dessus d'un nid de coucou*, sorti en 1975. Au cours de la séance, des électrodes posées sur la tête du patient envoient des impulsions électriques brèves et contrôlées, qui provoquent des convulsions cérébrales durant 1 minute environ. Il était intéressant d'analyser l'ensemble de la littérature médicale sur ce sujet. C'est l'objet de la méta-analyse, qui permet d'agréger les résultats de très nombreuses études en dépit des grandes différences de méthodologie.

Cette étude, publiée en mars 2003 dans la revue médicale britannique *The Lancet*, a porté sur l'analyse de 73 travaux ayant eu recours aux électrochocs dans le traitement dc la dépression grave. Les résultats montrent d'une part que les électrochocs sont plus efficaces que les médicaments pour traiter la dépression, et d'autre part qu'ils sont plus efficaces à haute dose qu'à petite dose et qu'il est préférable de procéder à une administration bilatérale, c'est-à-dire sur les deux lobes du cerveau.

Un traitement de plus en plus utilisé Pour certains psychiatres, les conclusions de cette étude ne sont pas surprenantes. Les électrochocs ont par ailleurs fait l'objet d'une conférence de consensus, dont les conclusions ont obtenu la bénédiction de l'OMS. Rien ne les remplace en matière de mélancolie, surtout anxieuse ou délirante, et d'autres indications (catatonie, agitations, dépressions résistantes, dépression chez la femme enceinte). Autre bénéfice, s'ils ont des résultats spectaculaires, là où justement les antipsychotiques ou les antidépresseurs ont échoué, surtout, ils agissent plus rapidement qu'un traitement chimique, dont les effets bénéfiques peuvent ne se manifester qu'au bout de 4 à 6 semaines, quelquefois trop tard. Les patients atteints de dépression grave et réfractaires aux soins par les psychotropes présentent un risque de suicide élevé ; ils sont aussi vulnérables à bien d'autres maladies favorisées par la dépression : il faut donc les aider rapidement.

Une procédure très encadrée Les patients sont traités par électrochocs sous anesthésie générale. Au moment de sa délivrance, le choc – qui dure environ 1 minute – provoque une légère contraction. Les malades suivent généralement trois séances d'électrochocs par semaine durant 6 à 12 semaines et commencent à ressentir les premiers effets positifs de la thérapie à l'issue des deux premières séances.

Toutefois, comme tout traitement médical, cette thérapie a des aspects négatifs. Les effets secondaires les plus fréquents sont des nausées, des maux de tête et des douleurs musculaires durant les 2 heures qui suivent le réveil du patient.

Autre effet possible, plus rare mais également plus grave, des troubles de la mémoire peuvent parfois apparaître. Par ailleurs, contrairement aux médicaments, les traitements par électrochocs n'empêchent pas l'apparition de phases dépressives. Enfin, ils sont aussi plus contraignants puisqu'ils exigent toujours une hospitalisation. ■

Découverte clé
Un pigment orange fait voir la vie en noir

On a longtemps enseigné aux étudiants en médecine que la bilirubine, le pigment orangé produit par la dégradation dans le foie de l'hémoglobine, est un déchet métabolique inutile. Cependant, une étude récente a montré que cette molécule jouerait un rôle clé dans l'humeur, particulièrement chez les gens touchés par la dépression saisonnière, une vraie maladie décrite par les psychiatres américains. Ce trouble affectif temporaire, ou blues de l'hiver, affecterait 15 % de la population au Canada, soit 600 000 personnes (dont 150 000 au Québec), majoritairement des femmes, lorsque la lumière naturelle baisse, entre novembre et mars.

Comment ça marche ? Lors d'une étude – la première de ce type –, des chercheurs américains ont prélevé des échantillons de sang auprès de volontaires, dont certains étaient atteints de dépression saisonnière, acceptant de dormir au laboratoire. Au début de l'enquête, les sujets dépressifs avaient un taux de bilirubine plus bas que celui des autres. Au cours des 2 semaines suivantes, certains sujets dépressifs furent exposés à une lumière vive 1 heure par jour – un traitement standard de la dépression saisonnière appelé photothérapie. Leur taux de bilirubine remonta et les symptômes de la dépression diminuèrent. Les chercheurs en conclurent qu'un faible taux de bilirubine prédisposait davantage à la dépression saisonnière.

On ne peut cependant encore qu'émettre des hypothèses sur le rôle de la bilirubine dans le contrôle de l'humeur. On sait que le pigment est photosensible, qu'il peut franchir la barrière hémato-encéphalique (qui protège le cerveau et le système nerveux de substances nocives amenées par le sang) et que c'est un puissant antioxydant (c'est un élément capable de s'opposer aux radicaux libres). Il est donc fort possible que la bilirubine diminue la prédisposition à la dépression saisonnière en bloquant les effets de ces radicaux libres, qui sont des molécules très agressives, sous-produits du métabolisme de l'oxygène.

Disponibilité Cette étude apporte de nouveaux éléments de compréhension de la dépression saisonnière qui amèneront peut-être des traitements plus efficaces. Actuellement, les chercheurs ne savent pas si un taux faible de bilirubine provoque cette dépression ou si ce n'est qu'un marqueur biologique, c'est-à-dire le signe qu'un autre facteur dans l'organisme engendre des problèmes d'humeur dès lors que la bilirubine décline. ■

> **Les personnes ayant un taux de bilirubine bas sont davantage sujettes à la dépression saisonnière.**

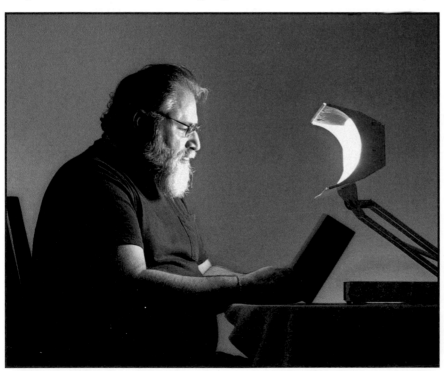

Recevoir 1 heure par jour la lumière vive d'une lampe imitant le rayonnement solaire suffit à combattre la dépression saisonnière.

Prévention
La douleur au cœur de la dépression

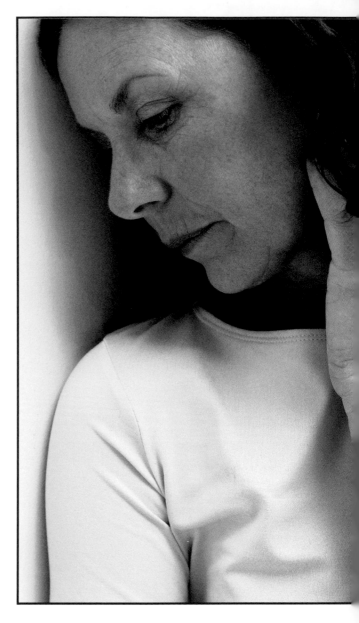

Sentiment de tristesse, de désespoir, d'inutilité : de toute évidence, la dépression affecte l'esprit. Chez les femmes ménopausées, elle pourrait aussi littéralement briser le cœur. Une étude récente, qui s'appuie sur de solides arguments, révèle que la dépression accroît chez les femmes le risque de mourir d'un accident cérébral ou d'une crise cardiaque. Ces conclusions ont été tirées de données fournies par la WHI (Women's Health Initiative), la plus vaste étude jamais menée sur les femmes postménopausées, à laquelle participèrent 90 000 femmes de 50 ans et plus.

Ce que montre l'étude L'analyse portait sur les symptômes de la dépression – sentiment de tristesse, crises de larmes, sommeil agité et désintérêt pour des activités autrefois appréciées –, ainsi que sur les facteurs de risque habituels de maladie cardio-vasculaire – âge, groupe ethnique, hypertension, taux de cholestérol, tabagisme, surpoids, inactivité physique, diabète. « Après avoir pris en compte la totalité des facteurs de risque connus, nous sommes persuadés que la dépression demeure un facteur de risque d'accident cardio-vasculaire mortel », explique Sylvia Wassertheil-Smoller, professeur d'épidémiologie et de santé publique, et principal investigateur de l'étude.

Les femmes souffrant des symptômes de la dépression ont un risque accru de 12 % d'avoir de l'hypertension et de 60 % d'avoir un accident vasculaire cérébral ou une crise d'angine de poitrine. Au cours des 4 années que dura l'étude, les femmes qui faisaient une dépression mais n'avaient aucun des facteurs de risque habituels étaient deux fois plus susceptibles de mourir d'une affection cardiaque que les femmes non déprimées. Les femmes atteintes d'une maladie mentale grave étaient exclues de l'étude, si bien que les participantes présentaient les signes d'une dépression relativement modérée.

Quel est le lien ? Le lien entre dépression et maladie cardiaque n'est pas clair, mais les théories abondent. Il semble que la dépression réduise le niveau d'œstrogènes, et l'on sait que la diminution d'œstrogènes qui survient après la ménopause augmente le risque de maladie cardio-vasculaire. Autre hypothèse : les hormones du stress libérées au cours de la dépression contribueraient à provoquer des maladies cardiaques.

Personne ne sait encore si soigner la dépression réduit les risques. « Pour l'instant donc, recommande le Pr Wassertheil-Smoller, les médecins devraient prêter attention aux symptômes de la dépression chez les femmes et les surveiller, au même titre que les autres facteurs de risque. » ▪

Dépression et ménopause précoce

À l'approche de la ménopause, les femmes se plaignent souvent de dépression et de troubles de l'humeur. De nombreux spécialistes pensent que ces symptômes sont dus à la baisse du taux d'œstrogènes. Une étude publiée en janvier 2003 par la revue *Archives of General Psychiatry* vient confirmer cette idée d'un lien entre dépression et niveau d'œstrogènes. Les scientifiques ont suivi durant 3 ans des femmes de 36 à 45 ans, dont certaines avaient un passé dépressif, et ont analysé l'occurrence de la périménopause (phase où la production d'hormones sexuelles par l'organisme commence à décliner au sein de ce groupe).

Les chercheurs ont constaté que les femmes ayant une histoire dépressive avaient une probabilité accrue de 20 % d'éprouver plus tôt les symptômes de la ménopause tels que l'absence de règles, des modifications du cycle menstruel ou encore des bouffées de chaleur. Les femmes qui souffraient de dépression au cours de l'étude présentaient deux fois plus de risques d'entrer prématurément en périménopause, et celles qui étaient sous traitement antidépresseur, trois fois plus. Cependant, l'étude ne dit pas si c'est la dépression qui réduit le taux d'œstrogènes et favorise la ménopause, ou bien si c'est la baisse du taux d'œstrogènes qui conduit à la dépression. ■

Le gène de la dépression

La société Myriad Genetics de Salt Lake City, qui a isolé les gènes de la prédisposition au cancer du sein, a découvert en 2003 un gène lié à la dépression. Le géant pharmaceutique mondial Abbott, qui a financé ces travaux, espère que la mise en évidence de ce gène, baptisé DEP1, aboutira à la mise au point d'une classe originale d'antidépresseurs. Actuellement, en effet, les antidépresseurs visent à accroître le taux de certains médiateurs chimiques du cerveau, comme la sérotonine et la norépinéphrine, mais l'identification du DEP1 laisse penser que d'autres médiateurs – qui pourraient être sous le contrôle de ce gène – seraient impliqués, ouvrant sur de nouveaux moyens de lutter contre la maladie.

Pour identifier le gène, les chercheurs ont analysé l'ADN de plus de 400 familles connues pour leur propension à la dépression. Trois des familles les plus nombreuses comptaient plus de 50 membres atteints de dépression, qui tous ont participé à cette étude. ■

Recherche pharmaceutique
Un antidépresseur qui soulage les douleurs fantômes

Quand vous vous donnez un coup de marteau sur le pouce, vous savez que ça va faire mal. La douleur neuropathique, parfois appelée douleur fantôme, n'est pas aussi facile à prévoir. En réalité, des stimuli qui ne devraient en aucun cas faire souffrir, comme un souffle d'air sur la peau, peuvent déclencher des sensations d'élancement ou de brûlure atroces. Notre corps nous dit que quelque chose ne va pas, mais notre cerveau ne sait pas l'interpréter.

Pour traiter les douleurs fantômes, les médecins utilisaient jusqu'alors une famille déjà ancienne de psychotropes appelée antidépresseurs tricycliques. Mais ceux-ci ne sont pas très efficaces, et les patients interrompent souvent leur traitement à cause d'effets secondaires tels que prise de poids et troubles sexuels. Ils ont une meilleure alternative : le bupropion, commercialisé au Canada sous les noms de Zyban et Wellbutrin, un antidépresseur prescrit aux personnes qui souhaitent arrêter de fumer, semble être plus efficace que les antidépresseurs tricycliques avec moins d'effets secondaires. On a commencé à l'utiliser au Canada dans l'indication des douleurs neuropathiques.

Fin 2001, des tests avaient été conduits auprès de 41 personnes souffrant de douleurs neuropathiques. Après 6 semaines de traitement au bupropion, 73 % notaient une diminution de leurs douleurs, contre seulement 10 % dans le groupe placebo, et un tiers notait une grande amélioration (ni le médecin ni les patients ne savaient qui avait reçu le médicament et qui le placebo). Certains malades sous bupropion se sont plaints de sécheresse de la bouche ou d'autres effets secondaires, bien plus tolérables toutefois que ceux provoqués par les antidépresseurs tricycliques.

Les chercheurs avaient délibérément exclu de cette étude les personnes souffrant de dépression afin de pouvoir clairement attribuer les effets bénéfiques du médicament à ses propriétés anti-douleurs et non pas à son action antidépressive. ■

Découverte clé

Les impulsions magnétiques : un nouveau traitement de la dépression ?

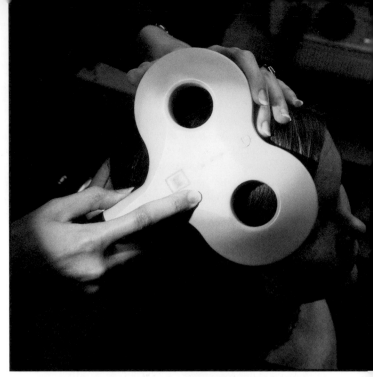

Une bobine de fil métallique qui génère de brèves impulsions magnétiques permet de stimuler les lobes frontaux du cerveau. Selon certains, cette stimulation magnétique transcrânienne soulage la dépression.

C'est l'histoire d'une jeune femme maniaco-dépressive tellement déprimée qu'elle pouvait à peine parler. Elle répondait aux questions par un seul mot ; elle était incapable de soutenir un regard. Jusqu'au jour où on l'allongea sur un lit de l'hôpital McLean de Boston pour la faire disparaître dans un tunnel d'imagerie par résonance magnétique (IRM). Et 45 minutes plus tard, elle en sortait transformée.

« Quelque chose avait changé, commente Aimee Parrow, alors assistante de recherche sur la maniaco-dépression. Elle parlait, elle était sociable. » Après l'IRM, toutes deux étaient allées vers une autre partie de l'hôpital et la patiente avait été intarissable. Sur le coup, Aimee Parrow crut que ce changement d'humeur était un heureux hasard et n'y prêta pas tellement attention. Puis elle passa au scanner une seconde patiente, une femme d'âge mûr, qui avait une autre forme de dépression. « Elle était revêche, irritable et ne voulait absolument pas me parler. » La patiente ressortit du scanner le sourire aux lèvres.

Aimee Parrow était sidérée et très excitée. Les IRM, qui utilisent une forme d'imagerie particulière connue sous le nom de spectroscopie, sont utilisées pour évaluer la réaction des patients aux traitements antidépresseurs, mais là, c'était l'examen lui-même qui semblait produire un effet. Cette nuit-là, le cerveau en ébullition, Aimee Parrow ne put fermer l'œil. Le lendemain matin, elle appela son patron pour lui raconter ce qui s'était passé, et leur recherche fut immédiatement réorientée vers l'analyse de l'humeur des patients avant et après le scan.

Au cours de l'année qui suivit, 30 patients maniaco-dépressifs furent soumis au même type de scanner, qui diffuse une série d'ondes magnétiques beaucoup plus rapidement que dans les IRM standards. Vingt-trois d'entre eux sentirent que leur humeur s'était améliorée. Et, sur les dix patients qui avaient subi des scans placebos, trois seulement se sentirent soulagés.

L'étude, publiée dans la *Revue américaine de psychiatrie* en 2004, venait confirmer d'une façon inattendue une idée pouvant paraître farfelue : une bobine électrique posée sur le crâne peut transmettre au cerveau de l'énergie magnétique et en améliorer le fonctionnement. En fait, les scientifiques exploitent le champ magnétique sur le cerveau depuis de nombreuses années. En effet, la méthode de stimulation magnétique transcrânienne (SMT) permet une stimulation cérébrale non invasive grâce à une impulsion magnétique brève, induite par une bobine métallique placée sur le crâne. Un courant électrique alternatif traverse cette bobine et produit un champ magnétique puissant, qui pénètre à travers la boîte crânienne de façon quasi indolore. L'activation neuronale déclenchée se propage à travers les connexions neuronales. Cette méthode est déjà utilisée pour le traitement de la maladie de Parkinson, de troubles obsessionnels compulsifs, ou même de douleurs chroniques. Elle s'annonce comme un traitement prometteur des dépressions, en particulier quand elles sont résistantes. Aujourd'hui, grâce à cette nouvelle étude, davantage de personnes souffrant de troubles mentaux et neurologiques pourront bénéficier de ce type de traitement.

De l'outil de recherche au traitement

Très vite, certains chercheurs pensèrent à recourir à la stimulation magnétique transcrânienne non seulement comme un outil d'exploration du cerveau, mais comme un outil de guérison. Dès 1994, Eric Wassermann, neurologue et neuropsychiatre de l'Institut national des maladies neurologiques, l'utilisait pour dresser la carte du cerveau. Il fut contacté par le Pr Mark George, psychiatre et neurologue à l'Institut national de la santé mentale, qui venait de faire une observation intéressante : les scanners TEP (tomographie par émission de positons) de certains patients dépressifs montraient que leur lobe frontal était inactif, et il se demandait si cela pouvait être une des causes de leur dépression.

« Il nous a demandé si nous pouvions utiliser notre stimulateur et l'appliquer sur le lobe frontal pour atténuer la dépression des patients », se souvient le Pr Wassermann. Celui-ci, bien que sceptique, jugea que cela valait la peine. « Le cortex préfrontal est la partie du cerveau exclusivement humaine, explique le Pr George. Il ne fait rien en particulier mais beaucoup en général – il permet de faire des projets, d'espérer, de rêver. Nous pensons aussi qu'il aide à réguler certaines des parties plus profondes du cerveau liées aux émotions. »

Le Pr George pensait que des impulsions magnétiques ciblées sur les lobes du cortex préfrontal – zone située juste au-dessus des yeux – pourraient induire des changements dans le cortex ou dans sa relation avec les structures plus profondes du cerveau. Le but était de remettre en place la régulation des humeurs et de soigner ainsi la dépression.

Les deux scientifiques ont donc utilisé la stimulation SMT sur six patients dépressifs qui étaient jusque-là restés imperméables à de nombreux protocoles antidépresseurs. Deux d'entre eux connurent une solide amélioration. Enthousiasmés par ces résultats, les neurologues et les psychiatres lancèrent de nombreuses études, dont la plupart, faute de financement, furent conduites à une échelle modeste : la plus importante ne portait que sur 70 personnes.

Sans être extraordinaires, les résultats ont été encourageants. Une minorité de patients ont vu leur humeur grandement améliorée, mais la majorité ne constata qu'un infime changement.

Altérer la chimie du cerveau sans médicaments

La question fondamentale est bien sûr la suivante : pourquoi la SMT améliore-t-elle l'humeur de certaines personnes ? Des études menées avec d'autres appareils sophistiqués montrent que la stimulation magnétique affecte la circulation sanguine et la consommation des sucres dans certaines parties du cerveau. Cependant, la plupart des chercheurs pensent que la stimulation magnétique transcrânienne agirait comme la thérapie électroconvulsive (voir, p. 144, « Faut-il réhabiliter les électrochocs ? »).

Le Pr George estime que la SMT équivaut à une stimulation électrique sans électrodes. « Nous stimulons le cortex électriquement, mais nous utilisons le champ magnétique comme une ruse pour passer à travers le crâne. » En effet, les ondes magnétiques pénètrent au-delà des cheveux, des os et de la peau, pour atteindre les cellules cérébrales situées dans le cortex, à la surface du cerveau. Les cellules nerveuses libèrent alors une décharge électrique et envoient un signal sous forme d'électrons flottant d'une cellule à l'autre. À mesure que ce signal se propage, il provoque des changements dans les neurotransmetteurs, qui sont précisément les cibles des antidépresseurs.

Cela dit, la théorie du Pr George n'explique pas les améliorations constatées par Aimee Parrow suite aux IRM. « La raison en est que les champs magnétiques de faible fréquence émis par les IRM sont trop faibles pour permettre aux neurones d'émettre un signal,

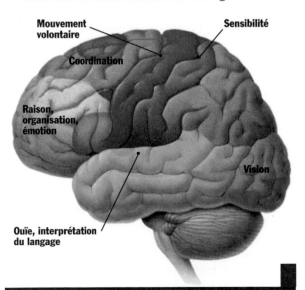

Une carte du cerveau

En dirigeant des impulsions magnétiques sur les différentes sections du cerveau, les scientifiques ont pu établir une carte des fonctions de cet organe.

Mouvement volontaire

Sensibilité

Coordination

Raison, organisation, émotion

Vision

Ouïe, interprétation du langage

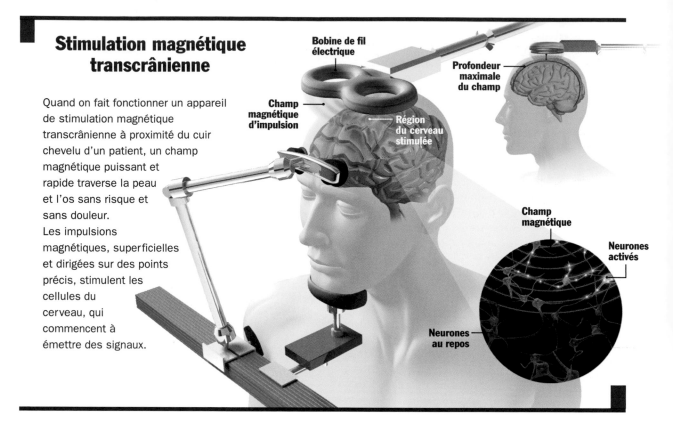

Stimulation magnétique transcrânienne

Quand on fait fonctionner un appareil de stimulation magnétique transcrânienne à proximité du cuir chevelu d'un patient, un champ magnétique puissant et rapide traverse la peau et l'os sans risque et sans douleur. Les impulsions magnétiques, superficielles et dirigées sur des points précis, stimulent les cellules du cerveau, qui commencent à émettre des signaux.

Bobine de fil électrique

Champ magnétique d'impulsion

Profondeur maximale du champ

Région du cerveau stimulée

Champ magnétique

Neurones activés

Neurones au repos

explique Michael Rohan, le médecin qui mena l'étude. Nous pensons que les impulsions émises sont synchrones avec certains phénomènes qui se déroulent dans les cellules et corrigent une forme de déséquilibre chimique. C'est encore un mystère, mais l'effet a été très profond. »

L'onde du futur Le Dr Rohan et son équipe ont conçu un appareil générique qui émet le même genre d'impulsions que les IRM spécialisées. Ils espèrent confirmer les résultats de leur première étude.

Par ailleurs, alors qu'il travaillait avec des patients schizophréniques qui entendent des voix, Ralph Hoffmann, un chercheur de Yale, a appliqué une stimulation magnétique transcrânienne sur leur cortex auditif et il a constaté que les hallucinations auditives diminuaient sensiblement. De plus, des chercheurs français ont remarqué que la stimulation du cortex moteur semble soulager les malades qui ont des douleurs anciennes. Néanmoins, les résultats de l'utilisation de la SMT pour soulager les tremblements des malades de Parkinson et les crises des épileptiques sont plus mitigés. C'est donc la dépression qui demeure la cible principale des recherches sur la stimulation magnétique. ■

Qu'est-ce que cela signifie pour vous ?

L'utilisation de l'énergie magnétique pour soigner certains troubles cérébraux n'est pas encore tout à fait au point. Les chercheurs et les psychiatres spécialistes du cerveau se mobilisent sur la stimulation magnétique transcrânienne (SMT) car ils pensent que c'est une méthode moins agressive pour soigner un certain nombre de troubles. Cette technique est surtout très prometteuse pour traiter la dépression.

Les experts pensent que la SMT fonctionne un peu comme la thérapie électroconvulsive, ou électrochocs, mais sans provoquer de convulsions ni endommager la mémoire des patients. Nombre d'entre eux pensent que la SMT pourrait faire diminuer les tremblements liés à la maladie de Parkinson, réduire ces voix terrifiantes qu'entendent certains schizophrènes, et soulager les personnes souffrant de douleurs chroniques. La SMT en est encore au stade expérimental. Si tout se passe bien, un appareil de SMT devrait être disponible pour une utilisation clinique d'ici 2006. ■

Découverte clé

Sulfate de magnésium : le sel au secours du cerveau

Les médicaments qui dissolvent les caillots sont les seuls traitements efficaces après un accident vasculaire cérébral (AVC) dû à l'obstruction brutale d'un vaisseau, mais ils doivent être administrés rapidement, si possible dans les 90 minutes suivant l'attaque, pour que le patient ait une chance de récupérer complètement.

Le problème est que la majorité des malades reçoit ces médicaments plus de 2 heures après l'apparition des premiers symptômes. Un délai dévastateur car, pour les neurologues, en matière d'AVC, « le temps, c'est du cerveau ! ». Il était donc indispensable de mettre au point un médicament pouvant être administré avant l'intervention du médecin si l'on suspecte un AVC.

Il s'avère qu'une telle substance existe déjà : les sels de bain et certains laxatifs en contiennent. Une étude récente a montré en effet que le sulfate de magnésium peut temporairement « geler » le cerveau, limitant ainsi les dommages consécutifs à l'embolie et permettant de gagner du temps jusqu'à l'entrée en action des médecins.

Comment ça marche ? Un AVC déclenche une cascade de réactions chimiques dans le cerveau, culminant avec une surcharge en calcium qui entraîne la mort des neurones. Or le sulfate de magnésium bloque l'afflux de calcium dans les cellules nerveuses. Il dilate aussi les vaisseaux sanguins, favorisant la circulation du sang dans des régions qui en seraient privées.

Début 2002, des chercheurs californiens ont achevé une étude durant laquelle du personnel hospitalier a injecté du sulfate de magnésium à des victimes d'AVC. Le médicament a été administré en moyenne 23 minutes après leur arrivée, au lieu des 2 à 3 heures d'attente habituelle avant qu'un praticien urgentiste n'intervienne. Les injections ont permis une récupération spectaculaire chez 25 % des patients qui avaient eu une attaque d'origine ischémique (due à un blocage de l'apport de sang au cerveau). Une amélioration, certes moins sensible, a aussi été observée chez les patients dont l'AVC avait une origine hémorragique (liée à la rupture d'un vaisseau).

Disponibilité Des études plus vastes sont nécessaires avant que les médecins puissent conseiller aux personnels de santé d'administrer systématiquement du sulfate de magnésium sur place

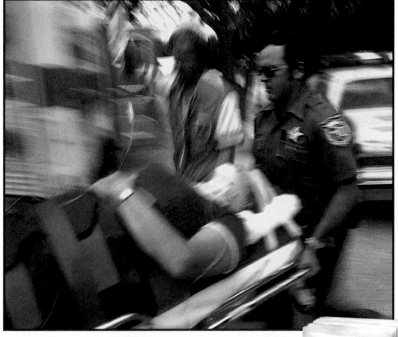

Le sulfate de magnésium (ci-contre connu aussi sous le nom de sels d'Epsom) n'est plus réservé au traitement de la constipation. Administré par voie intraveineuse, il pourrait prévenir les séquelles cérébrales des victimes d'AVC.

ou durant le trajet vers l'hôpital, mais le traitement est prometteur. De plus, contrairement aux autres thérapeutiques, le sulfate de magnésium n'entraîne a priori aucun effet secondaire. Même si le diagnostic est erroné et le produit administré à tort, ce sera sans conséquence pour le patient. ■

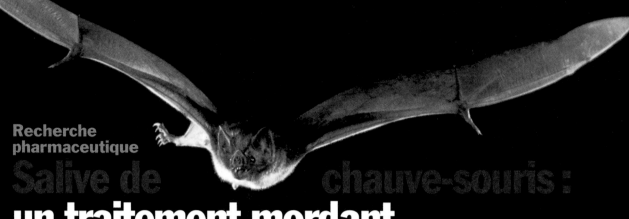

**Recherche
pharmaceutique**

Salive de   chauve-souris :
un traitement mordant

Les médecins qui soignent les victimes d'accidents vasculaires cérébraux ont un point commun avec les chauves-souris vampires : ils portent le même intérêt aigu à la fluidité du sang. Les scientifiques ont longtemps cherché le moyen de dissoudre les caillots responsables des AVC. Pendant ce temps-là, les vampires se nourrissaient sereinement du sang de leurs victimes grâce à la présence, dans leur salive, d'une enzyme naturelle qui fluidifie le sang. Alors pourquoi ne pas prélever cette enzyme pour la faire agir sur les humains ?

Une révélation La drogue baptisée desmoteplase est une version synthétique de l'enzyme de la salive de la chauve-souris. Elle pourrait devenir la seconde drogue jamais homologuée dans la lutte contre l'accident vasculaire cérébral.

La première drogue, l'activateur tissulaire du plasminogène, a révolutionné en 1996 le traitement contre l'accident vasculaire cérébral. Il existait enfin une substance qui augmentait de 50 % le nombre de victimes d'AVC capables de reprendre leur travail et de mener une vie normale. Mais ce produit a un inconvénient majeur : il doit être pris dans les 3 heures qui suivent l'AVC, sinon, il risque de faire plus de mal que de bien en dégradant le système de coagulation de l'organisme. La marge d'intervention est tellement petite que seuls 5 % environ des victimes d'accidents vasculaires cérébraux ischémiques reçoivent cette drogue. Faute de traitement, le caillot peut éventuellement se dissoudre tout seul, mais il risque surtout de continuer à obstruer la circulation du sang, ce qui entraîne la paralysie ou la mort.

Les chercheurs ont toutes les raisons d'espérer que le desmoteplase se révélera un destructeur de caillot plus souple et délicat, car il a la capacité quasi magique de détruire un caillot sans anéantir le reste du mécanisme de coagulation de l'organisme.

Un travail en coordination avec les IRM La drogue inspirée de la salive de la chauve-souris n'est qu'un aspect du traitement. Les chercheurs ont commencé à la coupler avec des machines IRM ultra sophistiquées capables d'identifier avec précision les patients pour lesquels la drogue sera efficace. Grâce au système d'IRM écho-Planar, « vous pouvez avoir une image du cerveau à chaque seconde », dit le Dr C. Newman. Les neurologues se servent de cette technologie pour mesurer la portion du cerveau qui a déjà subi des lésions et les zones où se situent des cellules touchées mais récupérables.

Au cours d'une étude internationale, les IRM de haute technologie ont permis aux chercheurs d'administrer du desmoteplase jusqu'à 9 heures après une attaque cérébrale. « Chez beaucoup de patients, les tissus peuvent être sauvés jusqu'à 6, 9, 12, voire 24 heures après l'accident vasculaire cérébral », affirme le Dr Steven Warach. L'impact du desmoteplase associé aux IRM de pointe pourrait être considérable. « Nous avons le potentiel de sauver 50 000 personnes par an de la paralysie et de la dépendance », déclare le Dr Newman.

Disponibilité Le desmoteplase en est encore aux premiers stades des essais cliniques. Il faudra procéder à d'autres études pour permettre à cette drogue d'obtenir l'agrément de la FDA, ce qui demandera encore plusieurs années. ■

Découverte clé

Un nouveau coupable dans les accidents vasculaires cérébraux et la maladie d'Alzheimer

Ces dernières années, un nombre croissant de travaux ont jeté la suspicion sur un acide aminé naturel, l'homocystéine, qui serait un facteur de risque de maladie cardio-vasculaire, y compris l'infarctus. Aujourd'hui, cette molécule est également mise en cause dans les accidents vasculaires cérébraux (AVC) et la maladie d'Alzheimer.

L'homocystéine apparaît au cours du métabolisme des protéines, en particulier celles d'origine animale. Les vitamines B, notamment les folates (ou acide folique) et les vitamines B_6 et B_{12}, dégradent l'homocystéine. Les cellules s'en servent pour produire de l'énergie puis se débarrassent du surplus. Si ce processus n'a pas lieu, en cas d'insuffisance en vitamine B, par exemple, le taux d'homocystéine dans le sang atteint un seuil assez dangereux pour endommager les cellules qui tapissent la paroi interne des

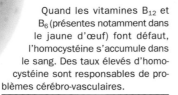

Quand les vitamines B_{12} et B_6 (présentes notamment dans le jaune d'œuf) font défaut, l'homocystéine s'accumule dans le sang. Des taux élevés d'homocystéine sont responsables de problèmes cérébro-vasculaires.

LA RECHERCHE

Prévenir le risque d'un accident vasculaire cérébral

L'accident vasculaire cérébral (AVC) représente la troisième cause de mortalité au Canada et environ 12 % de la mortalité chez les plus de 65 ans. Il n'est pas rare qu'un AVC soit précédé à plus ou moins long terme d'un épisode transitoire lié à une diminution ou à une interruption localisée de la circulation sanguine. Cet événement n'a pas de conséquences, mais révèle que le cerveau est menacé, car la survenue d'un tel épisode multiplie par dix le risque de subir un AVC dans les années à venir. Si cela vous arrive ou arrive à un proche, il faut consulter un médecin d'urgence puis se rendre à l'hôpital pour une exploration du cerveau.

Que faire pour diminuer les risques ? Chacun peut adopter des mesures afin de diminuer les risques d'AVC, lequel reste associé à une mortalité élevée et à des séquelles souvent invalidantes, comme la perte d'autonomie. Il faut d'abord faire surveiller sa tension artérielle car l'hypertension est un facteur de risque majeur ; il est indispensable aussi de faire contrôler régulièrement sa glycémie (le taux de sucre dans le sang) et son taux de cholestérol. Il est également recommandé de diminuer sa consommation de tabac. Des troubles du rythme cardiaque doivent enfin vous inciter à consulter rapidement. ■

artères du cœur. Du fait de ces lésions, les cellules sanguines ont tendance à s'agglutiner, ce qui favorise la formation de caillots potentiellement nocifs. Une étude publiée en octobre 2002 dans la revue *Stroke* a montré qu'une élévation, même modérée, du niveau d'homocystéine était associée à une multiplication par cinq du risque d'accident vasculaire cérébral, et par trois du risque de maladie d'Alzheimer.

Les résultats de l'étude Des chercheurs de la Queens University de Belfast ont étudié 83 personnes souffrant de la maladie d'Alzheimer, 78 atteintes d'autres formes de démence provoquées par une irrigation insuffisante du cerveau (démences vasculaires), 64 ayant eu des accidents vasculaires cérébraux et 71 volontaires en bonne santé. Ils ont pris en compte d'autres facteurs de risque (notamment le régime alimentaire, le tabac, l'hypertension et le taux de cholestérol) et testé tous les participants pour vérifier s'ils étaient ou non porteurs d'une anomalie génétique connue comme étant à l'origine de perturbations dans le métabolisme de l'acide folique. En analysant les concentrations d'homocystéine, les scientifiques ont constaté que les sujets ayant des taux sanguins modérément élevés (13,3 micromoles par litre ou plus) présentaient 3 fois plus de risques d'être atteints de la maladie d'Alzheimer que ceux qui avaient des niveaux moins élevés, 5,5 fois plus de risques d'être victimes d'un accident vasculaire cérébral et 5 fois plus de développer une démence vasculaire. Cependant, la corrélation mise en évidence par ces études ne signifie pas qu'il existe une relation de cause à effet entre le taux d'homocystéine et les risques vasculaires.

Le sens de l'étude Réduire le niveau d'homocystéine dans le sang est relativement simple. Il suffit de réguler son alimentation pour avoir juste ce qu'il faut d'apport en acide folique et en vitamines B_6 ou B_{12} (dans la viande, les céréales et les pains enrichis, les pommes de terre, le poisson, les œufs, les bananes, les noix et les graines) ou de prendre des suppléments nutritionnels. Il reste à démontrer que la supplémentation en vitamines B et en acide folique diminue les risques d'accident vasculaire cérébral et de démence chez les sujets prédisposés. Les personnes âgées peuvent évoquer avec leur médecin la prescription de ces vitamines. En outre, avec l'âge, l'organisme a plus de mal à extraire la vitamine B_{12} des aliments. ■

Technique chirurgicale

Un tire-bouchon contre les caillots

Quand un caillot de sang se loge dans une artère du cerveau, un « tire-bouchon » peut-il sauver la vie ? Certains chercheurs en sont convaincus.

Un caillot dans l'encéphale est une bombe à retardement. Comme le sang n'arrive pas à le franchir, les parties du cerveau irriguées par l'artère manquent totalement d'oxygène et commencent à dépérir. C'est ce qui se produit lors d'un accident vasculaire cérébral (AVC) ischémique, le type d'attaque de loin le plus fréquent (80 % des cas). En Amérique du Nord, de 8 à 12 % environ des victimes d'AVC ischémique meurent dans les 30 jours. Parmi les survivants, de 15 à 30 % gardent une incapacité permanente qui prend la forme d'une paralysie ou d'une faiblesse d'un côté du corps, d'une perte de l'équilibre ou de la coordination, de problèmes de maîtrise et d'articulation du langage, d'une perte de la mémoire ou d'une altération de la vue.

Quand survient un accident vasculaire, les médecins disposent d'un délai très court pour administrer un médicament capable de dissoudre le caillot. Donné à temps, ce produit dit thrombolytique permet de limiter les séquelles de l'AVC.

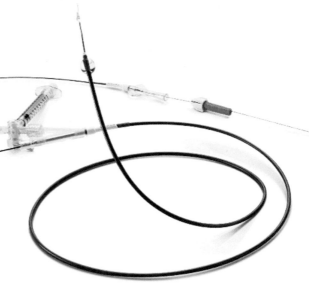

À l'extrémité d'un cathéter, un minuscule tire-bouchon à caillot.

Mais, au-delà de 3 heures, il est trop tard pour que le médicament agisse, et les cellules cérébrales de la zone atteinte sont condamnées à mourir.

Alors, imaginons qu'au lieu d'attendre qu'un médicament parvienne à dissoudre le caillot les médecins soient en mesure de l'atteindre et de l'extraire. Ce sera bientôt le cas grâce à un fil métallique en forme de tire-bouchon conçu pour agripper les bouchons de sang et les retirer. Baptisé système d'extraction Merci, pour *Mechanical Embolus Removal in Cerebral Ischemia* (ablation mécanique de l'embole dans l'ischémie cérébrale ; l'embole désignant un caillot venu d'ailleurs), ce système peut être utilisé jusqu'à 8 heures après l'attaque.

Comment ça marche ? L'appareil est introduit dans une artère de l'aine, puis guidé par angiographie jusqu'au caillot de sang. L'instrument d'extraction lui-même est un fil métallique très fin doué de mémoire. Il reste droit quand on l'enfile dans le cathéter, mais une fois poussé hors de ce dernier pour être introduit dans l'artère, il prend la forme d'un tire-bouchon. Aussitôt le caillot emprisonné dans le tire-bouchon, un ballon se gonfle pour suspendre momentanément la circulation du sang. Puis caillot et tire-bouchon rejoignent le cathéter pour être éliminés de l'organisme.

Des résultats encourageants
Le système Merci a été testé sur 114 victimes de sérieux accidents vasculaires cérébraux qui n'avaient pu recevoir de tPA (activateur tissulaire du plasminogène) ; il n'est pas toujours possible de prendre ce médicament, notamment en cas d'acte chirurgical récent, car il présente des risques de saignements dans le cerveau. « Il s'agissait de patients ayant subi un AVC excessivement grave et, sans ce mode opératoire, ils encouraient la mort ou d'importantes lésions », déclare le Dr Sidney Starkman, investigateur de l'étude et codirecteur de l'université de Californie au Stroke Center de Los Angeles. Dans 54 % des cas, les vaisseaux bloqués ont été ouverts avec succès et les caillots extraits, délogés ou réduits en morceaux. Les trois quarts des malades survécurent et 40 % environ d'entre eux ne gardèrent que des séquelles légères ou temporaires. Dans certains cas, la technique permit de remédier à la paralysie et à la perte de la parole. Parmi ceux dont les artères ne purent être libérées, la moitié survécut et 6 % se rétablirent de façon satisfaisante.

Selon le Dr Starkman, « dans la mesure où le vaisseau sanguin est ouvert et où le cerveau n'a pas

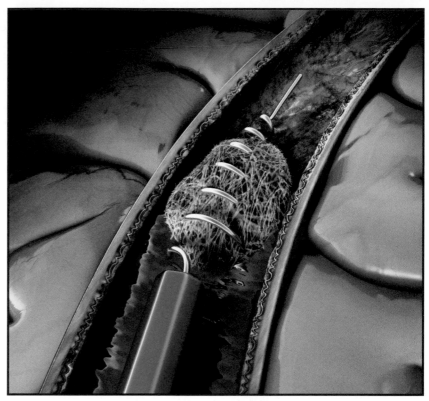

Le système Merci extrait un caillot de sang du vaisseau d'un patient atteint d'un accident vasculaire cérébral. Cet appareil peut s'utiliser jusqu'à 8 heures après l'attaque. En revanche, l'activateur tissulaire du plasminogène doit être administré dans un délai de 3 heures.

encore subi de graves dommages irréversibles, les malades ont une chance de bénéficier d'un rétablissement de très bonne, voire d'excellente, qualité... Le plus remarquable dans ce groupe de patients est que certains recouvrèrent quasiment leur état normal à l'instant même où le vaisseau a été ouvert avec l'extracteur Merci. »

Disponibilité Le système Merci a dépassé le stade des études cliniques. Le fabricant californien Concentric Medical, Inc., de Mountain View, a reçu de la FDA (Food and Drug Administration) l'autorisation de mise sur le marché. Et à l'automne 2004, l'instrument a été approuvé au Canada. Il faut savoir cependant qu'il ne s'agit pas d'une méthode applicable à toutes les victimes d'accidents vasculaires cérébraux. D'autre part, l'obstruction doit se situer dans une artère majeure du cerveau et le caillot doit être visible à l'angiographie.

Enfin, seuls des médecins spécialement formés en neurologie et en radiologie – et qui ont suivi une formation complémentaire – sont actuellement en mesure d'utiliser le système Merci. ■

Technique chirurgicale
L'épilepsie vaincue par la chirurgie

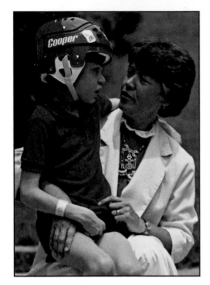

La chirurgie peut aider les épileptiques à mener une vie normale. Plus tôt on opère, et plus on limite le risque de voir les crises provoquer des lésions cérébrales irréversibles.

Imaginez que vous soyez atteint d'une maladie invalidante qui vous empêche de travailler ou de mener une vie normale. Imaginez que, durant 18 ans, les médecins aient vainement essayé traitement sur traitement avant de vous conseiller une intervention chirurgicale... et que celle-ci vous a finalement guéri. Mais durant toutes ces années, vous avez été privé de votre jeunesse, d'une scolarité normale et de bon nombre des plaisirs de la vie.

C'est le lot quotidien des patients atteints de la forme d'épilepsie la plus courante, l'épilepsie du lobe temporal. La plupart d'entre eux sont réfractaires aux traitements pharmacologiques et les crises les handicapent terriblement. Bien qu'il existe depuis plus de 1 siècle une chirurgie du cerveau qui supprime les crises dans 60 à 90 % des cas chez les patients ne réagissant pas aux médicaments, on opère moins de 1 % d'entre eux.

Mais les choses pourraient évoluer. En février 2003, plusieurs institutions américaines ont rendu publiques les premières directives sur la chirurgie de l'épilepsie du lobe temporal, demandant aux médecins de préconiser l'opération à tous les patients qui souffrent de crises handicapantes et ne répondent pas aux anticonvulsivants. « Alors que la chirurgie est l'option la moins utilisée pour le traitement des malades réfractaires, l'étude a montré

LA RECHERCHE

Une variation génétique à l'origine de la pharmacorésistance

Les chercheurs savent depuis longtemps qu'un tiers des épileptiques sont réfractaires aux médicaments, ce qui accroît le risque de décès et de complications. Les chercheurs du collège universitaire de Londres ont désormais identifié une variation génétique qui pourrait être à l'origine de cette pharmacorésistance.

Sur l'ensemble de la population pharmacorésistante envisagée dans cette étude, un tiers présentait une variation génétique aboutissant à un niveau élevé d'une protéine qui semble construire autour des cellules une sorte de mur sur lequel viennent « rebondir » les principes actifs des anticonvulsivants. En revanche, cette variation génétique ne touchait que 16 % des sujets non résistants. S'il était possible de prédire quels seront les patients pharmacorésistants, les médecins gagneraient du temps et pourraient envisager un recours plus précoce à d'autres traitements tels que la chirurgie. Les résultats de cette étude ont été publiés en avril 2003 dans le *New England Journal of Medicine*. ■

que c'était la plus efficace de toutes », explique le Dr Jérôme Engel, professeur de neurologie et de neurobiologie à l'école de médecine de l'UCLA.

De solides arguments Ces directives s'appuient sur les résultats du premier essai clinique sur les effets comparés de la chirurgie et des médicaments.

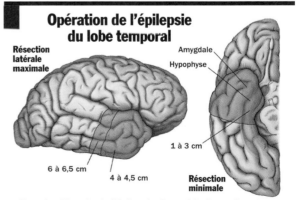

Opération de l'épilepsie du lobe temporal

Résection latérale maximale

Amygdale

Hypophyse

6 à 6,5 cm

4 à 4,5 cm

1 à 3 cm

Résection minimale

Dans la chirurgie de l'épilepsie, les médecins enlèvent une partie du cerveau responsable des crises (foyer épileptique), en l'occurrence une partie du lobe temporal.

Source : *New England Journal of Medicine*.

Publiée dans le *New England Journal of Medicine* en août 2001, l'étude a suivi 40 patients traités durant 1 an par des médicaments et 40 autres qui ont été opérés immédiatement. Au bout de 1 an, les crises avaient cessé chez 64 % de ceux qui avaient été opérés, contre 8 % de ceux qui étaient sous traitement. Une diminution de la fréquence des crises a été observée dans le groupe ayant été opéré.

La technique opératoire consiste à enlever la zone du cerveau responsable des crises. Paradoxalement, dans les années 1960, alors que la technologie était à des années-lumière de ce qu'elle est aujourd'hui, l'intervention était effectuée plus précocement que de nos jours. « Les médecins ont tendance à traîner les pieds et à essayer de nouveaux médicaments au lieu de recourir à la chirurgie, peut-être parce qu'il existe plus de médicaments aujourd'hui », explique le Dr Engel.

L'objectif est désormais de faire passer le message auprès des épileptiques et de leurs médecins : plus tôt on opère, et moins il y a de risques de voir les crises récurrentes provoquer des lésions cérébrales irréversibles. Comme ces directives ne précisent pas à partir de quel moment il faut envisager la chirurgie, le National Institutes of Health est en train de réaliser une vaste étude pour évaluer si l'opération est préférable aux médicaments dès lors que deux produits seulement se sont révélés inefficaces. Environ 300 000 Canadiens souffrent d'épilepsie et quelque 40 % d'entre eux ont des crises mal maîtrisées par les médicaments.

Actuellement, quelques centaines d'interventions sont effectuées par an. (Pour en savoir plus et pour comprendre les critères, vous pouvez aussi consulter le site www.epilepsy.ca.) ■

La haute technologie à la rescousse

Réparer les lésions de la moelle épinière

Pour réparer les lésions de la moelle épinière, l'avenir pourrait bien appartenir au plastique, et plus précisément à un nouveau film plastique capable de transmettre les impulsions nerveuses à la même vitesse que les membranes nerveuses naturelles.

Des chercheurs londoniens ont développé un film plastique percé de trous qui laisse passer les ions sodium et potassium de part et d'autre, tout comme les ions passent à travers les membranes des nerfs. C'est en effet le va-et-vient des ions qui, en modifiant la charge électrique de chaque face de la membrane, permet aux impulsions nerveuses de se déplacer d'un bout du nerf à l'autre. Avec une épaisseur de 10 micromètres, le film plastique est 1 000 fois plus épais qu'une membrane naturelle, mais les échanges d'ions s'effectuent avec la même rapidité. Théoriquement il est donc possible de remplacer un nerf lésé par ce film. Cependant, le film doit encore être perfectionné car les ions potassium passent plus vite que les ions sodium. ■

LA RECHERCHE

Un vaccin préventif contre la paralysie

Les lésions de la moelle épinière ne se limitent pas à l'atteinte initiale. Les cellules et les fibres nerveuses subissent ensuite un processus dégénératif qui se propage autour de la blessure originelle. Selon des médecins israéliens, il est possible de stopper ce mécanisme en administrant un vaccin contenant des fragments de protéines issues du système nerveux central. Ce vaccin stimulerait des facteurs du système immunitaire qui contribuent à arrêter l'inflammation à l'origine des dommages tissulaires.

Dans une étude récente, les chercheurs ont séparé en deux groupes des animaux de laboratoire atteints de lésions de la moelle épinière provoquant normalement une paralysie de la moitié inférieure du corps. Les animaux ayant reçu le vaccin ont récupéré de façon spectaculaire la motricité de leurs membres, alors que les animaux non traités sont devenus paralysés.

Cependant, le vaccin n'améliorait rien si la moelle épinière avait été entièrement sectionnée ; en revanche, il évitait la dégénérescence secondaire des tissus autour de la lésion, dont les effets sont parfois pires que la blessure originelle. Les chercheurs espèrent tester le vaccin sur l'homme en 2005. ■

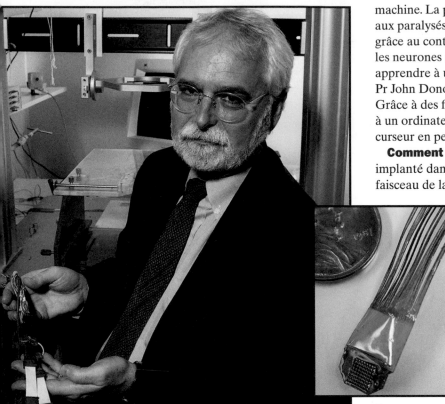

Ci-dessus, le Dr J. Donoghue, responsable de ces recherches. Ci-contre, l'un des faisceaux utilisés pour transmettre les signaux cérébraux à l'ordinateur ; chacun porte de 60 à 100 électrodes.

La haute technologie à la rescousse
Pilotage direct du cerveau à la machine

Les lésions de la moelle épinière et celles dues à des maladies neuromusculaires telles que la sclérose latérale amyotrophique sont à l'origine de graves paralysies qui handicapent la vie quotidienne de millions de personnes. Chez celles-ci, les structures cérébrales nécessaires à la commande d'un mouvement sont opérationnelles, mais elles sont incapables de convertir les signaux neuronaux en un acte moteur. Des chercheurs en neurosciences ont couplé une approche mathématique à un système biologique dans le but de décoder l'interface cerveau-machine. La perspective à terme est de permettre aux paralysés d'effectuer leurs tâches quotidiennes grâce au contrôle de certains mouvements par les neurones de leur cerveau. Si un singe peut apprendre à utiliser des jeux vidéo, l'équipe du Pr John Donoghue aura franchi un pas important. Grâce à des fils transmettant leurs ondes cérébrales à un ordinateur, trois singes ont réussi à déplacer un curseur en pensant à l'endroit où celui-ci devait aller.

Comment ça marche ? Les chercheurs ont implanté dans le cortex cérébral de chaque singe un faisceau de la taille d'un gros pois composé d'une centaine d'électrodes. Ils ont enregistré les signaux neuronaux des singes pendant qu'ils jouaient sur écran à l'aide d'une manette de jeu. Des millions de neurones dirigent la main et le bras, mais les scientifiques se sont aperçus que quelques signaux provenant d'une douzaine de neurones seulement étaient nécessaires pour élaborer un programme informatique capable de convertir ces signaux de la pensée en mouvements de la main. Puis, ils ont conçu un second programme qui transcrivait ces signaux cérébraux en données contrôlant les mouvements du curseur même quand les manettes de jeu étaient désactivées. Le but était de remplacer la maîtrise du mouvement des mains par le contrôle de la pensée intentionnelle : c'est le cerveau du singe, pas sa main, qui déplace alors le curseur. L'expérience a si bien réussi que les singes arrivaient à jouer presque aussi vite avec leur cerveau qu'avec leurs mains.

Perspectives La prochaine étape de ces recherches concerne l'application de cette technique à l'homme. Grâce à des dispositifs de mesure des signaux mentaux et à des logiciels adéquats, les paralysés pourront travailler sur ordinateur et faire fonctionner des appareils électroniques. À terme, l'objectif est d'utiliser les signaux cérébraux pour contrôler les mouvements musculaires. L'implantation de telles électrodes est comparable à celle d'un stimulateur cardiaque (pacemaker), que les patients oublient dès qu'il est en place. De tels implants neuronaux pourraient être au point d'ici 5 à 10 ans.

L'emploi des électrodes, susceptibles à la longue d'endommager les tissus cérébraux ou d'être arrachées par mégarde, limite aujourd'hui cette technique. La solution résiderait dans des dispositifs sans fil, implantés de manière permanente. ▪

Découverte clé
Face à la douleur, les gènes au banc des accusés

Nous connaissons tous des gens qui ne supportent pas la moindre petite coupure, tandis que d'autres peuvent se faire dévitaliser une dent sans le moindre analgésique. De même, des femmes accouchent sans péridurale quand d'autres réclament une anesthésie dès la première contraction. Certains individus sont-ils simplement moins courageux que d'autres, ou bien s'agit-il de tout autre chose ? Des chercheurs de l'université du Michigan à Ann Arbor et du National Institute of Alcohol and Alcoholism viennent d'apporter une réponse à cette question. Elle est d'ordre génétique.

Des analgésiques naturels Le cerveau possède des récepteurs sur lesquels s'arriment des substances analgésiques naturelles (enképhalines et endorphines). Appelés récepteurs opioïdes mu, ce sont les mêmes que ceux sur lesquels viennent se fixer des narcotiques comme la morphine, qui bloquent le message douloureux et participent à la dépendance aux drogues. Toutefois, la quantité de récepteurs diffère selon les individus, et cette réaction antidouleur se déclenche plus ou moins vite. Pour « observer » les récepteurs opioïdes mu

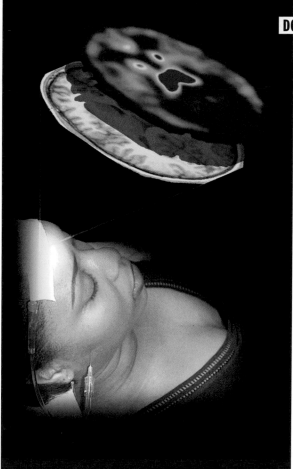

La technique de la tomographie par émission de positons (TEP) montre la répartition des récepteurs opioïdes mu sur lesquels viennent « s'arrimer » des analgésiques naturels. Les couleurs chaudes (rouge) indiquent de fortes concentrations et les couleurs froides (bleu), des concentrations faibles. Ces récepteurs sont activés par la réponse de l'organisme à la douleur, déclenchée ici par une solution saline injectée dans la mâchoire.

LA RECHERCHE

La résistance à la douleur dépend du taux d'œstrogènes

Selon le Dr Jon-Kar Zubieta, chercheur à l'université du Michigan, les hormones peuvent influencer la résistance à la douleur chez les femmes. Avec son équipe, il en a soumis à de légers stimuli douloureux puis a utilisé la technique de la tomographie par émission de positons (TEP) pour examiner leur cerveau.

Les scientifiques ont d'abord fait des tests au début du cycle menstruel, lorsque le niveau d'œstrogènes est le plus bas. Puis ils ont donné aux femmes des patchs d'œstrogènes durant 1 semaine pour faire monter le taux hormonal au degré habituellement observé dans les phases suivantes du cycle. Les résultats ont montré que plus le niveau d'œstrogènes est élevé, plus les mécanismes antidouleurs internes sont actifs. A contrario, plus le niveau d'œstrogènes est bas, plus les femmes se révèlent sensibles à une douleur de même intensité. Les chercheurs ont présenté leurs conclusions à la réunion de l'American Association for the Advancement of Science en février 2003.

« Ces résultats s'inscrivent dans la logique de la théorie de l'évolution, note le Dr Zubieta. Durant la grossesse, vous devez être capable de résister à la douleur. À d'autres moments, par exemple avant l'ovulation, les femmes peuvent avoir besoin d'être protégées contre toute blessure afin de continuer à avoir des enfants et à les élever. Une plus grande sensibilité à la souffrance leur sert d'avertissement en cas de danger. » ∎

en action, les chercheurs ont injecté d'infimes doses de solution saline dans la mâchoire de volontaires dans le but de provoquer un état douloureux appelé désordre temporo-mandibulaire. À l'aide de la technique de la tomographie par émission de positons (TEP), l'examen du cerveau de ces mêmes personnes a mis en évidence les récepteurs opioïdes mu et montré s'ils étaient activés ou non sous l'effet de la douleur. « Nous avons vu que certains sujets avaient davantage de récepteurs opioïdes mu que d'autres, et que quelques-uns activaient plus fortement ces récepteurs en réponse à la douleur, explique le Dr Jon-Kar Zubieta, principal investigateur de cette étude. Mais nous ne savions pas pourquoi. »

La réponse des enzymes Pour le découvrir, ils ont examiné plus attentivement le cerveau de leurs sujets. Ils se sont notamment intéressés à la façon dont les variations courantes d'une enzyme appelée catéchol-O-méthyltransférase (COMT) affectaient la réponse à la douleur. Cette enzyme a la capacité de dégrader la dopamine et la noradrénaline, deux neurotransmetteurs qui contribuent à la sensation de douleur. Or, moins il y a de dopamine et de noradrénaline dans le cerveau, moins la souffrance est vive.

Les chercheurs ont constaté que les individus qui souffrent le plus présentent des formes moins actives de COMT. De même, ceux qui possèdent une version plus efficace de cette enzyme sont les moins affectés par la douleur. Ces différences sont d'origine génétique. Le Dr Zubieta estime qu'un quart de la population produit une variante moins active de cette enzyme, un quart la forme la plus active et les autres une forme mixte, qui les situe entre les plus stoïques face à la douleur et les plus douillets.

Signification Cette découverte va permettre de mieux comprendre pourquoi les analgésiques n'ont pas le même effet sur tous les patients. Cela contribue aussi à expliquer pourquoi certains sont plus affectés que d'autres par les algies chroniques ou les problèmes associés à la douleur, comme la dépression.

« Quarante pour cent des personnes qui souffrent de douleurs chroniques font de la dépression, note le Dr Zubieta. Pourquoi cela se produit-il chez elles et pas chez les autres ? Cela signifie probablement que certains patients ont une plus grande vulnérabilité à la dépression ou à d'autres situations liées au stress. » ■

ON EN PARLE...

Nouveaux espoirs pour calmer la céphalée vasculaire de Horton

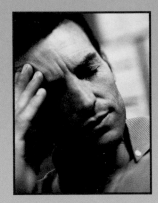

Les céphalées vasculaires de Horton peuvent être si douloureuses qu'en comparaison une simple migraine passe presque inaperçue. Jusqu'à présent, il n'y avait pas grand-chose à faire pour soulager les patients (surtout des hommes de plus de 65 ans), mis à part leur faire inhaler de l'oxygène pur ou prendre de puissants analgésiques dès le début des migraines. Les scientifiques pensent aujourd'hui pouvoir les guérir par une stimulation cérébrale obtenue après implantation d'un fil électrique dans le cerveau. Des chercheurs italiens ont testé cette approche avec huit personnes qui souffraient de violents maux de tête depuis des années. Ils leur ont implanté neuf électrodes dans le cerveau, avec un fil courant sous le cuir chevelu jusqu'à un petit stimulateur électrique situé sous la clavicule. Au bout de 4 semaines, leurs migraines avaient totalement disparu ; 26 mois plus tard, trois d'entre eux n'avaient toujours pas eu de nouvelles céphalées et ne suivaient aucun traitement, les cinq autres prenaient des médicaments, mais à petite dose. Aucun d'entre eux n'a souffert d'effets secondaires liés aux stimulations électriques. ■

Migraine et ronflements

La prochaine fois que vous serez sur le point d'avaler un comprimé d'aspirine pour soulager votre migraine, envisagez plutôt de changer de position pour dormir. Une étude publiée en avril 2003 dans la revue *Neurology* a en effet constaté que les personnes qui souffraient de maux de tête chroniques (au moins 15 fois par mois) étaient environ deux fois plus souvent des ronfleurs que ceux qui enduraient des maux de tête occasionnels, et cela même en tenant compte d'autres facteurs liés au ronflement, comme le poids et la consommation d'alcool. Les chercheurs ne savent pas encore si ce sont les maux de tête qui sont à l'origine du ronflement ou l'inverse mais, dans les deux cas, ils pensent que cette découverte pourrait déboucher sur de nouveaux traitements. ■

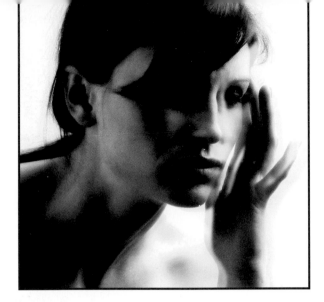

Recherche pharmaceutique

Des traitements contre l'épilepsie pour vaincre les maux de tête

Il existe toutes sortes de traitements contre les maux de tête, des comprimés en vente libre en cas de douleurs sourdes aux puissants produits sur ordonnance contre la migraine. On peut déjà ajouter à cette liste les antiépileptiques.

Lors d'essais cliniques, deux molécules officiellement reconnues pour prévenir les crises d'épilepsie – le topiramate et la gabapentine – se sont révélées également efficaces contre les maux de tête. Le mode d'action du topiramate (Topamax) et de la gabapentine (Neurontin) sur les maux de tête reste cependant en partie mystérieux. L'action du Topamax pourrait consister à calmer les cerveaux hyperactifs. Pendant une migraine, les cellules nerveuses qui réagissent à la douleur se trouvent activées. Elles libèrent un produit chimique qui provoque l'inflammation des terminaisons nerveuses, comme cela se passe au niveau de la peau en cas d'urticaire.

Ce que montrent les études Au cours de la dernière étude sur le Topamax, près de la moitié des patients traités ont enregistré une amélioration de leurs migraines de 50 % au moins au bout de 6 mois, avec, dans 6 % environ des cas, une disparition totale des symptômes. Lors d'une étude australienne sur le Neurontin, 36 % de patients atteints de maux de tête chroniques n'en avaient plus du tout au bout de 3 mois de traitement. Certains disent même que la gabapentine donne de meilleurs résultats contre la douleur que contre l'épilepsie. Contrairement à de nombreux médicaments – certains antidépresseurs, bêtabloquants et produits antiépileptiques –, le Topamax et le Neurontin n'entraînent apparemment aucune prise de poids. En fait, les patients qui prennent du Topamax ont même tendance à maigrir, du moins dans un premier temps.

Disponibilité Le Neurontin ne constitue pas un traitement courant des maux de tête, mais les médecins le prescrivent souvent à des patients que d'autres médicaments préventifs ne soulagent pas. En août 2004, la FDA a donné son agrément à l'emploi du Topamax dans la prévention de la migraine chez l'adulte. Santé Canada l'a approuvé dans cette indication en janvier 2005. ■

LA RECHERCHE

Pour en finir avec les maux de tête

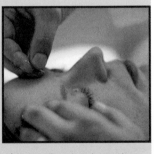

L'acupuncture existe depuis plus de 2 000 ans et, pourtant, il n'a pas été facile de convaincre les médecins allopathes de sa valeur. Des esprits critiques ont même réussi à faire naître des doutes quant à l'efficacité de l'acupuncture sur les maux de tête. Aujourd'hui, une étude de grande ampleur, savamment organisée, devrait convaincre les derniers sceptiques.

Sur les 401 participants de l'étude menée en Angleterre et au pays de Galles, la majorité souffraient de migraines et quelques-uns avaient des maux de tête tensionnels chroniques. La moitié des participants suivit un traitement classique, à base notamment de médicaments, tandis que l'autre moitié recevait en plus de ce traitement jusqu'à douze séances d'acupuncture en 3 mois. À la fin de l'étude, au bout de 1 an, les patients du groupe d'acupuncture avaient des maux de tête sensiblement moins nombreux et moins graves que les membres du premier groupe. Ils avalaient également moins de médicaments, voyaient moins souvent le médecin et prenaient moins de congés de maladie. ■

Découverte clé

Le lien entre migraine et détérioration des tissus du cerveau

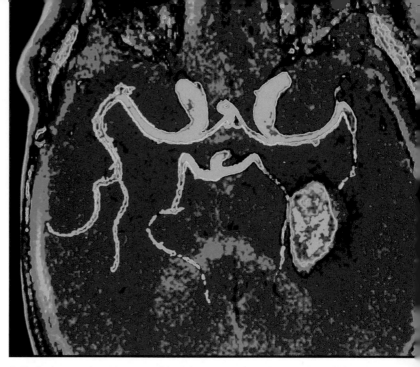

Cette image par résonance magnétique montre que le patient a subi un infarctus cérébral – car des zones de tissu cérébral sont mortes. Le lien entre de tels infarctus et les migraines est en cours d'étude. Ces recherches pourraient conduire à expérimenter de nouvelles méthodes pour lutter contre les maux de tête.

La douleur migraineuse atteint parfois un tel degré d'intensité que certains soupçonnent leurs maux de tête d'infliger de véritables lésions à leur cerveau. Et ils ont peut-être raison. Des chercheurs néerlandais ont en effet découvert que les céphalées augmentent les risques d'infarctus cérébral (zones de tissu cérébral mort).

Durant l'étude, plus de 400 personnes tirées au sort ont subi un examen IRM. Celles qui présentaient un passé migraineux accompagné de phénomènes visuels constituant l'aura couraient 13 fois plus de risques d'infarctus cérébral que celles qui n'avaient jamais eu de maux de tête. Celles qui avaient eu des céphalées, avec ou sans aura, montraient un risque plus élevé d'infarctus du cervelet, région du cerveau où siège le contrôle du mouvement volontaire, de la posture et de l'équilibre.

Les infarctus se sont révélés associés à un risque accru d'accident vasculaire cérébral (AVC) et d'altération mentale (de démence, notamment). Il reste à vérifier que le risque de tels troubles augmente chez les victimes de migraine. Car on ignore encore la cause de l'infarctus et si le fait de prévenir des céphalées, ou de les « étouffer dans l'œuf », peut réduire les risques d'infarctus. ■

LA RECHERCHE

Les racines chimiques du syndrome de panique

Vous êtes brutalement saisi d'une peur extrême. Vous n'arrivez plus à respirer, un étau vous serre la poitrine, votre cœur bat violemment. Vous avez l'impression de devenir fou, d'être sur le point de mourir. En outre, l'angoisse provoquée par cette crise est responsable d'une auto-aggravation, qui peut conduire à un malaise avec perte de connaissance. Pour les millions de victimes du syndrome de panique, cette situation n'est en rien exceptionnelle. Or une étape vient d'être franchie dans la compréhension des causes de ce syndrome.

Une étude, menée au sein des Instituts nationaux de santé aux États-Unis (NIH) portant sur un nombre limité de sujets, a révélé que les victimes du syndrome de panique possédaient un nombre insuffisant de récepteurs de sérotonine dans des parties clés de leur cerveau. Un récepteur est une protéine de surface cellulaire sur laquelle une autre molécule appelée ligand est capable de se fixer. La formation du couple ligand-récepteur déclenche un effet biologique dans la cellule porteuse du récepteur. La sérotonine est un médiateur chimique du cerveau qui joue, entre autres fonctions, un rôle dans la régulation de l'humeur, de l'anxiété, du sommeil et de l'appétit. Si la sérotonine dispose de moins de récepteurs pour se fixer, elle est récupérée par les cellules du cerveau qui la produisent, et son activité de messager chimique se trouve réduite. Les chercheurs supposent que des gènes seraient responsables de la déficience des récepteurs de la sérotonine. ■

Recherche
De mauvais souvenirs ? Oubliez-les !

Est-il possible d'oublier volontairement des souvenirs indésirables ? Oui, mais au prix d'un certain effort. Des chercheurs de l'université d'Oregon ont demandé à des volontaires de mémoriser des paires de mots, puis de se rappeler certaines et d'en oublier d'autres. Lorsque les sujets de cette étude essayèrent d'oublier certains couples de mots, plusieurs zones de leur cerveau, en particulier le cortex préfrontal, devinrent extrêmement actives, comme le révélèrent les examens par IRM (imagerie par résonance magnétique). Le cortex préfrontal régit d'autres zones du cerveau, notamment l'hippocampe, qui contrôle la mémoire consciente. Dans l'expérience, la capacité à oublier se trouvait en relation directe avec le niveau d'activation du cortex préfrontal. « Quand vous essayez de ne pas penser à quelque chose, dit Michael Anderson, principal auteur de l'étude, vous réduisez votre aptitude à vous le rappeler par la suite, même si vous le voulez. »

Ces travaux pourraient permettre de mieux comprendre un certain nombre de phénomènes, tels que les troubles mentaux liés à un état de stress post-traumatique. Cet état pathologique dont les critères

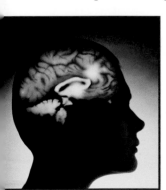

diagnostics sont bien définis apparaît chez des enfants et des adultes qui ont été les témoins d'événements traumatisants (meurtre, guerre...). Le Dr Anderson observe que seule une fraction des gens exposés à des situations traumatisantes développent des troubles mentaux. « Nous savons désormais quelles zones du cerveau entrent en activité quand les choses se passent normalement, explique-t-il. Sur la base de ces connaissances, nous pouvons donc poser la question suivante : les patients en état de stress post-traumatique subissent-ils des détériorations dans ce réseau de neurones ? » ■

Maladie de Parkinson : les patchs à la rescousse

Les patchs diffusent déjà toutes sortes de substances thérapeutiques ; ils sont utilisés entre autres pour la contraception, lutter contre le mal de mer, ou encore cesser de fumer. Un nouveau patch, qui libère un médicament contrôlant les mouvements involontaires au premier stade de la maladie de Parkinson, vient d'être mis au point.

Le patch délivre au travers de la peau une molécule, la rotigotine, qui agit comme la dopamine, le neurotransmetteur déficient dans la maladie de Parkinson. Des essais cliniques ont montré un réel effet bénéfique de cette forme d'administration en continu par rapport aux comprimés, qui exigent des prises fréquentes. L'application de cette substance une fois par jour améliore la fonction motrice des patients parkinsoniens. Comme le patch court-circuite l'estomac, l'alimentation n'a aucune influence sur le traitement. Par ailleurs, dans la mesure où la substance se diffuse en continu, cette méthode prévient ou limite les fluctuations des symptômes, fréquentes avec les comprimés, dont l'administration est séquentielle. La compagnie pharmaceutique qui a développé la rotigotine espère une autorisation de mise sur le marché, à la fois en Amérique du Nord et en Europe, en 2005 ou en 2006. ■

Salive étouffante

Lorsque les symptômes de la maladie de Parkinson s'aggravent, il n'est pas rare que les malades se mettent à baver. Ils courent alors un risque de suffocation. Un certain espoir pourrait venir d'une molécule bien connue par ailleurs : la toxine botulinique B, proche de la toxine botulinique A, déjà utilisée en thérapeutique. Cette substance inhibe la libération d'acétylcholine et provoque une relaxation des muscles. Injectée dans les glandes salivaires de 16 sujets atteints de la maladie de Parkinson, la toxine botulinique B a notablement réduit la production de bave par rapport à des piqûres de placebo. Les patients n'ont pas fait état d'une aggravation des autres symptômes de Parkinson, et les effets secondaires sont restés légers. Les résultats, annoncés en janvier 2004, sont préliminaires, et le procédé est encore expérimental. ■

CANCER

DANS CE CHAPITRE

165 DÉTECTION ET LUTTE

173 PRÉVENTION

175 CANCER DU SEIN

180 CANCER DE LA BOUCHE

181 CANCER DE LA PEAU

185 CANCER DU FOIE

186 CANCER DU PANCRÉAS

188 CANCER DU CÔLON

190 CANCER DU POUMON

192 CANCER DE L'OVAIRE

194 CANCER DU TESTICULE

195 CANCER DE LA PROSTATE

NOS CANCÉROLOGUES SONT EN TRAIN DE DEVENIR AUSSI AGRESSIFS QUE LE CANCER LUI-MÊME.

L'un des premiers essais cliniques fondés sur la thérapie génique a eu des résultats spectaculaires chez des patients atteints d'un cancer du pancréas en phase avancée. Une version génétiquement modifiée de l'anthrax a permis de soigner, voire d'éliminer, certains cancers chez la souris. Et, comme on n'arrête pas le progrès, même la luciole a été réquisitionnée comme moyen de détruire des cellules cancéreuses.

On remonte des profondeurs océaniques des molécules anticancéreuses puisées chez les invertébrés. D'autres, synthétisées en laboratoire, renouvellent complètement la chimiothérapie. Pour les femmes, on est en train de mettre au point une nouvelle technique d'imagerie, indolore, qui permettra de savoir si un kyste au sein est bénin ou cancéreux.

Les scientifiques progressent toujours dans la mise en évidence des causes de certains cancers. Par exemple, ils pensent aujourd'hui qu'un virus commun pourrait être responsable de certains cancers du côlon : c'est donc la voie d'un possible vaccin préventif. En revanche, le lien entre obésité et cancer est devenu plus avéré, et mettre au point une stratégie de prévention dans ce cas est plus facile.

Découverte clé

Quand l'anthrax devient un héros

Cette toxine mortelle qui a terrifié le monde entier fin 2001 pourrait devenir un traitement efficace du cancer. Des chercheurs américains ont montré par des tests sur des souris qu'une version génétiquement modifiée de la toxine de l'anthrax réduisait de façon spectaculaire, voire éliminait, certaines tumeurs. Ces résultats représentent sans doute la plus importante percée dans ce domaine depuis 20 ans.

Comment ça marche ? Depuis des décennies, les chercheurs étudient l'effet des poisons biologiques – notamment de la toxine de la diphtérie et de la protéine du ricin – dans la lutte contre le cancer. Cela peut paraître fou mais, après tout, les médicaments utilisés en chimiothérapie sont des « poisons apprivoisés ». L'idée d'utiliser l'anthrax est née d'une conversation entre spécialistes. L'un d'eux travaillait sur les systèmes activateurs de plasminogènes des enzymes actives lors de la progression tumorale ; ces enzymes sont capables de découper les protéines de la matrice extracellulaire (l'environnement des cellules) pour permettre la migration des cellules tumorales. L'autre spécialiste étudiait l'anthrax depuis des années.

L'idée d'utiliser l'anthrax en conjonction avec les activateurs de plasminogènes a été inspirée par le mode d'action de la toxine elle-même. Pour qu'elle puisse opérer ses dégâts, celle-ci doit en effet s'accrocher à une enzyme appelée furine, présente à la surface de presque toutes les cellules. Sans cette enzyme, la protéine de l'anthrax est complètement inoffensive ; mais sa fixation à la furine équivaut au dégoupillage d'une grenade.

Que se passerait-il si on modifiait la toxine de l'anthrax de telle sorte qu'elle s'accroche uniquement au plasminogène ? Pour le savoir, les deux chercheurs ont synthétisé une séquence d'acides aminés de la protéine de l'anthrax. La nouvelle séquence modifiait les instructions pour la protéine, lui disant de se combiner uniquement avec l'activateur de plasminogène présent sur les cellules cancéreuses, pour donner une forme chimérique de la toxine.

Le résultat de cette manipulation fut spectaculaire. Lors des essais sur la souris, une unique injection de la toxine modifiée de l'anthrax fit déjà régresser les tumeurs du poumon de 65 % en moyenne, et les tumeurs des tissus mous telles que le fibrosarcome ou les cancers de la peau comme le mélanome, de 92 %. Les tumeurs régressèrent encore plus avec une deuxième injection de ce nouveau médicament. De fait, la toxine de l'anthrax effectuait ce pour quoi elle est « conçue » – détruire les cellules – mais, dans ce cas, elle ne ciblait que des cellules cancéreuses et n'affectait pas les cellules saines.

Disponibilité Il reste encore de nombreux problèmes à régler : notamment, l'utilisation même (prohibée) de la toxine dans les laboratoires et la faible pénétration de cette toxine dans les tumeurs solides. Les paramètres pharmacologiques tels que la distribution de la toxine chimérique, sa demi-vie et son mode d'administration doivent également encore être établis.

Une nouvelle société de biotechnologie danoise, OncoTac, a breveté la technique. Début 2005, ce nouveau type de médicaments en est au stade des essais cliniques chez l'homme. ■

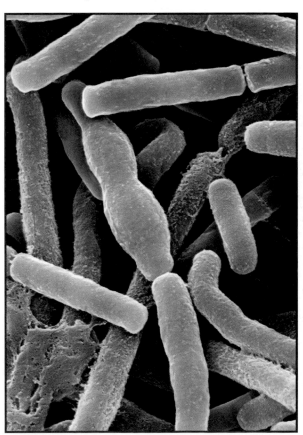

L'anthrax a tué cinq personnes quand il a été envoyé par courrier aux États-Unis. Aujourd'hui, la toxine mortelle de l'anthrax pourrait être utilisée pour lutter contre le cancer.

Avancée majeure
Origine du cancer : une nouvelle théorie

Quand vous entendez parler de cellules souches, ce qui vous vient naturellement à l'esprit, ce sont ces cellules tant prisées qui ont le pouvoir de donner naissance à chacun des différents types de cellules du corps humain – du cœur, du poumon, du muscle, du cerveau –, et qui ont peut-être la faculté de soigner les tissus endommagés ou de guérir des maladies aussi pénibles que l'Alzheimer ou le Parkinson, ou encore certaines lésions paralysantes de la colonne vertébrale. Ces cellules sont très recherchées non seulement parce qu'elles sont capables de donner naissance à d'autres types de cellules, mais aussi parce qu'elles peuvent se dupliquer et donc se diviser à l'infini, fournissant une réserve inépuisable.

Mais que se passerait-il si les cellules souches avaient un jumeau maléfique, une « mauvaise graine » dont les capacités de régénération sans fin serviraient à propager la maladie – en l'occurrence le cancer – à travers tout le corps ?

On appelle cette théorie l'« hypothèse du cancer issu de cellules souches », hypothèse que viennent actuellement conforter de nombreux résultats obtenus en laboratoire.

La théorie de la « mauvaise graine »
Cette hypothèse part du principe que certaines cellules souches égarées, telles des brebis galeuses, sont responsables de la division si rapide des cellules qui donne naissance à la masse tumorale puis au cancer. Si cela est vrai, au lieu de s'attaquer à la maladie à grand renfort de séances de chimiothérapie et de radiation, thérapies qui affaiblissent et font souffrir plus d'un patient cancéreux, on essaierait de viser exclusivement ces cellules souches cancéreuses, et le traitement du cancer pourrait être finalement presque aussi simple que celui d'une affection plus bénigne.

Cette théorie n'est pas nouvelle, puisqu'elle remonte aux années 1960.

Mais, à l'époque, les scientifiques n'avaient ni les outils nécessaires pour en établir la preuve ni les connaissances liées aux cellules souches, lesquelles restaient très énigmatiques, parfois invisibles. Il aura fallu l'explosion de la recherche sur les cellules souches durant ces 10 dernières années, ainsi que le développement de nouvelles techniques scientifiques et biomédicales (notamment celles de prélèvement de cellules sur des organes atteints par la maladie), pour que cette piste suscite à nouveau l'intérêt de la communauté scientifique et que des chercheurs puissent explorer plus intensément cette voie de recherche thérapeutique.

« Au fond, cette théorie confirme que, dans un cancer, toutes les cellules d'une tumeur n'ont pas la faculté de faire redémarrer la tumeur », explique le Pr John E. Dick, qui dirige l'unité de biologie/cellules souches de l'université de Toronto.

Les Prs Dirks et Dick ont découvert que, dans les cancers du cerveau et du sein ainsi que dans la leucémie au moins, il existe différents types de cellules cancéreuses dans la même tumeur. Dans le cas de la leucémie, par exemple, qui a bénéficié du plus gros du travail sur le cancer issu de cellules souches, une infime minorité de cellules souches rebelles en crée d'autres, appelées « cellules progénitrices », qui se divisent rapidement et

La théorie de la « mauvaise graine »

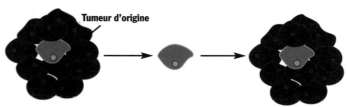

Les thérapies traditionnelles consistent à détruire rapidement les cellules qui se multiplient (en rouge) mais risquent d'épargner les cellules souches cachées (en bleu), permettant ainsi à la tumeur de se développer à nouveau.

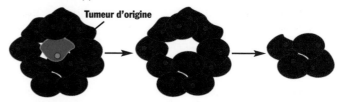

Théoriquement, détruire la cellule souche du cancer devrait empêcher la tumeur de grossir, et peut-être même l'amener à disparaître.

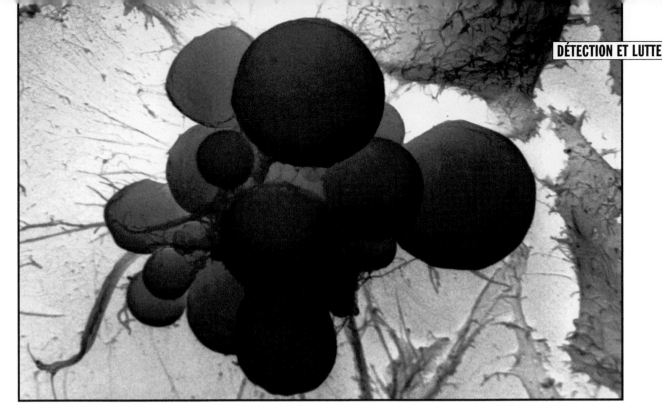

Les cellules cancéreuses, ici grossies 7 500 fois, se développent et se multiplient sans retenue. Si ce sont effectivement les cellules souches qui sont responsables, les détruire est primordial pour anéantir le cancer.

produisent des milliards de cellules anormales qui envahissent le sang et circulent librement.

Les cellules souches, quant à elles, se divisent plus lentement et se cachent (on ignore où), parfois des mois ou même des années, avant de se réveiller. C'est pourquoi le traitement traditionnel du cancer – viser au plus vite les cellules qui se multiplient avec la chimiothérapie ou les radiations – risque de rater ces cellules cachées ; ainsi, on aboutit à une situation où on les laisse potentiellement reprendre vie et se mettre à produire de nouvelles cellules cancéreuses, ce qui pourrait expliquer nombre de récidives. « L'hypothèse des cellules souches suggère que nous éliminons peut-être 99 cellules sur 100. Mais si nous ne touchons pas la cellule souche clé, le cancer est latent et prêt à recommencer », dit le Pr Dirks.

Même si, pour le moment, seules les cellules souches de la leucémie et des cancers du cerveau et du sein ont été identifiées, de nombreux chercheurs pensent qu'elles seraient à la base de tous les cancers.

Comment stopper les cellules souches ? Il y a plusieurs possibilités envisageables au regard des connaissances modernes sur les cellules souches. On pourrait, par exemple, concevoir un médicament qui s'attaquerait au mécanisme même qui, à l'intérieur des cellules souches, fait qu'elles sont capables de se renouveler toutes seules, ou encore un médicament qui déclencherait un signal anéantissant directement les cellules souches. Ou alors on pourrait fabriquer des anticorps qui, en visant les protéines situées à la surface de ces cellules souches, pourraient leur transmettre un poison tel que ceux utilisés en chimiothérapie classique. Enfin, si l'on opte pour une sorte de processus contre-intuitif, la méthode consisterait à obtenir que des cellules souches mûrissent et donnent naissance à des cellules différenciées, et donc plus matures, capables de cesser de se multiplier et, donc, de mourir. Rendues mûres, ces cellules seraient par ailleurs sensibles à la chimiothérapie et à la radiothérapie classiques.

Les chercheurs devront néanmoins avancer prudemment. Les Prs Dirks et Dick soupçonnent les cellules souches cancéreuses d'être en fait des cellules normales ayant mal tourné. Il est donc primordial que les traitements envisagés visant ces cellules souches « brebis galeuses » ne touchent pas par inadvertance les cellules souches normales.

L'idée que les cellules souches sont à l'origine de tous les cancers ouvre aussi la piste à de nouvelles méthodes pour savoir à quel point un cancer peut être fatal. Dans les cancers du cerveau qu'il a étudiés jusqu'ici, le Pr Dirks a remarqué que plus la proportion de cellules souches au sein des cellules cancéreuses est forte, plus la tumeur est agressive. ■

Recherche pharmaceutique

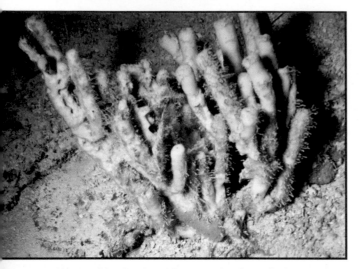

L'éponge *Discodermia,* que l'on trouve dans les profondeurs marines, produirait la substance anticancéreuse la plus puissante jamais découverte.

Traitements : la pêche miraculeuse

Les créatures qui vivent solidement ancrées au fond de l'océan ont élaboré de puissantes défenses chimiques pour combattre leurs ennemis.
Il y a une vingtaine d'années, les scientifiques ont découvert que les composés chimiques en question ont également le pouvoir de protéger et de traiter l'organisme contre toutes sortes de cancers.
Depuis, les travaux s'accumulent.

Les chercheurs de l'Institut océanographique de Harbor Branch, en Floride, mènent l'enquête pour découvrir des médicaments révolutionnaires dans des organismes comme les éponges, les ascidies ou encore les mollusques. Ils sondent les récifs coralliens et les profondeurs des océans avec des submersibles ultrasophistiqués pour collecter des organismes marins à 1 000 m sous la mer.

Les armes de la nature Les créatures marines qui font l'objet de tant d'attention sont sessiles, c'est-à-dire qu'une fois adultes elles restent fermement attachées en un point d'ancrage unique.
« Comme elles vivent collées à leur place, elles fabriquent des mélanges chimiques pour se protéger contre les prédateurs et ainsi empêcher d'autres organismes d'envahir leur territoire », explique Amy Wright, directrice de la recherche médicale marine à Harbor Branch.

En 1984, cette dernière et son équipe découvrirent, au large des Bahamas, un petit morceau d'une éponge fabriquant un produit chimique aux remarquables propriétés anticancéreuses. Mais ils durent attendre 20 ans pour trouver de nouveau cette éponge, à 300 m de profondeur, dans une aire baptisée zone morte en raison de la pauvreté de sa vie animale et végétale. Le Dr Wright et ses collègues étudient les propriétés anticancéreuses des agents chimiques de cette éponge.

Guérir le cancer du pancréas ? Pour l'heure, des tests en laboratoire laissent supposer qu'un composé chimique, le discodermolide, pourrait être 80 fois plus puissant que le Taxol (un extrait de l'écorce d'if), qui est le médicament le plus utilisé aujourd'hui en chimiothérapie pour traiter le cancer du sein et de l'ovaire. Il semble que la combinaison des traitements thérapeutiques à base de ce composé et d'un produit dérivé du Taxol se révèle plus efficace que l'utilisation d'une seule de ces substances en chimiothérapie. Les quantités de discodermolide fournies par cette éponge étant limitées, la production est désormais assurée par synthèse chimique, ce qui a permis les premiers essais cliniques chez des patients atteints de cancer du pancréas, fin 2003.

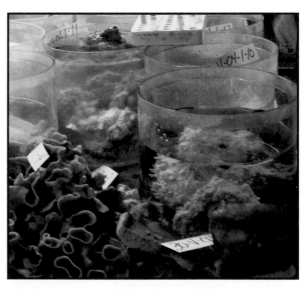

Les chercheurs de l'Institut océanographique de Harbor Branch (Floride) répertorient une éponge pour l'étudier ultérieurement.

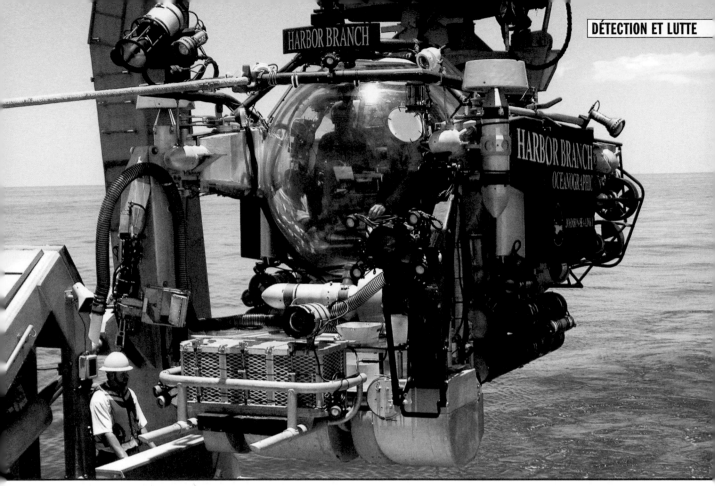

Les submersibles de l'Institut océanographique de Harbor Branch, qui peuvent explorer jusqu'à 1 000 m de profondeur, se préparent à plonger. Leur mission : trouver des organismes marins pour développer de nouveaux médicaments.

La recherche pharmaceutique s'intéresse fortement à d'autres molécules ayant des propriétés anticancéreuses produites par des organismes marins.

– La dolastatine-10, isolée à partir d'une aplysie découverte aux Comores. Cet inhibiteur de la polymérisation de la tubuline, impliqué dans l'architecture des cellules, est actuellement étudié dans le traitement de différents types de cancer.

– Une drogue de synthèse, l'ecteinascidine, reproduit une molécule présente dans certaines ascidies vivant sur les récifs coralliens des Caraïbes. Les premières études montrent que cette drogue pourrait être des milliers de fois plus puissante que n'importe quel produit anticancéreux actuel.

– La bryostatine-1, isolée à partir d'un minuscule invertébré marin dénommé *Bugula* découvert au large des côtes californiennes. Ce modulateur de l'activité d'une enzyme appelée PKC semble empêcher la croissance de multiples tumeurs, comme les mélanomes, les lymphomes non hodgkiniens et

le cancer du rein. Elle est aujourd'hui associée au Taxol dans des protocoles de combinaison de substances anticancéreuses.

– L'halichondrine B, isolée à partir d'une éponge vivant au large de la Nouvelle-Zélande. Les « analogues » de cette molécule, produits par synthèse chimique, ont été testés avec succès chez l'animal et sont en essai clinique aux États-Unis.

Ces dix dernières années plus de 5 000 nouveaux composés ont été dérivés de molécules fabriquées par des organismes marins. L'équipe du Dr Wright a découvert plus de 300 composés bioactifs et déposé une bonne centaine de brevets les concernant. Très récemment, ses collègues et elle-même se sont lancés dans l'exploration de sites de haute mer dans le golfe du Mexique, parmi lesquels des plates-formes de forage pétrolier à l'abandon et un rivage fossile. En France, des équipes de Nantes et de Perpignan ont acquis une belle réputation dans l'identification in situ d'espèces d'invertébrés intéressants pour la pharmacie et la cosmétologie. ■

Découverte clé

Des cellules souches dans le sang du cordon ombilical

Souvent utilisée comme traitement de la dernière chance contre le cancer, la transplantation de cellules souches pose de nombreux problèmes potentiels. Lorsqu'une chimiothérapie tue les cellules de la moelle rouge d'un patient (sa moelle osseuse), elle laisse le système immunitaire très vulnérable face à l'infection la plus ordinaire. Les médecins doivent alors trouver un donneur dont les tissus sont compatibles avec ceux du malade, puis transplanter les cellules souches du donneur pour engendrer une nouvelle moelle. Ils utilisent pour cela

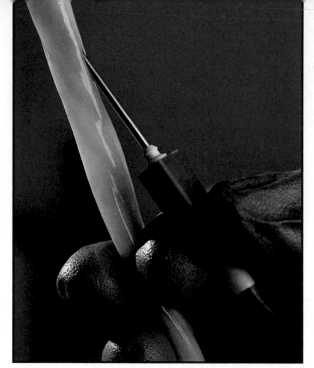

Le sang recueilli dans ce cordon ombilical est riche en cellules souches, qui sont utilisées pour traiter un grand nombre de maladies, et notamment la leucémie. Le sang prélevé est stocké dans l'azote liquide jusqu'à son utilisation.

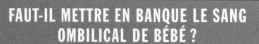
FAUT-IL METTRE EN BANQUE LE SANG OMBILICAL DE BÉBÉ ?

En Amérique du Nord, de plus en plus de couples stockent le sang ombilical de leur bébé au cas où il nécessiterait une transplantation de cellules souches. Mais, dans les banques de sang ombilical privées, ce service coûte cher et n'est pas contrôlé.

Par ailleurs, seule une minuscule fraction de transplantations de cellules souches concerne un enfant recevant ses propres cellules. C'est pourquoi, sauf dans les familles où certaines maladies génétiques sont récurrentes, les spécialistes déconseillent une telle pratique, car la probabilité d'avoir besoin d'une transplantation de cellules souches est d'à peine 1 pour 10 000.

En revanche, les médecins encouragent les parents à faire don de ce sang de cordon ombilical à des banques publiques – celle d'Héma-Québec, par exemple – pour qu'il soit à la disposition de toute personne biocompatible en ayant besoin.

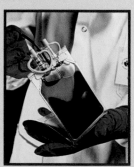

des cellules souches prélevées soit dans la moelle osseuse du donneur, soit dans le sang ombilical d'un nouveau-né. Or, selon les résultats d'une nouvelle étude, ce choix n'est pas anodin.

L'un des dangers d'une transplantation de cellules souches, c'est que les cellules transplantées tiennent le corps hôte pour étranger et l'attaquent – c'est la situation inverse du rejet d'une greffe, où le corps hôte considère l'organe transplanté comme un envahisseur et le combat. Cette première étude à grande échelle a montré que ce risque était moindre si les cellules provenaient du sang ombilical. Par ailleurs, les cellules issues de sang ombilical « prenant » plus lentement, cela devrait en théorie conduire à un taux d'échec supérieur ; pourtant, les chercheurs n'ont trouvé aucune différence globale du taux de survie entre les deux types de transplantation.

L'avantage majeur de l'utilisation de sang ombilical est sa plus grande disponibilité à l'heure actuelle. Si les médecins conservaient régulièrement le sang ombilical à chaque naissance, les réserves de cellules souches deviendraient vite très importantes. Or un plus grand nombre et, par suite, une plus grande diversité de cellules souches augmenteraient nettement la probabilité de trouver une biocompatibilité optimale. ■

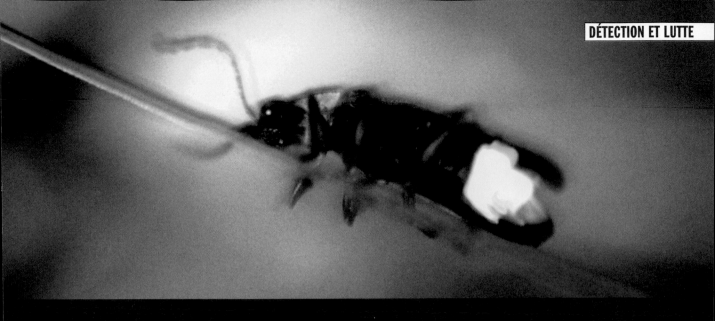

Recherche pharmaceutique
Les lucioles éclairent le traitement du cancer

Incroyable ! L'insecte luminescent des nuits d'été pourrait jouer un rôle dans le traitement du cancer.

L'objectif de la plupart des traitements anticancéreux actuels est de tuer les cellules malignes ou, plus précisément, de les « inciter au suicide ». Mais il est presque impossible de savoir à quel moment un tel traitement commence à agir. Chacun de leur côté, des chercheurs américains et norvégiens ont trouvé un moyen de résoudre ce problème grâce au gène de la luciférase, une enzyme responsable de l'émission lumineuse des lucioles. Ils ont tout d'abord manipulé ce gène de telle sorte qu'il soit inactif pendant toute la durée de vie des cellules cancéreuses et ne s'active qu'après leur mort, puis ils l'ont inséré dans des cellules de souris – chez lesquelles on peut facilement provoquer un cancer. À la mort des cellules cancéreuses, celles des souris émettaient en effet de faibles lueurs. Une fois perfectionnée, cette technique permettra de déterminer si un traitement anticancéreux agit au bout de quelques jours ou de quelques semaines. Les chercheurs britanniques utilisent également la lumière des lucioles pour tuer les cellules cancéreuses. Ils ont commencé par insérer le gène de la luciférase dans des cellules tumorales, ce qui les a rendues lumineuses, puis ils ont ajouté un agent photosensibilisant qui, exposé à la lumière des lucioles, provoque chez les cellules l'émission d'une toxine qui les tue. La technique est similaire à la thérapie photodynamique (TPD) déjà existante, dans laquelle l'agent photosensibilisant est injecté dans la circulation sanguine – il est donc absorbé par toutes les cellules du corps, cancéreuses ou saines, mais il persiste plus longtemps dans les premières. Quand les cellules sont exposées à un laser, l'agent photosensibilisant absorbe sa lumière et produit une forme d'oxygène qui agit comme une bombe en faisant exploser la cellule cancéreuse.

L'un des problèmes de la TPD est que l'énergie lumineuse ne parvient à traverser qu'une mince couche de cellules. Elle a donc été utilisée principalement pour traiter des tumeurs situées juste sous la peau ou à la périphérie des organes. Avec l'insertion du gène de la luciole, la source lumineuse est implantée directement dans la cellule tumorale, de sorte que même des tumeurs profondes pourraient être atteintes.

De la même manière, plusieurs équipes japonaises ont, depuis 2002, mis au point d'autres techniques grâce aux animaux luminescents en utilisant, cette fois-ci, non pas les propriétés de bioluminescence de la luciole, mais celles de certaines méduses. Des équipes françaises, d'Orsay et du CEA notamment, disposent déjà de plusieurs modèles d'animaux aux propriétés fluorescentes ou luminescentes, mais aussi de toutes les techniques d'imagerie moléculaire requises. ∎

La haute technologie à la rescousse

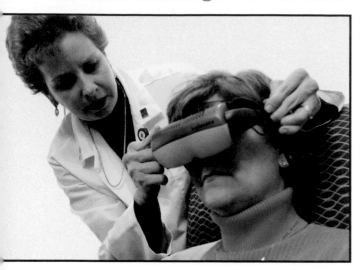

Grâce à des lunettes permettant d'accéder à une réalité virtuelle, le Dr Schneider adoucit la chimiothérapie d'une patiente. Le dépaysement mental réduit les désagréments du traitement.

La réalité virtuelle pour adoucir la chimio

Que préféreriez-vous faire tout en suivant une chimiothérapie pour votre cancer du sein ? Rester assise dans une pièce avec d'autres malades qui se font, eux aussi, injecter un médicament dans les veines, ou vous promener sur une plage ? Que diriez-vous d'une séance de plongée sous-marine ou de la visite d'un musée ? Si, dans la vie, ces activités sont incompatibles avec la chimiothérapie, les patients qui suivent un traitement anticancéreux peuvent désormais chausser une paire de lunettes et vivre autrement grâce à la réalité virtuelle qui leur est dispensée par un ordinateur.

Aujourd'hui, une petite étude montre que les femmes atteintes d'un cancer du sein qui ont eu recours à la réalité virtuelle pendant leurs séances de chimiothérapie ont moins souffert de fatigue, de nausées, de vomissements et d'incapacité à se concentrer immédiatement après la chimiothérapie – symptômes qui touchent 60 % environ des patients

de chimiothérapie – que celles qui subissaient une chimio sans aide virtuelle. Ces résultats ont été publiés dans le numéro de janvier 2004 de la revue *Oncology Nursing Forum*.

« Le simple fait de recevoir une chimiothérapie peut être source d'angoisse, déclare le Dr Susan M. Schneider, directrice du programme de soins cancérologiques de l'université de Duke, en Caroline du Nord. Débattre avec le médecin des agents chimiothérapiques les plus efficaces, compléter le travail de laboratoire et attendre des rendez-vous peut être extrêmement pénible. Lorsqu'une femme arrive pour son traitement, elle est souvent émotionnellement épuisée. La réalité virtuelle apporte aux patientes un dépaysement mental », ajoute-t-elle. En 2004, le Dr Schneider a mis au point des études à plus grande échelle avec des malades atteints de cancers du côlon, du poumon et du sein pour mieux évaluer qui pourrait tirer le plus grand bénéfice de la réalité virtuelle et comment arriver à réduire de façon plus durable les symptômes et la fatigue postchimiothérapiques. ■

Les progrès de la prévention
Moins de kilos, moins de risques de cancer

La liste (déjà longue) des problèmes de santé liés au surpoids ne cesse de s'allonger : maladies cardio-vasculaires, hypertension, diabète, résistance à l'insuline, arthrite, dépression... Et, selon les résultats d'une étude épidémiologique récente portant sur plus de 900 000 adultes américains, on peut désormais y ajouter le cancer. La conclusion tient en une phrase : plus vous pesez lourd, plus gros sont les risques de mourir d'un cancer – n'importe quel cancer.

La méthode Des chercheurs américains ont compilé les données d'une étude préventive à laquelle participèrent plus d'un million d'Américains depuis 1982 sur les facteurs de risque de cancer : santé, mode de vie et caractéristiques physiques (notamment le poids). Ces chercheurs ont sélectionné des participants sains, mais qui n'étaient pas maigres, au début de l'étude. Puis ils ont pris en compte les facteurs connus liés au cancer tels que le tabagisme, la consommation d'alcool et un régime alimentaire trop riche, mais aussi les origines ethniques, le niveau d'éducation et le manque d'activité physique. L'état pondéral fut évalué grâce à l'indice de masse corporelle (IMC), qui prend en compte le poids et la taille (voir tableau).

Les résultats Les hommes dont l'IMC dépassait 40 étaient 52 % plus susceptibles de mourir d'un cancer (62 % pour les femmes). En outre, 14 % de tous les décès par cancer chez les hommes dont l'IMC dépassait 50 étaient attribuables à un excès de poids (20 % chez les femmes). Comme le montre le tableau ci-dessous, les risques varient selon les types de cancer, mais le surpoids peut aussi accroître le risque de certains cancers de 34 à 50 %.

Bien que cette étude n'ait pas examiné les raisons du lien entre poids et cancer, les chercheurs pensent que l'explication tient dans les modifications hormonales qui résultent du surpoids et dans les contraintes mécaniques supplémentaires que celui-ci impose au corps. Par exemple, une surcharge pondérale implique davantage de reflux gastriques acides (brûlures d'estomac), qui accroissent le risque de cancer de l'œsophage. Ces résultats ont beaucoup attiré l'attention aux États-Unis, dont 64 % des habitants sont en surpoids ou obèses. Une situation qui concerne, hélas, de plus en plus le reste du monde. Au Canada, par exemple, l'obésité progresse de façon inquiétante chez l'enfant de 5 à 12 ans.

Si ces résultats sont une source d'inquiétude, ils doivent avant tout représenter une sonnette d'alarme destinée à éveiller la conscience des professionnels du monde médical comme celle du public. De même que la lutte contre le tabagisme, qui commence à porter ses fruits, le combat contre ce nouveau mal de société doit s'appuyer sur une meilleure information, les risques encourus restant encore trop largement méconnus du grand public. ■

Le risque de cancer croît avec le tour de taille

Ce tableau montre l'accroissement du risque pour chaque type de cancer selon votre excès de poids, que mesure l'indice de masse corporelle (IMC). Un IMC de 18,5 à 24,9 est normal ; entre 25 et 29,9, il indique un surpoids ; et au-delà de 30, l'obésité. % = augmentation du taux de mortalité par rapport à celui mesuré pour les sujets de masse corporelle normale pour l'Organisation mondiale de la santé (18,5-24,9). Exemple : le taux de mortalité des hommes d'indice 35-39,9 pour le cancer colorectal est 84 % plus élevé que celui des hommes d'indice 18,5-24,9.

| | INDICE DE MASSE CORPORELLE | | | | | |
| | 25-29,9 | | 30-34,9 | | 35-39,9 | |
CANCER	Homme (%)	Femme (%)	Homme (%)	Femme (%)	Homme (%)	Femme (%)
Cancer colorectal	20	10	47	33	84	36
Cancer du foie	13	2	90	40	352	68
Cancer du pancréas	13	11	41	28	49	41
Cancer de la prostate	0,8	–	20	–	34	–
Cancer du rein	18	33	36	66	70	70
Cancer du sein	–	34	–	63	–	70
Lymphome non hodgkinien	0,8	22	56	20	49	95

Source : *New England Journal of Medicine*

Découverte clé

Des aliments cancérigènes?

Griller ou ne pas griller? Croyez-le ou non, telle est la question : la façon de manger votre pain le matin modifie le risque de développer un cancer.

Les scientifiques savent depuis longtemps qu'une substance blanche et inodore appelée acrylamide est cancérigène chez la souris. Cette molécule peut être polymérisée pour donner le polyacrylamide, composé inoffensif que l'on retrouve partout, dans les cosmétiques comme dans les plastiques. Le polyacrylamide est également utilisé pour régénérer les eaux usées et purifier l'eau potable.

Or, dès 2002, des chercheurs suédois ont fait une découverte dérangeante : l'acrylamide se retrouve même dans le sang des gens ne subissant aucune exposition environnementale ou professionnelle connue à cette substance. Après différents tests et recherches, ils ont pu démontrer que la source de ce toxique pouvait être la nourriture elle-même.

Les aliments suspectés
L'acrylamide peut se former lorsque les aliments sont rôtis, frits ou grillés. Les produits qui contiennent les plus grandes quantités d'acrylamide sont aussi ceux qui sont mauvais pour la santé, comme les frites, les chips et autres fritures. Une étude datant de décembre 2002 a montré que l'acrylamide peut passer la barrière placentaire et se retrouver également dans le lait maternel, aussi les médecins doivent-ils recommander aux femmes enceintes ou qui allaitent d'éviter ce type d'aliments.

En octobre 2002, le ministère de la Santé américain lança sa propre enquête et mesura le taux d'acrylamide dans de nombreux aliments. En février 2003, il annonçait des résultats préliminaires où il apparaissait que, outre les aliments gras frits, divers autres produits alimentaires tels que le café ou les céréales Cheerios pouvaient aussi contenir de l'acrylamide. Ce taux d'acrylamide variait beaucoup non seulement selon le type d'aliment mais aussi selon les marques d'un même type d'aliment. Ainsi, une marque de pain blanc tranché en contenait 130 parts par milliard et une autre, « seulement » 52 parts par milliard. Le pourcentage d'acrylamide se trouve également sensiblement modifié suivant la façon dont l'aliment est préparé : une tranche de pain nature contient quatre fois moins d'acrylamide que le même pain une fois grillé.

Pas encore de réponses définitives Tout le monde est d'accord sur les effets cancérigènes de l'acrylamide que contiennent les aliments. La question est de savoir si cette quantité d'acrylamide est suffisante pour être à l'origine de cancers, ce qui semble aujourd'hui peu vraisemblable.

En janvier 2003, une étude suédoise sur le régime alimentaire de 987 patients atteints d'un cancer et de 538 personnes saines n'a pas permis d'établir de corrélation entre la consommation d'aliments riches en acrylamide (principalement les pains suédois et les pommes de terre poêlées) et l'accroissement du risque de cancer de la vessie, des intestins ou du rein. Une autre étude, dont les résultats furent publiés en juillet 2003, arrive aux mêmes conclusions pour les cancers de la bouche, du pharynx, de l'œsophage, du larynx, du sein et de l'ovaire.

Cependant, le doute persiste et le taux maximal d'acrylamide autorisé dans l'alimentation pourrait être révisé. ■

Les aliments rôtis, frits et grillés contiennent souvent des taux élevés d'acrylamide, une substance cancérigène connue.

Recherche pharmaceutique
Le tamoxifène pourrait être détrôné

Pendant plus de 25 ans, les femmes qui avaient gagné une première bataille contre le cancer du sein ont pris du tamoxifène pour éviter une récurrence de la tumeur. Celles présentant un risque élevé pouvaient également prendre du tamoxifène à titre préventif. Aujourd'hui, les résultats de trois enquêtes d'envergure menacent de faire tomber le tamoxifène de son piédestal en tant que premier médicament préventif du cancer du sein.

Ces trois études ont évalué des substances appartenant à une classe de composés appelés inhibiteurs d'aromatase (les enzymes qui interviennent dans la synthèse des œstrogènes à partir du cortisol). Y figurent l'anastrozole (Arimidex), l'exémestane (Aromasin) et le létrozole (Femara). Ces produits agissent sur la formation des œstrogènes, réduisant la capacité de production de ces hormones, notamment après la ménopause. De son côté, le tamoxifène agit en bloquant les œstrogènes, empêchant ainsi les hormones de travailler à l'intérieur des cellules. Dans tous les cas, réduire les effets des œstrogènes ralentit ou arrête la croissance des cancers du sein qui en dépendent.

Au cours de ces enquêtes, les chercheurs ont comparé les effets de l'Arimidex, de l'Aromasin et du Femara (individuellement) à ceux du tamoxifène chez des « rescapées » du cancer du sein. Ils ont découvert que les inhibiteurs d'aromatase donnaient de meilleurs résultats que le tamoxifène en matière de prévention de la récurrence des cancers. En fait, les résultats de l'essai avec le Femara s'avérèrent si concluants que les travaux furent interrompus pour permettre aux femmes participant à l'essai qui ne prenaient pas ce médicament d'en bénéficier.

Le potentiel de prévention « La bonne nouvelle, c'est que les inhibiteurs d'aromatase pourraient vraiment jouer un rôle de premier plan dans la prévention du cancer du sein », déclare le cancérologue Larry Norton. Celui-ci voudrait imaginer que, dans l'avenir, les femmes ménopausées puissent prendre quotidiennement un inhibiteur d'aromatase pour prévenir le cancer, exactement comme le brossage des dents chaque jour évite les caries.

Trop d'effets secondaires Cependant, avec la gamme actuelle d'inhibiteurs d'aromatase, trop d'effets secondaires subsistent. L'Arimidex et le Femara augmentent les risques d'ostéoporose. Des études sur l'Aromasin sont en cours et devraient aboutir aux mêmes conclusions. De plus, les trois médicaments provoquent des bouffées de chaleur.

Confiants, le Dr Norton et d'autres cancérologues ont déjà commencé à remplacer par des inhibiteurs d'aromatase le tamoxifène que des patientes prenaient depuis 2 ans. « Il reste seulement deux points à éclaircir : les effets bénéfiques sont-ils durables et vaut-il mieux employer un inhibiteur d'aromatase d'entrée de jeu ou après 2 ou 3 ans de tamoxifène ? », s'interroge le Dr Norton.

La durée du traitement Le Dr Norton prescrit à ses patientes 1 an de traitement. « Dans un secteur scientifique où l'information évolue constamment, il ne faut pas s'engager à long terme. Vous pouvez vous engager à court terme et rester ainsi en phase avec ce qu'il se passe dans le monde scientifique », dit-il.

Des combinaisons de traitements avec les différentes molécules sont également analysées. ■

Empêcher la tumeur de grossir

Quand un œstrogène se lie aux récepteurs de certaines cellules cancéreuses, les cellules se divisent, et la tumeur grossit. Les inhibiteurs d'aromatase bloquent la production d'œstrogènes.

Une tumeur qui grossit
L'œstrogène se lie aux récepteurs, ce qui fait croître la tumeur.

Une tumeur stabilisée
La production d'œstrogènes est bloquée par les inhibiteurs d'aromatase.

Œstrogène

CELLULES CANCÉREUSES

Récepteur d'œstrogène

Nouvelle technologie

Une lueur d'espoir pour le cancer du sein

N'employez pas le terme mammographie, qui évoque invariablement des images obtenues au moyen de rayons X et de compressions douloureuses de la poitrine, pour désigner le nouvel outil de diagnostic mis au point par le radiologue Eric Milne pour détecter les tumeurs du sein. Ici, il s'agit en fait d'une mammographie laser assistée par ordinateur (MLAO).

Ce nouvel examen n'est pas seulement plus confortable pour les femmes, il permet aussi de diminuer radicalement le nombre des biopsies invasives effectuées pour s'assurer de la nature (bénigne ou maligne) d'un tissu suspect, et permet de visualiser clairement n'importe quel sein, quelle que soit la densité de ses tissus.

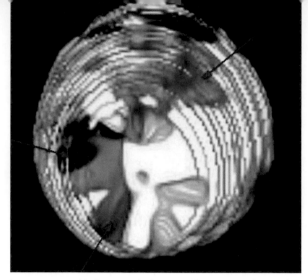

La mammographie laser assistée par ordinateur prend une série d'images et les reconstruit en 3D pour montrer clairement la forme et l'extension des kystes du sein.

Lors d'une étude préliminaire, 120 femmes ont subi une mammographie traditionnelle et une MLAO. Si les radiologues ne s'étaient appuyés que sur les images MLAO, le nombre des biopsies de contrôle effectuées serait passé de 80 à 40. Typiquement, 80 % des biopsies prescrites après une mammographie classique s'avèrent négatives, ce qui représente beaucoup de stress et des procédures médicales inutiles pour des milliers de femmes.

Comment ça marche ? Au lieu de se tenir debout pendant que son sein est comprimé entre deux plaques puis irradié par des rayons X, la femme est couchée à plat ventre sur une table, la poitrine insérée dans une ouverture. C'est confortable et rien n'entre en contact avec les seins. Au lieu de rayons X, la MLAO utilise un faisceau laser précis comme un crayon car il peut viser une région particulière (au contraire des rayons X) pour visualiser les tissus qu'il traverse.

L'examen repose sur le principe qu'une tumeur maligne exige un apport sanguin supplémentaire pour grossir et s'étendre. Les tumeurs envoient des signaux chimiques qui déclenchent la génération de nouveaux vaisseaux sanguins, souvent visibles bien avant que la tumeur soit assez grosse pour être détectée par palpation. L'hémoglobine présente dans les vaisseaux absorbe, de part sa nature chimique, davantage la lumière laser de la MLAO que les tissus environnants, ce qui, dans l'image reconstruite par ordinateur, fait apparaître clairement des vaisseaux blancs et intenses. De ce fait, toute nouvelle expansion tumorale est immédiatement visible. Le laser décrit un cercle autour du sein, se décale

LA RECHERCHE

Aider le radiologue

L'un des domaines les plus « brûlants » de la mammographie est le diagnostic assisté par ordinateur, qui essaie d'éviter certaines erreurs humaines en effectuant une partie de l'analyse des mammographies aux rayons X. Un physicien américain cherche actuellement à breveter un logiciel informatique qui, lors d'essais cliniques sur 350 femmes, a repéré les tumeurs avec une précision de 100 % et déterminé lesquelles étaient malignes avec 80 % d'efficacité.

L'évaluation humaine de mammographies classiques conduit, quant à elle, à des biopsies de toutes les zones suspectes (les calcifications), dont seulement 20 % s'avèrent cancéreuses. Diviser le nombre des biopsies par deux serait déjà une très grande amélioration pour les femmes. Le logiciel, appelé « diagnostic des calcifications du sein assisté par ordinateur », examine les dépôts de calcium et, grâce à un algorithme qui prend en compte l'historique médical et familial du patient, détermine si les dépôts sont bénins ou suspects. ∎

légèrement puis décrit un autre cercle, collectant une série d'images en tranches de la cage thoracique à l'aréole du sein. Ces images sont reconstruites en temps réel pour former une vue numérique tridimensionnelle bicolore (en blanc et vert) qu'un radiologue peut immédiatement interpréter. Le balayage complet prend environ 15 minutes.

L'image est si nette que le radiologue peut savoir si la lésion est un kyste bénin ou une tumeur – ce qui est, en revanche, très difficile avec une mammographie classique. Et, contrairement à la technique de l'imagerie par résonance magnétique (IRM), qui fournit

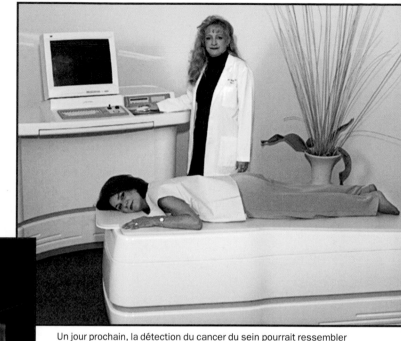

Un jour prochain, la détection du cancer du sein pourrait ressembler à cela – oublié l'inconfort des seins pressés entre deux plaques.

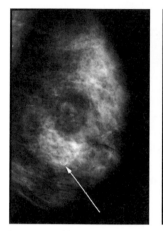 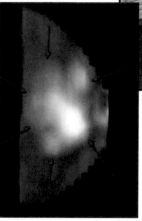

Les rayons X ne montrent pas si la grosseur est maligne ou bénigne.

La MLAO montre la croissance des nouveaux vaisseaux sanguins qui signale un cancer.

également des images très claires et détaillées mais coûte cher (350 dollars et plus), une MLAO ne devrait pas être plus onéreuse qu'une mammographie classique – peut-être même moins, car la machine utilisée dans cette procédure revient moins cher qu'une unité numérique de mammographie moderne.

Disponibilité En 2003, la société qui a inventé la MLAO a soumis à la FDA (en février) et à Santé Canada (en juin) les résultats de 700 procédures conduites dans cinq centres aux États-Unis et au Mexique afin d'obtenir l'autorisation de commercialiser la machine comme outil de diagnostic complémentaire de la mammographie classique. Les concepteurs pensent qu'elle finira pas remplacer tout à fait cette dernière. Cette technique n'a pas encore cours pour le suivi des patientes. Elle est utilisée en médecine expérimentale ou en recherche clinique, mais pas encore comme outil de diagnostic. ■

LA RECHERCHE

Seins denses dits mastosiques: sans doute une origine génétique

Environ 40 % des femmes ont des seins très denses, dits mastosiques. Ceux-ci contiennent une grande proportion de tissus connectifs et de vaisseaux sanguins (sans graisse) qui rend presque impossible de localiser un cancer potentiel par une mammographie classique. Les chercheurs savent aussi depuis longtemps que ces femmes présentent un risque de cancer du sein 1,8 à 6 fois plus grand.

Or une étude publiée en septembre 2002 semble montrer que la mastose des seins est d'origine génétique. Les chercheurs canadiens et australiens ont examiné 962 jumelles et ont montré que les vraies jumelles (qui partagent exactement les mêmes gènes) avaient une densité mammaire similaire, alors que les fausses jumelles (qui n'ont que la moitié des gènes communs) n'ont la même densité mammaire qu'une fois sur deux. La prochaine étape pour les chercheurs est la localisation du ou des gènes responsables de la mastose des seins, ce qui permettrait de mieux identifier les femmes à risque et ouvrirait la voie à de nouveaux traitements. ■

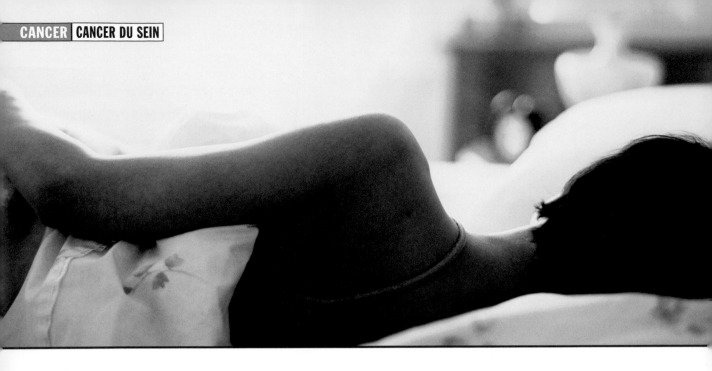

Étude épidémiologique

Luttez contre le cancer les yeux fermés

Reposez-vous quand vous êtes malade. Ce précepte de bon sens reste souvent lettre morte, en particulier pour les femmes qui veulent « trop en faire ». Une étude des chercheurs de l'université de Stanford suggère aujourd'hui qu'un mauvais sommeil, souvent dû à l'anxiété, peut avoir une influence sur la gravité du cancer du sein.

Les découvertes de l'étude Le Dr David Spiegel a mené des travaux de fond d'où il ressort que les femmes atteintes d'un cancer du sein qui participent à des groupes de soutien ou à une psychothérapie augmentent sensiblement leurs chances de survie. À la recherche de la cause physiologique de ce phénomène, le Dr Spiegel a mesuré le taux de l'hormone de stress appelée cortisol tout au long de la journée chez 17 femmes atteintes d'un cancer du sein évolutif, puis il a comparé ces données au taux de cortisol de 31 femmes « saines ».

« En principe, dit-il, le niveau de cortisol atteint un pic le matin et son point le plus bas le soir. Mais les deux tiers des malades testées montraient un taux de cortisol faussé, signe d'un rythme circadien (cycle normal de sommeil et de veille) désorganisé. » Interrogées, les patientes dont le taux de cortisol était perturbé reconnurent qu'elles avaient du mal à s'endormir et à dormir d'une seule traite. Apparemment, ces femmes vécurent aussi moins longtemps que les autres malades qui avaient participé à l'étude.

Le rapport entre cortisol, cancer et cycle du sommeil est complexe et, d'après le Dr Spiegel, il reste beaucoup de points obscurs. Il existe cependant plusieurs possibilités : en premier lieu, le cortisol entre dans la catégorie des produits chimiques qui détruisent le système immunitaire et un taux élevé à longueur de journée pourrait empêcher l'organisme de lutter efficacement contre le cancer. Par ailleurs, le cortisol déclenche peut-être une réaction analogue à celle des œstrogènes ou de la progestérone, hormones qui ont tendance à stimuler la progression du cancer en cas de tumeur maligne du sein.

Les implications Selon le Dr Spiegel, il existe une seule façon de modifier le taux de cortisol : dormir assez, et sans interruption. Bien des femmes qu'il suit ne dorment pas assez parce qu'elles essaient de trop en faire à une période où elles devraient lever le pied. De plus, les femmes atteintes d'un cancer du sein devraient apprendre à mieux gérer leur stress. « Le cancer est un message qui vous rappelle que vos ressources ne sont pas infinies », conclut-il. ■

Découverte clé
Le sinistre rôle de l'hormone de l'obésité

Les chercheurs savent depuis des années que les femmes en surpoids ont un risque accru de cancer du sein, et que les femmes obèses chez qui l'on diagnostique un cancer du sein tendent à avoir une tumeur évolutive et un moins bon pronostic. Ils mettent en cause les cellules adipeuses qui, chez la femme âgée, convertissent les androgènes (les hormones masculines) en œstrogènes, l'hormone sexuelle féminine qui joue un rôle majeur dans le cycle ovarien, et notamment dans la prolifération des cellules épithéliales. Les œstrogènes incitent les cellules du sein à se diviser, par exemple durant la grossesse, mais aussi à chaque cycle ovarien. Plus les cellules se divisent, plus les chances augmentent que quelque chose se passe mal ou les rende incapables d'arrêter de se diviser, ce qui pourrait conduire à un cancer.

Un nouveau coupable Aujourd'hui, une nouvelle voie de recherche montre du doigt un autre coupable possible : la leptine, encore appelée hormone de l'obésité, sécrétée par les cellules adipeuses. On sait depuis plusieurs années que, à mesure que le poids augmente, le taux de leptine croît aussi. Or plusieurs chercheurs ont déjà suggéré dans leurs articles que cette hormone pouvait être impliquée dans certains types de cancer – glandes surrénales, estomac et poumon. Alors pourquoi le niveau de leptine ne serait-il pas également corrélé au cancer du sein ? Plusieurs équipes ont identifié les récepteurs de la leptine – qui peuvent représenter des ports d'amarrage pour l'hormone – sur certaines cellules cancéreuses, et elles ont démontré que l'ajout de leptine sur ces cellules provoquait un accroissement de leur taux de prolifération (leur division cellulaire).

Comment ça marche ? Les chercheurs américains ont testé en laboratoire les effets de la leptine sur des cultures de cellules du sein cancéreuses. En présence de leptine, le nombre des cellules cancéreuses s'est accru de 150 %, alors qu'en l'absence de leptine il n'augmentait que

LA RECHERCHE

La consommation de corps gras liée au taux sanguin de leptine

Nous le savons : plus le tissu adipeux est important, plus le taux sanguin de leptine est élevé. En revanche, selon une étude américaine récente mais à petite échelle, les femmes qui optent pour un régime alimentaire pauvre en lipides et riche en fibres voient leur taux sanguin de leptine baisser quel que soit leur poids. La mesure de ce taux sanguin pourrait fournir un marqueur supplémentaire dans l'évaluation du risque de cancer du sein, aux côtés de la répartition du tissu adipeux, du taux d'œstrogènes et de divers facteurs tels que les antécédents familiaux, le nombre de grossesses et l'âge des premières menstruations. ■

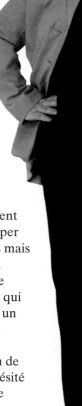

de 50 %. Les chercheurs ont aussi identifié des récepteurs de la leptine sur les cellules du sein cancéreuses.

Autre preuve de l'influence de l'hormone de l'obésité : les chercheurs ont élevé plusieurs groupes de souris, dont certaines avaient été génétiquement modifiées pour développer un cancer des mamelles mais aussi être déficientes en hormone de synthèse de la leptine. Or ces souris, qui auraient dû développer un cancer, ne l'ont pas fait.

Enfin, selon plusieurs études, la consommation de graisses animales et l'obésité augmenteraient le risque de cancer du sein, cela a surtout été vérifié chez les femmes ménopausées. (voir p. 173). ■

Les progrès de la prévention

Pleins feux sur un nouveau test de dépistage du cancer buccal

L'expression « faire la lumière » prend aujourd'hui une signification littérale pour le cancer de la bouche et du pharynx. En effet, un nouveau test de dépistage lumineux, le ViziLite, aidera bientôt les oto-rhino-laryngologistes, les dentistes et les cancérologues à déceler simplement et rapidement de tels cancers et toute anomalie ou lésion de la muqueuse buccale. Le dispositif consiste en une solution d'acide acétique à 1 % avec laquelle le patient se rince la bouche et une petite lampe, émettant une longueur d'onde particulière qui permet au spécialiste d'éclairer la bouche une dizaine de minutes.

Les cellules normales absorbent la lumière diffusée par la lampe alors que les cellules cancéreuses la réfléchissent : elles apparaissent d'un blanc éclatant. Les lésions identifiées pourront donc subir une biopsie, être traitées, excisées ou simplement suivies.

Un second test de dépistage (OraTest) attend l'autorisation de mise en marché en Amérique du Nord. Il permet cette fois de visualiser la présence de lésions précancéreuses, indécelables tant à l'œil nu qu'au microscope, grâce à l'utilisation en bains de bouche d'un pigment, le bleu de toluidine, qui colore les cellules précancéreuses.

Au Canada, 3 100 nouveaux cas (700 au Québec) de cancer de la bouche, des lèvres ou du pharynx sont recensés chaque année, dont plus de 1 100 décès (300 au Québec). Le taux de mortalité de ce cancer est élevé car il est décelé très tard. C'est le septième cancer par ordre de fréquence chez les hommes, le seizième chez les femmes. ■

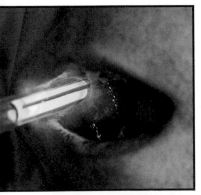

Grâce au ViziLite, la lumière permet de révéler un cancer de la bouche ou du pharynx.

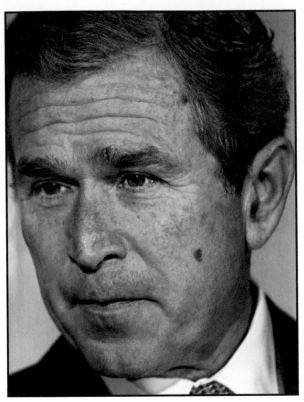

Quand le président Bush s'est fait retirer sept lésions cutanées bénignes, en 2001, ce fut l'occasion pour la presse de souligner l'importance de l'usage de crèmes solaires et d'un examen régulier de la peau chez un dermatologue.

Recherche pharmaceutique

De nouvelles crèmes topiques pour tuer dans l'œuf le cancer de la peau

Notre goût prononcé ces dernières décennies pour les peaux « saines et bronzées » a hélas entraîné la multiplication des cancers de la peau. De tous les nouveaux cas de cancers diagnostiqués au Canada, environ le tiers sont des cancers de la peau : carcinome basocellulaire et carcinome squameux, qui ne sont pas mortels.

Les plus courantes des lésions cutanées dues au soleil sont les kératoses solaires – des plaques rugueuses parfois rougeâtres, d'aspect inoffensif, qui apparaissent prioritairement chez les individus à peau claire, chez les personnes âgées et/ou ayant été longuement exposées. Elles ne sont pas cancéreuses mais risquent de le devenir un jour.

Quand les kératoses solaires évoluent dans le temps, elles épaississent, deviennent squameuses et d'aspect verruqueux. C'est la phase précancéreuse, signe que des mutations génétiques ont déjà eu lieu. Elles doivent être éliminées rapidement, traditionnellement par cryothérapie (application d'azote liquide) ou chirurgie (classique ou laser). Au stade cancéreux, la lésion grossit très vite – elle peut doubler en 6 mois. Ce cancer, dit des cellules squameuses, est la deuxième forme la plus commune de cancer cutané. Son taux de guérison est heureusement élevé. Le traitement employé est le même que précédemment, c'est-à-dire l'exérèse (ablation chirurgicale), sauf si le nodule a atteint une taille trop importante : on y associe alors une radiothérapie.

Le meilleur moyen de prévenir l'apparition de kératoses solaires est d'appliquer des crèmes solaires d'indice 15 ou plus, protégeant des ultraviolets A et B dès que l'on doit sortir. Quand le mal est fait, une surveillance régulière par un dermatologue est essentielle. Le traitement classique nécessite une intervention chirurgicale en cabinet, l'analyse en laboratoire des tissus prélevés, bref, du temps et de l'argent ; il est aussi un peu douloureux. La bonne nouvelle, c'est que les recherches appliquées en pharmacologie ont permis la mise au point de deux nouveaux traitements topiques (c'est-à-dire directement applicables sur la peau), donc de crèmes ou de gels, qui constituent actuellement la meilleure solution et la plus adaptée.

Le gel Solaraze Approuvé depuis 2000 par la FDA et par Santé Canada pour le traitement de la kératose actinique, ce gel est en vente libre. Son principe actif est le diclofénac sodique, un anti-inflammatoire non stéroïdien qui aide à éliminer

> **Le Solaraze, gel vendu sans ordonnance, cache bien sa puissance : appliqué deux fois par jour pendant 2 ou 3 mois, il élimine les cellules précancéreuses.**

La réparation des dommages causés par le soleil

Les rayons ultraviolets (UV) du soleil pénètrent la couche supérieure de la peau appelée épiderme, dont ils détériorent l'ADN des cellules. Voici comment la Diméricine, une crème expérimentale, préviendrait l'apparition de cancers cutanés en rectifiant les avaries génétiques dues aux UV.

Cellules endommagées

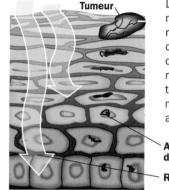

Les rayons ultraviolets abîment l'ADN présent à l'intérieur des noyaux des cellules de la peau. La majorité des dommages est réparée naturellement, mais, au fil du temps, l'accumulation des mutations génétiques conduit au cancer.

Tumeur

Accumulation de dommages dans l'ADN

Rayons UV

Cellules restaurées

La crème est absorbée par l'épiderme. Une enzyme est encapsulée dans des gouttes huileuses microscopiques (ou liposomes) qui lui permettent de pénétrer dans les cellules cutanées. L'enzyme se lie aux sections mutées de l'ADN et déclenche leur réparation.

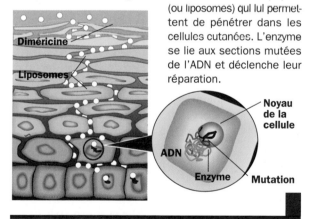

Diméricine

Liposomes

Noyau de la cellule

ADN

Enzyme

Mutation

les kératoses solaires en tuant sélectivement les cellules précancéreuses (mutées) lorsqu'il est appliqué deux fois par jour pendant 2 à 3 mois. Son efficacité est certes limitée, 33 à 41 %, contre 100 % si la kératose est brûlée à l'azote liquide, mais, contrairement à cette dernière méthode, le gel évite le recours à un dermatologue (souvent coûteux et débordé) et son application n'entraîne ni douleur ni lésion (brûlure ou cicatrice) ; en outre, très peu du principe actif pénètre dans l'organisme, et ses seuls effets indésirables, locaux, peuvent être un prurit et une sécheresse de la peau, d'intensité variable. Cependant, les personnes allergiques aux anti-inflammatoires non stéroïdiens (famille de médicaments à laquelle appartiennent l'aspirine et l'ibuprofène) doivent consulter le médecin avant d'utiliser le gel.

La Diméricine Cette crème représente une avancée majeure dans la prévention des cancers cutanés, car elle aide la peau à remédier aux dommages génétiques causés par une surexposition au soleil. La Diméricine contient une enzyme qui, en pénétrant les couches externes de l'épiderme, participe au processus de réparation de l'ADN (l'organisme a en effet la capacité de réparer l'ADN endommagé, mais cette aptitude décline avec le temps). Le temps est toutefois une donnée essentielle : si la Diméricine n'est pas appliquée assez tôt pour éviter les modifications chimiques induites par l'exposition au soleil – qui peuvent, néanmoins, ne survenir que des mois ou des années après –, alors les dommages deviennent des mutations génétiques permanentes qui conduisent au cancer.

La crème a récemment été testée sur des enfants lune, atteints d'une affection rare (*Xeroderma pigmentosum*) qui les rend, après une seule exposition, extrêmement sensibles au soleil et sujets au cancer. Ces patients ont 1 000 fois plus de risques de développer un cancer à chaque exposition au soleil. Après 1 an d'application de la crème deux fois par jour, le nombre de kératoses avait diminué chez eux de 68 %, et celui des épithéliomas basocellulaires (un cancer cutané qui se manifeste par des nodules charnus sur les mains, le cou ou le visage), de 30 %. De nouvelles études ont commencé en 2002 pour tester la molécule sous forme de lotion sur 600 personnes qui ne souffrent pas de cette affection mais à qui on a déjà retiré une lésion cutanée cancéreuse et qui ont donc un risque élevé d'en avoir d'autres. En outre, ces personnes habitent trois villes américaines très ensoleillées : Los Angeles et San Diego, en Californie, et Jacksonville, en Floride.

Pour celles et ceux qu'effraient davantage les rides que le cancer de la peau, voici une précision intéressante : les tests sur l'animal montrent que la Diméricine préviendrait en outre le vieillissement cutané dû au soleil. Il faudra toutefois attendre, car la Diméricine n'est pas encore commercialisée – elle est actuellement en phase II des essais cliniques.

Disponibilité Ces crèmes seront prochainement disponibles en pharmacie. Préventives, elles sont tout de même infiniment moins efficaces (entre 33 et 41 %) que l'Efudex (5-flurouracile ou 5-FU), prescrit en chimiothérapie (qui entraîne beaucoup d'effets secondaires, mais dont l'efficacité est de 93 %). Enfin, Santé Canada vient d'approuver l'imiquimod (Aldara) en traitement topique du carcinome basocellulaire. ∎

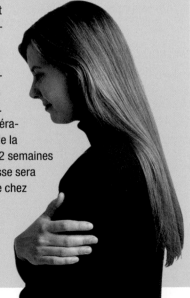

LA RECHERCHE

Un espoir pour les cheveux des patients en chimio

Un jour viendra où les personnes atteintes d'un cancer qui subissent une chimiothérapie ne perdront peut-être plus leurs cheveux. Des chercheurs ont en effet réussi à inverser la « commande principale » de la croissance des poils chez des souris en leur injectant des copies supplémentaires d'un gène surnommé Sonic Hedgehog (parce que sa version mutée fait se recourber les embryons de mouche des fruits ou drosophiles et les couvrent de poils épineux sur tout le corps, les faisant ressembler à des hérissons, *hedgehogs* en anglais). Ce gène, qui joue un rôle dans le développement du cœur, du cerveau et du squelette, semble aider à faire passer les follicules pileux de l'état de repos à celui de croissance active. En attachant le gène à une version inoffensive d'un virus du rhume, les scientifiques ont réussi à le transporter à l'intérieur des cellules de la peau de souris ayant perdu leurs poils après une chimiothérapie. Résultat : une accélération spectaculaire de la croissance pileuse 2 semaines plus tard. La repousse sera sûrement plus lente chez l'homme, mais les essais cliniques devraient pouvoir être envisagés prochainement. ∎

Recherche thérapeutique

Le système immunitaire peut tuer le mélanome

Une nouvelle voie d'investigation semble montrer que le principe de la terre brûlée serait le meilleur moyen d'aider les personnes atteintes d'un mélanome, la forme presque toujours fatale de cancer de la peau. Il s'agit de substituer au système immunitaire du patient des cellules tueuses spécialement développées pour attaquer ce cancer en empêchant les cellules cancéreuses de se multiplier et/ou en les détruisant.

Comment ça marche ? Les chercheurs de l'Institut américain du cancer ont d'abord prélevé des cellules du système immunitaire (des lymphocytes T) qui attaquaient la tumeur et les ont fait se multiplier en grand nombre *ex vivo*, dans des boîtes de culture. Parallèlement, ils ont fait subir à ces patients des séances de chimiothérapie qui ont détruit l'ensemble de leur système immunitaire. Puis, en 20 minutes environ, ils leur ont injecté plus de 70 milliards de cellules tueuses de tumeurs, créant un nouveau système immunitaire. Ils leur ont aussi administré de fortes doses d'une protéine appelée interleukine 2 (IL 2), qui stimule la croissance des cellules T.

Cette immunothérapie anticancéreuse a été appliquée à 13 patients atteints d'un mélanome métastatique – certains d'entre eux n'avaient plus que quelques mois à vivre, malgré un précédent traitement très agressif. Les résultats sont stupéfiants. Un jeune de 16 ans dont l'espérance de vie n'était que de 2 mois avant ce traitement n'avait, 2 ans après l'expérience, pas connu de récidive. Surtout, chez six patients, le traitement a diminué de moitié la croissance tumorale sans qu'aucune nouvelle tumeur n'apparaisse ; et chez quatre autres, certaines des tumeurs ont entièrement disparu. Néanmoins, trois des patients sont décédés depuis.

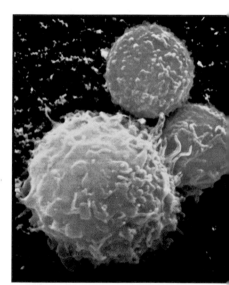

Une cellule cancéreuse (en rose) est attaquée par deux lymphocytes T (en orange). Ici, tout le système immunitaire du patient a été remplacé par des lymphocytes T.

Les effets secondaires du traitement consistent en des désordres auto-immunes légers : formation de taches blanches sur la peau, car les cellules T peuvent aussi détruire les mélanocytes, ces cellules responsables de la pigmentation, et inflammation de l'iris (chez un patient).

Disponibilité Cette thérapie est encore expérimentale, et la généralisation de son application aux patients cancéreux ne se fera pas avant 2 ans. En attendant l'autorisation de mise sur le marché, les chercheurs l'essaient sur des patients en phase terminale atteints de cancers du sein, de la prostate et de l'ovaire. Elle est également utilisée pour traiter certaines maladies infectieuses virales telles que le sida. ■

ON EN PARLE...

Les douleurs du cancer des os enfin soulagées

Quand le cancer touche l'os, il génère des douleurs atroces que même la morphine et autres puissants narcotiques ne peuvent atténuer. Aujourd'hui, les patients atteints de ce mal ont une autre option : l'ablation du cancer par ondes radio, qui utilise l'intense chaleur transmise à travers la pointe d'une aiguille pour tuer les terminaisons nerveuses et une bonne partie du tissu cancéreux de l'os, ce qui soulage la douleur.

Une étude clinique conduite dans neuf centres hospitaliers aux États-Unis et en Europe, sur 43 patients, a montré que 95 % des patients traités par ondes radio avaient eu significativement moins mal. Avant le traitement, ils évaluaient leur douleur à 7,5 sur une échelle de 1 à 10 (10 représentant une douleur insupportable). Après le traitement, leur douleur avait diminué de moitié et, 8 semaines plus tard, les patients l'évaluaient en moyenne à 1. ■

Les progrès du dépistage

Un meilleur pronostic du mélanome

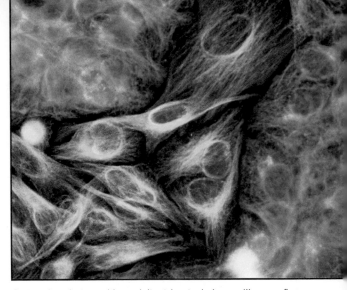

Cette microphotographie exploitant les techniques d'immunofluorescence montre des cellules de mélanomes (orange) envahissant des cellules de la peau saines (vertes). Les cellules cancéreuses se divisent et grandissent beaucoup plus vite que les cellules saines.

Il est terrible de penser que l'évaluation du mélanome malin – responsable de 80 % des décès dus aux cancers de la peau – est souvent subjective. Il n'existe, en effet, aucun test efficace permettant de savoir si la lésion évoluera en cancer. Aussi, par précaution, les médecins tiennent systématiquement la lésion pour cancéreuse et l'enlèvent. Cette pratique sauve, certes, des vies mais soumet le patient à un acte chirurgical qui est loin d'être anodin. Cependant, des chercheurs américains pensent avoir déniché un marqueur génétique permettant de faire un diagnostic définitif.

Comment ça marche ? Ils ont découvert qu'une protéine produite par le gène Id1 agit comme un interrupteur désactivant la protéine dont la synthèse est commandée par un gène suppresseur de tumeur (le gène p16) : en bloquant l'expression de cette protéine p16/INK4, la protéine Id1 empêche

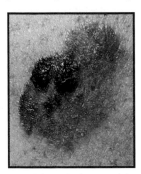

Les lésions de la peau à la coloration et aux contours irréguliers sont typiques du mélanome malin.

la régulation du gène p16, ce qui peut amener les cellules à proliférer. Ce marqueur est intéressant parce que le fort taux de protéine Id1 est mesuré à un stade très précoce du cancer, avant que celui-ci ne devienne invasif et quand il peut encore être traité avec succès. Ainsi, lorsqu'un dermatologue retirera une lésion, il lui suffira d'envoyer le prélèvement en laboratoire pour rechercher l'expression de ce gène, et l'on saura très vite, en cas de résultat positif, s'il faut traiter la lésion comme un cancer et ôter davantage de tissus.

Disponibilité Les entreprises pharmaceutiques développent actuellement un test simple, praticable en cabinet ou dans un laboratoire d'analyse classique, permettant d'observer l'expression du gène. Ce test sera ensuite essayé sur des milliers de prélèvements de mélanomes afin de vérifier sa fiabilité. ■

Passez à l'action

Des précautions vitales pour éviter le mélanome malin

Au Canada, contrairement aux autres types de cancer, l'incidence du mélanome malin est en hausse. En 2004, on estimait le nombre de nouveaux cas de mélanomes à 4 200 (contre 3 500 en 1999) : environ 20 % sont fatals. Ce cancer peut être évité en prenant des dispositions simples.

1. **Évitez de rester au soleil entre 10 et 16 heures. Si cela vous est difficile, portez un chapeau à larges bords et des lunettes de soleil protégeant des rayons ultraviolets.**

2. **Ne pensez pas qu'une crème solaire vous protège totalement. Elle prévient les coups de soleil et les rides prématurées, mais pas le risque de mélanome – et elle ne doit être en aucun cas votre seule protection. Appliquez-la généreusement au moins 15 minutes avant de vous mettre au soleil, et remettez-en souvent.**

3. **Si vous êtes sujet aux taches de rousseur et/ou aux coups de soleil, si vous avez les cheveux ou les yeux clairs, exposez-vous le moins possible et faites examiner votre peau régulièrement par un dermatologue. Entre les visites, surveillez tout grain de beauté qui change de forme ou de couleur.**

Avancée chirurgicale

D'abord, on retire le foie...

Une équipe de chirurgiens et de chercheurs italiens a donné un nouveau sens à l'expression « faire une expérience extracorporelle ». Accomplissant ce qui est certainement l'un des traitements anticancéreux les plus extraordinaires (du moins, parmi ceux qui ont réussi), ils ont retiré le foie d'un patient âgé de 48 ans et l'ont transporté en ambulance jusqu'à un réacteur nucléaire à 1 km de là, où il a été irradié. Puis ils ont ramené le foie et l'ont réimplanté chez le patient. Les chirurgiens ont réalisé cette opération, qui a duré 21 heures, en décembre 2001. Plus d'un an plus tard, l'homme était en bonne santé. « Les résultats sont allés au-delà de nos espérances », ont avoué les médecins.

Le malade ayant subi cette intervention avait un cancer du côlon qui s'était propagé au foie sous forme de 14 tumeurs. Le cancer du foie n'avait pas répondu à la chimiothérapie, et il était devenu si envahissant qu'une radiothérapie conventionnelle aurait détruit l'organe. C'est pourquoi les médecins avaient tenté cette procédure, appelée thérapie de capture bore-neutron (BNCT), sur laquelle ils travaillaient depuis plus de 13 ans. La BNCT avait été essayée dans plusieurs pays pour traiter le cancer du cerveau (sans retirer le cerveau, bien sûr) mais les résultats s'étaient avérés décevants, car les neutrons ont une faible capacité de pénétration : ils peuvent être bloqués par les os.

Comment ça marche ? L'élément clé de cette procédure est la transfusion dans l'organe (en l'occurrence, le foie) de bore, un élément chimique ayant à la fois des propriétés métalliques et non métalliques. Les cellules cancéreuses, qui croissent plus vite que les cellules normales, absorbent davantage d'atomes de bore. Quand le faisceau de neutrons irradie l'organe et frappe les atomes de bore, ceux-ci se scindent en particules de haute énergie, très destructrices, qui tuent les cellules cancéreuses. Or il serait difficile de faire subir un tel

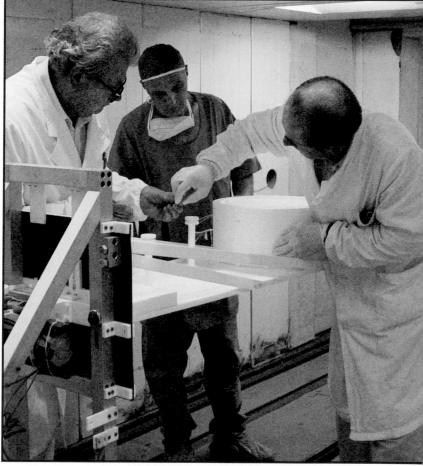

Le foie cancéreux a été retiré et placé dans le conteneur cylindrique en Téflon ci-dessus. L'organe sera bientôt irradié puis réimplanté chez le patient.

niveau de radiations à l'organe alors qu'il est dans le corps car les tissus sains seraient aussi endommagés. Le foie a été placé dans un conteneur en Téflon pour son acheminement jusqu'au réacteur nucléaire. Pendant ce temps, le patient a été maintenu en vie par une circulation sanguine extracorporelle et un foie artificiel – la technique utilisée pour une transplantation du foie. Le foie est resté hors du corps environ 2 heures.

Disponibilité L'équipe italienne a conduit d'autres interventions chirurgicales « extra-corporelles » en 2004. Selon elle, cette procédure devrait progressivement s'appliquer à des parties plus importantes du corps. ■

Les progrès du dépistage

Le diabète augmente les risques de cancer du foie

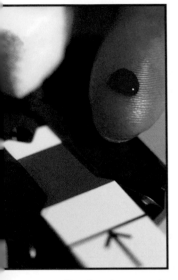

En même temps que le taux de sucre dans leur sang, les diabétiques doivent surveiller chaque année le taux d'enzymes de leur foie.

Les chercheurs savent depuis des années qu'il existe une relation étroite entre le diabète et le cancer du foie, parce qu'il y a davantage de cas de cancer et autres maladies du foie chez les diabétiques que chez les non-diabétiques. Ce qu'ils ignoraient en revanche, c'est ce qui arrivait en premier, du diabète ou des problèmes de foie. Aujourd'hui, grâce à la plus vaste étude de ce type jamais réalisée, on sait que le diabète double les risques de cancer ou autres maladies chroniques du foie.

Ces découvertes pourraient avoir d'importantes répercussions sur la santé publique en raison du nombre croissant de diabétiques, à tel point qu'on peut parler aujourd'hui de véritable épidémie, puisque si, en 1998, on comptait 143 millions de diabétiques dans le monde, les prévisions pour 2025 font état de 300 millions, dont près de 2 millions au Canada.

Les liens entre diabète et maladie du foie
À défaut de savoir avec certitude pourquoi il existe un lien entre cancer du foie et diabète, les chercheurs savent bien que les personnes atteintes d'obésité et de diabète ont plus de risques de développer une maladie appelée la NAFLD (pour *nonalcoholic fatty liver disease*). Celle-ci est probablement en rapport avec l'accumulation de graisse dans le foie due à l'incapacité de cet organe à transformer la graisse en une substance susceptible d'être éliminée. En soi, la NAFLD ne présente généralement pas de danger. Elle peut cependant évoluer en stéatose hépatique non alcoolique ou SHNA, au cours de laquelle une inflammation du foie va détruire les cellules hépatiques, aboutissant dans certains cas à la cirrhose, voire au cancer du foie. C'est peut-être ce qui se passe chez les diabétiques.

Les implications « Si un pourcentage, aussi faible soit-il, de diabétiques développent une SHNA et un cancer du foie, cela se traduira par un nombre impressionnant de patients, déclare le Dr El-Serag qui a dirigé l'étude. Dans l'immédiat, observe-t-il, il est important que les malades souffrant de diabète ou d'autres maladies liées à des défauts de production ou de sensibilité à l'insuline, comme l'insulinorésistance, passent des examens sanguins chaque année pour suivre leur taux d'enzymes du foie ». Les résultats de ces analyses indiqueront s'il y a une maladie ou une atteinte du foie lui-même. ■

Thérapie génique

Le cancer du pancréas infiltré par un cheval de Troie

Le cancer du pancréas est l'un des plus difficiles à traiter. La maladie, environ 3 400 nouveaux cas par an au Canada (dont 3 300 décès), se révèle presque toujours fatale parce qu'elle est découverte très tardivement et se montre particulièrement résistante aux radiothérapies et chimiothérapies classiques.

C'est pourquoi les scientifiques recherchent de nouvelles façons de détruire ce cancer. Or les résultats des essais de phase I d'une thérapie génique leur donnent bon espoir d'en avoir trouvé une ! La plupart des thérapies géniques anticancéreuses ont tourné autour de l'utilisation de vaccins génétiquement modifiés pour renforcer le système immunitaire. Cette nouvelle thérapie, développée à l'université de Chicago, est en revanche conçue pour rendre la cellule tumorale plus réceptive à la chimiothérapie et à la radiothérapie.

Comment ça marche ?
Certains globules blancs sécrètent une protéine appelée « facteur nécrosant des tumeurs » (FNT), qui se lie à des régions de la cellule cancéreuse judicieusement nommées « récepteurs de mort » et incite celle-ci à se suicider. Cette protéine rend aussi la cellule tumorale plus réceptive aux traitements. D'après de récentes recherches, le FNT bloquerait également l'irrigation sanguine de la tumeur cancéreuse, et donc l'apport d'oxygène et d'éléments nutritifs.

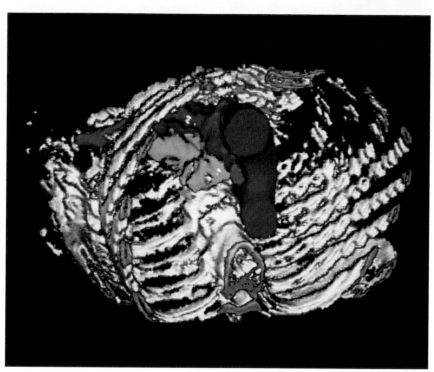

Le cancer du pancréas (en vert) est l'un des plus difficiles à traiter. Une nouvelle thérapie génique rend les cellules tumorales plus réceptives à la chimiothérapie et à la radiothérapie.

Dans cette thérapie génique, un virus génétiquement modifié pour contenir le gène produisant le FNT est injecté dans la tumeur une fois par semaine pendant 5 semaines. Le virus modifié contient une sorte d'interrupteur qui l'inhibe jusqu'à ce qu'il reçoive un signal – en l'occurrence, une dose de radiations délivrée 4 heures après chaque injection virale. Une fois le signal reçu, le virus se répand dans les cellules de la tumeur et les infecte. Ce faisant, il largue sa bombe – le gène FNT –, tel un cheval de Troie biologique.

Les résultats d'une étude pilote menée sur 24 patients aux derniers stades (la phase terminale comporte plusieurs stades) du cancer, dont quatre atteints d'un cancer du pancréas, ont été présentés en novembre 2002.

Parmi ceux atteints d'un cancer du pancréas, trois ont connu une régression significative de leur tumeur et étaient toujours en vie et en bonne santé plus de 1 an après leur traitement. Le quatrième est malheureusement mort avant la fin du traitement. Au printemps 2003 débuta une nouvelle étude portant sur 22 patients, tous aux derniers stades d'un cancer du pancréas, avec peu ou aucune chance de guérison. Quatre mois après le traitement, les médecins ont constaté des réponses spectaculaires. Un des patients se porte très bien, un autre, dont la tumeur était trop grosse pour être opérable, a pu être opéré 3 mois après la thérapie génique. Et l'autopsie du seul patient décédé a révélé que presque toute la tumeur avait été détruite – celui-ci était juste trop malade pour survivre, même après le traitement.

Disponibilité Paradoxalement, un tel succès pourrait rendre difficile le recrutement de patients pour de futurs essais cliniques en double aveugle, où une partie aléatoire des malades ne recevrait qu'un traitement standard. C'est une difficulté inhérente au processus dans la mesure où les essais initiaux (de phase I) d'une thérapie doivent tester avant tout son innocuité, non son efficacité.

Aucune estimation de l'efficacité de cette thérapie par rapport aux autres traitements ne peut donc être « officiellement » avancée avant que les essais cliniques de phase II ne soient achevés, ce qui n'était pas encore le cas fin 2004. ■

Étude virologique
Un virus commun responsable du cancer du côlon ?

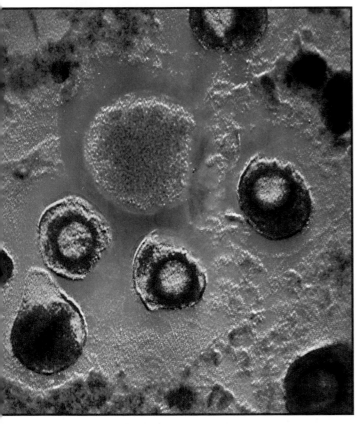

De nombreuses personnes sont infectées, souvent sans le savoir, par le cytomégalovirus, de la famille des herpès virus. Les scientifiques se demandent s'il n'accroîtrait pas le risque de cancer du côlon.

Il a été démontré récemment, qu'un virus, le cytomégalovirus ou CMV – très banal puisqu'il infecte au moins 50 % des adultes en Amérique du Nord – serait lié à l'apparition du cancer du côlon. Une découverte qui pourrait ouvrir la voie à de nouveaux traitements potentiels, voire à un vaccin.

C'est un neurochirurgien qui étudiait le rôle de l'inflammation chronique dans le cancer du cerveau qui est à l'origine de cette voie de recherche. Ses observations et travaux l'ont conduit à penser qu'un simple virus endémique pouvait contribuer à l'apparition de certaines formes du cancer du cerveau, dont le gliome malin. Le cytomégalovirus (CMV) peut causer de graves infections chez les personnes au système immunitaire affaibli, et même conduire à l'arriération mentale des bébés dont la mère est infectée. En l'étudiant d'un peu plus près, le chercheur réalisa que le CMV devait être également lié au cancer du côlon, comme c'était déjà le cas pour le cancer de l'utérus.

Comment ça marche ? Le cytomégalovirus peut s'avérer être un agent déterminant dans la genèse d'un cancer. Quand il infecte son hôte, il n'est jamais complètement éliminé ou détruit par le système immunitaire, mais il reste sous forme dormante (ou latente) jusqu'à ce qu'un stress ou une baisse immunitaire le réveille. Il peut alors induire des mutations de l'ADN (ce qui représente une étape clé du processus de cancérisation d'une cellule saine). Cette infection par le virus va alors permettre aux cellules de se déplacer, c'est-à-dire de migrer (ce qui est un état critique de la cellule cancéreuse qui métastase, c'est-à-dire qui se propage d'un organe à un autre). Par ailleurs, lorsque que le CMV infecte une cellule, il développe une sorte de « manteau d'invisibilité » à base de molécules de surface, qui le cache aux yeux des cellules du système immunitaire, qui sinon le détruiraient.

Le neurochirurgien a rassemblé des articles médicaux parus depuis les années 1970 qui mentionnaient un lien possible entre le CMV et le cancer du côlon. Il a ensuite collecté des spécimens de polypes colorectaux (stade prétumoral), de tumeurs colorectales malignes invasives, mais aussi de tissus sains de 28 personnes et il y a recherché des traces de CMV. Il a ainsi démontré la présence de deux protéines spécifiques du CMV dans environ 80 % des polypes et 85 % des échantillons de tumeurs cancéreuses.

Selon sa théorie, le virus infecterait les cellules dont l'ADN est déjà légèrement endommagé par d'autres facteurs étiologiques du cancer. L'infection au CMV pourrait donc transformer ce qui aurait été une mutation se propageant lentement en un cancer à croissance rapide.

Disponibilité Un vaccin pourrait ainsi être développé pour prévenir une infection par le CMV dans le cancer du côlon. De même, un vaccin protégeant contre le papillomavirus humain, responsable du cancer du col de l'utérus, est déjà en cours de développement. ■

Recherche pharmaceutique

Autorisation d'un médicament sevrant la tumeur

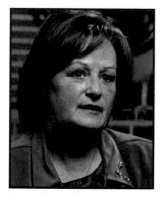

Grace Vanhoose

En février 2002, Grace Vanhoose apprit son arrêt de mort. C'est à cette date que le cancer du côlon qu'elle pensait avoir vaincu 3 ans plus tôt réapparut de plus belle, disséminant dans la colonne vertébrale et le cou. C'était la phase IV de ce cancer, l'étape terminale : elle n'avait plus, au mieux, que quelques mois à vivre. Pourtant Grace Vanhoose n'a pas baissé les bras. Elle est allée trouver un nouveau médecin, qui l'a enrôlée dans un essai clinique pour tester une idée récente de traitement : tuer la tumeur en bloquant son alimentation en sang, la privant ainsi d'oxygène et de nutriments.

Aujourd'hui, à 57 ans, Grace Vanhoose a repris son travail d'assistante administrative ; elle se sent bien et compte vivre encore de nombreuses années. C'est en février 2004 que la FDA a autorisé l'utilisation de la substance à laquelle elle pense devoir la vie : le bevacizumab (Avastin).

L'Avastin est le premier d'une nouvelle catégorie de médicaments contre le cancer, appelés inhibiteurs de l'angiogenèse, à être autorisé.

Comment ça marche ? La théorie de base est la suivante : pour survivre, les tumeurs créent un réseau de vaisseaux sanguins – c'est ce qu'on appelle l'angiogenèse ; aussi, fermer les vannes de ce réseau entraîne la mort de la tumeur. L'Avastin est toujours associé à la chimiothérapie ; outre qu'il coupe l'afflux de sang dans la tumeur, il réduit la pression existant entre les cellules cancéreuses, facilitant ainsi la pénétration des produits de la chimiothérapie dans la tumeur.

Les essais cliniques ont montré que les sujets en phase terminale de cancer du côlon prenant de l'Avastin vivaient en moyenne 5 mois de plus. Cela peut nous sembler peu mais, pour les oncologues, comme le Pr Deborah Lindquist, dont cinq malades participaient à ces essais, c'est un immense progrès. Ses cinq patients souffraient d'un cancer qui avait atteint le foie – signal certain d'une mort prochaine ; pourtant, trois d'entre eux sont encore en vie près de 3 ans après avoir commencé le traitement. « Cela nous donne le temps qu'il faut pour entamer de nouveaux essais et tester d'autres traitements », conclut le Pr Lindquist. L'effort doit désormais porter sur le traitement de patients non plus en phase terminale mais aux premiers stades de la maladie, pour améliorer le taux de survie au cancer du côlon.

Disponibilité L'Avastin, fabriqué par les laboratoires Genentech, est actuellement autorisé dans le traitement du cancer du côlon au dernier stade, tout en étant testé en clinique, c'est-à-dire en phase III, contre les cancers du poumon et du sein. ■

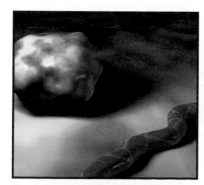

Une tumeur est une masse anormale de cellules qui se multiplient. Pour croître, ces cellules ont besoin des nutriments et de l'oxygène apportés par le sang.

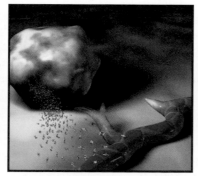

Quand une tumeur a besoin de plus de nutriments, elle sécrète une protéine qui crée un nouveau réseau de vaisseaux. Ce dernier grossit en direction de la tumeur.

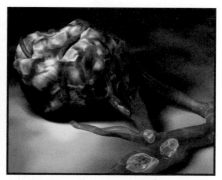

Le nouveau réseau de vaisseaux sanguins atteint la tumeur et la nourrit, lui permettant ainsi de se développer encore. Afin d'empêcher cela, il faut donc tuer l'alimentation en sang.

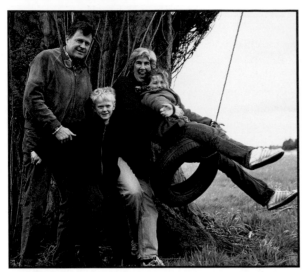

Randolph Urmston, ici avec sa famille, a eu la chance de survivre à un cancer du poumon.

Recherche pharmaceutique
Médicaments : toujours plus loin

Randolph Urmston n'avait jamais fumé et sa famille ne comptait aucune victime du cancer du poumon. Aussi, lorsque, en 1997, on diagnostiqua cette maladie, cela fut pour lui un choc considérable, surtout quand il apprit que le cancer avait déjà gagné son cerveau. Une chimiothérapie et une radiothérapie classiques n'ayant guère eu d'effets positifs, son médecin lui prescrivit alors un médicament appelé docétaxel (Taxotere), employé contre le cancer du sein. Après 4 mois de traitement associé à une radiothérapie, le cancer disparut. Et il n'a pas réapparu, miracle que Randolph, aujourd'hui président du conseil de ALCASE, un groupe de soutien du cancer du poumon, attribue en partie au docétaxel.

Désormais, plus de patients devraient pouvoir en bénéficier. En décembre 2002, la FDA a donné son feu vert pour l'emploi du docétaxel lors du traitement primaire du cancer du poumon, en association avec un autre médicament de chimiothérapie, le cisplatine : cette thérapie combinée devant être plus efficace qu'un seul traitement.

Comment ça marche ? Le docétaxel fait partie des anticancéreux de la classe des taxoïdes, qui inclut également le paclitaxel (Taxol) employé contre le cancer du sein. Ces produits empêchent les cellules cancéreuses de se diviser en « gelant » l'organisation interne de la cellule, composée de structures nommées microtubules. Ces dernières s'assemblent et se dissocient au fur et à mesure de la division cellulaire. Le docétaxel facilite leur assemblage mais neutralise leur dissociation, ce qui empêche la division des cellules cancéreuses. Une étude clinique a été menée sur 1 218 patients pour comparer l'effet du docétaxel associé au cisplatine ou encore au carboplastine (autre produit de chimiothérapie) à l'effet de la combinaison standard de vinorelbine et de cisplatine. Les malades du groupe docétaxel/cisplatine ont présenté un délai moyen de survie de 10,9 mois, contre 10 mois pour ceux soumis au traitement classique. Au total, 31,6 % des patients ont eu une amélioration avec la combinaison docétaxel/cisplatine, contre 24,4 % du groupe traité par l'association vinorelbine/cisplatine.

En matière de cancer du poumon, le moindre pas compte. Cette maladie est la première cause de décès par cancer, chez les femmes et les hommes : elle a détrôné le cancer du sein chez les femmes. Elle fait 155 000 victimes par an dans le monde et compte pour 28 % de l'ensemble des décès par cancer. ■

LA RECHERCHE

Un insecticide naturel pour traiter le cancer

Vous ne le trouverez pas chez votre pépiniériste, mais cet extrait de plante naturelle appelé deguelin, employé comme insecticide en Afrique et en Amérique du Sud, semble empêcher la croissance des cellules précancéreuses et cancéreuses du poumon sans nuire aux cellules saines. Les dernières découvertes, publiées dans le numéro de février 2003 de la revue de l'Institut national du cancer, aux États-Unis, laissent entrevoir la possibilité d'un traitement du cancer du poumon sans toxicité. Le deguelin appartient à la même famille que d'autres composés végétaux, les flavonoïdes, présents dans le thé, le café et le vin rouge. Il aurait une action sur une protéine appelée Akt, responsable de la survie des cellules en général et des cellules tumorales en particulier. Comme le deguelin induit l'arrêt de la croissance des cellules, il annihile leur capacité à envoyer les signaux nécessaires à leur survie (par son action sur la protéine Akt), et pousse les cellules cancéreuses au suicide. ■

Recherche thérapeutique
Arme agressive contre cancer agressif

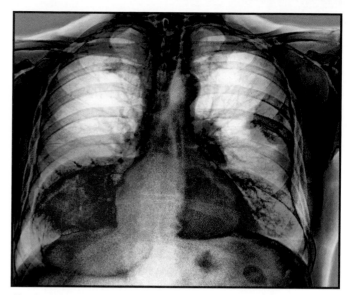

Chez les personnes porteuses d'une certaine mutation génétique, le cancer du poumon (ici les ombres rouges et vertes) est particulièrement réceptif au traitement à l'Iressa.

Dieu merci, le Pr D. Haber lit le *Boston Globe*! En effet, le jour où il parcourut l'incroyable histoire d'un patient qui avait guéri d'un cancer du poumon en phase terminale après avoir été traité avec le géfitinib (Iressa), molécule alors expérimentale, il fut extrêmement intrigué. Il savait que l'Iressa ne fonctionnait que dans 10 % des cas environ, et ce, pour des raisons génétiques, mais tout le monde ignorait quels gènes étaient responsables d'une telle réceptivité des malades. Le Pr Haber et ses collègues ont alors découvert qu'un plus grand nombre de sujets pourrait peut-être être sauvé par ce médicament.

Comment ça marche ? L'Iressa, autorisé en 2003 pour traiter les patients atteints d'un cancer du poumon dit non à petites cellules (la forme la plus courante), « travaille » en bloquant certains signaux à l'intérieur des cellules cancéreuses, empêchant ainsi une série de réactions chimiques qui encouragent les cellules à se diviser et à s'accroître. Plus précisément, il agit à travers certains systèmes appelés récepteurs de l'EGF (facteur de croissance épidermique). Des protéines baptisées EGF se fixent sur ces récepteurs et entraînent les réactions successives qui vont permettre aux cellules de se diviser et de se multiplier. En bloquant les récepteurs, l'Iressa stoppe le processus. Le Pr Haber et son équipe ont découvert que les récepteurs de l'EGF des patients sur qui l'Iressa agit sont porteurs de mutations génétiques. Ces mutations sont telles que les cellules se multiplient beaucoup plus vite et de façon beaucoup plus agressive que les cellules cancéreuses classiques. En outre, ces récepteurs mutants semblent accrocher mieux l'Iressa, créant un bouclier plus solide contre le développement du cancer. Autrement dit, ces mutations ont beau rendre le cancer plus agressif, elles peuvent le rendre aussi plus réceptif au traitement par l'Iressa.

Quelles conséquences ? Cette découverte a déjà radicalement changé la façon dont sont soignés certains cancers du poumon. « Nous savons maintenant que si vous êtes porteur d'une certaine

mutation génétique au niveau de ce récepteur de l'EGF, vous êtes sans doute tellement réceptif à l'Iressa que ce produit devrait être intégré à votre traitement de base », explique le Pr Haber. Le médicament n'est actuellement autorisé que si d'autres traitements classiques ont échoué, mais il peut être prescrit par votre médecin.

Les tests pour détecter ces mutations peuvent

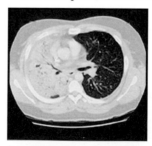

Le scanner d'un patient atteint d'un cancer du poumon droit.

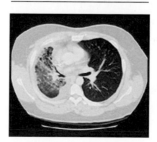

Les progrès manifestes après 6 semaines de traitement à l'Iressa.

être effectués dans la majorité des grands hôpitaux publics, mais ils requièrent un peu plus de tissus issus des biopsies du poumon que ce que les médecins obtiennent en général avec la méthode courante, non invasive. Les procédures de prélèvement biopsique devront donc évoluer dans un avenir proche de manière à apporter une plus grande marge d'étude pour le médecin, tout en respectant un meilleur confort pour le patient atteint du cancer. ■

Recherche pharmaceutique

Une nouvelle arme biologique contre le cancer de l'ovaire

En matière de cancer ovarien – 2 400 nouveaux cas en 2005 au Canada, 1 550 décès (au Québec, 620 nouveaux cas, 350 décès) –, les bonnes nouvelles sont rares. Ce cancer frappe en majorité les femmes de plus de 50 ans, et l'espérance de vie après diagnostic n'est que de 30 mois en moyenne, car la maladie, faute de signes avant-coureurs, est souvent très avancée quand elle est dépistée. Un nouveau médicament, l'orégovomab (OvaRex), va peut-être changer ces statistiques pessimistes.

Comment ça marche ? À l'origine, l'OvaRex fut développé pour faciliter le diagnostic – et non pas le traitement – des cancers de l'ovaire. C'est en fait un anticorps monoclonal dirigé contre la protéine CA-125, présente à la surface de différentes cellules cancéreuses de l'ovaire, qui est connu depuis des années. Son but était de marquer la protéine afin de la rendre visible à l'IRM.

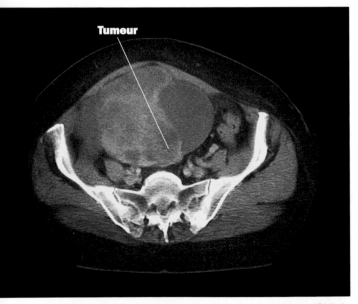

Tumeur

Vue transversale par imagerie par résonance magnétique (IRM) de l'abdomen d'une femme montrant une grosse tumeur ovarienne.

LA RECHERCHE

Cocktail chimique contre le cancer ovarien

Créer « du neuf avec du vieux », c'est ce qu'ont fait des chercheurs hollandais en combinant le cisplatine et l'étoposide, deux médicaments déjà utilisés pour traiter d'autres types de cancer. Ils ont administré cette combinaison à 98 femmes atteintes d'un cancer de l'ovaire. L'état de 80 % d'entre elles fut amélioré, et tout signe de cancer disparut même chez plus de la moitié d'entre elles. Les chercheurs craignaient que les patientes soient trop malades pour supporter le traitement du fait de l'état avancé de leur cancer, mais finalement elles n'ont connu que relativement peu d'effets secondaires. Envisager des combinaisons de molécules dans les thérapeutiques anticancéreuses ouvre de nouvelles voies pour la recherche thérapeutique et la lutte contre les cancers, qui sont généralement à origine multifactorielle. ■

Or les médecins ont constaté que les patientes qui avaient reçu cette substance permettant de mieux visualiser leur tumeur s'en sortaient mieux : bien qu'atteintes d'un cancer avancé, elles vivaient plus longtemps que selon leur pronostic. Les études sur l'orégovomab ont pris alors un tour nouveau. Les chercheurs pensent que cette molécule agit comme un vaccin et stimule le système immunitaire contre le cancer lui-même : on parle alors d'immunothérapie du cancer. L'OvaRex se fixe aux cellules tumorales elles-mêmes. Comme c'est un anticorps de souris, le système immunitaire humain l'identifie très vite comme étranger et peut organiser une puissante attaque contre lui, et donc contre la tumeur.

De plus, la substance s'avère efficace combinée avec une chimiothérapie classique. Au début, les chercheurs craignaient qu'en stimulant le système immunitaire, l'OvaRex s'oppose aux médicaments de la chimiothérapie, mais ce n'est pas le cas. Et, comme le remède n'a pas d'effets secondaires en dehors d'une réaction allergique occasionnelle, il peut être administré en toute sécurité à toute femme atteinte d'un cancer ovarien, ce qui permettra également de savoir sur quels types de cancer il est le plus efficace.

Disponibilité L'OvaRex est en cours d'essais cliniques de phase III. Les résultats de ces essais pourraient être publiés courant 2005. ■

Les progrès dans le diagnostic

Le cancer ovarien identifié par son empreinte protéique

Quand un cancer ovarien est diagnostiqué assez tôt, il se traite bien. Malheureusement, la maladie reste trop discrète et, quand elle est enfin diagnostiquée, les chances de survie sont minces.

La protéomique – la nouvelle science qui examine à la fois l'expression, la nature, la quantité, la diversité et la conformation des protéines, ces substances qui gouvernent tous les processus biologiques du corps – pourrait bientôt permettre de diagnostiquer très précocement cette maladie grâce à l'analyse de quelques gouttes de sang. Les chercheurs ont déjà déterminé l'empreinte protéique du cancer ovarien et montré que des ordinateurs peuvent utiliser cette empreinte pour identifier correctement le cancer ovarien de phase I.

Ces études ont abordé le problème sous un angle nouveau : au lieu de rechercher la présence d'un seul marqueur biologique – le marqueur sanguin de la protéine CA-125 pour le cancer de l'ovaire, ou le marqueur PSA (antigène spécifique de la prostate) pour le cancer de la prostate –, les scientifiques mesurent les concentrations de toutes les protéines présentes dans le sang puis recherchent s'il y a coïncidence avec une répartition propre à tel ou tel cancer.

Comment ça marche ? Les scientifiques ont examiné des échantillons de sang de femmes dont certaines étaient atteintes d'un cancer de l'ovaire et d'autres pas afin d'établir le dosage des différentes protéines caractéristiques de ce cancer – et plus précisément l'arrangement unique d'acides aminés qui forment chaque protéine. Après avoir identifié ces différentes séquences protéiques, et donc la nature des molécules exprimées spécifiquement dans le cancer ovarien, les chercheurs ont analysé et comparé par informatique les séquences obtenues à partir d'échantillons sanguins prélevés sur 116 femmes, dont 50 étaient atteintes de ce cancer. Les chercheurs (et l'ordinateur) ont pu correctement identifier 100 % des 50 cancers ovariens et 63 des 66 sujets indemnes. Ils testent maintenant l'application de cette technique au cancer de la

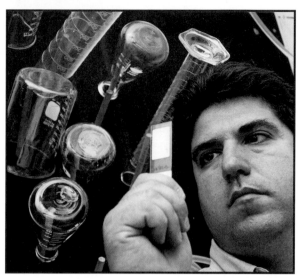

Il est maintenant primordial pour les chercheurs de déterminer la séquence et la configuration des protéines exprimées dans chaque type de cancer, de manière à le cartographier. L'empreinte protéique du cancer de l'ovaire est déjà établie.

prostate et projettent de se concentrer sur les cancers les plus courants – sein, côlon et poumon.

Pour un diagnostic précoce La méthode permet non seulement de simplifier le diagnostic des cancers en phase précoce, mais aussi de détecter la récidive d'un cancer ovarien avant qu'aucun symptôme n'apparaisse, comme cela est actuellement testé en essai clinique afin d'estimer la fiabilité de cette méthode. En effet, plus de 80 % des cancers de l'ovaire redémarrent après traitement, et l'existence d'un test simple pouvant identifier la récurrence d'une tumeur serait un progrès inestimable.

Disponibilité La protéomique est une science naissante mais elle devrait progresser rapidement. Cependant, il faudra sans doute attendre quelques années avant que ses applications pratiques soient utilisées de façon systématique pour le diagnostic et le traitement dans les centres anticancéreux. La méthode sera vraisemblablement combinée aux techniques déjà existantes – imagerie, biopsie, etc. –, sans pour autant les remplacer. ■

Technique chirurgicale

La microchirurgie préserve la fertilité masculine

Quand le cycliste Lance Armstrong a appris qu'il était atteint d'un cancer du testicule, en 1996, il a fait congeler son sperme avant de subir l'ablation d'un de ses testicules, ce qui lui a permis de devenir plus tard le père de trois beaux enfants. Mais des milliers d'autres hommes atteints d'un tel cancer n'ont pas eu la chance d'avoir recours a cette technologie de cryopréservation du sperme. Généralement, l'ensemble des testicules est retiré avant même de savoir si la tumeur est cancéreuse. Or il arrive que la tumeur ne soit pas maligne mais que la fertilité du patient soit compromise par l'acte chirurgical. Un urologue new-yorkais a mis au point une nouvelle technique de microchirurgie qui permet chez un certain nombre de patients de retirer la tumeur tout en préservant le testicule.

Comment ça marche ? Grâce à l'avènement de l'échographie à haute résolution du scrotum, les microtumeurs testiculaires peuvent être désormais détectées avant même d'être palpables. Comme la fréquence de ces microtumeurs s'est avérée être 38 fois plus importante chez les hommes stériles que chez les hommes sans problème de fertilité, cet urologue a décidé de faire passer systématiquement une échographie à ses patients souffrant de stérilité.

Pour savoir si ces petites tumeurs fréquemment découvertes étaient ou non cancéreuses, il a emprunté la technique des chirurgiens du sein qui utilisent une aiguille dirigée grâce à l'examen échographique, pour effectuer une biopsie de la tumeur suspecte. Par ailleurs, il a combiné l'emploi de cette aiguille avec un microscope opératoire et des instruments de microchirurgie utilisés pour inverser une vasectomie afin d'éliminer ces minuscules tumeurs – certaines pas plus grosses qu'un grain de riz – sans avoir à retirer le testicule.

Sur les 65 hommes qui étaient venus évaluer leur fertilité, 5 % présentaient des tumeurs testiculaires, dont la moitié étaient bénignes.

Disponibilité

L'urologue américain enseigne actuellement sa technique à d'autres chirurgiens. Celle-ci a changé la façon d'aborder les tumeurs testiculaires. La situation est comparable à celle du cancer du sein il y a quelques années : auparavant, une femme présentant des tumeurs dans le sein subissait automatiquement une mastectomie, alors qu'aujourd'hui, grâce aux biopsies, la tumorectomie, c'est-à-dire l'ablation des seules tumeurs, est la norme, efficace à 99 %. La coopération entre les différents services devrait améliorer le traitement de ces diverses pathologies. ◼

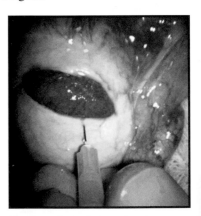

Une nouvelle technique de microchirurgie permet aux chirurgiens de faire une biopsie des tumeurs suspectes – ou de les enlever – sans retirer le testicule.

ON EN PARLE...

Le Gleevec sauvé du désastre ?

La potion magique n'était pas si magique. Peu après le lancement enthousiaste du mésylate d'imatinib (Gleevec), il y a 3 ans, pour lutter contre la leucémie myéloïde chronique, certains patients, devenus résistants au médicament, avaient rechuté. La résistance se présente par le biais de mutations de la BCR-ABL (une enzyme qui dirige la croissance de cellules leucémiques) qui modifient la forme de l'enzyme de sorte que la drogue ne peut plus s'y attacher. Un peu comme des dents cassées dans une fermeture à glissière.

Des cancérologues américains ont trouvé un composé, le PD180970, qui pourrait résoudre ce problème, permettant ainsi la survie du Gleevec. Idéalement, ce composé sera ajouté au Gleevec dans un même médicament afin d'éviter l'apparition de la résistance. ◼

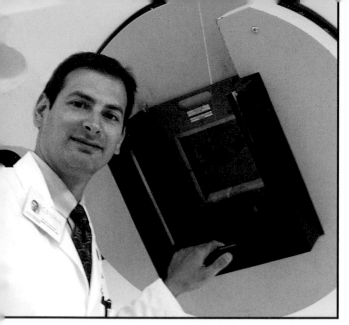

L'accélérateur linéaire du centre hospitalier Fox Chase, aux États-Unis, permet d'irradier les tumeurs avec une précision de l'ordre de la tête d'épingle.

Nouvelle technologie

Élimination de haute précision des tumeurs de la prostate

L'un des inconvénients de la radiothérapie appliquée au traitement du cancer de la prostate est la possibilité que les rayonnements touchent aussi la vessie ou le pénis, ce qui peut occasionner incontinence et/ou impuissance. L'idéal serait de bombarder la tumeur en un point précis. C'est maintenant possible grâce à la technique très sophistiquée de la radiothérapie à intensité modulée.

Comment ça marche ? En pilotant par un nouveau programme informatique l'accélérateur linéaire qui délivre les rayonnements ionisants, les radiologues peuvent envoyer 60 à 80 faisceaux de radiations très fins directement en un point spécifique de la prostate, évitant de la sorte la vessie, le rectum et les organes sexuels, tout proches. L'intensité des faisceaux est modulable de façon à ce que la dose reçue soit maximale là où la tumeur est le plus épaisse et minimale dans les tissus sains voisins, ce qui limite le risque d'endommager ces derniers. Il faut savoir que les tumeurs ne sont pas des ronds parfaits : leur forme, leur taille et leur épaisseur sont très variables, et elles s'entremêlent parfois avec un organe et les tissus environnants, ce qui les rend alors très difficiles à détruire par des radiations. Il faut donc régler très précisément le pilotage informatique et l'équipement pour atteindre la cible tout en minimisant le bombardement des tissus sains.

Plusieurs études sur les patients traités avec cette technique ont montré que ces derniers souffraient de beaucoup moins d'effets secondaires que par les méthodes classiques comme la radiothérapie conformationnelle tridimensionnelle.

Un bémol, toutefois : certains cancérologues estiment que le traitement d'une plus petite zone de tissus peut augmenter le risque de récidive du cancer – ce qui arrive quand des extensions cancéreuses microscopiques non détectées restent hors de la zone traitée et peuvent métastaser, c'est-à-dire migrer dans le corps.

Disponibilité Du fait du coût de l'équipement utilisé pour produire les faisceaux de radiations, seuls quelques grands centres de recherche proposent cette technique, qui pourrait devenir standard dans quelques années. Cette thérapie expérimentale, est très rarement suggérée aux patients. Aux États-Unis, la technique est également appliquée à d'autres cancers où l'exactitude du pointage est cruciale, telles les tumeurs du cerveau ou du visage. ■

Prudence avec ce faisceau de radiations !

Cette image scanner révèle la proximité des organes voisins de la prostate, tels que la vessie et le rectum, ainsi que des nerfs qui commandent la miction et les fonctions sexuelles.

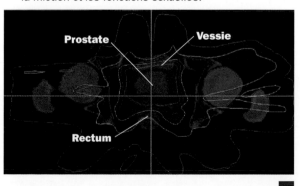

DIGESTION
ET MÉTABOLISME

DANS CE CHAPITRE

197 LA MALADIE DE CROHN

198 ENTÉROPATHIE AU GLUTEN

200 DIABÈTE

205 ULCÈRES

206 MÉDICAMENTS

207 HÉMORROÏDES

CETTE ANNÉE, L'ACCENT A ÉTÉ MIS SUR UN PROBLÈME MAJEUR DE SANTÉ PUBLIQUE :
LE DIABÈTE DE TYPE II.

D'abord, les mauvaises nouvelles : l'Organisation mondiale de la santé prévoit une explosion du nombre de cas de diabète (type I et II) à travers le monde d'ici 2030, or leur nombre a déjà augmenté de 75 % au Canada au cours des 20 dernières années. S'il n'existe aucune prévention efficace connue du diabète de type I, les chercheurs insistent sur l'importance du dépistage du diabète de type II, quel que soit votre âge. Enfin, la recherche a développé un médicament révolutionnaire, à base de salive d'héloderme – un lézard venimeux –, qui pourrait contribuer à rééquilibrer le taux de sucre dans le sang des diabétiques.

Les scientifiques ont également mis au point une molécule efficace contre la douloureuse maladie de Crohn, dont l'occurrence augmente dans les pays développés. Ils testent aussi un vaccin a priori très efficace dans la lutte contre les ulcères de l'estomac. Dans le champ épidémiologique, les chercheurs ont découvert un lien entre les céréales et la maladie cœliaque, un autre entre la consommation de lait et la maladie de Crohn, et un troisième entre les douleurs abdominales et le fructose. Plus amusant : des ingénieurs ont mis au point un modèle numérique de l'estomac permettant de visualiser – pour l'améliorer – le voyage d'une pilule.

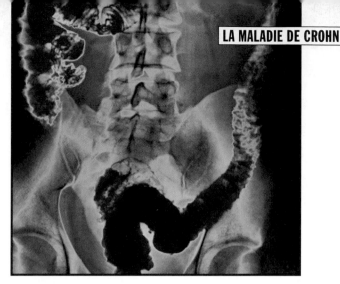

Recherche pharmaceutique
Maladie de Crohn : une molécule bloque les cellules coupables

La maladie de Crohn, qui peut affecter simultanément plusieurs parties du tube digestif, touche souvent l'intestin grêle ou le côlon (ci-dessus). La muqueuse malade est atteinte dans son épaisseur, se fissure et s'ulcère, ce qui provoque des saignements.

La maladie de Crohn est une affection abdominale inflammatoire qui touche surtout les jeunes et provoque des inflammations et des troubles du tube digestif. Cette maladie, dont le facteur déclenchant est encore inconnu, s'accompagne de graves symptômes (saignements, diarrhées et douleurs) et peut nécessiter une intervention chirurgicale.

D'ici à la fin 2005, au Canada, les patients souffrant de la maladie de Crohn pourraient vaincre cette affection grâce à un nouveau type de médicament qui élimine les cellules défectueuses de l'intestin avant qu'elles n'accomplissent leur funeste mission. Ce nouveau médicament, le natalizumab (Tysabri), agit comme un missile contre les cellules immunes impliquées dans cette affection.

Les médicaments actuellement utilisés pour traiter la maladie de Crohn, y compris les stéroïdes, affectent l'ensemble du système immunitaire. Le natalizumab, qui agit comme un anticorps, semble prometteur, comme l'a montré une étude publiée par le *New England Journal of Medicine* en janvier 2003 : 248 personnes ont été réparties en quatre groupes, qui ont reçu soit deux doses de placebo, soit une dose de natalizumab et une dose de placebo, soit deux doses plus ou moins importantes de natalizumab. Ceux qui avaient reçu les deux doses de natalizumab ont plus souvent ressenti une réduction de leurs symptômes que ceux qui avaient reçu des placebos. Et tous les groupes qui avaient pris le médicament ont vu la gravité de leur maladie s'atténuer quelque peu.

Une autre étude fait état de bons résultats dans le traitement de la sclérose en plaques avec le natalizumab (Antegren). Chez les patients atteints de sclérose en plaques, la gaine de myéline qui protège les nerfs est détruite ou endommagée, ce qui provoque des lésions au niveau du cerveau. Selon le siège de la lésion, les perturbations des fonctions nerveuses peuvent conduire, entre autres, à la cécité et à des problèmes moteurs. Dans cette étude, 213 patients avaient reçu tous les mois pendant 6 mois soit un placebo soit du natalizumab à deux posologies différentes. Ceux qui avaient pris le médicament ne développèrent qu'un dixième des lésions présentées par ceux qui avaient pris le placebo. Les patients qui faisaient partie des groupes traités au natalizumab connurent moitié moins de récidives que ceux du groupe placebo, et ils affirmaient se sentir mieux.

Comment ça marche ? Dans la maladie de Crohn, des cellules immunitaires, les lymphocytes, déclenchent et maintiennent l'inflammation lorsqu'elles quittent la circulation sanguine pour pénétrer dans les intestins. À la surface des cellules se trouvent des molécules qui aident les lymphocytes à trouver leur chemin vers cette zone et à y stationner, explique Subrata Ghosh, professeur à l'Imperial College de Londres et principal investigateur de cette étude. Le natalizumab bloque les molécules de surface et empêche la migration des cellules vers l'intestin irrité, ce qui lui permet de guérir. Dans la sclérose en plaques, le médicament bloque le même type de molécules à la surface des cellules du système immunitaire et les empêche de pénétrer dans le cerveau.

Disponibilité Les études cliniques de phase III sur le natalizumab sont terminées. La FDA a approuvé Tysabri en novembre 2004 pour le traitement de la maladie de Crohn. Si tout va bien, ce médicament devrait être disponible au Canada en 2005. Pour la sclérose en plaques, les délais seront plus longs. ■

Découverte clé
Offensive contre le gluten

Le rayon boulangerie n'est peut-être pas aussi inoffensif qu'il y paraît... Selon les conclusions d'une vaste étude publiée en février 2003 dans la revue *Archives of Internal Medicine* et portant sur la prévalence de la maladie cœliaque (pathologie aggravée par la consommation de certaines céréales), cette affection toucherait entre 0,2 et 1 % de la population blanche. Elle est 100 fois plus fréquente qu'on ne le pensait jusqu'à maintenant.

La maladie cœliaque est une pathologie auto-immune dans laquelle le système immunitaire attaque l'organisme, en l'occurrence la muqueuse de l'intestin grêle. C'est la seule maladie auto-immune due à une intolérance à un facteur connu de l'environnement. Il s'agit du gluten, qui est constitué d'un ensemble de protéines présentes dans les farines de blé, d'orge, de seigle, et peut-être aussi d'avoine. La gliadine, une fraction du gluten, serait responsable de la maladie.

Lorsqu'un individu souffrant de la maladie cœliaque mange du gluten, son système immunitaire agresse son intestin grêle, dont l'architecture (les microvillosités en forme de doigt qui tapissent la muqueuse) est détruite. Parmi les séquelles les plus graves, une mauvaise absorption des nutriments présents dans l'alimentation peut provoquer une malnutrition. Les symptômes sont nombreux : diarrhées, constipation, douleurs abdominales, amaigrissement, fatigue... Il peut s'agir

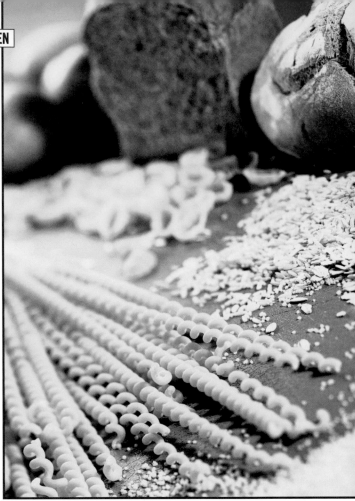

Si vous souffrez de troubles abdominaux inexpliqués, votre régime alimentaire est peut-être en cause. L'intolérance au gluten, une protéine présente dans de nombreuses céréales, dont le blé, est beaucoup plus répandue qu'on ne le pensait jusqu'alors.

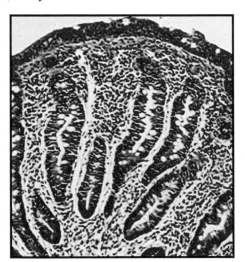

Les nutriments sont absorbés au travers des micro-villosités, les structures digitales qui tapissent l'intestin grêle.

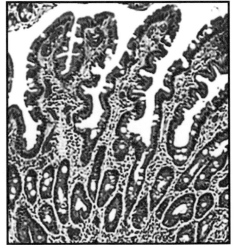

Dans la maladie cœliaque, l'organisme détruit les microvillosités, ce qui provoque une malabsorption des nutriments.

d'une affection familiale. Les symptômes peuvent se manifester chez les nourrissons avec l'introduction des céréales dans l'alimentation, mais aussi apparaître à l'âge adulte, avec un pic entre 20 et 40 ans.

L'étude publiée en 2003 a porté sur plus de 13 000 enfants et adultes répartis dans toute l'Amérique. Certains d'entre eux couraient un risque accru de développer la maladie cœliaque soit parce qu'ils en avaient eu les symptômes, soit parce qu'un de leurs proches en était atteint, soit parce qu'ils présentaient des troubles associés à la maladie cœliaque tels qu'une petite taille, de l'arthrose, de l'ostéoporose ou une stérilité.

Selon les conclusions de l'étude, 0,75 % des individus qui ne présentent pas ces facteurs de risque souffrent de la maladie cœliaque. Ce chiffre est de 4,5 % chez les personnes ayant un proche parent frappé par cette affection. Chez ceux qui sont atteints d'ostéoporose, le chiffre est de 2,5 %. Il est encore plus élevé (4 %) chez les individus de petite taille ou souffrant d'une stérilité inexpliquée (6 %). La malnutrition qui découle de la maladie peut être à l'origine de ces divers troubles.

Du point de vue historique, la maladie cœliaque a souvent été associée au type caucasien (population blanche), mais elle serait tout aussi fréquente dans d'autres groupes ethniques en Amérique. Malheureusement, cette étude ne fournit que des informations limitées sur les populations de couleur, car les minorités ne représentaient qu'une faible partie des participants à cette étude.

Diagnostic Comme la maladie cœliaque ne se traduit souvent par aucun symptôme et peut donc être difficile à diagnostiquer, le Dr Fusano propose que les personnes ayant dans leur famille des proches souffrant de cette maladie ou d'affections associées consultent leur médecin. La maladie cœliaque peut être décelée par une simple analyse de sang. Si les résultats sont positifs, le diagnostic est généralement confirmé par une endoscopie qui permet de prélever des échantillons de tissus au niveau de l'intestin grêle. Le traitement est tout ce qu'il y a de plus clair : éviter le gluten à vie.

Les enfants chez lesquels on détecte avant la puberté une taille inférieure à la normale peuvent rattraper leur retard de croissance avec un régime approprié. Une femme stérile pourra concevoir dès qu'un traitement aura fait disparaître tous les effets de la maladie. En outre, l'adoption d'un régime sans gluten avant l'âge adulte permet de prévenir l'ostéoporose, une complication de cette affection. ■

ON EN PARLE...

Une « bonne » bactérie comme antibiotique naturel

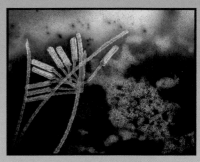

Peut-être savez-vous déjà que des « bonnes » bactéries présentes dans le tube digestif aident à lutter contre les « mauvaises » bactéries, comme la listeria, pouvant être à l'origine d'intoxications alimentaires. Mais ce n'est pas tout. Selon une nouvelle étude conduite en laboratoire, il semble que, chez la souris, les « bonnes » bactéries stimulent des cellules de l'intestin à produire une protéine qui agit comme antibiotique naturel. L'homme ne produit pas cette protéine appelée angiogénine, mais son organisme fabrique un certain nombre d'autres protéines antibiotiques qui pourraient être régulées par des bactéries bienfaisantes. Ces conclusions ont été publiées dans la version Internet de la revue *Nature Immunology* au mois de janvier 2003. ■

Un lien entre le lait et la maladie de Crohn

Même si vous n'avez pas d'intolérance au lactose, le lait que vous buvez perturbe peut-être gravement vos intestins. Selon une étude parue en juillet 2003 dans le *Journal of Clinical Microbiology,* la maladie de Crohn pourrait être liée à une bactérie présente dans le lait de vache. Des scientifiques britanniques ont détecté cette bactérie, *Mycobacterium avium paratuberculosis* (MAP), chez 92 % des sujets atteints de la maladie de Crohn – contre 26 % seulement des patients du groupe de contrôle. Selon eux, ce chiffre est « très significatif et implique cet agent pathogène dans les origines de la maladie ». Des analyses avaient précédemment montré que la MAP pouvait survivre aux procédés actuels de pasteurisation. Les auteurs de cette étude plaident pour une pasteurisation du lait plus rigoureuse. Ils poussent aussi à l'adoption de tests pour les vaches laitières et à un renforcement de l'hygiène dans les exploitations agricoles. ■

Prévention

Comment vivre mieux et plus longtemps avec le diabète

Un régime alimentaire équilibré, associé à un mode de vie approprié, devrait permettre aux patients atteints de diabète de type II de vivre sans souffrir de leur affection. De nouvelles recherches viennent encore d'en faire la démonstration.

Une équipe de chercheurs danois a publié en janvier 2003, dans le *New England Journal of Medicine*, les résultats d'une étude au cours de laquelle elle a suivi, pendant 8 ans, 160 personnes atteintes de diabète de type II, dit non insulino-dépendant (il est caractérisé par le fait que

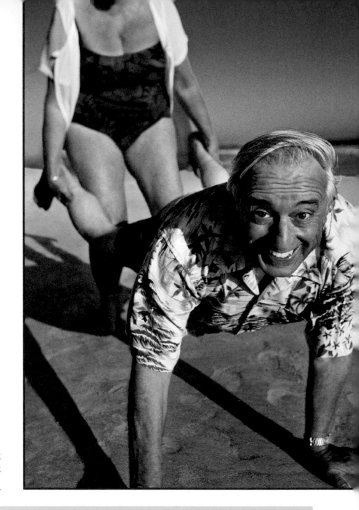

La pratique régulière d'une activité physique peut aider à limiter les complications dues au diabète. Et qui sait, cela peut même être amusant.

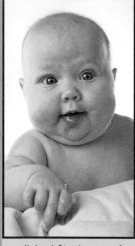

LA RECHERCHE

Diabète de type I : l'obésité sur la sellette

Si le diabète de type II, généralement associé au surpoids, devient de plus en plus fréquent chez les enfants, on constate également une progression du diabète de type I (qui touche 1 sujet diabétique sur 10), le diabète provoqué par la destruction des cellules bêta du pancréas qui produisent l'insuline. Le nombre de cas en Amérique du Nord a en effet doublé, et même triplé chez les enfants, depuis les années 1960, situation inquiétante.

Selon une étude publiée en octobre 2002 dans la revue *Diabetes Care*, le développement de l'obésité, s'il est lié à la progression du diabète de type II, pour-rait également expliquer l'augmentation des cas de diabète de type I. Les chercheurs européens ont étudié des données recueillies auprès de 499 enfants souffrant de diabète de type I diagnostiqué avant l'âge de 15 ans et ils les ont comparées, au sein d'une même popula-tion, à celles de 1 337 enfants en bonne santé. Ils ont noté, d'une part, que les enfants de 1 mois à 6 ans étaient significativement plus grands et plus lourds quand ils étaient diabétiques et, d'autre part, que l'allaitement maternel, quelle qu'en soit la durée, réduisait le risque de diabète de 25 %, confirmant ainsi les résultats d'études précédentes.

La relation entre poids et diabète de type I n'est à ce jour pas encore bien définie. Cependant, des recherches indiquent que l'ingestion de quantités trop élevées de nourriture pendant les premières années de la vie pour-rait être à l'origine du diabète de type I. En effet, les cellules qui produisent l'insuline étant davantage sollicitées dans ces premières années, leur fonctionne-ment est rapidement altéré, et cela entraîne le développement du diabète de type I. ■

l'organisme devient résistant à l'insuline), la forme la plus courante de la maladie. Comme la plupart des diabétiques, ces patients présentaient des signes précoces de maladie rénale ainsi qu'un risque accru de maladie cardio-vasculaire – aujourd'hui encore, 80 % des diabétiques meurent d'une crise cardiaque.

Le principe de l'étude La moitié des participants à cette étude a reçu le traitement standard du diabète de type II : de l'insuline pour contrôler le taux de sucre dans le sang et des médicaments contre l'hypertension tels que des inhibiteurs de l'ECA (enzyme de conversion de l'angiotensine). L'autre moitié des patients a pris le même traitement mais à plus forte dose, et y a ajouté de l'aspirine et des statines. De plus, ils ont dû suivre un régime riche en poisson, légumes, vitamines et minéraux, pratiquer régulièrement une activité physique, participer à des réunions pour cesser de fumer, et enfin rencontrer régulièrement un médecin, une infirmière et une diététicienne, qui les guidaient dans la poursuite de leur régime et dans leur nouveau mode de vie.

L'objectif de ce traitement, « beaucoup plus ambitieux », selon Oluf Pedersen, médecin chef au Steno Diabetes Center de Copenhague et principal auteur de cette étude, était de ramener ces patients dans les limites recommandées par la Danish Medical Association, soit à un taux de cholestérol de moins de 5 mmol/litre de sang (190 mg/dl) et à une pression artérielle inférieure à 135/85 mm/Hg.

Au bout de 8 ans, les patients qui avaient suivi la thérapie intensive ont vu le risque d'être atteints d'une maladie cardio-vasculaire et de troubles oculaires, rénaux ou nerveux réduit de plus de la moitié par rapport aux malades de l'autre groupe.

Consultez votre médecin « Pour parvenir au même résultat et faire baisser votre glycémie, votre taux de cholestérol et votre tension, il vous faut le soutien permanent, les conseils et les encouragements de votre médecin, note le Dr Pedersen. Une visite de contrôle plusieurs fois par an s'impose donc, avec examens et analyses à l'appui. Le médecin vous aidera à identifier les facteurs de risque qui doivent être traités en priorité. » Car, toujours selon le Dr Pedersen, « les patients qui souffrent de diabète de type II doivent prendre leur maladie comme un défi et faire le maximum pour modifier leur mode de vie tout en prenant des médicaments pour diminuer les facteurs de risque ». ◼

ON EN PARLE...

Le fructose

Si vous souffrez de gargouillis et de douleurs abdominales dont vous ignorez la cause, le coupable est peut-être le jus de fruits : il est riche en fructose, un sucre moins digeste que d'autres.

Peter Beyer, professeur associé au département de diététique et de nutrition de l'université du Kansas Medical Center, et son équipe ont réalisé une étude qui consistait à donner à 15 adultes en bonne santé une dose de 25 g de fructose un jour et de 50 g le lendemain (½ litre de jus de fruits contient environ 25 g de fructose). Au moins la moitié des sujets ont eu des gaz, des ballonnements et des gargouillis à la dose de 25 g. À 50 g, ils ont souffert en plus d'une légère diarrhée. Les conclusions de cette étude ont été communiquées lors du congrès scientifique de l'American College of Gastroenterology en octobre 2002.

Si cela vous arrive régulièrement, buvez votre jus de fruits par petites quantités et au cours du repas, pour aider votre organisme à mieux digérer le fructose. Et pour avoir la certitude que vos problèmes digestifs sont bien liés au fructose, demandez à votre médecin de vous prescrire une épreuve respiratoire à l'hydrogène. Cette analyse très simple permet de détecter si le fructose est bien digéré par l'intestin grêle ou s'il parvient non digéré jusqu'au côlon. Lorsque les bactéries qui vivent dans le côlon absorbent le fructose, elles produisent un gaz hydrogéné dont le taux peut être mesuré dans l'haleine. Cette analyse se pratique dans certains grands hôpitaux. ◼

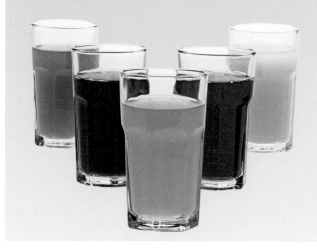

La haute technologie à la rescousse

Une pompe à insuline étanche

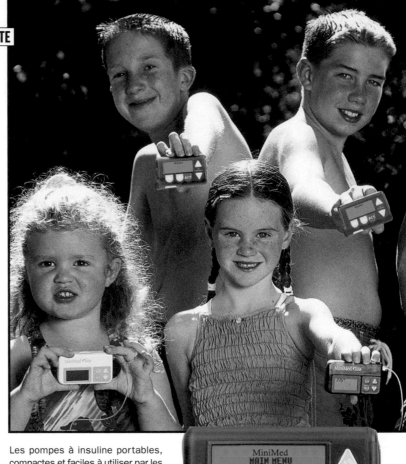

Les injections d'insuline améliorent significativement la qualité de vie des diabétiques, mais personne n'apprécie d'être transformé en pelote d'épingles deux fois par jour au moins ! La pompe à insuline, qui se substitue aux injections par seringue, est beaucoup plus pratique : ce petit dispositif électronique, portable, délivre automatiquement, et pendant plusieurs jours, l'insuline contenue dans un réservoir à travers un cathéter – tube fin – implanté sous la peau. Un nouveau modèle de pompe de la taille d'un carnet est commercialisé depuis 2002. Plus compacte, plus facile à utiliser pour les patients, cette pompe peut même être éclaboussée, ou tomber dans l'eau par accident, sans que cela n'endommage son fonctionnement (l'immersion prolongée est cependant déconseillée). Les diabétiques ressentent ainsi moins de contraintes dans leur vie quotidienne et peuvent par exemple se doucher sans devoir ôter leur cathéter.

Les pompes à insuline portables, compactes et faciles à utiliser par les enfants, résistent de mieux en mieux aux aléas de la vie quotidienne.

Comment ça marche ? Grâce à la pompe à insuline, le patient n'a plus à se soucier ni de l'heure ni des conditions matérielles de l'injection. Mais surtout, contrairement aux injections, qui délivrent une dose complète d'insuline en une seule fois, les pompes peuvent libérer cette hormone en permanence et par petites doses, presque de la même façon que le fait le pancréas. Capable de reproduire au plus près la production naturelle d'insuline, le traitement par pompe est utilisé afin d'éviter les variations extrêmes du taux de glucose sanguin entre deux injections, réduisant ainsi le risque de complications graves associées au diabète. Ces pompes offrent également l'avantage d'un dosage très précis de l'insuline : elles peuvent n'en délivrer que de très petites quantités (0,05 unité). La nouvelle pompe Paradigm, fabriquée par la société Medtronic, rend le réglage du dosage de l'insuline plus simple. Son écran tactile est plus ergonomique. Ainsi, diminuer le dosage d'insuline administrée avant d'aller se coucher et l'augmenter après les repas est extrêmement facile. La pompe est alimentée par une simple pile.

Disponibilité Cette pompe coûte encore extrêmement cher – de l'ordre de 6 400 dollars –, car Medtronic est en situation de quasi-monopole. La RAMQ étudie la possibilité d'en faire un service assurable. Elle est prescrite aux seuls patients dont la régulation de la glycémie est très difficile, soit moins de 5 % des diabétiques de type I. ■

Les progrès de la prévention

Des critères de dépistage plus sévères pour enrayer le diabète de type II

Et si, sans le savoir, vous viviez avec une bombe à retardement ? C'est hélas le cas pour environ 8 à 10 millions de Nord-Américains, dont le diabète n'est pas diagnostiqué. Près de la moitié d'entre eux souffriront de lésions permanentes de leurs terminaisons nerveuses, de leurs vaisseaux sanguins et de leurs organes 7 à 10 ans avant que les premiers symptômes n'apparaissent. Les diabétologues utilisent désormais des critères de dépistage plus contraignants afin de détecter la maladie le plus tôt possible. S'il est traité à temps, un diabète de type II (dit gras) est souvent contrôlé, voire enrayé, avec un régime approprié, de l'exercice physique et un changement de mode de vie, et le patient n'est pas obligé de prendre toute sa vie de l'insuline ou d'autres médicaments.

Comment ça marche ?
Les critères établis pour détecter un diabète de type II (non insulinodépendant) sont les suivants : diabète familial, épisode diabétique pendant la grossesse (hyperglycémie gravidique) ; mais ils concernent aussi certaines minorités ethniques, les obèses et les personnes dont la tension et le taux de triglycérides sont élevés ou souffrant d'une maladie cardiaque.

Tous sont désormais invités à faire mesurer leur glycémie dès l'âge de 30 ans, au lieu de 45 ans pour le reste de la population. Au cours de ce test, on évalue la quantité de glucose par décilitre de sang. Une glycémie à jeun normale est comprise entre 4 et 7 mmol de glucose par litre de sang ; au-dessus, elle laisse présager un début de diabète.

De même, les personnes les plus exposées peuvent réduire de 58 % l'incidence du diabète en modifiant juste un peu leur mode de vie, mais cela n'est possible que si le dépistage est précoce.

Un autre test permet d'évaluer la régulation du glucose sanguin sur le long terme chez les diabétiques. Selon les nouveaux critères, le résultat est normal si les fluctuations de la glycémie sont inférieures à 6,5 %. Diminuer d'un point des fluctuations trop élevées réduit le risque de complications de 25 %. ■

Les complications du diabète de type II

	Troubles	Conséquences
Yeux	Les petits vaisseaux de la rétine (le tissu sensible à la lumière au fond de nos yeux) sont endommagés.	Vision dégradée et, finalement, cécité.
Vaisseaux sanguins	Des plaques d'athérome s'accumulent sur les parois des artères qui amènent le sang aux principaux organes (cœur, cerveau, etc.) et les bouchent. Les parois des vaisseaux sanguins sont si endommagées que ceux-ci ne peuvent plus délivrer assez d'oxygène.	Mauvaise circulation, d'où plaies qui cicatrisent mal, maladie cardiaque, embolie cérébrale, gangrène des pieds et des mains, impotence et infections.
Reins	Les vaisseaux sanguins épaississent et les néphrons (les cellules rénales) sont endommagés : les protéines fuient dans l'urine et le sang n'est pas normalement filtré.	Dysfonctionnement rénal pouvant conduire à la faillite totale des reins.
Nerfs	Les nerfs sont endommagés et détruits parce que le glucose n'est pas métabolisé normalement et que le sang n'est pas bien distribué.	Faiblesses dans les jambes, sensibilité réduite, élancements dans les mains et les pieds, lésions chroniques des nerfs.

Recherche pharmaceutique

La salive d'un lézard inspire une molécule antidiabétique

Les hélodermes (monstres de Gila ou gilas monstrueux), ces lézards venimeux à la morsure profonde, n'ont jamais eu la réputation de posséder des pouvoirs curatifs. Aujourd'hui, pourtant, une molécule dérivée de leur salive est à l'origine de ce qui pourrait

se révéler une thérapie révolutionnaire pour traiter le diabète de type II. Cette molécule, l'exénatide, est une version synthétique d'un composé chimique découvert dans la gueule des hélodermes. Elle « réalise toutes sortes de prodiges », selon Steve Edelman, professeur de médecine à l'université de Californie – San Diego. L'exénatide parvient à diminuer le taux de sucre dans le sang sans causer de baisse excessive susceptible de provoquer une hypoglycémie, état qui s'accompagne de tremblements et de vertiges. Elle entraîne également une perte de poids – souvent nécessaire chez les diabétiques – et serait peut-être en mesure de faire rajeunir les cellules du pancréas à l'origine de la fabrication de l'insuline, un bienfait pour les diabétiques qui ne produisent pas naturellement assez de cette hormone, dit le Dr Edelman.

Comment ça marche ? L'exénatide agit sensiblement comme l'hormone humaine GLP-1 (*glucagon-like peptide-1*), produite naturellement dans l'intestin et qui stimule la production d'insuline par le pancréas après les repas. Or les diabétiques de type II ont des difficultés à produire ou à utiliser leur propre insuline et les médicaments employés actuellement pour réduire le taux de sucre dans le sang agissent parfois trop fort, d'où des crises d'hypoglycémie, explique le Dr Edelman. L'exénatide, au contraire, fonctionne comme un interrupteur à variateur : ses effets s'atténuent à mesure que le taux de sucre sanguin s'approche de la normale, ce qui empêche toute baisse excessive. Une ou deux injections quotidiennes suffisent.

Disponibilité En 2003, les laboratoires pharmaceutiques qui travaillaient sur l'exénatide ont terminé les essais de la phase III, qui constituent la dernière étape à franchir avant de pouvoir demander l'autorisation de mise en marché du médicament. Selon ces résultats, la dose maximale de médicament testée a réduit l'hémoglobine A1C (une mesure de contrôle du glucose sur le long terme) de 1 % en moyenne, soit une baisse notable. Les effets secondaires les plus courants ont été les nausées. Par ailleurs, les sujets de l'étude ont perdu en moyenne plus de 2 kg, ce qui est inhabituel dans la mesure où les traitements pour améliorer le taux de sucre sanguin font au contraire fréquemment prendre du poids. Les laboratoires ont soumis le dossier de l'exénatide à la FDA durant l'été 2004. La molécule est donc en passe de devenir le premier médicament de ce type à arriver sur le marché. ■

Recherche pharmaceutique

Un nouveau vaccin contre les ulcères de l'estomac ?

Au début des années 1980, deux médecins australiens, Marshall Barry et Warren Robin, découvrirent que la plupart des ulcères de l'estomac étaient dus non pas au stress ou à l'alimentation mais à une bactérie en forme de spirale baptisée *Helicobacter pylori*. Cette bactérie, qui vit dans l'estomac et le duodénum, est responsable d'ulcères, mais aussi de gastrites et de cancers de l'estomac. Bien que l'on traite désormais les ulcères par antibiotiques, l'idéal serait de disposer d'un vaccin qui éliminerait la bactérie chez les sujets porteurs et éviterait toute infection chez les non-porteurs. D'autant que l'on voit apparaître des souches de bactéries résistantes aux antibiotiques.

En chantier Antex Biologics est en train de développer le premier vaccin oral, Helivax, destiné à prévenir et à traiter les infections par *H. pylori*. Les résultats de la phase I des études cliniques ont montré une bonne tolérance du produit ainsi que sa capacité à induire une réponse immunitaire chez les sujets du groupe de contrôle et les patients contaminés. Antex a obtenu le feu vert de la FDA en janvier 2003 pour commencer deux essais de phase II qui ont pour but d'évaluer les propriétés préventives et thérapeutiques du vaccin ; 80 patients ont participé à ces deux essais.

Bien que la plupart des individus porteurs d'*H. pylori* ne présentent aucun symptôme, on sait aujourd'hui qu'environ 80 à 90 % des ulcères de l'estomac sont bien provoqués par *H. pylori*. La bactérie affaiblit la muqueuse stomacale, qui est alors lésée par l'acidité des sucs gastriques.

En outre, cette bactérie multiplie par deux à six le risque de cancer de l'estomac, qui est actuellement au deuxième rang de la mortalité mondiale par cancer.

Mécanisme Les précédentes tentatives de mise au point d'un vaccin contre *H. pylori* s'étaient heurtées à la difficile mise en culture de cette bactérie. Les chercheurs s'étaient donc concentrés sur la production par clonage de protéines spécifiques de *H. pylori* en vue d'éduquer le système immunitaire à la reconnaissance de la bactérie. Antex a, quant à lui, trouvé le moyen de produire massivement cette bactérie dans des réservoirs. Au bout d'un certain temps, ces bactéries sont tuées et leurs cellules utilisées pour confectionner le vaccin.

L'examen d'échantillons de tissus prélevés sur des volontaires a montré que le vaccin incite le système immunitaire à produire des anticorps dans l'estomac et stimule l'intestin grêle dans sa lutte contre la bactérie.

Calendrier Le développement de ce vaccin est devenu une priorité en matière de santé publique, comme en témoigne l'allocation de 2 millions de dollars versée en juillet 2004 à la compagnie Antex par l'Institut national de l'allergie et des maladies infectieuses, aux États-Unis. Si tout va bien, il pourrait être disponible en 2007. ■

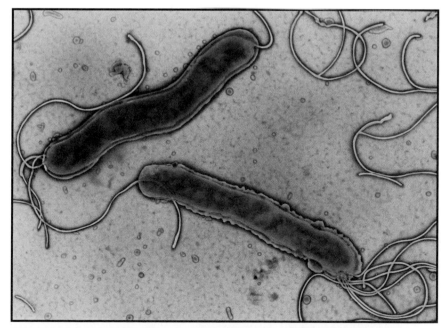

Helicobacter pylori (ci-dessus) est une bactérie à l'origine de la plupart des ulcères. Selon l'Organisation mondiale de la santé, environ la moitié de la population mondiale en est porteuse. Bien que la majorité des individus ne présente aucun symptôme, *H. pylori* peut provoquer des ulcères. Un nouveau vaccin pourrait permettre de l'éradiquer.

Nouvelle technologie

Des estomacs virtuels pour des comprimés plus efficaces

Un comprimé en trois dimensions dans un estomac virtuel. Les flèches vertes indiquent la rapidité de la progression dans le tube digestif ; et les couleurs, les forces de tiraillement exercées sur le comprimé.

Quand on avale un comprimé à libération prolongée, tout ce que l'on remarque est qu'il disparaît dans l'estomac, où il finit par libérer son contenu. Grâce à un système de simulation informatique, on peut désormais disposer d'informations surprenantes sur ce qu'il advient vraiment de ce comprimé au cours de son fantastique cheminement invisible.

Une équipe de chercheurs conduite par James Brasseur, professeur en génie mécanique à la Pennsylvania State University, a conçu un estomac virtuel qui serait capable, à terme, d'aider les groupes pharmaceutiques à accroître l'efficacité des comprimés à libération prolongée et à déterminer avec quels aliments il convient de prendre tel ou tel type de médicament.

Conception Sur un écran d'ordinateur, l'estomac virtuel produit une image animée en deux dimensions des contours d'un estomac. Une petite pilule colorée peut être introduite électroniquement dans cet estomac et, tandis qu'elle se dissout, libérer progressivement ses principes actifs. Pour programmer le modèle informatique, le Dr Anupam Pal, qui a développé la simulation, a utilisé des données issues d'images d'estomacs humains fournies par imagerie par résonance magnétique (IRM). Il s'est également servi de films montrant des radiographies d'estomacs de chats et de chiens ainsi que de mesures de la pression stomacale.

Résultats Cette simulation a permis de faire des découvertes intéressantes sur les médicaments à libération prolongée et la façon dont fonctionne l'estomac. Ainsi peut-on constater que les vigoureux mouvements musculaires qui malaxent le contenu de l'estomac ne se produisent que dans son tiers inférieur, la partie supérieure agissant essentiellement comme une « salle d'attente », tout en entraînant les aliments vers le bas.

Les chercheurs ont également été surpris du rôle important de la densité du comprimé dans la détermination de son mouvement dans l'estomac. Lorsque le comprimé léger se trouve « au calme », dans la partie supérieure de l'organe, il se dissout lentement. Mais lorsqu'un comprimé plus dense, et donc moins susceptible de flotter, arrive dans la partie basse – qui est la plus active de l'estomac –, le va-et-vient des sucs gastriques érode le comprimé, dont l'enrobage disparaît rapidement.

Grâce à ces recherches, les industriels du médicament pourraient mieux contrôler l'absorption de leurs produits en ajustant la densité des comprimés et en recommandant qu'ils soient pris avec certains types d'aliments. ■

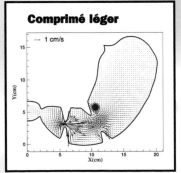

Comprimé léger

Schéma d'un estomac où un comprimé est en train de flotter. Les aliments ont un impact sur la rapidité avec laquelle le comprimé coule et se dissout.

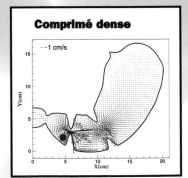

Comprimé dense

Schéma d'un estomac au fond duquel un comprimé est en train de couler. Les cachets plus denses sombrent plus vite et sont donc dissous plus rapidement.

Technique chirurgicale
Hémorroïdes : l'apport d'une nouvelle technique opératoire

Un véritable « lifting » du canal anal où se situent les hémorroïdes, c'est ainsi que les chirurgiens définissent cette nouvelle technique opératoire pour retirer ces protrusions de la zone anale (anus et rectum) sans entraîner la longue période de convalescence qu'impose la chirurgie traditionnelle.

Le tissu spongieux qui tapisse le rectum est parcouru de vaisseaux sanguins. Lorsque des veines se dilatent, elles peuvent se mettre à saigner. Les hémorroïdes se développant dans la partie haute du rectum, peu innervé, passent généralement inaperçues ; en revanche, quand elles surviennent à proximité des anneaux musculaires riches en nerfs de l'anus, elles sont très douloureuses.

Le traitement chirurgical de référence, ou hémorroïdectomie, consiste à disséquer les paquets hémorroïdaires puis à les éliminer ; le patient passe généralement une nuit à l'hôpital, doit cesser le travail pendant 2 à 4 semaines et prendre beaucoup d'analgésiques. Grâce à une nouvelle technique, introduite aux États-Unis en octobre 2001, 99 % des patients retournent travailler dans les 6 jours et la plupart n'ont plus besoin d'analgésiques dès le deuxième jour. Cette technique, décrite en 1997, porte plusieurs noms : opération de Longo, du nom du chirurgien italien qui l'a développée, mais aussi anopexie rectale, hémorroïdopexie circulaire et PPH, du nom de la pince utilisée pour l'acte opératoire.

Le tissu rectal distendu (ou prolapsus) est aspiré dans ce dispositif circulaire et excisé, tandis que le tissu restant est suturé en place.

Comment ça marche ? La technique consiste à replacer les muqueuses qui ont glissé vers le bas (en prolapsus) dans leur position anatomique. À l'aide de la pince PPH, le chirurgien réalise une sorte de lifting du canal anal en posant une agrafe circulaire qui ligature et étire vers le haut la muqueuse rectale et les hémorroïdes dont les connexions vasculaires sont interrompues. La technique n'enlève donc pas les hémorroïdes et est effectuée dans la zone rectale non sensible. De ce fait, l'opération, qui dure une quinzaine de minutes, est peu douloureuse.

Disponibilité L'opération de Longo a été évaluée dans 11 centres hospitaliers américains et rencontre un succès certain auprès des patients. Cette technique opératoire est en cours d'évaluation dans plusieurs pays. Mais aussi attrayante soit-elle, elle n'est pas à l'abri de complications – parfois graves. Comme les hémorroïdes ne sont pas enlevées, il se forme parfois un caillot ou une fissure anale ; il peut aussi se produire des hémorragies ou une rupture de la ligature. Selon le Dr Philippe Guyot, de Lyon, en France, l'opération de Longo n'a pas encore fait la preuve de son efficacité à moyen et long terme et ne saurait encore supplanter la technique classique de référence. ■

[PRÉVENTION DES HÉMORROÏDES]

Les hémorroïdes sont au rectum ce que les varices sont aux jambes. Elles résultent de la dilatation des veines de la zone anale et de la muqueuse qui les entoure. Elles peuvent être internes (sous la muqueuse du rectum) ou externes (autour de l'anus). Démangeaisons, irritations et petits saignements accompagnent habituellement ces dilatations, dont des complications comme la survenue d'un caillot ou d'un abcès constituent la maladie hémorroïdaire. La pratique de certains sports (équitation, cyclisme...), certaines professions (chauffeurs et conducteurs...), une constipation chronique, la grossesse, l'accouchement et enfin la sédentarité favorisent l'apparition des hémorroïdes. Tout le monde peut en faire un jour ou l'autre. Le sujet reste encore très tabou. Pourtant, de nombreux traitements existent, le plus radical étant la chirurgie, qui est mal acceptée du fait des douleurs postopératoires et de la durée de la convalescence (2 à 4 semaines). La survenue de symptômes comme des saignements, une douleur, la perception d'une boule doivent inciter à consulter car ces signes peuvent être révélateurs de problèmes plus graves. ■

YEUX

ET OREILLES

DANS CE CHAPITRE

209 **DÉTÉRIORATION DE LA VISION**

216 **CATARACTE**

218 **GLAUCOME**

222 **DÉGÉNÉRESCENCE MACULAIRE**

224 **ACOUPHÈNES**

226 **MALADIE DE MÉNIÈRE**

227 **DÉTÉRIORATION DE L'AUDITION**

LES MALADIES DE L'ŒIL SONT DE MIEUX EN MIEUX SOIGNÉES, MÊME LA CÉCITÉ N'EST PLUS CONSIDÉRÉE COMME UNE FATALITÉ !

La chirurgie de l'œil a fait des progrès de géant. La plus connue, le lasik, est désormais guidée par une cartographie ultraprécise de chaque cornée. Cela rend cette chirurgie plus efficace et disponible pour traiter les patients qui ne pouvaient en bénéficier auparavant. Ces derniers ont néanmoins la possibilité de se tourner vers une autre technique révolutionnaire : les implants intraoculaires ! Non définitifs, ces implants glissés devant le cristallin peuvent être ôtés en cas d'effets secondaires.

Dans les cas graves qui nécessitent une greffe de la cornée, un espoir est né dans un laboratoire américain : la cornée artificielle, déjà disponible aux États-Unis, au Canada et en Australie.

Pour ce qui est de la terrible dégénérescence maculaire, les chercheurs se proposent désormais d'installer un télescope dans le cristallin. Autre nouveauté : un petit courant électrique permet désormais de corriger la presbytie, et l'on peut à nouveau lire de près sans lunettes.

Enfin, vibrations et magnétisme sont au rendez-vous pour traiter les acouphènes et la maladie de Ménière.

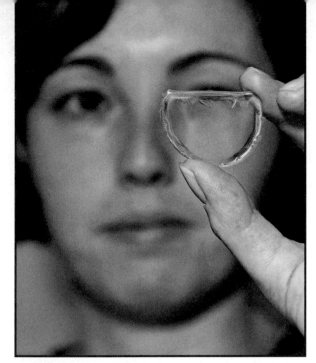

Prototype d'une lentille chargée de produit actif (beaucoup plus grande qu'une véritable lentille). Ces lentilles de contact jetables constitueraient un moyen bien plus efficace d'administrer un produit oculaire.

Nouvelle technologie

De nouvelles lentilles pour administrer des médicaments oculaires

Quiconque a déjà essayé de se mettre des gouttes dans l'œil sait à quel point l'exercice peut être pénible. La moitié du produit dégouline le long du nez tandis que le reste, avec un peu de chance, reste dans l'œil durant 1 minute avant de descendre dans les voies nasales par le canal lacrymal pour aboutir dans le sang, où il peut être à l'origine de graves effets secondaires. Le timolol, par exemple, utilisé pour le traitement du glaucome, peut entraîner des problèmes cardiaques. Globalement, 5 % seulement des médicaments oculaires atteignent leur cible.

Aujourd'hui, des chercheurs de l'université de Floride pensent avoir trouvé le moyen de faire en sorte que ces médicaments aillent dans l'œil et y demeurent, en utilisant des lentilles de contact spécialement conçues à cet effet. Bien que l'idée d'administrer des médicaments sous cette forme ne soit pas nouvelle, les précédentes tentatives avaient échoué car elles consistaient à tremper les lentilles dans la solution de médicament avant de les insérer dans l'œil. Cette méthode présentait globalement les mêmes inconvénients que les collyres ; les nouvelles lentilles sont bien différentes, explique le Dr Anju Chauhan, qui développe ce produit.

Comment ça marche ? L'idée est d'encapsuler de faibles quantités de produit actif dans des nanoparticules incorporées dans le plastique de la lentille. Comme ces particules sont infiniment petites, elles ne gênent pas la vision et, comme le produit est encapsulé, il est distillé peu à peu, à doses régulières. Ces lentilles – qui pourraient aussi servir à corriger la vision – seraient jetables après 2 semaines d'utilisation. Le Dr Chauhan a présenté ces résultats lors de la réunion nationale de l'American Chemical Society en mars 2003.

Disponibilité Il s'agit de recherches préliminaires. Jusqu'à présent, le Dr Chauhan a produit la matière de la lentille et démontré qu'il était possible d'y introduire un médicament (par exemple, la lidocaïne, un anesthésiant) et que ce médicament diffuse bien à travers la lentille. Mais il faudra malheureusement attendre au moins 10 ans avant d'aboutir à un produit commercialisable. ■

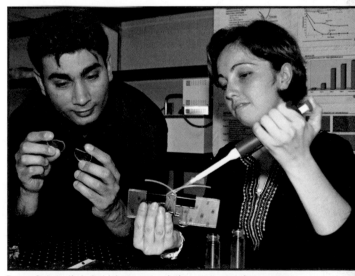

Derya Gulsen (à droite) injecte une solution contenant des nanoparticules chargées de produit actif à l'intérieur d'un moule spécialement conçu pour créer le prototype de lentille que tient à la main le Dr Anjul Chauhan (à gauche).

Solution chirurgicale

Les implants intraoculaires concurrencent la chirurgie lasik

Depuis 1996, plus de 300 000 personnes au Canada ont bénéficié d'une chirurgie lasik pour corriger leur vision. Ils ne représentent qu'une fraction des 160 millions d'Américains qui portent des lunettes ou des lentilles. Certains d'entre eux ne peuvent en effet s'offrir cette opération encore coûteuse, tandis que d'autres, en raison de certaines caractéristiques oculaires (une très forte myopie, une pupille trop

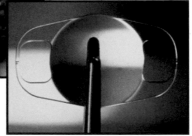

Cette lentille intraoculaire implantée sur le cristallin devrait permettre à des millions de personnes de retrouver une vision parfaite.

large ou une cornée trop fine...), ne peuvent en bénéficier. Aujourd'hui, un implant intraoculaire permanent devrait permettre de doubler le nombre de personnes qui retrouvent une bonne vue.

Comment ça marche ? Avec ce procédé des implants intraoculaires dits « phaques » (cela signifie que le cristallin reste dans sa position physiologique en arrière de l'iris), la lentille est glissée dans l'œil devant le cristallin par une petite fente qui se referme naturellement après l'implant, comme l'explique le Dr Robert Gale Martin, de Carolina Eye Associates à Southern Pines, en Caroline du Nord. Ce médecin a participé aux essais cliniques d'une des versions de cette lentille fabriquée par Staar Surgical. « L'avantage est que c'est totalement réversible », ajoute-t-il. Les 99 patients qui ont

participé à l'étude canadienne sur la lentille Artisan ne ressentaient aucune gêne au niveau de l'œil après insertion de la lentille et, sur les 650 implants réalisés aux États-Unis au cours des essais Staar, aucun cas d'infection n'a été signalé. En fait, les patients qui avaient eu un œil opéré au lasik et reçu un implant dans l'autre œil ont demandé à avoir également une lentille car ils avaient le sentiment de voir beaucoup mieux.

Certains médecins s'inquiètent du risque d'effets secondaires à long terme tels que glaucomes, cataracte et dégénérescence maculaire. Comme la lentille peut être retirée à tout moment, les chercheurs estiment que ces problèmes potentiels peuvent être évités.

Disponibilité L'opération coûte environ 3 000 dollars par œil, soit un peu plus cher que le lasik, et n'est bien souvent pas remboursée. Ce procédé n'est pas recommandé pour les patients ayant de petits yeux ou l'iris très proche de la cornée. La clinique Chirurgivision de Trois-Rivières a participé à l'étude des implants phaques au Canada, qui demande une formation chirurgicale spécifique. ■

La lentille intraoculaire Artisan, fabriquée par Ophtec.

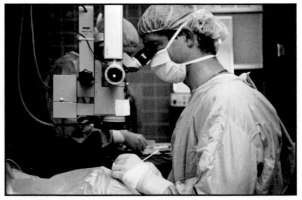

Le Dr Gale Martin en train d'implanter une lentille (encore en test) qui pourrait un jour renvoyer le lasik au rayon des antiquités.

Nouvelle technologie
Chirurgie lasik : une nouvelle vague

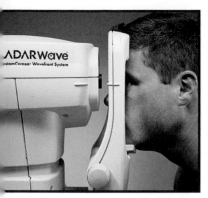

La chirurgie ophtalmologique par laser a pour objectif de corriger les troubles de la vue en évitant le port de lunettes ou de lentilles. La chirurgie dite lasik est une technique de pointe qui a fait ses preuves dans la correction de l'astigmatisme (courbure anormale de la cornée), de la myopie (baisse de l'acuité visuelle de loin, qui concerne 20 % de la population), de l'hypermétropie (baisse de l'acuité visuelle à toute distance) et de la presbytie. La correction par cette chirurgie a pour but de remodeler la cornée dans son épaisseur afin que l'image se forme sur la rétine.

La méthode consiste à appliquer le rayon laser après avoir découpé un très mince volet à la surface de la cornée, volet qui sera remis en place après l'intervention. Cette opération permet de retrouver une vision nette de loin comme de près. Cette technique, qui exige un haut niveau de compétences, est très développée au Canada et aux États-Unis et se répand en Europe. Elle est remboursée à 50 % ou à 60 % au Québec par certains régimes de santé (l'intervention pour un seul œil coûte entre 600 ct 1 800 dollars). Le nombre d'interventions lasik est en hausse au Québec.

Certaines personnes cependant ne peuvent bénéficier de cette technique en raison de contre-indications, et d'autres choisissent de s'en passer parce qu'elles redoutent des effets secondaires fréquents comme les éblouissements nocturnes. Un nouveau dispositif, appelé LadarWave

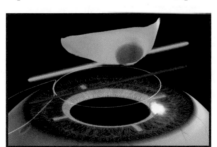

Avant l'opération, on établit grâce au Ladar Wave une carte détaillée de la cornée, en trois dimensions.

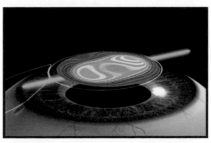

Cette carte sur mesure permet de corriger les petits défauts de la forme de la cornée afin d'améliorer la vision.

(il s'agit du nom de l'appareil), approuvé en 2002 par la FDA, vient compléter la chirurgie lasik conventionnelle et pourra peut-être résoudre ces deux types de problèmes. Lors des essais cliniques, cette nouvelle chirurgie laser a permis à 80 % des patients d'obtenir une meilleure vision qu'avec le lasik standard.

Comment ça marche ? Le LadarWave permet de mesurer avec précision les aberrations de haut et de bas ordre qui sont uniques à chaque œil. Parmi les aberrations de bas ordre figurent la myopie et la presbytie. Les aberrations de haut ordre telles que de petits défauts dans la forme de la cornée seraient responsables des problèmes classiques de vision nocturne, comme les éblouissements ou les halos, notamment autour des phares de voitures.

Le LadarWave envoie dans l'œil un rayon lumineux, qui est réfléchi par l'arrière de la rétine et ressort par la pupille avant d'être capturé par l'appareil. Ce dernier l'analyse pour établir une sorte de cartographie personnelle des aberrations cornéennes du patient. Le laser utilise ensuite cette carte pour effectuer un remodelage précis et sur mesure de la cornée, ce qui permet d'améliorer l'acuité visuelle et la qualité de la vision. Cette opération peut servir à corriger la vue de patients qui ont déjà subi une intervention lasik classique et peut même être réalisée chez des patients qui ne peuvent bénéficier de cette dernière technique.

Disponibilité Le matériel étant très coûteux, l'utilisation de la technologie LadarWave se développe lentement. Mais certaines cliniques en ont déjà fait l'achat au Québec. ■

Solution chirurgicale

Débarrassez-vous de vos lunettes pour lire !

La nécessité de porter des lunettes pour la vision de près est un signe indiscutable de vieillissement, au même titre que l'apparition des premiers cheveux blancs. Avec l'âge, les yeux perdent de leur élasticité. Le cristallin devient plus dur, moins flexible, tandis que les muscles qui l'entourent se raidissent. La presbytie rend plus difficile la concentration sur des tâches qui nécessitent d'y voir de près, comme la lecture, la couture ou le travail sur ordinateur. Jusqu'à présent, le seul recours était le port de lunettes ou de lentilles bifocales, ou encore de lunettes de lecture, mais la chirurgie pourrait offrir une nouvelle option : la kératoplastie conductive.

Comment ça marche ? La kératoplastie conductive (KC) est une technique indolore qui utilise un faisceau électrique basse énergie et de haute fréquence (ou radiofréquences). L'œil non dominant (tout le monde a un œil plus fort que l'autre) est surcorrigé et devient ainsi légèrement myope. Cela revient à créer une vision bifocale avec un œil qui voit bien de loin et un œil qui voit bien de

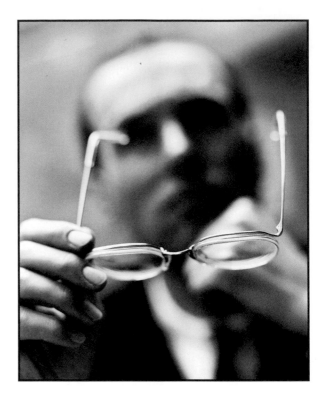

près. Dans une étude portant sur 70 personnes, 6 à 9 mois après l'opération, 70 % des patients enregistraient un score de 20/20, contre quasiment aucun avant, et près de 90 % d'entre eux avaient 20/25, contre moins de 7 % auparavant.

Disponibilité Cette opération, qui a l'avantage de durer 3 minutes, a déjà été approuvée pour corriger l'hypermétropie et la FDA l'a homologuée pour la presbytie. On l'utilise au Canada. ■

Nouvelle technologie

Approbation de la première cornée artificielle

Environ 10 millions de personnes dans le monde sont aveugles, un handicap lié à diverses lésions de la cornée (inflammations, traumatismes et brûlures, mais aussi vieillissement) qui sont irréversibles. Le seul traitement possible est la greffe de cornée. Or, en raison des difficultés à prélever des cornées saines sur des cadavres, on ne réalise que 100 000 greffes de

cornée par an (dont 10 000 en Europe). Au Canada, faute de donneurs, le temps d'attente est de 3 à 6 mois au Québec, et de 12 à 24 mois en Colombie-Britannique.

Mais les travaux sur la production d'une cornée artificielle d'origine synthétique sont porteurs d'espoir. En effet, en décembre 2002, la FDA a approuvé la mise sur le marché aux États-Unis de la première cornée artificielle : AlphaCor.

Comment ça marche ? Cette cornée artificielle, sur laquelle a travaillé l'International Lions Eye Institute durant plus de 10 ans, est un disque de plastique incurvé et flexible. La partie centrale est transparente comme une lentille, tandis que le bord a la consistance d'une éponge pour permettre aux tissus oculaires du patient de s'y fixer et de maintenir la lentille en place. Afin d'éviter le rejet, les bénéficiaires d'une greffe de cornée sont généralement obligés de prendre des médicaments appelés immunosuppresseurs, qui inhibent le système immunitaire. Avec AlphaCor, ces produits ne seront plus nécessaires.

L'implantation de cette cornée artificielle est comparable à une greffe. Le chirurgien retire une partie de la cornée existante et insère AlphaCor par une petite fente réalisée sur le haut de l'œil et suturée après l'opération. Des tissus prélevés sur la conjonctive (la muqueuse qui tapisse tout l'extérieur du globe oculaire, sauf la cornée) servent ensuite à couvrir l'avant de l'œil pour constituer une

LA RECHERCHE

De l'œil à la bouche

En partant de rien (ou presque), on peut arriver à quelque chose. Une équipe de médecins japonais est parvenue à restaurer la vue de plusieurs de ses malades en fabriquant une cornée artificielle à partir de membranes prélevées dans la bouche de ces patients. Il a fallu 3 semaines pour fabriquer une cornée à partir de 2 mm² de membranes cultivées sur du tissu amniotique. Selon l'agence japonaise Jiji, l'opération a réussi pour huit patients et échoué pour le neuvième, qui souffrait d'une autre affection. Ces résultats ont été présentés lors d'une réunion de la société japonaise de médecine régénérative à Kobe en mars 2003. ■

sorte de pansement naturel. Au bout de 3 mois, on retire ces tissus ainsi qu'une fine couche de la cornée, découvrant ainsi AlphaCor et permettant à la lumière de pénétrer dans l'œil. La plupart des patients retrouvent ainsi une partie de leur acuité visuelle, voire la totalité.

Lors des essais cliniques conduits en Australie et en Asie, la cornée artificielle a donné de meilleurs résultats que la greffe de cornée humaine chez certains patients à haut risque et provoqué moins de complications. Lors d'un essai au cours duquel AlphaCor a été implanté chez 41 patients, plus de 80 % d'entre eux ont retrouvé une certaine acuité visuelle 1 an après l'opération.

Disponibilité La cornée artificielle AlphaCor a obtenu une autorisation de mise sur le marché aux États-Unis (25 implants ont été greffés), au Canada, en Australie et en Europe. Plusieurs équipes en France et dans le monde s'intéressent également à la production d'une cornée artificielle à partir de protéines humaines issues de cellules souches adultes. Leur but est de parvenir à reconstituer une cornée transparente et comportant les trois couches de cellules superposées qui la constituent. ■

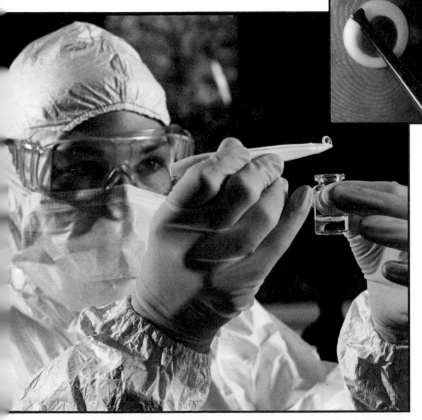

Développée en Australie, la cornée artificielle AlphaCor remplace avantageusement la greffe de cornée naturelle, qu'il fallait auparavant prélever sur les cadavres.

Nouvelle technologie
Un télescope pour explorer les trous noirs de la vue

De la taille d'un petit pois, ce nouveau télescope servant à examiner les trous noirs est assez petit pour se glisser à l'intérieur d'un œil humain.

Il s'agit de l'IMT (pour *Implantable Miniature Telescope*), et les trous noirs qu'il observe sont provoqués par la dégénérescence maculaire liée à l'âge ou DMLA, affection dans laquelle la macula – zone centrale de la rétine – se détériore. À un stade avancé, cette maladie engendre une tache trouble ou aveugle permanente au centre du champ visuel (scotome central). La vision périphérique reste intacte, mais tout ce qui exige de regarder droit devant soi, comme la lecture, devient quasiment impossible.

Lors d'essais cliniques, l'IMT a été implanté sur quelque 300 personnes. En moyenne, l'amélioration de la vision s'est révélée de deux ou trois lignes sur un tableau de mise au point ophtalmologique (trois lignes équivalant à doubler la vision, ce qui revient à passer de 20/100 à 20/50), de sorte que les patients ont pu reprendre rapidement certaines de leurs activités.

« C'est une technologie fantastique et très prometteuse. Je suis forcé d'admettre qu'il y a de quoi se réjouir », déclare le Dr Baruch Kuppermann qui

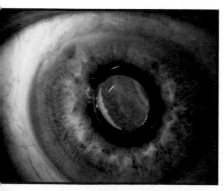

L'IMT est implanté dans le cristallin de l'œil. Ici après 6 semaines.

dirige le service rétinien de l'université d'Irvine, en Californie et supervise les essais cliniques.

Comment ça marche ? La pose de l'IMT est très facile : implanté dans le cristallin de l'œil en 1 heure, dans le cabinet du médecin, il ne nécessite pas d'hospitalisation ni d'anesthésie lourde. L'appareil grossit les images deux ou trois fois et les projette sur un champ large de la rétine, au-delà des parties lésées. L'œil équipé, qui a la plus mauvaise vue, héberge l'IMT, tandis que l'autre œil reste tel quel pour prendre en charge la vision périphérique (néanmoins réduite par rapport à une vision périphérique des deux yeux). Le Dr Kuppermann raconte que, d'après ses patients, l'œil équipé de l'IMT ne ressent rien de particulier. « Mais on voit une petite lueur dans leur œil... L'implant arrive juste au-delà de la pupille », précise-t-il.

L'IMT n'empêche pas de faire les mouvements naturels de l'œil, mais il exige tout de même une rééducation spécifique. Une fois l'appareil posé, les yeux ne fonctionnent plus de concert parce que le cerveau n'arrive pas à faire coïncider l'image agrandie par le télescope avec l'image de taille normale de l'autre œil.

En principe, après l'intervention, les patients travaillent pendant 6 semaines environ avec un thérapeute. Ils apprennent à supprimer la plus petite image et à concentrer leur attention sur l'image agrandie – comme le fait quelqu'un qui regarde dans un télescope classique.

Disponibilité Selon une étude américaine (un essai clinique de phase I portant sur 14 patients volontaires de 60 ans et plus), parue en juin 2004 dans l'*American Journal of Ophthalmology*, l'implantation d'un IMT intraoculaire a permis une amélioration de l'acuité visuelle de près et de loin chez des patients atteints de DMLA avec un scotome central – ce dispositif grossit trois fois les images au niveau de la rétine. Les auteurs estiment qu'il est nécessaire d'entreprendre une étude à plus grande échelle pour confirmer ces premiers résultats. Il est donc un peu trop tôt pour avancer une date raisonnable de mise sur le marché de ce télescope. ■

Nouvelle technologie

Clarifier le flou de la vision nocturne

Si vous ne discernez pas où s'achève le tapis et où commence le sol, vous trébuchez. Si vous ne pouvez voir exactement où finit un objet et où commence le suivant, vous aurez du mal à conduire la nuit. Cette sensibilité aux contrastes est l'un des aspects que la chirurgie de la cataracte ne parvient pas bien à corriger. Une nouvelle lentille intraoculaire pourrait résoudre le problème en procurant une vision d'une clarté équivalente à celle de la télévision à haute définition.

Comment ça marche ? Baptisée Tecnis Z9000, cette lentille utilise la technologie de la mesure d'onde pour corriger de légères aberrations de la forme sphérique de l'œil. Une étude portant sur 30 patients équipés d'une lentille Tecnis dans un œil et d'une lentille classique dans l'autre a permis de constater, selon le Dr Mark Packer de l'Oregon Eye Institute à Portland, « une amélioration statistiquement significative avec cette lentille dans de nombreuses situations tests de conduite nocturne ».

Cette lentille réduit également l'éblouissement provoqué par les phares. « Le plus surprenant, c'est que les sujets portant cette lentille modifiée voyaient aussi bien même lorsqu'ils étaient éblouis que les sujets portant des lentilles normales qui ne sont pas éblouis. »

Disponibilité Les résultats de cette étude ont été publiés en novembre 2002 dans le *Journal of Refractive Surgery*. Cette lentille n'est actuellement homologuée que pour l'opération de la cataracte. ■

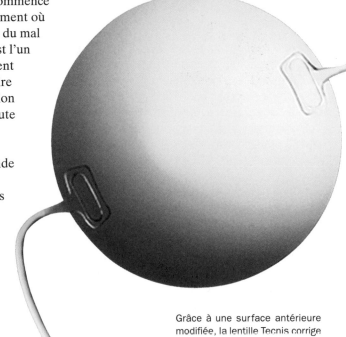

Grâce à une surface antérieure modifiée, la lentille Tecnis corrige les aberrations de la cornée.

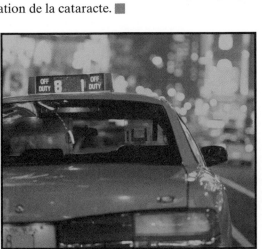

Pour les personnes qui ont perdu une partie de la sensibilité aux contrastes, ce taxi apparaîtra ainsi : gris et flou.

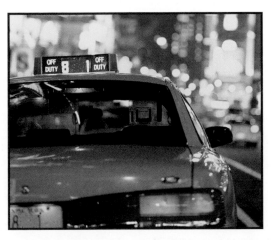

Avec la lentille implantable, le taxi sera plus net et plus lumineux.

Nouvelle technologie

Des lentilles à courbure modifiée pour une meilleure vue

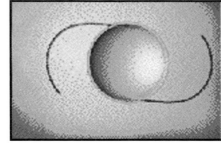

La lentille LAL peut être ajustée au laser après avoir été implantée dans l'œil.

Près de 3 millions d'opérations de la cataracte sont effectuées chaque année aux États-Unis, et autant en Europe et au Japon. Bien que cette intervention permette de rétablir une vision normale avec un taux de succès très élevé, la moitié des patients doit toutefois continuer à porter des lunettes. Une nouvelle lentille en cours d'expérimentation pourrait leur éviter ça.

Au cours de l'opération de la cataracte, les médecins retirent le cristallin opacifié et laissent habituellement intacte la membrane, ou capsule, qui l'entoure. Ils insèrent ensuite une lentille artificielle dans la capsule vide par l'incision qui a permis d'extraire le cristallin. Cela permet non seulement de supprimer la cataracte, mais aussi de corriger la vision par l'utilisation d'une lentille dont les propriétés sont calculées sur des mesures antérieures à l'opération. Or, pour diverses raisons difficiles à prévoir, après implantation de la lentille, ces calculs sont faussés et, du coup, celle-ci n'est plus adaptée. Ainsi, lorsque l'œil cicatrise, sa forme peut légèrement changer, si bien que le cristallin artificiel peut devenir soit trop puissant, soit pas assez. Des chercheurs de l'université de Californie, à San Francisco, ont mis au point un nouveau type de lentille photosensible appelé LAL (*Light Adjustable Lens*), qui pourrait éliminer cette incertitude car elle peut être ajustée après son implantation.

Comment ça marche ?

Cette lentille est faite d'une matrice de silicone incorporée dans des macromères, qui sont des molécules photosensibles. Lorsque l'œil cicatrise, la puissance de la lentille peut être ajustée à l'aide d'une source de lumière à faible énergie (un rayon d'ultraviolets) soit vers le centre, soit vers la périphérie de la lentille. Selon le point d'impact du rayonnement, sa densité et sa durée, il y a modification du rayon de courbure, et donc du pouvoir de réfraction de la lentille. Si besoin est, celle-ci peut être rajustée à plusieurs reprises. Et, lorsqu'on est parvenu à une vision parfaite, on fige le dispositif en exposant l'intégralité de la lentille à la lumière. « Je pense que c'est l'avancée de la décennie dans mon domaine », souligne Robert K. Maloney, porte-parole de l'American Academy of Ophthalmologists.

La LAL pourrait ouvrir sur d'autres applications : obtenir une super-vision supérieure à 20/20, supprimer les lunettes de près, généralement indispensables lorsque l'on devient presbyte, car en l'ajustant se produirait une sorte d'effet bifocal.

Disponibilité Les essais cliniques ont débuté au Mexique en 2003 et aux États-Unis courant 2004. La première lentille a été implantée sur un aveugle pour tester son innocuité et la seconde chez un patient opéré de la cataracte. Ce dernier était encore un peu myope après l'opération, et la lentille avait été ajustée ultérieurement avec succès. Désormais, cette mise au point ayant été faite au cours de la première phase d'essais, la LAL sera implantée chez 25 personnes. Trois années d'essais supplémentaires seront nécessaires pour que le produit soit soumis à l'approbation de la FDA. ■

Rétine

Cornée

Cristallin

Pupille

Sclère

Lors de l'opération de la cataracte, les médecins enlèvent et remplacent le cristallin. Comme l'œil change de forme en cicatrisant, il peut être nécessaire d'ajuster la puissance de la lentille.

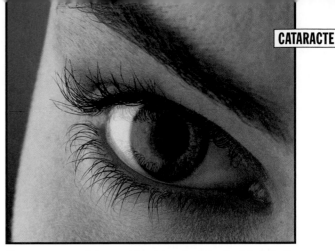

Les progrès de la prévention
La prévention de la cataracte se joue à table

La cataracte résulte de l'opacification du cristallin, la lentille déformable de l'œil qui focalise les rayons lumineux sur la partie centrale de la rétine. Elle gêne la vue lorsque l'opacification est encore partielle et finit par rendre aveugle. C'est une atteinte fréquente chez les gens âgés – elle touche plus d'une personne sur cinq à partir de 65 ans, plus d'une sur trois à partir de 75 ans et près de deux sur trois après 85 ans. Mais elle peut survenir entre 40 et 50 ans.

Chaque année, au Canada, on remplace des dizaines de milliers de cristallins malades par des cristallins artificiels. Il y a peut-être moyen d'éviter cela. Les dernières recherches révèlent en effet trois façons de limiter les risques d'avoir une cataracte : prendre un supplément d'au moins 362 mg de vitamine C chaque jour, manger beaucoup de fruits et de légumes riches en caroténoïdes, et ne pas fumer.

Le rôle de la vitamine C dans la prévention de la cataracte a été établi dès 1997, et une étude récente l'a confirmé. Les caroténoïdes, quant à eux, préviennent la forme moins courante mais particulièrement gênante de cataracte dite sous-capsulaire postérieure. Cette forme affecte davantage la vision parce que l'opacité est située bien en arrière du cristallin.

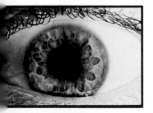

Œil normal

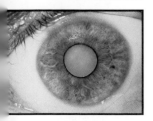

Cataracte

Comment ça marche ?

La vitamine C, les caroténoïdes et les folates ont en commun une chose : ce sont des antioxydants. Ces substances chimiques limitent les dommages liés au stress oxydatif de l'organisme, qui pourrait contribuer à l'apparition de la cataracte. Les chercheurs ont aussi noté que la vitamine C semble retarder l'agglutination des protéines à l'origine de l'opacité du cristallin.

Une étude a été menée sur l'état des yeux et les habitudes alimentaires de 492 femmes âgées

Pour que vos yeux échappent à la cataracte, faites le plein de fruits et de légumes de toutes les couleurs... Et ne fumez pas.

de 53 à 73 ans. Les plus jeunes (moins de 60 ans) ont tiré les plus grands bénéfices de la vitamine C : celles qui prenaient chaque jour un supplément de 362 mg avaient 57 % en moins de risques de développer dans les 10 ans la forme la plus commune de la cataracte que celles qui n'en prenaient que 140 mg au maximum. Et, pour tous les âges, des prises importantes de caroténoïdes réduisaient les risques de cataracte sous-capsulaire postérieure. ■

Passez à l'action

Dévorez un arc-en-ciel de protections

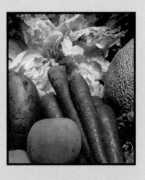

Les caroténoïdes sont des substances d'origine végétale qui non seulement protègent votre vision mais combattent aussi l'inflammation. Vous trouverez des compléments de caroténoïdes dans les rayons diététique, mais vous ferez naturellement le plein de ces précieux nutriments en mangeant les fruits et les légumes suivants :

- légumes orange et rouges ;
- poivrons mûrs, carottes, citrouille, chou rouge, navets orange, patates douces, tomates ;
- fruits orange (abricots, mangue, melon, oranges, papaye, prunes) ;
- certains légumes vert foncé (épinards, bettes à cardes, chou vert frisé, brocolis).

Solution chirurgicale

Un nouveau laser pour traiter le glaucome

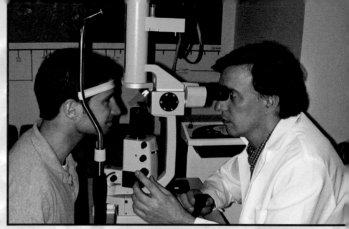

Ce patient expérimente le nouveau traitement laser du glaucome.

Au Canada, le glaucome est la deuxième cause de cécité chez les personnes âgées de 50 ans et plus. Deux à 3 millions de Nord-Américains en souffrent. Et près d'un sujet sur deux ignore son mal. Or, si le glaucome est dépisté et traité à temps, la vision peut être préservée dans 80 % des cas. Il existe plusieurs types de glaucome, mais dans 90 % des cas il s'agit d'un glaucome primitif dit « à angle ouvert ». Cette forme se développe à l'insu du patient, sans gonflement ni douleur, par une élévation de la pression intraoculaire accompagnée d'une destruction progressive du nerf optique. En général, pour le traiter, on a recours soit à des médicaments, qui ont pour la plupart des effets secondaires non négligeables, soit à une opération, dont l'efficacité est limitée dans le temps et qui ne peut être renouvelée lorsque la pression recommence à monter. Le glaucome est lié à une perturbation de la circulation de l'humeur aqueuse, le liquide qui emplit l'espace antérieur du globe oculaire. Il en résulte un déséquilibre entre la production et la résorption de l'humeur aqueuse, qui, en temps normal, circule dans l'œil et s'évacue par une sorte de filtre, le trabéculum. Si celui-ci est bouché, le liquide s'évacue trop lentement, et la pression s'accroît au point de briser le nerf optique et de conduire à la cécité.

La chirurgic laser la plus courante consiste à alléger la pression en pratiquant des petits trous dans le trabéculum afin d'augmenter le passage du liquide. La technique n'est efficace que chez 60 % des patients et, pour la moitié d'entre eux, les effets disparaissent au bout de quelques années. Du fait de sa puissance, le rayonnement laser peut brûler le tissu oculaire et laisser des cicatrices permanentes, si bien que l'on ne peut subir ce type de traitement qu'une fois ou deux dans sa vie.

Comment ça marche ? Le procédé, appelé Deep-Light, mis au point par Solx, une petite société de Boston, utilise un autre type de laser, le laser titane saphir. Au lieu de distendre le trabéculum, le laser émet de courtes impulsions d'énergie, qui le secouent.

Le mouvement déloge les particules qui bloquent l'écoulement de l'humeur aqueuse et ramène la pression à un niveau normal sans abîmer l'œil.

Une étude espagnole portant sur 100 patients a démontré que le procédé Solx réduisait davantage la pression oculaire que le traitement laser standard. Une autre étude portant sur des sujets qui avaient déjà subi un traitement standard a donné des résultats similaires. Les patients traités par le procédé Solx ont pu réduire de 72 % leur prise de médicaments, voire totalement s'ils ne prenaient qu'un seul médicament avant l'opération.

Le principal concurrent de Solx sera sans doute la technique de trabéculothérapie sélective au laser (TSL). Cette méthode repose aussi sur l'utilisation d'un laser de faible intensité et peut être répétée à plusieurs reprises. Mais, le laser Solx pénétrant plus profondément dans l'œil, il est plus efficace. En effet, les études ont montré que ce laser traversait près de 90 % du trabéculum contre 15 % pour le procédé concurrent, ce qui le rend plus à même d'éliminer les éventuels blocages. En outre, les patients traités par le procédé Solx ont besoin de beaucoup moins de médicaments après l'opération que ceux traités par TSL.

Disponibilité
Approuvé en Europe en août 2003 et autorisé par la FDA à l'automne 2003, le procédé Solx pourrait bien remplacer les médicaments dans le traitement de la première phase du glaucome primitif à angle ouvert. ■

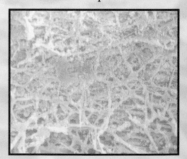

Le blocage du système trabéculaire provoque une accumulation de l'humeur aqueuse comme on le voit ici. En le secouant par des impacts laser, on parvient à déloger les particules qui l'obstruent.

ON EN PARLE...

Approbation d'un nouveau traitement standard pour le glaucome

Considéré jusqu'en 2002 comme un dernier recours, le latanoprost (Xalantan) est en passe de devenir, grâce à l'approbation de la FDA et de Santé Canada, le traitement standard du glaucome. Le Xalantan n'était auparavant prescrit qu'aux patients chez qui tous les autres médicaments avaient échoué. Mais c'est encore le plus prescrit pour le glaucome, d'abord parce qu'il est efficace, ensuite parce qu'il est administré en une seule fois (en collyre). Il abaisserait la pression oculaire en accroissant la vitesse d'écoulement de l'humeur aqueuse. Ses effets secondaires les plus fréquents sont une vision floue, une sensation de brûlure, une rougeur, des démangeaisons, une sensation de corps étrangers dans l'œil, un changement de couleur de l'iris et une irritation de la cornée. ■

Diabétiques, faites examiner vos yeux tous les ans !

Les diabétiques présentent des risques de rétinopathie diabétique à l'origine de lésions des vaisseaux sanguins de la rétine. C'est la première cause de cécité chez les adultes de moins de 74 ans mais, avec un traitement précoce, on peut éviter ou du moins retarder cette cécité. C'est pourquoi, bien que l'on n'ait jamais vraiment démontré le bien-fondé de ces consultations, il est fortement conseillé aux diabétiques d'aller faire contrôler leur vue au moins une fois par an.

Une étude publiée en janvier 2003 dans la revue *The Lancet* indique que les diabétiques qui ne présentent aucun signe de rétinopathie à l'examen, qui souffrent de diabète depuis moins de 20 ans et ne prennent pas d'insuline peuvent attendre jusqu'à 3 ans avant de revenir faire contrôler leur vue. Les chercheurs sont parvenus à cette conclusion après avoir évalué 7 500 patients atteints de diabète de type II.

En revanche, l'examen annuel est recommandé pour les patients malades depuis plus de 20 ans et ceux qui prennent de l'insuline, car ce sont les plus exposés au risque de rétinopathie. ■

Un médicament contre l'acné pourrait être efficace pour les yeux

Les chercheurs de l'université de Californie pensent que l'isotrétinoïne (Accutane), un médicament contre l'acné, pourrait être non seulement efficace contre les boutons mais aussi contre une certaine forme de cécité. Ils ont injecté le médicament à des souris affectées de l'anomalie génétique qui provoque la dégénérescence maculaire de Stargardt, une forme de cécité héréditaire qui débute entre 6 et 15 ans et qui est provoquée par l'accumulation d'un pigment dans l'œil. Or les souris Stargardt élevées sans lumière ne deviennent pas aveugles. Les chercheurs ont donc décidé d'essayer la molécule en raison d'un des effets secondaires de ce médicament : il empêche les yeux de bénéficier de suffisamment de lumière. Deux mois après le début du traitement, le pigment avait cessé de s'accumuler dans l'œil sans aucun effet négatif sur la vision diurne. Attention toutefois, sans études sur l'homme, indispensables pour déterminer la dose adéquate et l'efficacité du traitement, ce médicament pourrait se révéler sans effet sur la vue et même nocif. ■

Lunettes et vivacité d'esprit

Bien que l'hérédité joue un rôle majeur dans la myopie chez l'enfant, le temps passé à lire et à étudier peut aussi avoir une influence. Selon une étude publiée en décembre 2002 dans la revue *Investigative Ophthalmology & Visual Science*, les enfants myopes passent en moyenne 2 heures de plus par semaine à étudier et à lire pour leur plaisir, et moins de temps à faire du sport que les enfants qui ne sont pas myopes. Il n'est donc pas surprenant que les enfants myopes obtiennent de meilleurs résultats lors des tests de lecture et de langage que les autres. La différence est peut-être due au fait qu'ils passent plus de temps à jouer devant un écran ou à regarder la télévision. Les chercheurs n'ont pas négligé ce facteur : les deux groupes d'enfants ont passé le même temps sur des jeux vidéo et devant la télévision.

Mais, si les résultats de cette étude sont intéressants, le premier facteur de risque de myopie chez l'enfant est de loin la myopie de l'un ou des deux parents. ■

Les progrès de la prévention

Le gène du glaucome identifié

Le glaucome à angle ouvert ou chronique – la forme la plus courante de cette atteinte dévastatrice de l'œil – affecte environ 33 millions de personnes dans le monde. Si elle n'est pas traitée, cette affection peut conduire à une cécité irréversible. De plus, il faut être particulièrement vigilant car, au début, elle ne provoque pas de douleurs ni de baisse de l'acuité visuelle.

Des chercheurs américains ont toutefois jeté quelque lumière sur ce sombre tableau en identifiant un gène à l'origine de ce désordre.

Comment ça marche ? Dans le glaucome, la pression due à l'accumulation du liquide intraoculaire finit par endommager le nerf optique, qui relie les cellules photosensibles de la rétine au cerveau. Cette accumulation de fluide peut survenir même si les canaux de drainage de l'œil sont ouverts (d'où le terme glaucome « à angle ouvert »). Le gène récemment identifié produit une protéine qui, pensent les chercheurs, joue un rôle (encore mal défini) dans la protection du nerf optique. Quand le gène est défectueux, la protéine n'est pas exprimée et le nerf optique n'est plus protégé.

En étudiant l'ADN de 54 familles ayant une forme héréditaire de glaucome à angle ouvert, les chercheurs ont repéré ce gène et quatre de ses mutations. Bien que tous les cas d'un tel glaucome ne soient pas héréditaires, la découverte de ce gène est une percée majeure pour deux raisons. Tout d'abord, on pourra diagnostiquer cette affection beaucoup plus tôt chez les milliers de gens potentiellement concernés. Ce point est important car les médicaments et les actes chirurgicaux peuvent seulement stopper la progression de la maladie, et non pas l'inverser : plus le traitement est administré tôt, moins l'œil subit de dommages irréversibles. Par ailleurs, la connaissance de ce gène et de sa protéine va permettre de mieux comprendre la façon dont un glaucome se développe. Et, à terme, d'améliorer son traitement, voire de le guérir. ■

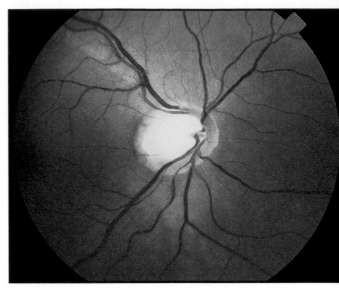

Un glaucome finit par endommager, au fond de l'œil, la région centrale de la rétine riche en cellules nerveuses photosensibles.

LA RECHERCHE

Les lésions de l'œil perturbent le sommeil

À en croire les résultats mis en évidence par les chercheurs de l'université de Washington, à Saint Louis, fermer l'œil ne va pas de soi pour les victimes de lésions du nerf optique. Ils ont en effet suivi les cycles sommeil/veille de 25 jeunes de 12 à 20 ans atteints de problèmes de vue et de 12 autres dotés d'une vue normale. Les sujets atteints de lésions du nerf optique ont présenté vingt fois plus de tendances à la somnolence diurne que les jeunes gens sans problème de vue, et neuf fois plus que ceux dont les problèmes de vue n'avaient rien à voir avec le nerf optique. Enfin, ils avaient du mal à s'endormir et avaient une nette tendance à se réveiller fréquemment.

Des recherches récentes ont montré que la rétine renferme des cellules photosensibles non visuelles qui déterminent les niveaux de lumière et communiquent avec la partie du cerveau mise en jeu dans les cycles sommeil/veille. Ces cellules se concentrent en tête du nerf optique. En cas de maladie du nerf optique, il pourrait devenir difficile pour un individu de synchroniser ses rythmes internes avec le monde extérieur. C'est ce qu'affirment les chercheurs dans leurs conclusions publiées en février 2004. ■

Les progrès de la prévention
Un collyre qui prévient l'apparition d'un glaucome

Utiliser des collyres pour traiter une pression intraoculaire élevée peut sembler une méthode vieillotte. L'accroissement de la pression intraoculaire – ou hypertension oculaire, due à une évacuation insuffisante de l'humeur aqueuse – conduit à l'apparition d'un glaucome qui, non traité, entraîne la perte progressive de la vue. Chez les sujets atteints d'hypertension oculaire mais n'ayant pas encore développé de glaucome, un collyre hypotenseur n'est pas systématiquement prescrit car, jusqu'à présent, aucune preuve n'existait qu'un tel traitement empêcherait la lésion du nerf optique qui caractérise le glaucome.

Les choses ont changé depuis l'été 2002 Une étude américaine, portant sur 1 636 personnes de 40 à 80 ans et souffrant d'hypertension oculaire sans signe avéré de glaucome, a montré que l'administration systématique de collyre hypotenseur évitait le développement d'un glaucome. La moitié des sujets de l'expérience a reçu quotidiennement des gouttes oculaires semblables aux bêtabloquants utilisés pour diminuer la pression sanguine. L'autre moitié n'a pas été traitée mais a néanmoins été surveillée. Après 5 ans, seulement 4,4 % des sujets traités avaient développé un glaucome, contre plus du double (9,5 %) dans le groupe non traité. Le collyre, qui parvenait à réduire la pression intraoculaire de 20 % en moyenne, a donc fait baisser le risque de glaucome de plus de 50 %.

Des millions de personnes dans le monde sont susceptibles de développer un glaucome du fait d'une hypertension oculaire, selon différentes études statistiques, les populations d'origine afro-américaine courant trois à quatre fois plus de risques que la moyenne mondiale. Les hypermétropes sont également davantage exposés au glaucome. Un traitement préventif permettra de retarder, voire d'empêcher, l'apparition de la maladie, d'autant que le glaucome est une affection qui se développe lentement, parfois sans aucun symptôme douloureux jusqu'à un stade avancé de la maladie.

Un tel traitement est déjà appliqué en France par la majorité des ophtalmologistes qui dépistent en outre systématiquement leurs patients après 45 ans.

Au Canada, les gens consultent peu ces spécialistes à moins d'avoir été référés par leur médecin de famille, mais l'optométriste est à même de faire cet examen. Si vous entrez dans la tranche d'âge à risque, prenez rendez-vous chaque année pour détecter une éventuelle hypertension oculaire. ■

Quand la pression intraoculaire monte

Les corps ciliaires de l'œil sécrètent en continu un fluide appelé humeur aqueuse. Normalement, ce fluide s'écoule à travers la pupille (flèches rouges), puis dans la chambre antérieure de l'œil, d'où il est évacué à travers la sclérotique (le blanc de l'œil) par un réseau de minuscules canaux, le trabéculum. Quand ce système s'engorge, la pression dans l'œil augmente, comprimant les vaisseaux sanguins qui alimentent le nerf. Ce dernier dégénère alors, et la vision se détériore.

Chambre antérieure

Cristallin

Cornée

Trabéculum

Corps ciliaire

Recherche pharmaceutique

Vers le traitement d'une forme de dégénérescence maculaire

Un nouveau médicament promet de sauver la vue des nombreuses personnes souffrant de la forme humide (ou exsudative) de la dégénérescence maculaire liée à l'âge (DMLA) – une des principales causes de cécité centrale. La substance appelée rhuFab, développée par le laboratoire Genentech, fait l'objet d'une vaste étude européenne (étude Eyetech) et est en fin de phase d'expérimentation sur l'homme. Les patients de cette étude et les médecins ont déjà enregistré des résultats spectaculaires. Le rhuFab a permis jusqu'à présent d'éviter la perte de la vision centrale chez les volontaires ayant commencé le traitement peu de temps après le diagnostic d'une DMLA humide. Il a même redonné une vision presque parfaite à ceux qui étaient au bord de la cécité.

Ces premiers résultats, qui ne dispensent pas d'autres études, marquent une nouvelle étape dans le traitement de cette maladie. Jusqu'à présent, la principale stratégie de lutte restait la prévention, dans la mesure où la perte de la vision centrale, contre laquelle la médecine est démunie, apparaît le plus souvent quelques mois seulement après les premiers symptômes.

On estime au Canada que 12 % de la population âgée de 65 à 74 ans et 28 % des 75 à 85 ans présentent une DMLA. Aux États-Unis, chez 15 millions de personnes atteintes de DMLA, 15 à 20 % sont touchées par la forme humide ; ce nombre risque d'être multiplié par trois d'ici 25 ans.

Le risque, qui est maximal après 60 ans, est accru chez les myopes. La DMLA humide résulte de la croissance dans l'œil de nouveaux vaisseaux sanguins qui laissent suinter du sang et d'autres fluides. Le processus est appelé néovascularisation choroïdale, du nom de la couche de l'œil (la choroïde) dans laquelle il prend place. Les pertes de fluide endommagent la rétine, qui contient les récepteurs sensoriels de la vision. En bloquant l'activité d'un facteur de croissance (le VEGF), le rhuFab s'oppose à cette néovascularisation anarchique. Il n'agit pas en revanche sur la forme sèche de la DMLA, qui représente 85 %

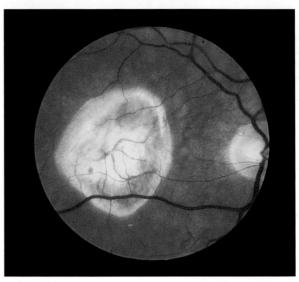

Cette image du fond de l'œil montre une décoloration jaune indiquant des lésions de la macula, la région de la rétine responsable de la vision centrale.

des cas de DMLA, mais il est beaucoup moins agressif pour la vision.

Comment ça marche ? Tout a commencé par la découverte du facteur de croissance VEGF (facteur de croissance vasculaire endothélial), qui favorise la formation de nouveaux vaisseaux sanguins. Le rhuFab est un fragment d'anticorps qui se lie au VEGF et empêche la protéine d'activer les cellules formant des vaisseaux. Le rhuFab est injecté directement dans l'humeur vitrée – la substance gélatineuse qui remplit presque tout l'œil ; de là, la substance passe à travers la rétine jusqu'à la zone où se forment les nouveaux vaisseaux. Certes, une injection dans l'œil n'est pas une perspective très réjouissante mais, comparée au risque de devenir aveugle, elle devient parfaitement acceptable.

Disponibilité Les essais européens de phase III du rhuFab sur une importante population de patients sont en cours. En Amérique du Nord, on en est encore aux essais cliniques chez des volontaires. ∎

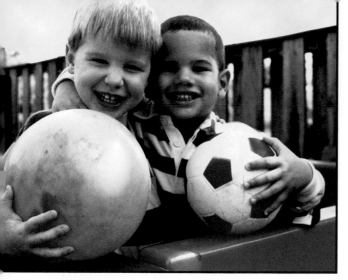
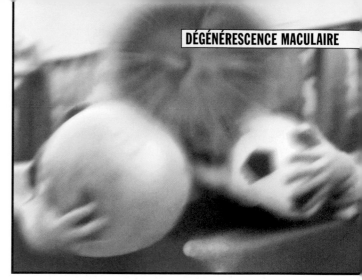

Deux perceptions de la même scène : à gauche un sujet ayant une vue normale, à droite une personne atteinte de dégénérescence maculaire.

Solution chirurgicale

Mécanisme à deux temps pour la dégénérescence maculaire avancée

Nombreux sont les futurs retraités qui prévoient de dévorer pendant leur retraite tous les livres qu'ils n'ont pas eu le temps de lire en activité. Cependant, pour ceux qui sont atteints de dégénérescence maculaire liée à l'âge (DMLA), cet avenir-là est bien compromis.

La dégénérescence maculaire épargne la vision périphérique mais oblitère la vision centrale aiguë nécessaire pour reconnaître les visages, lire et accomplir nombre d'autres activités. Au pire, la vision centrale est remplacée par une tache noire. Personne ne sait d'où vient cette maladie ni comment la guérir. Le traitement classique pour une DMLA évoluée, appelé thérapie photodynamique, associe un médicament et le laser pour ralentir ou arrêter la maladie, mais il améliore rarement la vision. De nombreux patients continuent à perdre la vue en dépit de traitements répétés. Or, la perte de la vision centrale est définitive.

Aujourd'hui, une opération chirurgicale en deux temps, élaborée et mise au point au Duke University Eye Center de Durham, en Caroline du Nord, permet de venir en aide à certains patients atteints de dégénérescence maculaire à un stade avancé. Cette intervention ne restaure certainement pas une vision de 20/20, mais des malades auxquels il restait peu d'espoir de revoir un jour ont récupéré une vision centrale suffisamment bonne pour vaquer à leurs activités normales.

Pour Cynthia A. Toth, professeur d'ophtalmologie et d'ingénierie biomédicale au Duke, l'intervention chirurgicale a pour résultat une amélioration d'une ligne en moyenne sur un tableau de mise au point ophtalmologique et un gain de vitesse de lecture de 25 mots à la minute environ. Ces chiffres ne parlent pas à quelqu'un qui voit bien, mais ils prennent tout leur sens pour ceux qui risquent de perdre la vue. « La majorité des patients peut se remettre à lire avec des lunettes de lecture... Ils nous racontent quel impact l'opération a eu sur la qualité de leur vie à la maison », explique le Dr Toth, qui a réalisé l'opération des centaines de fois.

Comment ça marche ? La dégénérescence maculaire atteint la macula, zone centrale de la rétine, dépourvue de vaisseaux et où se concentrent les cellules photosensibles. À un stade avancé de la maladie, il se forme sous la rétine des petites lésions profondes, blanchâtres, et de nouveaux petits vaisseaux sanguins qui commencent à endommager la macula.

L'intervention chirurgicale en deux phases, connue sous le terme technique de « translocation chirurgicale maculaire avec rétinectomie périphérique à 360° », consiste à déplacer la rétine de la zone malade de la paroi oculaire vers une zone saine avant que la lésion ne puisse s'étendre.

Lors de la première opération, on injecte un liquide sous la rétine, qui est détachée de la paroi de l'œil. Le nerf optique reste intact et fait office de pivot pendant que la rétine est basculée vers une zone saine et que l'on retire les vaisseaux sanguins sous la macula. Après cette première intervention, le patient voit trouble à cause de la rotation de la rétine.

Deux mois plus tard, une fois l'œil cicatrisé, une seconde opération rectifie l'inclinaison en détachant et en repositionnant quatre des six muscles qui maintiennent l'œil en place.

Limites et risques La chirurgie est réservée en priorité à des patients atteints de DMLA avancée, déjà aveugles d'un œil et récemment victimes d'une perte de la vision de l'autre œil (dans les 6 derniers mois). C'est l'œil le moins touché qui subit l'intervention. Il se produit parfois des complications et la vision de certains patients se dégrade. Au centre de Duke, le risque de détachement de la rétine, qui peut être à l'origine d'une cécité permanente, se situe autour de 10 %. Certains patients voient double ou gardent un certain basculement après l'opération, séquelles possibles à corriger avec des lunettes spéciales ou une intervention chirurgicale sur les muscles de l'œil.

Cette chirurgie garde donc pour l'instant un aspect expérimental et, à ce jour, aucun essai clinique pertinent n'a formellement établi l'intérêt de la translocation maculaire en cas de DMLA. ■

Solution alternative

Rééduquer l'oreille pour diminuer les tintements inopportuns

Si vous avez choisi d'aller écouter du hard rock plutôt que du Chopin, vous aurez probablement les oreilles qui bourdonnent encore plusieurs heures après la fin du concert ; mais en général cela cesse assez rapidement. Des millions de gens entendent régulièrement des sons qui ne proviennent d'aucune source extérieure. Ce sont des acouphènes (on parle aussi de tinnitus). Ils provoquent une source de gêne continue, peuvent être déclenchés par des sons violents, et leur cause comme leur traitement sont encore inconnus. Les sujets perçoivent des sons d'intensité et de nature variées et variables : bourdonnements, sifflements ou encore grésillements…

Heureusement, des chercheurs allemands ont découvert un moyen de soulager cette gêne. Lors d'une petite étude pilote, l'équipe de recherche a montré qu'un entraînement auditif particulier réduisait ces tintements incessants. Les patients de l'étude devaient écouter attentivement des sons de fréquence similaire à celle des bruits fantômes

qu'ils entendaient dans leur tête et avec des hauteurs différentes mais très proches. Ceux qui avaient appris à distinguer les sons différents grâce à des exercices de 2 heures par jour pendant 4 semaines ont vu leurs acouphènes diminuer de 35 %. Les sujets qui devaient distinguer des sons sans rapport avec ceux de leurs acouphènes n'ont connu aucune amélioration de leur état.

Pourquoi de tels exercices sont-ils efficaces ? Les chercheurs allemands pensent que les acouphènes sont liés à une anomalie du cerveau : les aires auditives du cortex qui traitent les différentes fréquences des sons sont à peu près de même taille, alors que les aires activées par les acouphènes semblent plus grandes.

Les chercheurs tentent actuellement de confirmer que les exercices auditifs réduisent la taille de ces aires et veulent déterminer si le prolongement de cette thérapie auditive au-delà de 4 semaines amène ou non une amélioration plus importante. ■

Nouvelle technologie

Brouiller le signal pour couper les acouphènes

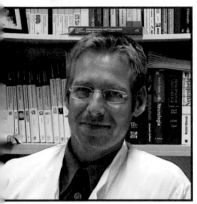

Le Dr Christian Gerloff a ouvert un nouveau champ d'investigation pour le problématique traitement des acouphènes.

Une pulsation, un sifflement dans l'oreille : nous avons tous connu de brefs moments où nous seuls entendons des sons qui ne proviennent pas de notre environnement et qui disparaissent généralement d'eux-mêmes. Mais, chez ceux qui souffrent d'acouphènes, ces sons fantômes permanents ou intermittents, qui vont du tintement au bourdonnement en passant par le ronronnement ou le grondement, font partie du quotidien et altèrent peu à peu la qualité de la vie. Ce phénomène se produit souvent sans raison apparente, bien qu'une exposition à un bruit violent en accroisse les risques.

Les acouphènes sont généralement pris en charge par des traitements de nature psychologique (on parle aussi de rééducation), qui consistent à apprendre à s'accommoder du bruit pour vivre normalement. Bien que la plupart des patients fassent état d'une certaine amélioration après cette rééducation, il est rare que le bruit disparaisse complètement, note le Dr Christian Gerloff, de l'université allemande de Tübingen.

Une étude préliminaire conduite par ce médecin et ses collègues a montré que, au lieu d'être imaginaires, les acouphènes émanent le plus souvent d'une activité anormale d'une partie du cerveau. « Cela signifie que, chez certains patients, les acouphènes sont une sorte de perception acoustique fantôme proche de la douleur fantôme que l'on rencontre chez les amputés, explique-t-il. En d'autres termes, le bruit n'est pas généré dans l'oreille, mais directement au niveau du cerveau, à la manière d'une illusion. »

Pour couper le son, le Dr Gerloff et son équipe ont mené une étude pilote sur 14 patients souffrant d'acouphènes chroniques inexpliqués. Ils se sont servis de la technique de la stimulation magnétique transcrânienne pour stimuler des régions du cerveau impliquées dans l'audition afin de modifier l'activité électrique de ces zones. Ils ont ainsi réussi à « brouiller » temporairement le signal à l'origine du bruit et ont interrompu l'acouphène durant plusieurs secondes chez la plupart des patients. Les résultats de cette étude ont été publiés en février 2003 dans les *Annals of Neurology*. Selon le Dr Gerloff, cette découverte pourrait à terme déboucher sur un nouveau traitement des acouphènes. Mais il faudra d'abord conduire des essais cliniques contrôlés pour voir si cette méthode peut réduire les acouphènes de façon permanente, et donc guérir les patients ! ∎

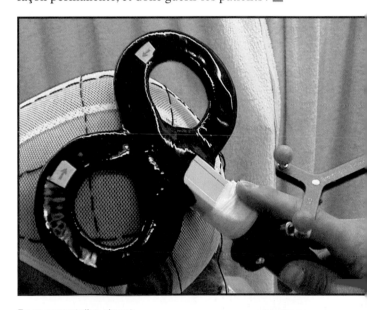

En se servant d'un aimant pour stimuler le cortex temporo-pariétal gauche, les médecins ont réussi à réduire temporairement les acouphènes. Aucun effet n'a été obtenu lorsque d'autres zones du cerveau étaient stimulées.

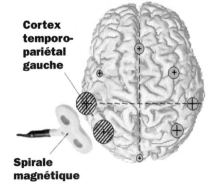

Cortex temporo-pariétal gauche

Spirale magnétique

Découverte clé
Maladie de Ménière : les vibrations soulagent les patients

Imaginez qu'à tout moment vous puissiez subir des pertes de l'audition et des vertiges provoquant malaises et vomissements. Tous les gestes de votre vie quotidienne deviendraient alors risqués – travailler, conduire et même marcher – puisque la crise serait totalement imprévisible.
Tel est le quotidien des gens souffrant de la maladie de Ménière, une anomalie de l'oreille

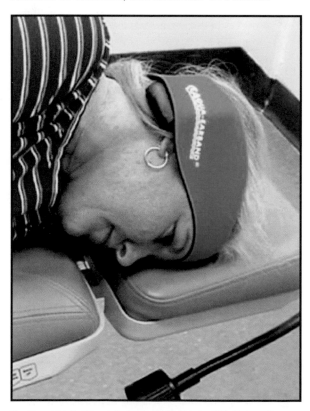

Ce nouveau traitement de la maladie de Ménière utilise un oscillateur (l'appareil noir que l'on voit sous le bandeau) pour libérer, semble-t-il, des particules au niveau de l'oreille.

interne qui représente 15 % des formes de vertiges. Cette maladie associe des crises de vertiges rotatoires de plusieurs heures (au maximum 24), une surdité unilatérale, des acouphènes et une sensation de pression dans l'oreille affectée.

Comment ça marche ? La maladie de Ménière résulte d'une accumulation de liquide dans l'oreille interne, mais personne n'en connaît vraiment la cause. C'est une affection difficile à traiter : 20 à 30 % des patients ne répondent pas au traitement standard (essentiellement des médicaments destinés à réduire le volume du liquide) et doivent subir une intervention. Mais, même après cette chirurgie, 20 à 40 % des malades n'éprouvent toujours aucune amélioration de leur état.

Le Dr Paul Dutcher, professeur associé au département d'ORL de l'université de Rochester, s'est demandé comment deux opérations différentes – l'une consistant à retirer l'os de l'oreille moyenne et l'autre à forer cet os pour ouvrir le sac endolymphatique au niveau de l'oreille interne – pouvaient aboutir au même résultat, à savoir la libération du liquide dans l'oreille. Il a remarqué que leur seul point commun était la perforation de l'os. Celle-ci fait vibrer le crâne, d'où l'idée que ces vibrations peuvent libérer de minuscules particules qui se trouvaient dans l'oreille interne, et obstruaient le système, aboutissant ainsi à l'accumulation de liquide endolymphatique.

Pour tester sa théorie, le Dr Dutcher a fait allonger ses patients dans la même position que lors d'une opération, et il a placé un oscillateur (instrument qui crée des vibrations) au-dessus de l'os de leur oreille moyenne, du côté de l'oreille affectée. Il les a soumis à une séance de 30 minutes par semaine durant 4 semaines. Résultat, 70 à 80 % d'entre eux (l'étude comptait 29 patients) ont vu leur état s'améliorer.

Disponibilité Depuis, le Dr Dutcher a entendu parler de plusieurs médecins américains testant sa technique. Néanmoins, il faudra attendre encore 5 ans environ avant de réunir assez de données pour affirmer qu'elle est réellement efficace, même si plusieurs de ses patients restent bien portants 2 ans après le traitement et que ceux qui ont enregistré des rechutes ont bien réagi à un deuxième traitement. Si l'innocuité et l'efficacité de ce procédé sont prouvées, on pourrait à terme s'appliquer seul le traitement grâce à un oscillateur qui ne coûte que quelques dizaines de dollars ! ■

Les progrès de la prévention

Un œstrogène contre la perte d'audition chez les femmes

Face au vieillissement, il n'y a pas de remède miracle, mais un type d'œstrogène présent naturellement dans l'organisme féminin semble avoir des effets protecteurs. Avant la ménopause, il protège contre les maladies cardiaques, et une étude sud-coréenne récente a montré que, chez les femmes ménopausées, il protège contre la perte de l'audition liée à l'âge.

Les chercheurs ont mesuré le taux d'œstradiol dans le sang de 1 830 femmes de plus de 50 ans. Environ 10 % d'entre elles souffraient à divers degrés d'une baisse de l'audition. Celles-ci étaient en moyenne plus âgées et avaient en outre un taux d'œstradiol plus bas que les femmes qui n'avaient pas de problèmes auditifs. Les scientifiques en ont conclu que la sensibilité auditive des femmes ménopausées était dépendante à la fois de leur âge et de leur taux sanguin d'œstradiol.

Comme seulement 3 % des participantes suivaient une hormonothérapie de substitution (HTS), l'étude coréenne n'a pas pu conclure que celle-ci réduisait les risques de perte de l'audition.

En Amérique du Nord, on estime à 30 % la proportion des personnes de plus de 65 ans qui ont des problèmes d'audition. Ce pourcentage approche de 50 % quand on passe à la tranche des plus de 75 ans.

Les HTS font l'objet d'une remise en question, car certaines études récentes, majoritairement américaines, ont montré qu'elles accroissaient les risques de cancer du sein, de maladie cardiaque, d'accident vasculaire cérébral (AVC) et de thrombose.

Des études en cours dans le monde semblent confirmer un surcroît de risque, mais faible, qu'il est utile de comparer aux effets bénéfiques d'une HTS : prévention de l'ostéoporose et de la sécheresse vaginale, préservation du capital musculaire, retardement du relâchement cutané et amélioration de l'humeur, notamment. ■

De meilleures aides auditives en perspective

Les prothèses auditives et les implants cochléaires vont être bien améliorés grâce à deux découvertes récentes sur la façon dont le son est capté par l'oreille humaine.

Des chercheurs de l'hôpital John Hopkins, à Baltimore, ont réussi à déterminer exactement quelles sortes de réactions chimiques convertissent les ondes sonores en signaux électriques. Les résultats sont étonnants : les minuscules cellules nerveuses de la cochlée envoient des signaux électriques au cerveau en transmettant continuellement des messages chimiques au lieu d'émettre une salve de temps à autre, comme sont envoyés la plupart des messages au cerveau. Les chercheurs espèrent que cette nouvelle interprétation stimulera la recherche d'appareils auditifs offrant une plus grande amplitude sonore et plus de précision.

Peu avant, des scientifiques de Harvard et du MIT avaient dévoilé un autre secret de l'oreille. Cette dernière trie les sons selon deux voies distinctes : l'une privilégie le traitement de la parole, l'autre, la perception de la hauteur des sons. Cette découverte est essentielle pour les utilisateurs d'implants cochléaires (sourds profonds), dont les appareils ne distinguent en général pas les différentes hauteurs d'un son. La perception de la hauteur d'un son leur permettrait en effet d'apprécier la musique, de mieux appréhender les nuances d'un discours, de sentir le changement de tonalité d'une phrase interrogative... ■

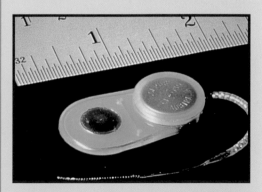

Une découverte récente devrait ouvrir la voie à une nouvelle génération d'implants cochléaires capables de discerner la hauteur des sons.

CŒUR

ET SYSTÈME CIRCULATOIRE

DANS CE CHAPITRE

229 MALADIES CARDIAQUES

236 CHIRURGIE CARDIAQUE

243 SUBSTITUT DE SANG

244 PHLÉBITE

245 CHOLESTÉROL

248 ANÉVRISME DE L'AORTE ABDOMINALE

249 DRÉPANOCYTOSE

250 MALADIES DES VAISSEAUX

254 MALFORMATIONS CARDIAQUES CONGÉNITALES

NOS CHERCHEURS CONTINUENT À EXPLORER DE NOUVELLES ET DE MEILLEURES FAÇONS DE MAÎTRISER LES MALADIES DU CŒUR.

La thérapie génique soigne les arythmies cardiaques en reprogrammant certaines cellules. Elle traite également les symptômes d'angine de poitrine en faisant pousser des vaisseaux sanguins tout neufs qui alimentent le cœur. La chirurgie demeure cependant essentielle : dans le traitement de la maladie coronarienne, elle utilise désormais des stents enrobés de produits actifs comme alternative ponctuelle au traditionnel pontage – toujours très efficace. Beaucoup plus technique, le robot chirurgien, en cours de test, sera bientôt un collaborateur essentiel du chirurgien... humain.

Côté prévention, l'on découvrira les nombreuses raisons pour lesquelles l'alcool et le régime crétois sont tous deux bons pour le cœur : ils jugulent l'inflammation des artères, une des causes des maladies cardiaques. En effet, il semble que les personnes qui boivent modérément et celles qui suivent un régime dit crétois ont un taux moins élevé de CRP (protéine C-réactive), une protéine qui indique le niveau d'inflammation. Les graines de soja ont également démontré un pouvoir antihypertenseur intéressant. Mais, pour être prévenu, rien ne vaut un diagnostic efficace : un nouveau test sanguin des maladies cardio-vasculaires, ultrarapide, pourrait sauver bientôt des milliers de vies.

Découverte clé

Un « biopacemaker » pour garder le rythme

Les 600 000 patients qui, chaque année dans le monde, bénéficient d'un pacemaker sont très heureux qu'un appareil puisse réguler leur fréquence cardiaque pour pallier un dysfonctionnement de leur organisme. Mais si on leur proposait de parvenir au même résultat sans avoir à leur implanter un système électronique dans le thorax, ils choisiraient probablement cette option sans la moindre hésitation.

Le développement d'une telle alternative n'est plus qu'une question de temps. En effet, une équipe de chercheurs vient de tester avec succès une technique très prometteuse, qui consiste à « reprogrammer » génétiquement certains types de cellules cardiaques afin que celles-ci assurent le rôle de régulateur de la fréquence cardiaque.

Surnommée « biopacemaker » lors de l'annonce, fin 2002, cette technique testée en laboratoire sur des cochons d'Inde a montré des résultats positifs. En plus de libérer le patient du port invasif du pacemaker, elle permettrait également une régulation du rythme cardiaque plus souple, capable de s'ajuster au mieux aux variations du niveau et de l'intensité de l'activité physique. De plus, ce biopacemaker aurait l'énorme avantage d'éviter le risque d'infection lié à la chirurgie d'implantation d'un stimulateur cardiaque classique.

Comment ça marche ? Lorsque tout se passe bien au niveau du cœur, des cellules spécifiques, régulatrices, contrôlent son rythme en émettant des impulsions électriques qui déclenchent la contraction de toutes les autres cellules cardiaques. Quand ces dernières sont malades, endommagées ou frappées d'incapacité, le rythme cardiaque est déréglé et le risque d'infarctus augmente. La pose d'un stimulateur permet de réguler la fréquence cardiaque par des stimulations électriques régulières adaptées au niveau et à l'intensité de l'activité physique. Mais les chercheurs

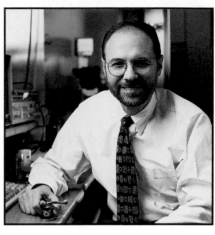

Le Dr Eduardo Marban et ses collègues ont été les premiers à travailler sur un biopacemaker.

du John Hopkins University Hospital de Baltimore, qui ont travaillé sur ce biopacemaker, ont résolu le problème d'une manière totalement différente : ils ont utilisé la thérapie génique pour amener d'autres cellules cardiaques, saines, à assumer le contrôle du rythme cardiaque.

Ces chercheurs sont partis de l'hypothèse, apparemment vérifiée, selon laquelle chez l'adulte des cellules cardiaques a priori non régulatrices pouvaient, sous certaines conditions, développer une faculté à réguler le rythme du cœur, prenant ainsi le relais des cellules défaillantes. Bien sûr, ces conditions restaient à déterminer. Ils ont pu mettre en évidence que la présence normale de potassium dans toutes les cellules cardiaques inhibe la fonction régulatrice de celles-ci, à l'exception de celles dont la maturation a été spécialement assumée pour réguler le rythme cardiaque. En modifiant le niveau de potassium des cellules inhibées, celles-ci peuvent donc devenir régulatrices.

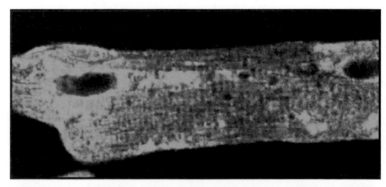

La fluorescence verte émise par la cellule provient de l'action d'une protéine marqueur prouvant que la cellule a bien reçu le virus génétiquement modifié et adapté en vecteur. Ce vecteur contenait, en plus du gène de la protéine thérapeutique de transfert du potassium, le gène de la protéine GFP permettant de produire cette fluorescence.

Et c'est là qu'intervient la thérapie génique. Les chercheurs ont en effet tenté de modifier les caractéristiques des cellules musculaires cardiaques des cochons d'Inde. Pour cela, ils ont injecté dans le cœur des rongeurs un virus génétiquement modifié. Explication : le gène a été mis en contact avec un virus, et celui-ci l'a naturellement intégré dans son matériel génétique (c'est une propriété des virus qui explique leur pouvoir infectieux). En infectant les cellules cardiaques par son matériel génétique, le virus a transféré le gène thérapeutique dans l'ADN de ces cellules. Cette manipulation a permis de réduire le niveau potassique des cellules musculaires cardiaques. De fait, ces dernières se sont alors retrouvées libres de déclencher des impulsions électriques pour assumer le relais des cellules régulatrices défaillantes.

Disponibilité La route est encore longue entre la manipulation des cellules de cochons d'Inde et la mise en œuvre d'un biopacemaker chez l'homme. Selon les hypothèses les plus optimistes, il faudra attendre 4 ans avant que ce traitement ne soit réalisé sur l'être humain. ■

Un nouveau test pour diagnostiquer les fausses alertes cardiaques

Vous ressentez une oppression au niveau de la poitrine, vous transpirez et vous paniquez. Vous êtes certain de faire une crise cardiaque. Mais est-ce bien le cas ? Sur cinq personnes qui arrivent aux urgences avec la certitude de faire un infarctus, au moins quatre se trompent. Aujourd'hui, les médecins disposent d'un nouveau test sanguin, *albumin cobalt binding*, ou ACB, qui leur permet d'identifier les fausses alertes.

Lorsque les tissus cardiaques ont un fort besoin d'oxygène, comme c'est le cas lors d'un infarctus, une protéine sanguine, l'albumine, modifie ses propriétés et se combine moins facilement au cobalt qui est présent en faible quantité dans le sang. Pour pratiquer ce test ACB, on ajoute un peu de cobalt à un échantillon sanguin du malade. La réaction chimique qui s'ensuit est un bon indicateur de la réalité, ou non, de la crise cardiaque.

Ce test n'est utilisé que pour exclure la crise cardiaque et non pour confirmer qu'elle a bien eu lieu. Il ne constitue pas non plus une assurance à 100 %. C'est pourquoi son utilisation n'est homologuée qu'en combinaison avec deux autres tests classiques : un électrocardiogramme, qui mesure l'activité électrique du cœur, et l'analyse d'une autre protéine sanguine, la troponine.

L'utilisation du test ACB est prometteuse. En effet, une étude a démontré que la pratique combinée des trois examens pouvait améliorer le diagnostic : les médecins ont pu exclure la crise cardiaque dans 70 % des cas, contre 50 % auparavant.

Cela permet de renvoyer chez eux, plus vite et en plus grand nombre, des patients rassurés et de libérer ainsi des ressources précieuses qui pourront être mises au service de ceux qui en ont le plus besoin. ■

Un effort intense est bénéfique pour le cœur

Alors que les experts s'interrogent pour savoir s'il faut conseiller 30 minutes ou 1 heure d'exercice quotidien, de nouvelles recherches montrent qu'en matière de prévention du risque cardio-vasculaire la question n'est peut-être pas là. Une étude menée durant 12 ans auprès de 44 452 professionnels de la santé de sexe masculin a prouvé que ce n'est pas la durée de l'effort qui compte, mais son intensité.

Ainsi, chez les hommes pratiquant la marche, ceux qui marchent rapidement sont moins exposés au risque cardio-vasculaire que ceux qui adoptent un rythme plus lent, quel que soit le temps qu'ils consacrent à l'exercice. Les chercheurs ont aussi constaté qu'introduire dans ses habitudes la pratique des poids et haltères avec des mouvements brefs et intenses réduit le risque d'infarctus.

Les auteurs de l'étude reconnaissent que certains individus pratiquent peut-être des activités plus intenses justement parce qu'ils sont en meilleure santé que les autres – ce qui pourrait expliquer qu'ils soient moins

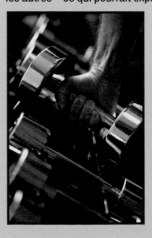

exposés au risque cardio-vasculaire. Toutefois, ils estiment que, pour les hommes au moins, il est intéressant de renforcer l'intensité de l'exercice physique pour conserver un cœur en bonne santé, et d'y ajouter la pratique des poids et haltères, même si cela implique des séances d'entraînement plus courtes. ■

Les progrès de la prévention

Grâce aux graines de soja, dites non à l'hypertension

LA RECHERCHE

Pressé ? Gare à l'hypertension !

Vous êtes du genre à klaxonner au feu rouge pour le faire passer plus vite au vert ? Dans ce cas, faites vérifier votre tension ! Après avoir suivi plus de 3 000 hommes et femmes durant 15 ans, des chercheurs ont constaté que les individus au caractère impatient présentent deux à trois fois plus de risques de faire de l'hypertension que les gens plus calmes.

C'est la première fois qu'un lien est établi entre impatience et hypertension. Il faut aussi noter que les volontaires étaient relativement jeunes (18 à 30 ans) au début de l'étude ; ce qui prouve qu'être trop pressé lorsque l'on est jeune peut conduire à l'hypertension avant l'âge mûr. ■

Grignoter sans complexe à l'apéritif ? Et, en prime, se faire du bien ? C'est possible ! Avec les graines de soja grillées à sec, qui peuvent réduire la tension artérielle, et donc le risque de maladie cardio-vasculaire. Ces graines apéritives sont loin d'avoir un effet purement marginal sur la tension. Selon une étude présentée à l'American Heart Association en novembre 2002, une consommation quotidienne de 50 g de graines de soja peut faire autant baisser la tension que certains médicaments contre l'hypertension.

Les chercheurs ont établi depuis des années les vertus du soja pour la santé. Récemment, leur attention s'est focalisée non plus sur son action contre le cholestérol mais sur ses effets sur la tension artérielle. Une étude espagnole a ainsi constaté que, en substituant du lait de soja au lait de vache, la tension baissait. De même, des chercheurs canadiens ont établi que la consommation de soja sous toutes ses formes (lait, graines, tofu, etc.) contribuait à faire baisser la tension, au moins chez l'homme.

Les conclusions de l'étude L'étude sur les graines de soja s'est intéressée aux femmes, et plus particulièrement aux femmes ménopausées, qui sont beaucoup plus exposées au risque cardio-vasculaire que les plus jeunes. Les chercheurs du Beth Israel Medical Center de Boston ont soumis 60 femmes au même régime alimentaire durant 8 semaines. La moitié d'entre elles consommait 58 g de graines de soja grillées par jour, tandis que l'autre moitié recevait l'équivalent (25 g environ) en protéines provenant d'autres sources. Résultat : le groupe dont le régime était enrichi en soja avait une tension moyenne significativement plus basse que l'autre groupe. Les femmes

dont la tension était trop élevée au début de l'étude ont enregistré une baisse de 10 % en consommant quotidiennement des graines de soja. Et celles qui, au début de l'étude, avaient une tension normale ont enregistré une baisse de 5 %.

Personne ne sait vraiment pourquoi le soja aide à faire baisser la tension. C'est un aliment riche en éléments phytochimiques, dont les isoflavones, et les recherches actuelles attribuent les vertus du soja à ces substances chimiques. Cependant, l'étude a constaté que des produits à base de soja pauvres en isoflavones réduisent aussi la tension chez les hommes : il y aurait d'autres substances bénéfiques dans le soja.

Soja, mode d'emploi Si certains supermarchés proposent des graines de soja grillées à sec, vous avez plus de chances d'en trouver dans les magasins diététiques. Vous pouvez les consommer nature, dans des salades, des soupes ou des plats mijotés. ■

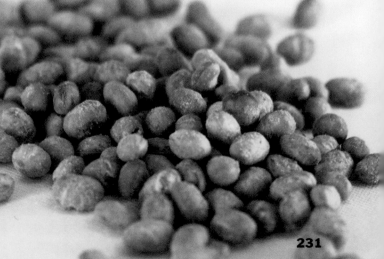

Découverte clé

Diagnostic à partir d'une goutte de sang

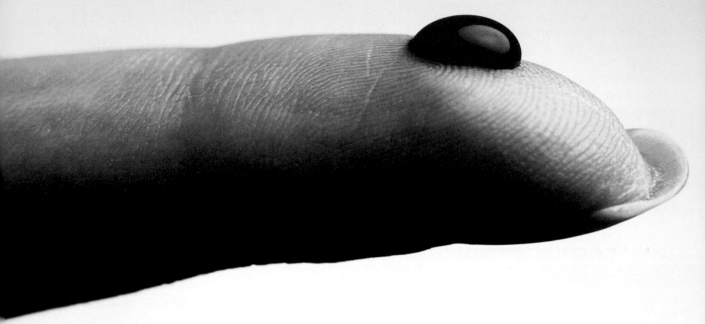

Vous êtes sans doute suffisamment informé sur les facteurs de risque de maladies cardio-vasculaires – le tabac, l'obésité, l'hypertension, un taux de cholestérol élevé, etc. Mais comment avoir la certitude que vous ne souffrez pas effectivement d'une maladie cardio-vasculaire ?

Aujourd'hui, l'examen de référence est l'angiographie coronaire. Cette technique permet de mettre en évidence d'éventuels rétrécissements des artères coronaires en les radiographiant. Pour cela, on injecte un produit qui va les rendre opaques aux rayons X. Ce dernier est introduit directement dans les artères coronaires, par un tube creux (ou cathéter) que l'on insère dans le pli de l'aine. Non seulement cet examen est assez lourd mais en plus il coûte cher : ne serait-il pas infiniment plus simple de pouvoir faire un diagnostic par l'étude d'un prélèvement sanguin ?

C'est ce que se sont dit des chercheurs britanniques, qui ont présenté un test de diagnostic en ce sens en novembre 2002. Ce test est si rapide, si bon marché et si fiable que ses concepteurs envisagent dans un proche avenir un dépistage

régulier des maladies cardio-vasculaires. En diagnostiquant le risque de crise cardiaque, le test, de l'avis des chercheurs, pourrait sauver des milliers de vies. Pour le patient, c'est très simple : il suffit de donner un peu de sang et d'attendre les résultats. Par contre, ce que l'on fait de ce sang est tout sauf simple. Ce test consiste en l'analyse moléculaire d'une goutte de sang grâce à un nouveau procédé appelé résonance magnétique protonique. Selon les résultats de l'étude publiée en novembre 2002 dans *Nature Medicine*, cette méthode a permis de distinguer les échantillons provenant de patients cardiaques des échantillons de patients non cardiaques avec un taux de réussite de 92 %.

Comment ça marche ? La détection des maladies cardio-vasculaires à partir d'une goutte de sang s'appuie sur une nouvelle technique qui s'intéresse à certaines molécules – le glucose et le cholestérol en sont des exemples bien connus. Les chercheurs utilisent des ondes de haute fréquence permettant de mesurer les propriétés magnétiques de ces molécules dans l'échantillon de sang. Les résultats sont ensuite traités grâce à un programme informatique qui permet de définir l'« empreinte » du patient. Les maladies cardio-vasculaires se distinguant par un schéma bien spécifique, le diagnostic pourrait se faire rapidement et avec un taux de réussite élevé.

Disponibilité Pour que ce test puisse se généraliser, il faut que d'autres études confirment les résultats de l'équipe de Cambridge. En cas de succès, il pourrait être disponible courant 2005. Les chercheurs n'excluent pas en outre la possibilité de l'utiliser pour diagnostiquer d'autres pathologies pouvant être « typées », telles que le diabète, la maladie d'Alzheimer et les affections rhumatismales. ■

La résonance magnétique protonique

Rapide, bon marché et sans danger, cette nouvelle technique pourrait à terme remplacer l'angiographie pour le diagnostic des maladies cardio-vasculaires.

Faire une prise de sang et analyser l'échantillon.

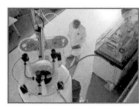

15 min

Générer un spectre qui constitue l'empreinte du patient.

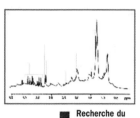

Recherche du spectre des affections cardio-vasculaires.

15 min

Diagnostic sûr et rapide.

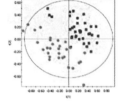

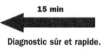

Résultats obtenus par collaboration entre les laboratoires du Dr David Grainger (Cambridge University), du Pr Jeremy Nicholson (Imperial College, Londres) et du Dr Peter Schofield (Papworth Hospital NHS Trust), soutenus par TCP Innovations Limited, Metabometrix Limited et FingerPrint Diagnostics Limited.

ON EN PARLE...
Le défibrillateur semi-automatique

Il existe sur le marché un nouvel appareil électronique qui, contrairement à la caméra numérique dernier cri ou au téléphone portable qui vous donne en direct les cotations du marché, a une fonction inestimable : vous maintenir en vie. Le défibrillateur semi-automatique est un appareil portable qui permet de faire repartir le cœur par des chocs électriques en cas de crise cardiaque. Son intérêt réside surtout dans sa capacité à poser un diagnostic d'arrêt cardiaque, en préciser la cause, puis éventuellement délivrer une décharge électrique qui va permettre par défibrillation de faire revenir le patient à la vie.

Comment ? Le principe est simple, il consiste à poser sur la peau du thorax deux électrodes plates qui vont transmettre à l'ordinateur l'analyse de l'activité électrique cardiaque. Puis, selon les résultats, l'appareil délivre ou non une décharge électrique qui va permettre de restaurer un rythme cardiaque normal. Ces machines sont fiables, faciles à utiliser par des non-médecins après une formation sommaire, et peuvent parfaitement apporter les premiers soins en attendant l'arrivée des secours dans des lieux publics tels que les aéroports, les grandes surfaces, les collectivités... Une intervention rapide peut en effet ramener à la vie les victimes d'un arrêt cardiaque, qui survivent rarement sans l'aide d'un défibrillateur dans les 10 minutes qui suivent. ■

Découverte clé

Vaisseaux sanguins maison pour soulager l'angine de poitrine

Causée par une diminution temporaire de l'apport sanguin au cœur, l'angine de poitrine d'effort (ou angor) est déclenchée par l'effort physique, même modéré, ou les émotions fortes, et cède généralement avec le repos (contrairement à l'angine de poitrine instable, forme plus grave, qui peut se déclencher au repos). Elle se manifeste généralement par une douleur ou une gêne derrière le sternum (au centre de la poitrine). La douleur irradie souvent dans l'épaule gauche, le bras, le dos et même

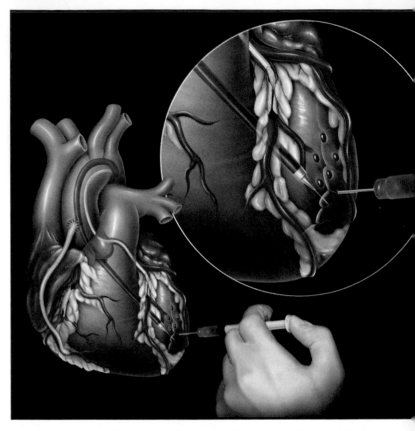

Des gènes provoquant la croissance de nouveaux vaisseaux sanguins sont injectés directement dans le ventricule gauche du cœur (ci-dessus). Les nouveaux vaisseaux sanguins permettent une meilleure circulation vers le muscle du cœur (ci-contre), soulageant l'angine de poitrine.

LA RECHERCHE

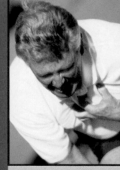

Nouvelle pilule contre les douleurs dans la poitrine

Des millions de personnes souffrent de douleurs chroniques dans la poitrine dues à un rétrécissement d'une ou plusieurs artères coronaires qui amènent l'oxygène au cœur : c'est ce que l'on appelle l'angine de poitrine (ou « angor »). Il s'agit d'une douleur en arrière du sternum, qui donne l'impression qu'un étau ou une griffe géante est en train d'enserrer la poitrine. Difficile à traiter, ce handicap peut empêcher de faire de l'exercice, de travailler et même de profiter de simples activités quotidiennes. Or, chez plus d'un quart des gens atteints, les médicaments le plus couramment prescrits (dérivés

nitrés, bêtabloquants) sont inefficaces. Il existe aujourd'hui un produit expérimental, la ranolazine, qui pourrait soigner ceux qui ne réagissent pas aux autres remèdes. On pense que la ranolazine agit en aidant le cœur à « rentabiliser » le peu d'oxygène qui lui parvient, car elle augmente sa capacité à consommer le glucose pour fabriquer de l'énergie. Les études ont été menées sur 800 patients coronariens (angineux) traités par bêtabloquants ou anticalciques. Ils ont reçu pendant 12 semaines, soit un placebo, soit la ranolazine à 750 mg, soit la ranolazine à 1000 mg. Sous ranolazine, les paramètres d'épreuve d'effort ont été améliorés par rapport au placebo (durée de l'exercice, délai d'apparition de la douleur angineuse). La fréquence des crises était également diminuée. La ranolazine (Ranexa) a fait l'objet d'essais cliniques complémentaires aux États-Unis et devrait être commercialisée en 2006. ∎

dans le cou, jusqu'à la mâchoire. Cela est comparable avec ce qui se produit quand la circulation sur une autoroute à trois voies est ralentie parce qu'on ferme une voie : moins de voitures passent. De même, quand les artères coronaires ont un débit réduit en raison de la formation d'une plaque d'athérome (essentiellement constituée de « mauvais » cholestérol), une quantité moindre de sang afflue vers le cœur. Heureusement, il existe peut-être un moyen pour aider le corps à construire seul des « voies » supplémentaires : en introduisant un gène qui incite de nouvelles ramifications des vaisseaux sanguins à pousser à partir des artères coronaires.

Comment ça marche ?

On introduit le gène, appelé Ad5FGF-4, grâce à un adénovirus inoffensif (une version modifiée et désactivée du virus commun du rhume), que l'on injecte directement dans le cœur avec une seringue. Le gène est préalablement intégré au génome du virus. Ce gène peut stimuler à la fois la croissance des cellules musculaires du cœur et celle des cellules qui ramifient les artères (il dirige la fabrication d'un facteur de croissance des fibroblastes, les cellules de soutien du tissu conjonctif). La méthode avait déjà été expérimentée sur des animaux ; puis, en 2003, des chercheurs ont franchi le grand pas de l'expérimentation sur l'homme – avec succès. L'étude fut dirigée par le Pr Cindy Grines, de l'hôpital William Beaumont à Royal Oak, dans le Michigan, et publiée en octobre 2003. Tous les sujets soumis à l'étude souffraient d'une angine de poitrine qui ne réagissait pas aux médicaments et aucun ne pouvait être opéré. Trente-cinq patients ont bénéficié de la thérapie génétique, et 17 ont eu des injections placebo. Huit semaines après l'unique injection du gène, les zones du cœur où la circulation sanguine était ralentie avaient diminué en moyenne de 4,2 % chez ceux sous thérapie génique – un chiffre statistiquement important. Les patients sous placebo

LA RECHERCHE

La découverte d'un gène de la crise cardiaque fatale

S'il suffisait d'une simple prise de sang pour savoir si vous courez un risque élevé d'être victime d'une crise cardiaque ou d'un AVC, le feriez-vous ? Peut-être aurez-vous bientôt cette possibilité car des scientifiques de deCODE Genetics ont découvert une mutation au niveau d'un gène qui double pratiquement les risques dans ce domaine. L'étude, menée en Islande, a consisté à analyser les gènes cibles de 296 familles. La mutation qui a été identifiée est une modification du code génétique d'un gène appelé ALOX5AP, impliqué dans les mécanismes de l'inflammation – aujourd'hui considérée comme une cause majeure de maladie cardiaque. Le gène muté semble accroître la production d'un composé chimique mis en évidence dans le sang de personnes sujettes à des crises cardiaques. Il s'agit du leucotriène B4, qui est donc bien placé pour servir d'indicateur du niveau d'inflammation des parois artérielles. Rappelons que l'inflammation des artères favorise la formation de l'athérosclérose.

La mise au point du test génétique de dépistage de cette mutation prendra encore 2 ou 3 ans. En attendant, le groupe deCODE Genetics a commencé des expérimentations cliniques d'une molécule destinée à paralyser l'activité du gène et à désamorcer ses effets pernicieux. D'autres gènes susceptibles d'augmenter les risques de maladies cardio-vasculaires ont été également identifiés. Si, prochainement, un test génétique vous révèle que vous êtes exposé à un risque accru de crise cardiaque, efforcez-vous alors de mener une vie saine : arrêtez de fumer, luttez contre la sédentarité (ou l'absence d'activité physique), luttez contre le stress, l'obésité, etc. ■

n'ont connu aucune amélioration. Les chercheurs espéraient d'ailleurs que la circulation sanguine du cœur des premiers continuerait à s'améliorer.

Disponibilité Deux essais cliniques plus importants, impliquant 450 patients chacun, commencent à fournir plus de renseignements sur les effets apaisants à long terme de la thérapie génique. Si tout se passe bien, dans 5 ans environ cette technique pourrait être autorisée. D'ici là, elle ne sera utilisée qu'à titre expérimental. ■

Une solution chirurgicale
Les stents enrobés gagnent du terrain

En avril 2003, la décision tant attendue de la FDA d'homologuer les stents enrobés de produits actifs a fait franchir un pas de géant à cette nouvelle technique de déblocage des coronaires. Les stents sont des petits tubes grillagés qui évitent, après placement dans la paroi artérielle, le rétrécissement de celle-ci. Les nouveaux modèles diffusent également un médicament qui évite au stent de se retrouver bloqué à son tour par la paroi artérielle. L'enthousiasme des chercheurs est justifié : cette nouvelle technique va permettre à un nombre beaucoup plus élevé de patients atteints de maladies cardio-vasculaires graves d'éviter les opérations à cœur ouvert et les crises cardiaques.

Du pontage coronarien à l'angioplastie
Autrefois, quand les artères coronaires étaient bouchées ou rétrécies, la seule solution était le pontage coronarien, geste chirurgical très invasif. Les médecins prélevaient alors un vaisseau sanguin dans une autre partie du corps et s'en servaient pour dévier la circulation sanguine afin de remplacer l'artère bloquée. Plus récemment s'est développée une technique moins invasive, l'angioplastie au ballon. Au lieu d'ouvrir le thorax, les médecins guident un fin ballonnet depuis l'aine jusqu'à l'artère concernée. Lorsque le ballonnet est arrivé au niveau du rétrécissement de l'artère, on le gonfle pour élargir l'artère afin de rétablir la libre circulation du sang.

L'angioplastie donne d'aussi bons résultats que les pontages coronariens mais son effet est temporaire car les artères s'affaissent ou se rétrécissent souvent à nouveau. Pour éviter ce retour en arrière, les médecins insèrent un petit tube cylindrique et creux appelé stent dans l'artère pour

Les progrès de l'angioplastie

Les stents, petits tubes grillagés placés dans les artères pour les maintenir ouvertes après une angioplastie, se retrouvent à leur tour obstrués dans 20 à 30 % des cas. Le produit actif qui enrobe le stent réduit ce risque.

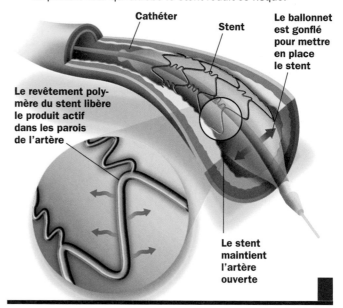

Cathéter

Stent

Le ballonnet est gonflé pour mettre en place le stent

Le revêtement polymère du stent libère le produit actif dans les parois de l'artère

Le stent maintient l'artère ouverte

la maintenir ouverte, à la manière d'un échafaudage dans le puits d'une mine. L'effet est certes bénéfique mais insuffisant : le stent a lui-même tendance à être obstrué lors de la cicatrisation des tissus. Ce phénomène, appelé resténose, est courant et oblige à recommencer l'opération. De fait, le recours à l'angioplastie, procédure pourtant peu invasive, est resté loin derrière le pontage dans le traitement des maladies coronariennes. Mais les nouveaux stents enrobés devraient changer la donne.

Ces stents sont enduits d'un produit comme le sirolimus (Rapamune) ou la rapamycine. Ces

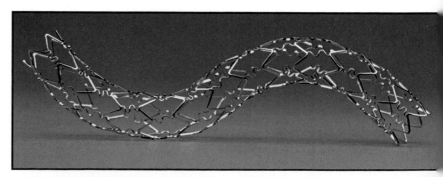

Le stent (ou endoprothèse) Cypher est enrobé de médicament pour éviter qu'il ne soit à son tour obstrué une fois posé à l'intérieur de l'artère.

molécules empêchent la prolifération des cellules à l'origine de la cicatrisation et réduisent donc considérablement la resténose. Plus important encore, le taux d'accident cardiaque majeur après la pose du nouveau stent enrobé chez les sujets qui ont participé à l'étude est passé de 28,8 % à 5,8 %.

Disponibilité Les cardiologues estiment qu'avec le feu vert de la FDA la totalité des stents utilisés lors des angioplasties sera enrobée de sirolimus ou d'un autre produit, le paclitaxel. Ils prédisent aussi qu'avec la réduction du taux de resténose les médecins auront tendance à recommander l'angioplastie plutôt que le pontage coronarien à leurs patients.

La question du coût a d'abord semblé un obstacle, car les stents enrobés sont trois fois plus chers que les autres. Mais les preuves apportées dans l'*American Heart Journal* en mars 2003 (et réactualisées depuis) ont montré que l'utilisation des nouveaux stents est plus économique à long terme et que l'angioplastie, quel que soit le type de stent utilisé, est plus efficace en termes de coût que la technique du pontage. ■

LA RECHERCHE

Le pain complet est bon pour le cœur

Les fibres sont un allié bien connu des personnes âgées. Aujourd'hui, nous savons que la meilleure source de fibres pour les plus de 65 ans, ce sont les céréales complètes, surtout sous forme de pain complet. Cela pour une bonne raison décrite dans une étude publiée en avril 2003 dans le *Journal of the American Medical Association*, où les chercheurs de l'université de Washington ont constaté que la consommation quotidienne de deux tranches de pain complet riche en fibres (blé, seigle, seigle noir) limite le risque de maladie cardiovasculaire, le pire ennemi des plus de 65 ans. Plus vous mangerez ces fibres (il y en a aussi dans le son et les céréales complètes), et plus vous diminuerez ce risque.

Cette étude va à l'encontre des idées reçues sur deux points. Elle montre d'abord que les fibres des céréales sont meilleures pour la santé du cœur que celles des fruits et des légumes (même s'il existe par ailleurs de très bonnes raisons pour manger des fruits et des légumes). En second lieu, elle montre que les céréales complètes sont bénéfiques pour le cœur même si on ne commence à en manger qu'à partir d'un âge avancé de la vie. ■

Soignez votre anémie pour améliorer vos chances de survie après un infarctus

Quarante pour cent des personnes de plus de 65 ans ayant subi une crise cardiaque souffrent d'anémie. Cette affection, caractérisée par un nombre insuffisant de globules rouges, qui véhiculent l'oxygène dans le sang, leur fait aussi courir deux fois plus de risques de mourir d'un nouvel infarctus. Toutefois, les chercheurs de l'université de Yale qui ont publié ces statistiques inquiétantes ont aussi trouvé un moyen de réduire ce risque : pratiquer des transfusions sanguines.

Cette étude statistique a passé en revue près de 80 000 cas de crises cardiaques sur une période de 13 mois. Les résultats sont parlants : plus de 38 % des malades très anémiés sont morts dans les 30 jours suivant leur infarctus, contre 17,2 % de ceux qui avaient un taux de globules rouges satisfaisant. Toutefois, le pourcentage de décès chez les personnes anémiées baissait significativement quand elles recevaient une transfusion sanguine. L'analyse a également révélé qu'une transfusion sauvait des vies chez les patients qui se trouvaient seulement à la limite de l'anémie. Sur la base de ces résultats, les auteurs recommandent de changer le protocole clinique du traitement des victimes de crises cardiaques. ■

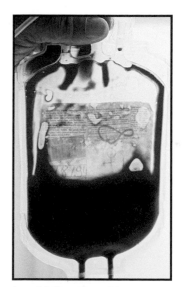

Les globules rouges riches en fer améliorent le pronostic de survie après un infarctus.

Traitement

Arythmie dangereuse :
le froid à la rescousse

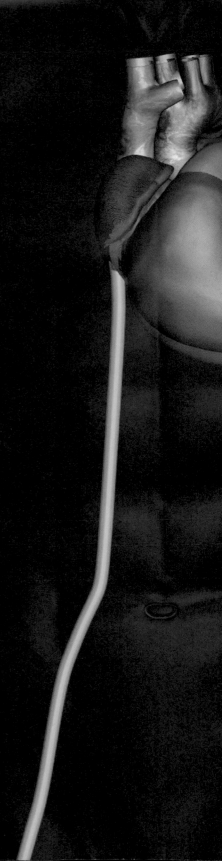

Un nouveau traitement de la fibrillation atriale – anomalie du rythme cardiaque la plus fréquente – pourrait se révéler plus sûr que la démarche classique. La fibrillation atriale provoque souvent des palpitations cardiaques angoissantes, un essoufflement, des vertiges et, beaucoup plus grave, elle favorise le risque d'accident vasculaire cérébral (AVC) dû à des caillots de sang. En effet, ces derniers risquent de se former plus facilement car l'irrégularité du rythme cardiaque fait stagner le sang entre les battements au lieu de le pomper et de le mélanger régulièrement.

Pour lutter contre la fibrillation atriale, l'American Heart Association préconise un traitement de choc dans le but de prévenir les AVC et d'améliorer la qualité de vie des patients. La méthode chirurgicale standard actuelle se sert d'ondes radio pour générer une chaleur qui détruit des points précis du cœur afin de neutraliser, à l'intérieur de celui-ci, certaines voies de conduction électriques, responsables de l'arythmie. Mais cette méthode, dite de « radiofréquence ablative », peut en réalité provoquer des caillots sanguins car la chaleur produite par les ondes radio exerce un effet coagulant sur les cellules sanguines. Comme les zones désactivées doivent être assez étendues pour arrêter vraiment la fibrillation atriale, cette technique présente un lourd inconvénient : le risque de formation de caillots est proportionnel à la taille des zones traitées.

Technique par le froid Heureusement, cette méthode thermoablative ne représente pas le seul moyen de combattre l'arythmie cardiaque. Les premières études sur l'utilisation d'un nouveau traitement – système baptisé CryoCor – montrent que la congélation de minuscules zones du tissu cardiaque donnent d'aussi bons résultats que la chaleur. De plus, la méthode utilisant le froid ne semble pas entraîner la formation de caillots.

Comme la radiofréquence ablative, le système par le froid nécessite une technique très peu invasive pour faire passer un cathéter jusqu'au cœur par une artère. Une fois en place, le cathéter émet, par son extrémité, un gaz médical réfrigérant dont la température peut descendre jusqu'à près de moins 85 °C et qui congèle de petits fragments du tissu cardiaque.

Disponibilité Si les fabricants de CryoCor attendent l'autorisation de mise sur le marché de la FDA et son application aux États-Unis avant la fin de l'année 2005, il est déjà disponible en Europe et, à ce jour, il a permis de traiter plus de 300 patients à travers le monde. ∎

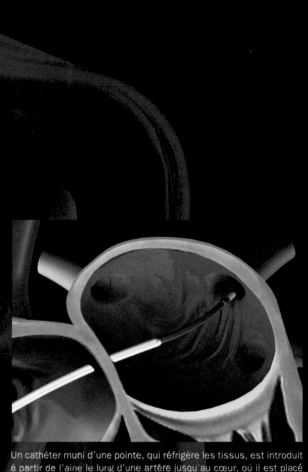

Un cathéter muni d'une pointe, qui réfrigère les tissus, est introduit à partir de l'aine le long d'une artère jusqu'au cœur, où il est placé contre une veine dans le ventricule gauche.

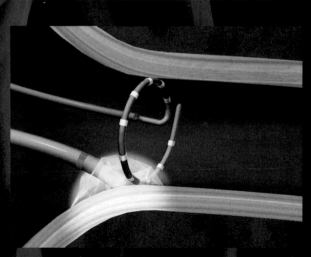

Avant que des fragments de tissu cardiaque ne soient congelés, un cathéter dont l'extrémité est munie d'un anneau est chargé de confirmer l'activité électrique dans la veine.

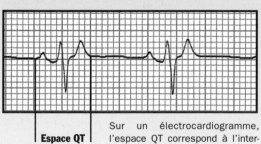

ON EN PARLE...

Avis de mort subite

Une Américaine de l'Illinois, Shalon Gardner, n'avait que 17 ans lorsqu'elle ressentit soudain une violente accélération de son rythme cardiaque. Le cardiologue qui examina son électrocardiogramme – examen qui mesure les signaux électriques émis naturellement par le cœur au cours des battements – raconte :

« J'ai vu un espace QT incroyablement court, comme je n'en avais encore jamais vu. » L'espace QT correspond à l'intervalle de temps qui s'écoule entre deux battements du cœur. Habituellement, les personnes qui présentent des espaces QT longs présentent aussi plus de risques de mort subite. Mais, d'après les symptômes de Shalon, ses palpitations associées à ses courts espaces QT, le Dr Bjerregaard vit planer sur elle une menace tout aussi fatale. Il eut la surprise de découvrir que la mère et le frère de Shalon présentaient eux aussi un court espace QT – signe d'une prédisposition familiale aux troubles cardiaques graves. Pour parer à toute mort subite, chaque membre de la famille Gardner subit l'implantation chirurgicale d'un défibrillateur. Cet appareil, implanté au niveau du cœur, détecte chaque anomalie du rythme cardiaque et la rectifie par un choc électrique de faible puissance. Ce court espace QT a été identifié dans d'autres familles en Europe. Il provient probablement d'une malformation génétique rare. Il est conseillé à tous ceux qui comptent des cas de mort subite dans leur famille, notamment chez des sujets jeunes, de passer un électrocardiogramme pour faire mesurer leur espace QT. ∎

Espace QT

Sur un électrocardiogramme, l'espace QT correspond à l'intervalle entre deux battements du cœur. La norme est comprise entre 340 et 440 millisecondes.

Technique chirurgicale

Chirurgie cardiaque robotisée : du grand art

Même si une opération du cœur peut vous sauver la vie, la perspective de se faire ouvrir le thorax pour permettre aux chirurgiens de réparer est pour le moins effrayante. Mais le jour est proche où la chirurgie cardiaque pourra couramment être réalisée sans qu'il soit besoin d'ouvrir. Les nouvelles technologies ont permis la miniaturisation de bras robotisés qui prendront le relais des mains de l'homme. Cela évitera les vastes excavations actuelles au profit de petites incisions.

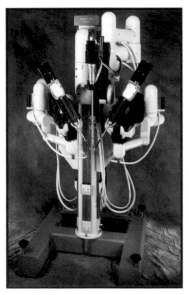

Les bras du robot, sur lesquels sont fixés des instruments chirurgicaux, réalisent l'opération sous le contrôle du médecin.

En novembre 2002 un grand pas a été franchi lorsque ont été annoncés les premiers résultats des recherches sur la mise en œuvre de techniques robotisées. Verdict : les 15 opérations à « cœur ouvert et thorax fermé » réalisées au Columbia Presbyterian Medical Center de New York se sont déroulées sans complication majeure. Dans l'un des cas seulement, une nouvelle intervention a été nécessaire 5 jours plus tard. Les autres ont été des succès complets.

Les avantages de la chirurgie cardiaque robotisée vont bien au-delà de la suppression de l'anxiété du malade liée à l'ouverture de son thorax. Selon l'étude, les patients qui ont été opérés à thorax fermé ont pu quitter l'hôpital 2 à 4 jours plus tôt que ceux qui sont opérés à cœur et thorax ouverts. De plus, ils se sont sentis suffisamment en forme pour reprendre le travail en abrégeant de moitié leur congé de maladie. Les douleurs sont moindres au cours de la convalescence et la cicatrice qu'ils gardent en souvenir de l'intervention est moins importante. L'opération en elle-même est un peu plus longue, mais cela s'améliorera une fois que les chirurgiens seront habitués à cette technique.

Comment ça marche ? La chirurgie cardiaque robotisée est la dernière application du da Vinci Surgical System, le nec plus ultra de la robotique médicale. Il permet à l'équipe chirurgicale d'introduire une caméra dans le thorax en pratiquant une incision de 5 à 6 mm de diamètre, ainsi que deux bras robotisés, par deux autres incisions similaires. Au fur et à mesure des besoins, le matériel chirurgical est inséré par une quatrième incision. L'opération s'effectue sous le contrôle d'un chirurgien qui manie les bras robotisés avec des manettes et visualise l'image sur une console à proximité. L'homme demeure donc aux commandes, mais le système da Vinci autorise un degré de précision et une stabilité de mouvement sans commune mesure avec la main humaine.

Disponibilité Cette étude marque un pas essentiel vers la généralisation de la robotique en chirurgie cardiaque. Dans ce cas précis, l'opération pratiquée était la fermeture d'un septum dans une

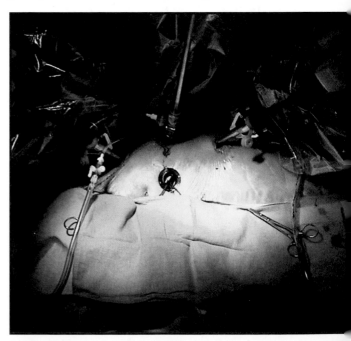

La chirurgie cardiaque assistée par ordinateur réduit sensiblement le traumatisme et la durée de la convalescence pour le patient.

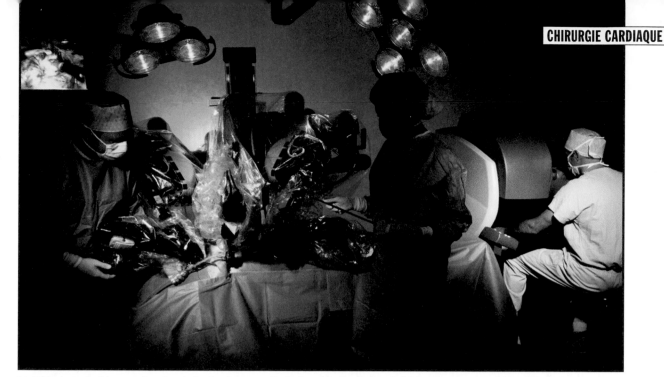

Le médecin assis à la console est en train d'opérer un patient allongé à plus de 2 m de lui. Les mouvements de sa main et de son poignet sont retranscrits avec précision par les instruments que manient les bras articulés du robot à l'intérieur du corps du patient.

communication interauriculaire, une anomalie congénitale caractérisée par une ouverture indésirable entre les deux cavités supérieures du cœur.

Auparavant, le recours à la robotique pour réparer la valve mitrale, qui contrôle la circulation sanguine entre l'atrium et le ventricule gauche, avait été un tel succès que le système da Vinci bénéficie désormais de l'homologation de la FDA pour ce type d'opération. La vraie récompense interviendra lorsque auront été publiés des résultats positifs concernant les études sur les pontages coronariens à thorax fermé (le pontage permet de prévenir les crises cardiaques en déviant la circulation sanguine autour des artères obstruées proches du cœur pour court-circuiter les blocages).

La première mondiale d'un pontage coronarien endoscopique a eu lieu à London, en Ontario, en 1999. ■

LA RECHERCHE

Le vert n'est pas votre tasse de thé ? Essayez le noir !

Le thé vert a récemment fait parler de lui pour ses effets salutaires sur le cœur. Mais une nouvelle étude sur les buveurs de thé, la boisson la plus populaire du monde, vient conforter dans leur choix tous ceux qui préfèrent ce breuvage dans sa version plus noire.

Après avoir examiné les bilans de santé et la consommation de thé de plus de 3 000 hommes et femmes en Arabie saoudite, les chercheurs ont mis en évidence une corrélation claire entre la consommation de thé noir et un risque cardio-vasculaire plus faible.

Selon cette étude, publiée en janvier 2003 dans la revue *Preventive Medicine*, les meilleurs résultats sur le plan cardiaque sont obtenus par les sujets qui boivent au moins six tasses de thé noir par jour. Même dans un pays de buveurs de thé comme l'Angleterre, c'est beaucoup demander, alors autant oublier pour un pays de buveurs de café comme le Canada. Les auteurs de l'étude indiquent néanmoins que des quantités de thé inférieures apportent une certaine dose de flavonoïdes, le composé phytochimique qui serait à l'origine de l'effet salutaire du thé. Les flavonoïdes, abondants dans le thé noir comme dans le thé vert, contribuent à la protection du système cardio-vasculaire en agissant comme des antioxydants, qui neutralisent les radicaux libres en excès, des molécules dommageables pour les cellules.

Comme la plupart des études qui font la démonstration des vertus du thé, celle-ci est un peu biaisée car il est toujours possible que la consommation de thé soit une habitude de gens bien portants. Si donc vous n'êtes pas un fanatique de thé vert, vous restez en saine compagnie en buvant du thé noir. ■

Une solution chirurgicale

Lors d'un pontage, mieux vaut laisser le cœur battre

Quand une procédure chirurgicale est appliquée depuis longtemps avec succès, la tendance est de ne pas chercher à en développer une autre. Cependant, en matière de pontage coronarien, de plus en plus de chirurgiens utilisent une nouvelle technique qui leur permet de détourner la circulation de l'artère bouchée sans arrêter les battements de cœur. En effet, des études menées en Angleterre ont confirmé ce que les partisans de la technique « cœur battant » affirment depuis longtemps : cette méthode réduit les complications, écourte l'hospitalisation, accélère la récupération et est aussi sûre et efficace que la procédure traditionnelle.

Comment ça marche ? Lors d'un pontage, le chirurgien prélève un vaisseau sanguin sur une autre partie du corps et le greffe sur l'aorte (l'artère principale qui conduit le sang hors du cœur) afin d'aménager une déviation court-circuitant l'artère coronaire bouchée. Par le passé, les chirurgiens interrompaient les battements du cœur pendant la délicate procédure de la greffe afin de ne pas travailler sur une cible en mouvement. Le patient était alors branché à une machine de circulation extracorporelle prenant temporairement en charge le pompage et l'oxygénation du sang.

Toutefois, grâce à un petit appareil appelé stabilisateur de tissus, les chirurgiens peuvent désormais faire le pontage pendant que le cœur bat.

Cet appareil utilise des sortes de ventouses pour immobiliser uniquement la petite région du cœur où la greffe est effectuée. La circulation extracorporelle n'est ainsi plus nécessaire, d'où le terme « hors pompe » désignant cette technique de pontage.

Pour leur étude, les chercheurs britanniques ont réparti au hasard la moitié des quelque 400 patients nécessitant un pontage en chirurgie traditionnelle, et l'autre moitié en chirurgie « hors pompe ». Le suivi post-opératoire a montré que les malades ayant subi un pontage « hors pompe » connaissaient beaucoup moins d'épisodes d'irrégularité du rythme cardiaque et d'infections de la poitrine – des complications courantes de la chirurgie du pontage traditionnelle. En moyenne, ils sortaient de l'unité de soins intensifs 24 heures après, et de l'hôpital au bout de 1 semaine.

Ces résultats ont réjoui les défenseurs de la technique « hors pompe », qui, moins invasive, limite les complications et n'augmente pas la mortalité. ■

> **La technique « hors pompe » est meilleure pour le patient car elle limite les complications propres à la chirurgie traditionnelle à cœur ouvert.**

LA RECHERCHE

Mentalement, les hommes se sortent mieux d'un pontage

Les hommes et les femmes peuvent tirer le même bénéfice du pontage d'une artère coronaire, mais les femmes semblent moins bien s'en accommoder, du moins en termes de qualité de vie. Une étude faite au centre médical de l'université américaine de Duke s'est intéressée à un groupe d'hommes et de femmes sur le point de subir un pontage coronarien.

Avant l'intervention et 1 an après, chaque participant a passé une série de tests pour mesurer les facteurs de qualité de vie, notamment les moments de dépression, l'anxiété et la perception générale, par le sujet, de sa santé. Au bout de 1 an (avec prise en compte de l'âge, de l'état civil, de l'état de santé et autres caractéristiques susceptibles de fausser les résultats), les femmes ont révélé davantage de périodes de dépression et d'anxiété, de même qu'elles avaient l'impression d'avoir un peu perdu de leurs capacités à mener à bien leurs activités quotidiennes depuis l'opération. Pourquoi cette différence ? Selon les chercheurs, il semble tout simplement que l'opération chirurgicale ne fait pas autant de bien aux femmes qu'aux hommes. Les femmes ont des artères plus petites et les veines utilisées en chirurgie de pontage ont tendance à être plus fragiles. Après l'intervention, il arrive souvent que les femmes ressentent moins que les hommes une amélioration des symptômes de l'angine de poitrine et qu'elles passent plus de jours alitées. ■

Découverte clé
À la recherche de substituts sanguins

Si vous avez un jour besoin d'une transfusion sanguine en urgence, vous ne serez sans doute pas ravi d'entendre le médecin déclarer : « Administrez à ce patient une unité de sang de ver marin. » C'est pourtant mieux que rien...

Le sida, la maladie de la vache folle et d'autres menaces sanitaires ont ramené les réserves mondiales de sang à des niveaux dangereusement bas. Au vu de la situation, les scientifiques rivalisent d'ardeur pour découvrir un substitut et, en juin 2003, les chercheurs français ont dévoilé un candidat pour le moins inattendu : l'arénicole, ver marin qui s'enterre dans le sable et que l'on utilise souvent comme appât pour la pêche. Le sang de cet animal est très proche de celui de l'homme et des autres mammifères. Au cours des essais de transfusion en laboratoire sur des souris, le sang de ce ver a fait ce qu'un substitut sanguin est censé faire : délivrer de l'oxygène aux organes sans déclencher de réaction du système immunitaire. Les résultats ont été suffisamment encourageants pour envisager des essais sur l'homme.

Autre piste : trois substituts sanguins dérivés du sang de vache en sont à des stades de recherche avancés et pourraient être homologués par la FDA dans les années à venir. L'un d'entre eux, HemoPure, est déjà utilisé en Afrique du Sud et a été homologué pour les chiens aux États-Unis. Pour les experts médicaux, toute la question est de savoir quand (et non si) le sang artificiel remplacera le produit d'origine dans les services d'urgence, sur les champs de bataille et sur les routes en cas d'accident, voire lors d'opérations en dehors de toute situation d'urgence.

Les substituts sanguins de synthèse présentent de nombreux avantages : contrairement au sang des donneurs, ils n'ont pas besoin d'être réfrigérés, peuvent être conservés plus de 2 ans, ne présentent aucun risque de maladie virale et sont disponibles en quantité illimitée. Il n'y a de plus aucun risque d'incompatibilité avec les différents types de sang : le sang artificiel convient à tous.

Comment ça marche ? Chez un patient qui a perdu du sang, il faut de toute urgence continuer à acheminer l'oxygène des poumons dans les organes par l'intermédiaire des vaisseaux sanguins. Le composant du sang chargé d'accomplir cette mission est l'hémoglobine. C'est pourquoi la plupart des substituts sanguins potentiels se focalisent sur cette protéine. Mais les recherches sur le sang artificiel, engagées depuis près de 50 ans, se révèlent décevantes car l'hémoglobine, si elle n'est pas confinée à l'intérieur des globules rouges, est très instable et ne peut plus transporter l'oxygène. De plus, l'hémoglobine « en liberté » se combine à l'oxyde nitrique dans les parois des vaisseaux sanguins et l'empêche ainsi d'assurer la dilatation des vaisseaux. La tension peut donc également grimper et atteindre des niveaux dangereux.

Avec les substituts à base de sang de vache, les biotechnologies ont résolu ces problèmes. Les molécules d'hémoglobine ont été modifiées afin qu'elles puissent rester stables au moins 24 heures dans le sang, soit assez longtemps pour permettre au patient de surmonter la situation d'urgence. Ces molécules modifiées sont aussi plus grosses, si bien qu'elles ne peuvent pas pénétrer dans les parois des vaisseaux et entrer en interaction avec l'oxyde nitrique.

L'avantage de l'arénicole

L'hémoglobine de l'arénicole est cinquante fois plus grosse que l'hémoglobine humaine. De ce fait, les chercheurs français espèrent un miracle médical, c'est-à-dire une source d'hémoglobine qui n'aurait pas besoin d'être modifiée mais serait simplement collectée, purifiée et utilisée telle quelle. Si l'idée résiste à des essais plus approfondis, des fermes d'arénicoles pourraient voir le jour dans des régions côtières. ■

L'arénicole ou ver marin pourrait être à l'origine du substitut sanguin que les scientifiques recherchent depuis longtemps.

Les progrès de la prévention

Des anticoagulants à faible dose éliminent les caillots mortels

Outre les infections nosocomiales, les erreurs médicales et les problèmes d'alimentation, il existe encore un autre risque préoccupant si l'un de vos proches est hospitalisé : la thrombose veineuse profonde ou phlébite, provoquée par les caillots qui se forment dans les jambes après une longue période d'inactivité. La phlébite est particulièrement dangereuse lorsqu'un caillot de sang se détache, arrive jusqu'au cœur par le torrent circulatoire et se loge dans les poumons, où il provoque une embolie pulmonaire, généralement fatale. Les phlébites sont à l'origine de dizaines de milliers de décès par an en Amérique du Nord, surtout chez des patients hospitalisés ou en centre de rééducation.

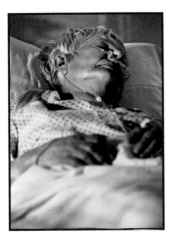

Chez les patients alités, les caillots dans les jambes constituent un réel danger.

Une étude importante publiée en avril 2003 dans le *New England Journal of Medicine* a démontré qu'en administrant au patient un anticoagulant classique et bon marché, la warfarine (Coumadin), sur le long terme et à faible dose, on contribuait à la prévention de ces caillots à répétition, sans effet secondaire néfaste. Actuellement, les gens qui souffrent de caillots ou d'embolie sont traités durant 6 mois au Coumadin à des doses plus élevées. Par crainte de complications hémorragiques, le traitement est ensuite interrompu ce qui explique pourquoi ces malades ont 6 à 9 % de risques de faire un nouveau caillot dans l'année.

Les patients qui ont participé à l'étude ont été traités au Coumadin durant 4 ans (pour les traitements les plus longs) sans aucun résultat négatif, avec une baisse du taux de phlébite de 64 % par rapport à ceux qui n'avaient pas reçu ce traitement.

La valeur de ce traitement est apparue si évidente que le sponsor de l'étude en a avancé le terme pour permettre à tous les participants d'en bénéficier.

Une prévention insuffisante La phlébite a fait les gros titres de la presse il y a quelques années.

On parlait alors de « syndrome de la classe économique », en référence aux caillots dont souffraient les passagers entassés dans des avions lors de vols nolisés longue distance. Plus récemment, en avril 2003, le journaliste de NBC David News est décédé à l'âge de 39 ans d'une embolie pulmonaire alors qu'il couvrait la guerre en Irak. Les experts pensent qu'un caillot a pu se former sous l'effet conjugué de l'exiguïté des moyens de transport qu'il utilisait et de la déshydratation.

Les facteurs de risque Parmi les autres facteurs de risque de la thrombose veineuse profonde, on relève la chirurgie orthopédique, le cancer, les défaillances cardiaques ou respiratoires chroniques, les varices, le tabagisme, la pilule contraceptive et les hormonothérapies substitutives. Mais le risque est beaucoup plus élevé chez les patients hospitalisés ou en maison de repos. Le taux augmente avec l'âge et le développement d'autres maladies. Enfin, il progresse aussi avec l'obésité, hélas très répandue en Amérique du Nord.

Malgré tous ces éléments, les études montrent que, bien souvent, les médecins ne prennent pas les précautions nécessaires pour empêcher la formation de ces caillots : traiter les patients par anticoagulants avant le développement des caillots, leur faire porter des bas de contention pour stimuler la circulation au niveau des jambes et s'assurer qu'ils font de l'exercice régulièrement.

Mais on ne peut se contenter d'accuser les médecins. Les patients et leur famille ont également une responsabilité. Si vous ressentez une crampe qui s'aggrave et perdure au niveau de la jambe, si vous êtes essoufflé sans raison ou si vous éprouvez des douleurs inexpliquées au niveau de la poitrine, parlez-en à votre médecin. Et si vous avez un proche alité, demandez au centre de soins ce qu'il faut faire pour éviter la phlébite.

Enfin, en cas de long voyage en voiture ou en avion, n'hésitez pas à quitter votre siège de temps en temps pour aller vous dégourdir les jambes. ■

Recherche pharmaceutique

Un nouvel anticholestérol dope la performance des statines

Atorvastatine (Lipitor), simvastatine (Zocor) et autres statines ont quasiment accédé au statut de médicaments miracles du fait de leurs performances pour lutter contre des taux élevés de cholestérol. Cependant, 60 % des millions de Nord-Américains qui prennent des statines ne parviennent pas à faire baisser leur taux de cholestérol au niveau souhaité et restent donc exposés au risque de maladie cardio-vasculaire, voire de crise cardiaque. En novembre 2002, la FDA a fait un grand pas en avant en approuvant un nouveau médicament, l'ézétimibe (Zetia).

Le Zetia n'est pas une statine Agent anticholestérol d'une classe totalement nouvelle, le Zetia fait non seulement baisser le cholestérol mais il agit en synergie avec les statines pour aboutir à un meilleur résultat que chacun des médicaments pris séparément.

Lors des études, le Zetia pris seul a réduit de 18 % en moyenne le « mauvais » cholestérol, ou LDL (pour *low-density lipoprotein*, lipoprotéine de basse densité). Lorsqu'il a été cette fois-ci coadministré durant 8 semaines à des patients qui prenaient déjà des statines, le taux de LDL a baissé de 25 % supplémentaires par rapport à la prise des statines seules.

Outre la réduction du taux de LDL, le Zetia fait également baisser les triglycérides (autre graisse dont la présence dans le sang est néfaste) et augmente le taux du « bon » cholestérol, ou HDL (pour *high-density lipoprotein*, lipoprotéine de haute densité), qui « nettoie » les artères. Selon des résultats préliminaires publiés en 2003, le Zetia semble aussi réduire les protéines C-réactives, marqueurs de l'inflammation considérés comme un reflet du risque cardio-vasculaire. Et, là encore, les

effets sont renforcés quand le médicament est pris en association avec les statines.

Comment ça marche ? Si le Zetia complète aussi bien l'action des statines, c'est qu'il s'attaque au problème sous un autre angle. Les statines agissent dans le foie en inhibant les enzymes qui produisent habituellement le cholestérol alors que le Zetia agit en empêchant l'absorption du cholestérol alimentaire au niveau de l'intestin.

Disponibilité Le Zetia, qui a reçu au Canada le nom d'Ezetrol, a obtenu son autorisation de mise en marché (AMM) en juin 2003, mais on lui a découvert des effets indésirables potentiels. ■

[UNE NOUVELLE PISTE CONTRE L'ATHÉROSCLÉROSE]

Une découverte récente vient d'inaugurer le développement d'un nouveau médicament qui pourrait participer à éviter l'athérosclérose (dépôt de graisses et de cholestérol sur les parois artérielles).

Cette nouvelle voie thérapeutique consiste à inhiber l'action de l'enzyme ACAT2 (*acyl-coenzyme A:cholesterol acyltransferase-2*). Cette enzyme du métabolisme des lipoprotéines modifie le cholestérol LDL, ce qui le rend encore plus athérogène. L'étude a consisté à produire par manipulation génétique des souris dépourvues de cette enzyme. Or ces dernières n'ont pas développé d'athérosclérose.

Un médicament qui bloquerait l'ACAT2 pourrait peut-être aboutir au même résultat chez l'homme. Des groupes pharmaceutiques ont déjà mis au point des inhibiteurs d'ACAT. Mais le problème n'est pas si simple car des recherches ultérieures ont montré qu'il existait deux formes différentes de cette enzyme. En effet, on distingue l'ACAT1, qui est présente dans tout l'organisme, tandis que l'ACAT2 se concentre uniquement dans le foie et l'intestin grêle. Ces deux organes sont par ailleurs stratégiques car ils sont au centre de la production et de l'absorption du cholestérol. La nouvelle voie thérapeutique testée s'attache à inhiber seulement l'action de l'ACAT2 car cette thérapie serait plus prometteuse que celle qui consiste à s'attaquer simultanément aux deux formes de l'enzyme.

Les auteurs de l'étude, qui ont publié leurs conclusions en février 2003 dans la revue *Proceedings of the National Academy of Sciences*, estiment qu'un médicament qui s'attaquerait à l'ACAT2 sans nuire à l'action de l'ACAT1 constituerait un grand pas en avant dans la prévention des maladies cardio-vasculaires. ■

Les progrès de la prévention

De nouvelles raisons de lever le coude

Les médecins savent que boire modérément – un verre de vin, de bière ou d'alcool par jour – diminue les risques de crise cardiaque. La consommation modérée d'alcool élève le taux de HDL (le « bon » cholestérol), ce qui contribue à limiter les risques d'athérosclérose (dépôt de graisses et de cholestérol sur les parois artérielles).

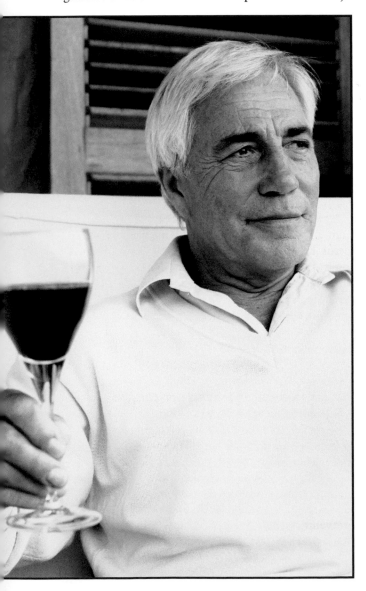

Un rempart contre l'inflammation Selon des recherches récentes, la consommation d'alcool pourrait aussi contrecarrer un processus aujourd'hui soupçonné d'entretenir des liens étroits avec les maladies cardiaques : l'inflammation. Ce phénomène correspond à un ensemble de réactions immunitaires de l'organisme suite à une lésion, qu'elle soit due à une coupure, à une invasion bactérienne ou à une autre agression, telle que le dépôt de graisses et de cholestérol sur les parois artérielles.

Les chercheurs ont récemment établi un lien entre les crises cardiaques et l'inflammation des artères. Cette dernière favorise l'accumulation de la plaque d'athérosclérose à l'intérieur des parois artérielles jusqu'à l'éclatement de celle-ci dans l'organisme, ce qui provoque des caillots obstruant la circulation sanguine.

Dans l'organisme, l'inflammation s'évalue indirectement par la mesure du taux de molécules impliquées dans la réaction inflammatoire telles que la protéine C-réactive (CRP) et l'interleukine 6 (IL 6). Des chercheurs italiens ont mesuré ces taux chez 2 574 hommes et femmes âgés de 70 à 79 ans. L'ensemble du groupe a également rempli des questionnaires portant notamment sur l'absorption d'alcool. Il s'est avéré que les taux de protéine C-réactive et d'interleukine 6 étaient plus bas chez ceux qui consommaient des boissons alcoolisées une à sept fois par semaine.

Pas d'abus ! Il ne faut pourtant pas voir là un permis de s'adonner sans retenue à la boisson ! En effet, les chercheurs constatent que les sujets dont la consommation d'alcool dépassait huit verres par semaine présentaient plus de risques d'avoir des taux élevés de CRP et d'IL 6. Boire régulièrement plus d'un verre en moyenne par jour peut mener aux premiers stades d'une maladie du foie (comme la cirrhose), qui se détecte en général par une augmentation des taux de ces deux marqueurs de l'inflammation. La maladie du foie est la quatrième cause de décès par maladie au Canada. L'alcool en est une cause importante. ■

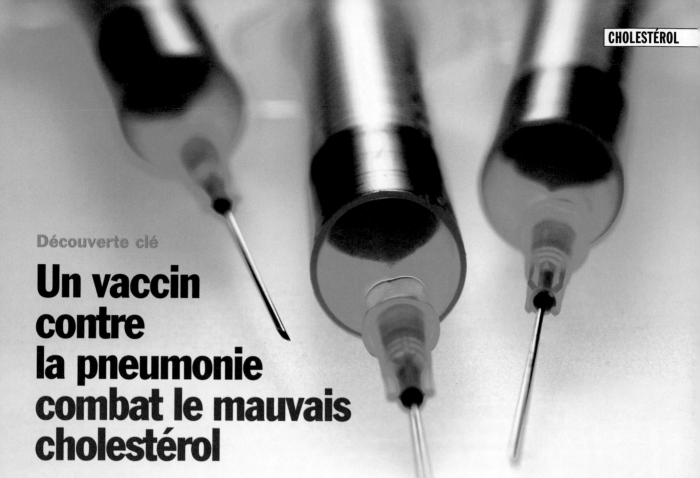

Un vaccin contre la pneumonie combat le mauvais cholestérol

Un jour peut-être on soignera, voire on préviendra, un taux trop élevé de cholestérol grâce à un vaccin courant qui protégera les artères des plaques d'athérome. Des immunologistes et des spécialistes du cholestérol de l'université de Californie à San Francisco ont en effet découvert que, chez les souris, un simple vaccin contre la pneumonie peut renforcer la prévention contre les troubles cardiaques en augmentant la réaction immunitaire du corps au « mauvais » cholestérol (LDL). Les souris vaccinées ont connu une réduction de 20 % de la formation de la plaque par rapport aux non vaccinées.

Comment ça marche ? Le vaccin agit en activant un anticorps présent naturellement – l'anticorps du pneumocoque (bactérie de la pneumonie). Les anticorps affaiblissent les substances dangereuses en s'y fixant de façon à ce que l'organisme puisse les attaquer et les détruire. Le vaccin antipneumo-coccique agit aussi contre le cholestérol LDL, car la surface du pneumocoque et celle du LDL ont toutes deux le même marqueur chimique. Ainsi, lorsque le système immunitaire est sollicité par le vaccin pour reconnaître le pneumocoque, il repère aussi le mauvais cholestérol et s'y arrête. Cela affaiblit le

cholestérol et réduit sa capacité à se coller sur les parois artérielles.

Cette étude n'est pas la première à mettre en lumière les liens entre vaccins et meilleure santé du cœur. Une analyse portant sur 286 000 personnes du troisième âge hospitalisées pour des troubles ou une crise cardiaques a montré par exemple que les patients pouvaient quitter l'hôpital plus tôt s'ils avaient été vaccinés contre le rhume.

Ce que cela signifie Faut-il pour autant se précipiter pour acheter un vaccin contre la pneumonie afin de se protéger contre les problèmes cardiaques ? Pas de précipitation ! Le Pr Gregg Silverman, coauteur de l'étude, précise que les effets bénéfiques du vaccin courant contre la pneumonie sont probables mais pas complètement certains. « Les vaccins que nous avons analysés n'étaient pas particulièrement conçus pour répondre à la question. À partir de ce que nous savons maintenant, nous pourrons peut-être fabriquer un vaccin plus spécifique, destiné à soigner ou même prévenir les maladies cardio-vasculaires de nos patients. » Des recherches sur les primates sont en cours actuellement. Mais le chemin s'annonce très long et tortueux… ∎

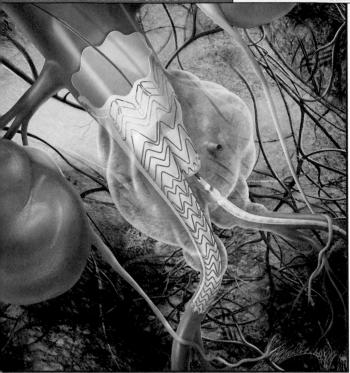

Une fine prothèse est insérée via un cathéter dans l'anévrisme abdominal aortique gonflé. Puis les deux branches de la prothèse sont étirées jusque dans les artères qui mènent à chaque jambe.

Technique chirurgicale
Une prothèse éclipse la chirurgie classique de l'anévrisme

L'anévrisme de l'aorte abdominale (ou AAA) est une dangereuse dilatation de la plus grosse artère du corps humain, située dans l'abdomen. Cette dilatation est souvent détectée très tardivement, mais il existe deux façons de remédier à la « bulle » mortelle : d'une part, la chirurgie ouverte traditionnelle et, d'autre part, une méthode moins invasive qui consiste à utiliser un cathéter introduit par une petite incision. Pendant des années, les experts n'ont pas réussi à se mettre d'accord sur la meilleure méthode à adopter. Le débat pourrait désormais se clore : une étude montre que les toutes nouvelles techniques, moins invasives, l'emportent haut la main pour augmenter les chances de survie et accélérer la guérison par rapport aux techniques de chirurgie ouverte, en lesquelles de nombreux médecins ont pourtant placé leur confiance.

La chirurgie classique (ouverte), qui consiste à pratiquer une longue incision dans l'abdomen et à recoudre l'anévrisme, était, jusqu'en 1999, l'unique recours lorsque la FDA autorisa la mise en marché d'une endoprothèse couverte (ou stent). Santé Canada a approuvé le stent en janvier 2003. Il s'agit d'un renfort flexible pour l'aorte en forme de tout petits pantalons, conçu pour être mis en place à l'intérieur de l'anévrisme et légèrement étiré jusque dans les artères menant à chaque jambe. La prothèse est insérée par l'intermédiaire d'un long et fin cathéter introduit par une incision dans l'aine. Les médecins qui ont adopté cette technique, très peu invasive, commencent à trouver l'idée de la chirurgie ouverte démodée et extrême. Mais les chirurgiens qui ne jurent que par l'ancienne méthode la jugent encore trop hasardeuse pour devenir la référence.

La première étude destinée à comparer les deux techniques, publiée en janvier 2004, a analysé les informations provenant de milliers d'interventions sur des AAA réalisées dans des centaines d'hôpitaux de l'État de New York sur une période de 2 ans. Elle se conclut ainsi : l'endoprothèse couverte (ou stent) donne aux patients les meilleures chances de survivre à cette épreuve. Les décès de receveurs de l'endoprothèse se montent à moins de 1 %, contre 4,2 % des patients traités par la chirurgie classique. L'étude a aussi révélé que les receveurs d'endoprothèse étaient en état de rentrer chez eux au bout de moins de 4 jours et n'avaient besoin que de 2 semaines environ de convalescence. Les patients soumis à une opération classique ont dû pour leur part rester à l'hôpital 10 jours en moyenne, et il leur a parfois fallu jusqu'à 2 mois pour reprendre une activité normale. ■

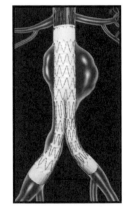

L'endoprothèse permet une guérison plus rapide et connaît un meilleur taux de survie.

Découverte clé

Un appareil respiratoire pour atténuer la douleur

Dans un proche avenir, les malades atteints de drépanocytose, et notamment les enfants, vont peut-être pouvoir traiter les crises douloureuses grâce à un inhalateur. De nouvelles recherches menées à l'hôpital pour enfants de Boston ont montré qu'en respirant de l'oxyde nitrique, substance chimique connue pour améliorer la circulation sanguine, on apaisait notablement la douleur chez les plus jeunes. Cette découverte ouvre une voie entièrement nouvelle au traitement de cette maladie du sang héréditaire et offre une alternative à la morphine et à d'autres analgésiques puissants souvent nécessaires. Ce serait une bénédiction pour les 70 000 Américains, principalement d'origine africaine, qui souffrent de cette affection génétique. La maladie provoque une déformation des globules rouges qui véhiculent l'oxygène en leur donnant la forme d'une faucille ou d'un croissant de lune au lieu d'un disque. Ces cellules aux contours irréguliers créent des « embouteillages » et obstruent les petits vaisseaux sanguins, ce qui empêche la délivrance de l'oxygène aux tissus et endommage à terme les organes. Dès l'enfance, elle peut provoquer des crises liées à une insuffisance circulatoire grave, qui génèrent des douleurs suffisamment aiguës pour conduire les patients à l'hôpital.

L'oxyde nitrique pourrait calmer et peut-être prévenir ces crises en s'attaquant à la cause de la douleur (l'insuffisance circulatoire) plutôt qu'en traitant la douleur elle-même.

Comment ça marche ? Les patients souffrent d'une carence en la substance chimique qui leur est le plus nécessaire : l'oxyde nitrique, qui distend les vaisseaux sanguins et améliore la circulation. Cela tient au fait que les cellules falciformes sont fragiles et souvent détruites prématurément. Les protéines d'hémoglobine qu'elles renferment et qui transportent l'oxygène sont alors libérées dans le sang, où elles détruisent l'oxyde nitrique qu'elles rencontrent. L'inhalation d'oxyde nitrique semble accroître suffisamment le niveau de cette substance dans le sang pour élargir les vaisseaux sanguins et supprimer l'embouteillage.

C'est ce que l'on a apparemment constaté à cet hôpital pour enfants, où l'on a fait respirer 20 patients atteints de drépanocytose, âgés de 10 à 21 ans, à travers un masque durant 4 heures lors d'un épisode de crise. La moitié d'entre eux inhalaient de l'oxyde nitrique et l'autre moitié l'air de la pièce. Selon les résultats de l'étude publiée en mars 2003 dans le *Journal of the American Medical Association*,

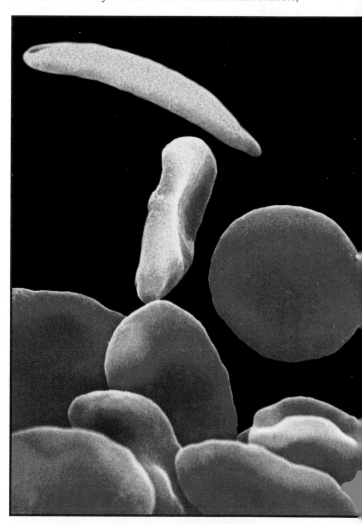

Globules rouges normaux et globules rouges en forme de faucille. Les cellules en forme de faucille résultent d'une anomalie de l'hémoglobine, qui constitue le pigment des globules rouges.

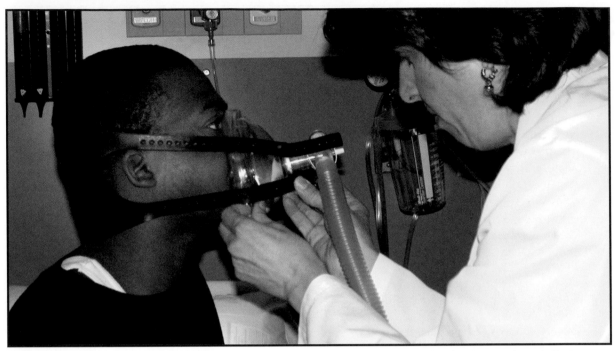

Un jeune patient de 18 ans atteint de drépanocytose est traité par inhalation d'oxyde nitrique à l'hôpital pour enfants de Boston.

ceux qui avaient inhalé de l'oxyde nitrique ont fait état d'un plus grand soulagement de la douleur que les autres, surtout après la quatrième heure de traitement.

Disponibilité Aussi encourageants que soient ces résultats, l'approbation de l'oxyde nitrique comme traitement de la crise de drépanocytose exigera de nouvelles études portant sur un plus grand nombre de patients. De telles études sont aujourd'hui en cours. En attendant, l'oxyde nitrique enregistre d'ores et déjà un bilan très positif. Il est actuellement utilisé pour traiter les insuffisances respiratoires et l'hypertension pulmonaire, une affection rare qui se caractérise par un rétrécissement des vaisseaux sanguins dans les poumons. ■

Étude

La glycérine en tête pour traiter les varices

Pour se débarrasser des varices, la technique la plus courante reste l'injection d'un produit qui, en irritant les parois des veines responsables des varicosités, provoque une coagulation (un sclérus) précédant la fermeture des vaisseaux : la sclérothérapie. De récentes études ont démontré que l'un des produits les plus efficaces est la glycérine – ne serait-ce que parce que son injection est parfaitement indolore.

En juin 2003, le Dr Goldman, dermatologue à San Diego, a publié des résultats fondés sur ses propres expériences cliniques portant sur 13 patients. Sur une jambe, il a sclérosé les varicosités à la glycérine et, sur l'autre, il a utilisé du STS (sulfate tétradécyl de sodium). Il a ensuite constaté que la glycérine faisait disparaître les varicosités plus rapidement et limitait les hématomes, les enflures et les décolorations.

Comment ça marche ?

Quel que soit le produit, le principe est de provoquer la disparition de la varicosité indésirable en détruisant les cellules qui constituent la paroi du vaisseau. Le STS est un détergent qui prive les cellules de leurs protéines. Au contraire, la glycérine déshydrate les cellules jusqu'à les faire mourir. Un processus moins douloureux (la destruction des protéines se traduit par une sensation de brûlure). Par ailleurs, comme la glycérine est plus épaisse que d'autres substances, elle a moins de risques d'être entraînée le long des vaisseaux sanguins, et peut ainsi agir lentement et efficacement juste à l'endroit où elle est injectée. Un avantage important, car le problème essentiel de la sclérothérapie est la dilution par le sang, qui oblige le praticien à introduire une concentration très élevée de produit. La glycérine est ainsi particulièrement performante pour les varicosités en étoile (télangiectasic) de l'épaisseur d'une pointe de stylo. Pour les varices

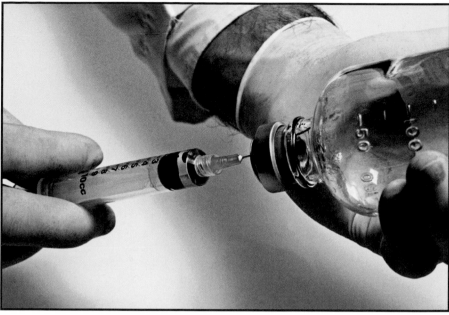

Une simple solution de glycérine peut supprimer des varices disgracieuses.

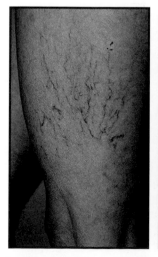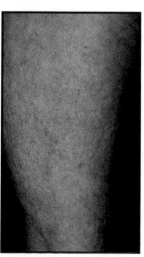

Les télangiectasies ou varicosités en araignée, avant et après les injections de glycérine. Courant en Europe, ce traitement pourrait le devenir de plus en plus en Amérique du Nord.

de l'épaisseur du corps du stylo, le STS reste le traitement de référence. En se servant du bon agent pour la bonne veine, et en traitant la totalité du complexe veineux qui génère les varices disgracieuses en surface, il est possible d'achever le travail en une ou deux consultations au lieu des multiples visites qui étaient nécessaires.

Des techniques d'avenir Les fabricants proposent depuis quelque temps une présentation des substances sclérosantes sous forme de mousse. Bien plus adhérente que les substances liquides, que le sang dilue facilement, une mousse agit plus vite et mieux sur les parois veineuses. Mais elle est aussi bien plus difficile à injecter.

Dans certains pays européens, on recommande encore le stripping pour traiter les varices. C'est une technique lourde qui consiste à procéder à l'arrachage de la veine principale responsable de la varice ou à son invagination (la veine est retournée comme un bas).

L'avenir semble néanmoins appartenir au laser : introduit dans la veine principale, il chauffe le sang, qui à son tour chauffe la paroi pour la refermer. Une heure de traitement suffit généralement, sans anesthésie. Certaines cliniques de chirurgie esthétique offrent le traitement des varicosités au laser. On sait que le traitement des varices n'est pas remboursé par les assurances ; voilà une nouvelle qui réjouira sans doute nombre de patients. ■

Recherche pharmaceutique
Médicaments : toujours plus loin

Des veines rigides ? Elles et vous pourrez bientôt vous détendre. Comme les parois artérielles ont tendance à se raidir avec l'âge, une majorité de gens de plus de 60 ans souffrent d'athérosclérose, maladie du durcissement des artères. Plus de 20 millions de Nord-Américains se trouvent ainsi sur la pente raide menant à des maladies cardio-vasculaires plus graves. Et les traitements médicaux destinés à assouplir les veines sont rares parce qu'on croyait autrefois que les processus mis en œuvre dans le durcissement des artères étaient irréversibles.

Aujourd'hui, des études cliniques ont démontré qu'une nouvelle molécule, le chlorure d'alagébrium (ALT-711), détend les parois des artères et accroît leur élasticité, de sorte que le cœur parvient plus facilement à pomper le sang. Cet assouplissement réduit la tension artérielle et diminue ainsi les risques de crise cardiaque, d'insuffisance cardiaque et d'accident vasculaire cérébral (AVC).

Lors de la révélation, en septembre 2001, des essais fructueux de l'ALT-711, ce médicament fut aussitôt considéré comme révolutionnaire : dans la mesure où l'athérosclérose se place en tête des maladies cardiaques à très haut risque, en venir à bout permettrait de sauver de nombreuses vies. Actuellement, les patients dont une tension artérielle élevée est associée à un durcissement des parois artérielles souffrent d'hypertension systolique isolée. Ils sont en général traités par des médicaments tels que les inhibiteurs de l'ECA (enzyme de conversion de l'angiotensine) et des bêtabloquants. Ces molécules parviennent à agir sur les effets de la rigidité des artères, mais non sur les artères elles-mêmes.

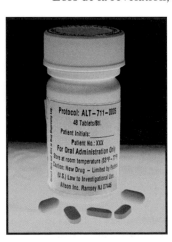

Le chlorure d'alagébrium, médicament expérimental, plus connu sous le nom d'ALT-711, aiderait à assouplir les veines.

L'eau dure peut-être douce pour la santé de votre cœur

Une eau dure (à cause de sa concentration en sels minéraux comme le calcium et le magnésium) laisse sans doute, dans votre évier ou votre baignoire, de vilaines traces de tartre, mais consolez-vous en pensant aux bienfaits qu'elle peut représenter pour la santé de votre cœur.

Une étude finlandaise a montré que la dureté de l'eau absorbée était corrélée à une diminution du risque de crise cardiaque. La fréquence des crises cardiaques connaît de grandes variations géographiques en Finlande, où l'eau est relativement douce. Des chercheurs ont donc étudié les données concernant près de 19 000 hommes âgés de 35 à 74 ans et les ont comparées à des informations sur la dureté de l'eau dans tout le pays. Ils ont constaté que, partout où la dureté de l'eau s'élevait, le risque de crise cardiaque baissait de 1 %. Le magnésium présent dans l'eau dure est peut-être à l'origine de cet effet bénéfique. L'étude a déjà établi un lien de cause à effet entre l'ingestion élevée et au long cours de magnésium ou le taux élevé de ce sel minéral dans le sang et la baisse du risque d'hypertension artérielle et de maladies cardiaques. ■

Comment ça marche ? Le chlorure d'alagébrium est le nom générique d'une molécule originale qui empêche les molécules de sucre sanguin de rester attachées aux protéines qui composent les parois artérielles. Pour cela, elle brise les liens chimiques entre les protéines et les sucres connus sous le terme d'AGE (*advanced glycosylated crosslink endproducts* ou produits terminaux de glycosylation). Les AGEs ont une forte tendance à se former chez les diabétiques et les personnes âgées, de sorte que la possibilité de les détruire est une excellente nouvelle.

Disponibilité Avant de pouvoir devenir une option de nouveau traitement, le chlorure d'alagébrium doit subir tous les contrôles nécessaires en conformité avec les normes de la FDA. Plusieurs études ont été publiées en phase II (les phases cliniques de préhomologation sont au nombre de trois). Le produit est maintenant en expérimentation de phase III, c'est-à-dire sur un nombre de patients plus élevé et les publications se multiplient. ■

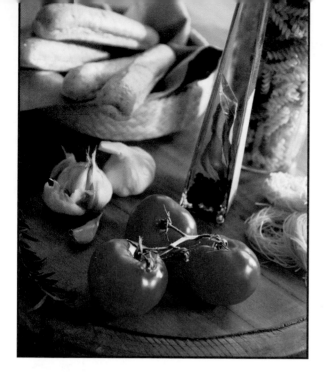

Prévention
Le régime crétois réduit l'inflammation

Les scientifiques viennent peut-être de dévoiler le mystère du régime crétois. Depuis les années 1970, médecins, nutritionnistes et gourmets ne cessent de louer d'une même voix les vertus du régime crétois traditionnel, particulièrement bon pour le cœur ; mais personne ne savait jusqu'ici vraiment pourquoi une cuisine riche en huile d'olive, en fruits et légumes, et en poisson (et pauvre en viande rouge) est bénéfique pour le cœur. Certains experts pensent que cela est dû aux effets produits sur la pression artérielle ; d'autres soulignent la réduction du taux de cholestérol. Ils ont sans doute tous raison, mais les dernières recherches montrent que ce régime a un autre résultat : il combat l'inflammation, l'une des causes majeures de maladies cardiaques. Une étude portant sur plus de 2 000 Grecs en bonne santé a été lancée, qui comportait un questionnaire précis et élaboré pour essayer de déterminer leurs habitudes et préférences alimentaires ; les participants étaient divisés en groupes, suivant qu'ils étaient plus ou moins proches du régime dit crétois. Après les analyses de sang, on découvrit que les dix « gagnants » avaient 20 % de protéine C-réactive (CRP) en moins dans le sang que ceux dont le régime était moins riche en légumes, huile d'olive et autres aliments associés au régime crétois classique. Or la CRP est un indicateur chimique de l'inflammation chronique de niveau faible, notamment l'inflammation à l'intérieur des parois artérielles. On sait qu'un fort taux de CRP est un signe de risque accru de maladies cardiaques, car l'inflammation provoque des blocages dangereux et fragilisant dans les vaisseaux sanguins, qui peuvent causer une crise cardiaque. En outre, les personnes proches du régime crétois montraient également moins de signaux d'inflammation en général.

Une autre étude, plus récente, a mis en lumière de nouvelles vertus du régime crétois pour protéger le cœur. Des chercheurs de la faculté de médecine d'Athènes ont suivi plus de 22 000 volontaires pendant 44 mois : ceux qui suivaient le régime traditionnel de près couraient de toute évidence un risque beaucoup plus faible de mort par crise cardiaque. ■

LA RECHERCHE

Des tissus prélevés sur le ventre pour soigner le cœur

Un jour, peut-être, le tissu prélevé lors de plasties abdominales sera utilisé à bon escient pour soigner un cœur malade. En effet, les tissus que l'on appelle en général de la graisse contiennent un grand nombre de cellules non graisseuses (dites stromales), que l'on peut extraire de la masse éliminée lors d'interventions telles que la liposuccion.

Suivant des recherches menées en laboratoire, ces cellules stromales peuvent être dirigées de façon à ce qu'elles se muent en d'autres types de tissus, y compris ceux des vaisseaux sanguins et cardiaques. Les chercheurs pensent que ces cellules pourraient alors être introduites (au moyen d'un cathéter) dans les zones fragilisées, nécessitant une amélioration de la circulation sanguine, par exemple une zone du cœur affaiblie ou une artère bouchée.

L'un des avantages de cette méthode, c'est que, contrairement à un cœur transplanté par exemple, les cellules stromales ne seront pas rejetées par le système immunitaire car le corps les reconnaîtra comme les siennes. ■

ON EN PARLE...

Les fumeurs jouent les cobayes dans la lutte contre l'athérosclérose

Les recherches sur les fumeurs, qui présentent un risque accru de maladies cardio-vasculaires, ont révélé trois nouveaux moyens de traiter l'athérosclérose (épaississement de la paroi des vaisseaux sanguins).

Selon deux études distinctes, en Irlande et aux États-Unis, un médicament, l'allopurinol, un supplément nutritionnel, la taurine, et la bonne vieille vitamine C seraient capables de faire disparaître l'athérosclérose au stade précoce du dysfonctionnement endothélial. À ce stade, les parois des artères perdent à tel point leur élasticité qu'elles ne peuvent plus se dilater pour s'adapter à un accroissement du flux circulatoire. C'est fréquent chez les fumeurs, mais ils ne sont pas les seuls concernés. Dans l'étude irlandaise, les fumeurs souffrant d'athérosclérose ont montré une amélioration sensible au niveau des vaisseaux sanguins après avoir reçu 2 g de vitamine C ou 1,5 g de taurine durant 5 jours. Dans l'enquête américaine, les fumeurs ont reçu une dose de 600 mg d'allopurinol et un autre médicament stimulant la dilatation des artères. L'allopurinol a nettement amélioré la capacité de réponse des artères. Le fait que des fumeurs aient été choisis comme cobayes permet d'envisager une quatrième stratégie pour garder des artères saines : ne pas fumer. ■

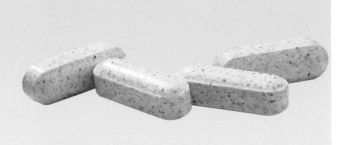

Éviter l'amputation grâce à la thérapie génique

Si l'on en croit les premiers succès enregistrés avec l'application d'une thérapie génique expérimentale, les patients souffrant de maladies vasculaires graves au niveau des jambes pourraient désormais éviter l'opération, voire l'amputation. Aujourd'hui, si vous souffrez d'athérosclérose des membres inférieurs, vous disposez à peu près des mêmes options qu'en cas de blocage des coronaires : soit l'angioplastie (élargissement des artères par gonflement de petits ballons à l'intérieur), soit le pontage (déviation de la circulation sanguine autour de l'artère bouchée par une nouvelle artère qui aura été au préalable prélevée ailleurs dans le corps). Malheureusement, tout le monde ne répond pas au traitement et 40 % des patients qui souffrent de graves problèmes de circulation finissent par être amputés. Heureusement, les choses sont en train de changer.

Début 2003, des médecins du Jobst Vascular Center de Toledo, dans l'Ohio, ont annoncé avoir traité l'athérosclérose de la jambe en stimulant la croissance de nouveaux vaisseaux sanguins par une thérapie génique. Ils ont sélectionné 51 patients et leur ont injecté dans les muscles un facteur de croissance créé par génie génétique, appelé facteur de croissance du fibroblaste non viral de type 1 ou NV1FGF. Ce facteur de croissance stimule certaines cellules afin de créer de nouveaux petits vaisseaux « d'alimentation », qui vont permettre au sang de circuler autour de l'artère bouchée. Le traitement n'a pas provoqué d'effet secondaire grave et les patients ont montré des signes d'amélioration : les douleurs ont diminué, les ulcères ont guéri et la pression sanguine s'est accrue au niveau des chevilles.

Prochaine étape : une étude de phase II à plus grande échelle, qui comparera les progrès des patients traités avec la thérapie génique et ceux de patients ayant reçu des injections placebo. ■

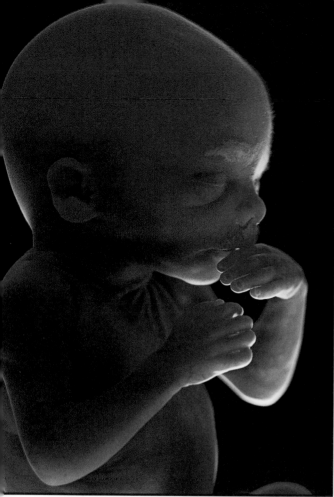

Les chirurgiens sont maintenant capables de corriger *in utero* un défaut sur le cœur d'un fœtus – sans doute l'une des opérations les plus délicates sur le plus délicat des patients.

Avancée chirurgicale
Un saut de géant pour un petit cœur

Pour Jennifer et Henry, le choix n'a pas été simple : l'échographie du second trimestre avait révélé que le fœtus que portait Jennifer avait une valve aortique rétrécie, une malformation appelée hypoplasie du cœur gauche ou hypoplasie ventriculaire, entraînant un développement trop faible du ventricule gauche et à l'évolution mortelle. Les médecins informèrent les parents qu'il existait deux moyens de sauver la vie de leur futur bébé : soit par une série de trois délicates opérations à cœur ouvert qui devait avoir lieu après la naissance, soit par une intervention unique, encore expérimentale, effectuée sur le fœtus, *in utero*.

Cette intervention n'avait encore jamais été pratiquée avec succès aux États-Unis, et seules quelques tentatives avaient eu lieu de par le monde. Mais le couple décida de prendre le risque et, en novembre 2001, un petit garçon naquit avec un cœur parfaitement fonctionnel.

Grâce à cette nouvelle opération, les médecins américains ont accompli trois choses : ils ont réussi une première chirurgicale aux États-Unis, ouvert la voie à la correction des défauts cardiaques congénitaux chez le fœtus et, bien sûr, ils ont offert la guérison, et donc la possibilité de mener une vie normale à ce petit garçon.

Comment ça marche ? La valve aortique sépare l'aorte (la principale artère qui transporte le sang hors du cœur) du ventricule gauche (la partie la plus volumineuse du cœur). Quand cette valve est trop étroite, le cœur du fœtus ne peut pas se développer complètement. Cette malformation est fatale, et la plupart des enfants qui en sont atteints en meurent dans les 18 heures suivant la naissance.

L'élargissement d'une valve dans le minuscule cœur d'un fœtus de 23 semaines est une opération des plus délicates. En s'aidant des images échographiques leur montrant précisément où ils allaient, les chirurgiens ont guidé un fin cathéter à travers une aiguille creuse jusqu'à la valve aortique du fœtus. Le cathéter contenait un ballonnet qui a été gonflé afin d'élargir le passage de la valve ; puis ballon et cathéter ont été retirés. La circulation sanguine s'en est trouvée immédiatement améliorée mais, surtout, la valve a conservé sa largeur tout au long de la grossesse et le cœur s'est développé normalement.

Disponibilité Les chirurgiens opèrent les fœtus *in utero* depuis les années 1980 afin de corriger différentes anomalies potentiellement létales. Mais la chirurgie cardiaque a toujours été considérée comme très risquée. L'équipe chirurgicale de cette première espère que le succès de leur opération permettra que d'autres nouveau-nés soient délivrés de leur malformation cardiaque congénitale. Cette opération très délicate reste néanmoins très rare et elle est réalisée au cas par cas. ■

MUSCLES
OS ET ARTICULATIONS

DANS CE CHAPITRE

257 ARTHRITE

262 ARTHROSE

264 FRACTURES OSSEUSES

267 FIBROMYALGIE

270 LUPUS

271 OSTÉOPOROSE

275 TENDONS ET LIGAMENTS

277 DOULEURS DORSALES

278 GOUTTE

279 BLESSURES DU GENOU

280 CHIRURGIE

LA MALADIE DES OS FRAGILES QUI NOUS GUETTE TOUS DÈS LA CINQUANTAINE A POUR NOM OSTÉOPOROSE.

Il est donc réconfortant d'apprendre qu'un nouveau médicament et un nouveau vaccin pourront nous aider à conserver des os solides et résistants. Des séances d'ultrasons s'avèrent également utiles pour accélérer la reconstruction des os fracturés.

Contre les articulations douloureuses, la médecine est en train de prendre de grandes mesures. Des chercheurs ont franchi un pas de géant en commençant à exploiter les cellules souches pour soigner les articulations endommagées par l'arthrite. D'autres ont développé un anticorps monoclonal efficace contre la polyarthrite rhumatoïde. Même les sangsues ont été convoquées récemment pour soulager les patients...

Le traitement de la douleur passe aussi par des voies non médicamenteuses. L'injection d'un lubrifiant a démontré des effets supérieurs à ceux des anti-inflammatoires dans le cas de l'arthrose du genou.

Tendons et cartilages font souffrir beaucoup d'entre nous. Les ondes de choc utilisées pour détruire les calculs rénaux le seront bientôt pour lutter contre les douleurs associées aux tendinites. En ce qui concerne les cartilages, des disques artificiels remplaceront peut-être bientôt les disques intervertébraux en cause dans la hernie discale.

Découverte clé

Des cellules souches contre l'arthrite

Les chèvres sont venues allonger la liste des animaux enrôlés dans la recherche sur les cellules souches. Mais, contrairement aux chats, aux moutons et aux souris, ces chèvres n'ont pas subi de clonage à partir de cellules souches. Les scientifiques utilisent les cellules souches pour soigner l'arthrite de ces animaux. Il ne s'agit pas de cellules souches embryonnaires, dont l'emploi est si controversé, mais de cellules souches adultes présentes dans la moelle osseuse, le tissu musculaire et le sang.

Comment ça marche ? Comme les cellules souches embryonnaires, les cellules souches adultes semblent avoir la capacité de se transformer en à peu près n'importe quel type de tissu de l'organisme, et font donc office de remarquables petits « outils de réparation ». Les chercheurs ont déjà montré que les cellules souches adultes peuvent servir à réparer certains tissus humains, comme le cœur. Jusqu'ici, cependant, il était impossible de savoir si elles réussiraient à réparer des tissus comme le cartilage et l'os des articulations. Les chèvres ont contribué à lever ce doute.

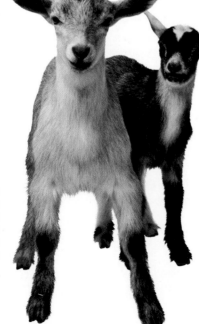

L'injection de cellules souches extraites de la moelle osseuse des chèvres a nettement amélioré l'état des genoux arthritiques de ces dernières.

Principe de l'étude Les chercheurs d'Osiris Therapeutics, à Baltimore, ont extrait des cellules souches de la moelle osseuse de chèvres et les ont laissées se multiplier dans une boîte de Pétri. Ensuite, ils ont injecté près de 10 millions de cellules souches dans les genoux arthritiques des chèvres. Résultat : le tissu articulaire rongé par l'arthrite a commencé à se reconstituer ; la progression de la dégradation du cartilage a notablement ralenti ; l'érosion osseuse s'est réduite. L'étude montre également que le traitement par des cellules souches pourrait servir à prévenir l'arthrite du genou aussi bien qu'à la soigner, puisqu'une réparation de l'articulation effectuée à temps évite que la lésion du cartilage ne progresse jusqu'à une arthrite franche et massive.

Disponibilité Comme il s'agit de chèvres et pas d'êtres humains, il reste un travail de recherche préclinique et clinique avant que la transplantation de cellules souches devienne un traitement avéré et sûr pour soigner l'arthrite chez l'homme. ■

Lutte contre la douleur
Le tai-chi bon pour l'arthrite

Le tai-chi-chuan ou « gymnastique chinoise » est un ancien art martial chinois traditionnel qui a la particularité d'être lent et axé sur la méditation. C'est aussi un puissant outil pour la santé, notamment pour les personnes âgées car ses mouvements fluides et amples améliorent leur équilibre et leur endurance tout en réduisant les risques de chute. Des recherches récentes menées en Corée du Sud nous donnent de nouvelles raisons d'opter pour cette gymnastique douce : elle soulage les douleurs articulaires liées à l'arthrite.

Les chercheurs ont soumis 17 patients arthritiques âgés de 70 ans et plus à un programme de tai-chi de 12 semaines. À la fin de ce programme, le groupe expérimental avait beaucoup moins de douleurs, des muscles abdominaux plus forts et un équilibre meilleur que le groupe de contrôle (qui n'avait pas fait de tai-chi).

Comment ça marche ? Le tai-chi de style Sun pratiqué dans cette étude est un exercice physique qui n'accélère pas le rythme cardiaque et n'essouffle pas. Il met l'accent sur la précision et la continuité des mouvements. Ses positions naturelles, non contraignantes, conviennent idéalement aux personnes âgées arthritiques qui trouveraient douloureuse toute autre forme d'exercice. Il améliore en outre la souplesse et la posture, et tonifie les muscles, les poumons et le cœur.

Disponibilité Le tai-chi est une pratique sportive peu onéreuse, facile et que l'on peut commencer à tout âge. Il existe des cours de tai-chi de tout niveau dans presque toutes les villes canadiennes. Vous pouvez aussi utiliser des cassettes vidéo d'apprentissage. Pour tout renseignement, consultez les Pages Jaunes ou le site Internet de La Toile du Québec, par exemple. Une fois les mouvements appris, ce qui prend environ 6 mois, il vous suffira de pratiquer chez vous 10 minutes par jour pour en tirer tous les bienfaits. ∎

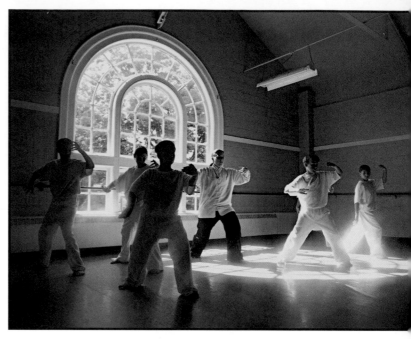

Exécutés à l'unisson, les mouvements fluides du tai-chi sont si doux qu'on a du mal à imaginer que cet ancien art martial fut d'abord une technique de combat.

LE TAI-CHI FAIT PLUS QUE SOULAGER LA DOULEUR

Quand Joyce Keller, âgée de 72 ans, déménagea de Seattle à Santa Cruz, près de San Francisco, elle espérait que le climat plus sec rendrait son arthrite moins pénible. Elle y trouva en effet un soulagement tel qu'elle ne l'aurait jamais imaginé. Mais cela n'avait rien à voir avec le soleil californien.

Joyce avait commencé des cours de tai-chi pour les plus de 50 ans. « Je me suis sentie mieux tout de suite », se souvient-elle. Quand elle compléta ses cours avec des séances quotidiennes de tai-chi chez elle, la douleur disparut presque totalement. « J'ai l'impression d'avoir changé de corps... J'ai littéralement commencé une nouvelle vie », explique-t-elle.

Les chercheurs coréens ont montré qu'un programme de tai-chi redonne de l'énergie et de la force et soulage les douleurs arthritiques. Ce qui n'étonne pas Joyce : « J'ai des bras, des mains et un dos beaucoup plus forts. Avant, je pouvais à peine marcher, à présent je fais de la randonnée. »

Elle a trouvé dans le tai-chi d'autres avantages. « Mes habitudes alimentaires ont changé – en mieux. Curieusement, depuis que je fais des exercices réguliers, je n'ai plus faim tout le temps comme auparavant », ajoute-t-elle. ∎

Polémique

Les inhibiteurs COX-2 remis en question

Une classe entière de médicaments combattant les douleurs arthritiques, les inhibiteurs COX-2, dont font partie le Celebrex (célécoxib) et le Vioxx (rofécoxib), est sur la sellette depuis 2002. Ces médicaments ont été beaucoup trop prescrits alors qu'ils présentent potentiellement de dangereux effets secondaires. En outre, la vaste étude qui a fait la promotion du Celebrex est aujourd'hui remise en question.

Les inhibiteurs COX-2 sont des analgésiques commercialisés parce qu'ils étaient censés provoquer moins de troubles gastro-intestinaux que les anti-inflammatoires non stéroïdiens tels que l'aspirine, l'ibuprofène et le naproxène, classiquement prescrits en cas d'arthrite. Depuis leur mise sur le marché en 1998 et 1999, le Celebrex et le Vioxx, commercialisés respectivement par les laboratoires Pharmacia et Merck, ont produit des volumes de vente de 8 et de 5 milliards de dollars. Ils font partie des dix spécialités pharmaceutiques les plus vendues au monde et font l'objet d'intenses campagnes de publicité dans les pays où ils sont autorisés. Pourtant, ni l'un ni l'autre de ces médicaments ne soulage mieux la douleur que leurs prédécesseurs, moins onéreux.

Une salve de mauvaises nouvelles

En avril 2002, la FDA a imposé que soient mentionnés sur la notice du Vioxx les risques d'infarctus et d'hypertension artérielle. Puis une étude sur l'animal, publiée en juin 2002, a montré que les inhibiteurs COX-2 freinaient la guérison des fractures osseuses, alors qu'ils sont souvent prescrits pour soulager les douleurs liées aux fractures. Les articles négatifs se sont ensuite succédé avec la remise en question de l'étude majeure sur laquelle s'est appuyée la FDA pour affirmer que le Celebrex était plus sûr que l'ibuprofène et le diclofénac parce qu'il provoquait moins d'ulcères et de complications ulcéreuses.

En France, par exemple, le constat a été également très mitigé. Lors des dernières Journées françaises de pharmacovigilance, il est apparu qu'entre 2000 (année de mise sur le marché français des deux médicaments)

et 2001, ces médicaments avaient provoqué 42 ulcères (dont 35 dus au Celebrex), 24 insuffisances rénales aiguës (10 dues au Celebrex), 17 atteintes hépatiques graves (13 dues au Celebrex), 11 arythmies cardiaques (10 dues au Celebrex) et 10 cas d'éruptions bulleuses (9 dus au Celebrex).

Par ailleurs, les résultats d'une étude épidémiologique américaine montrent que ces médicaments sont souvent prescrits sans nécessité aucune, alors qu'un autre analgésique suffirait. (Le coût moyen d'un traitement de 1 mois est de 80 dollars pour le Vioxx et le Celebrex, alors qu'il n'est que de 15 dollars pour l'ibuprofène.) L'étude a montré que 76 % des prescriptions avaient été faites à des patients qui ne présentaient pas de risque d'ulcères gastro-intestinaux – la raison première de la prescription d'un inhibiteur COX-2. Par ailleurs, bien que le Celebrex soit indiqué pour soulager les douleurs de la polyarthrite rhumatoïde et de l'arthrose, et le Vioxx, celles de l'arthrose, les douleurs aiguës (après une opération, par exemple) et les syndromes menstruels, 29 % des patients les utilisaient pour des douleurs dorsales légères et plus de la moitié, pour des douleurs brèves alors qu'ils sont destinés aux traitements analgésiques de longue durée.

La décision gouvernementale Pharmacia a contesté la remise en cause de son étude et en a lancé d'autres qui ont été arrêtées en raison de la hausse de crises cardiaques, d'AVC et de morts cardiaques subites. Le Vioxx a été retiré du marché au Canada le 30 septembre 2004. Et Santé Canada a appliqué des restrictions à l'utilisation du Celebrex. ∎

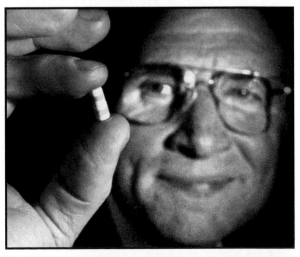

Le Celebrex, à la différence des autres anti-inflammatoires, ne provoque pas de problèmes digestifs mais il augmente le risque d'accidents cardio-vasculaires et d'AVC.

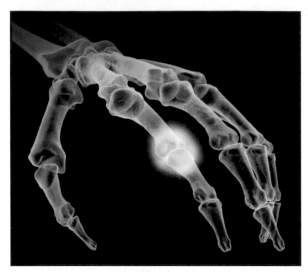

Dans la polyarthrite rhumatoïde, l'inflammation des articulations entraîne douleur, gonflement et raideur. Si l'on ne traite pas, les dommages subis par les articulations peuvent être irréversibles.

Recherche pharmaceutique
Un anticorps monoclonal contre la polyarthrite rhumatoïde

Un nouveau médicament contre la polyarthrite rhumatoïde a fait son apparition sur le marché et, contrairement aux autres spécialités de cette classe thérapeutique, il est inutile de l'associer avec des immunodépresseurs. Approuvé aux États-Unis en décembre 2002 et au Canada en septembre 2004, l'adalimumab (Humira) appartient à la famille des anticorps monoclonaux, c'est-à-dire des copies effectuées en laboratoire d'un anticorps spécifique. Les anticorps sont les molécules qui combattent de manière spécifique les micro-organismes. D'autres anticorps monoclonaux sont déjà utilisés pour combattre la polyarthrite rhumatoïde, mais étant en partie issus de protéines d'origine non humaine, ils induisent une réaction du système immunitaire. De ce fait, des médicaments immunosuppresseurs doivent

ON EN PARLE...

Pour les enfants du baby-boom, la vie est une longue entorse

Ils arrivent en masse, se plaignent les chirurgiens orthopédistes. « Ils », ce sont les quadras et quinquagénaires qui, pour garder la forme et la ligne, se mettent subitement à pratiquer des sports violents et lèsent en série tendons, articulations et muscles.

Les entorses de la cheville sont les lésions les plus fréquentes. Or la probabilité de blesser à nouveau un ligament déjà foulé s'accroît chaque fois que vous débarquez sur un court de tennis ou sur une piste de course. Cela reste vrai même si la première blessure est survenue des décennies auparavant, parce que la plupart des entorses ne guérissent jamais totalement d'elles-mêmes.

Soyez donc particulièrement vigilant sur le sujet. Faites vérifier vos chevilles par un orthopédiste afin de détecter la moindre faiblesse avant de les soumettre à de nouveaux stress. L'orthopédiste vous prescrira sans doute des exercices et vous conseillera peut-être d'équiper vos chaussures de dispositifs qui soutiennent les chevilles. ■

Comme un homme

Les médecins savent désormais que les femmes sont davantage sujettes à une déchirure du ligament croisé antérieur – une blessure sérieuse du genou – que les hommes. Les chercheurs en orthopédie pensent que cela est dû à des mouvements typiquement féminins dans la pratique du sport : les femmes sautent en raidissant davantage leurs jambes que les hommes, et quand elles retombent, leurs genoux absorbent davantage le choc. Elles ont aussi tendance à effectuer leurs pas croisés ou chassés en se tenant plus droites, ce qui augmente la tension dans les genoux.

C'est pourquoi quelques milliers de Californiennes s'entraînent désormais à sauter et à se déplacer comme le font les hommes. Les études réalisées sur les premières participantes au programme d'entraînement mis au point par la Fondation de médecine orthopédique et des sports de Santa Monica (Californie) ont prouvé l'efficacité d'un tel entraînement – au point que celui-ci a été intégré à l'entraînement standard des équipes américaines de soccer féminin amateur. Cet entraînement convient dès l'âge de 10 ans. ■

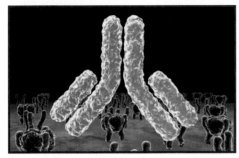

Dans la polyarthrite rhumatoïde, l'accumulation de protéines FNT (en violet) dans les articulations provoque gonflement et douleur.

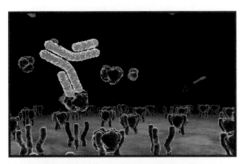

L'adalimumab (en jaune) est un anticorps monoclonal fabriqué par l'homme, quasiment indiscernable des anticorps déjà présents dans l'organisme.

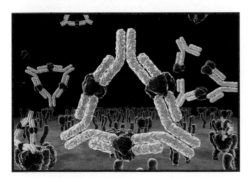

L'anticorps cible les protéines trouble-fête en se liant à elles. Il parvient ainsi à les inhiber.

Comme l'anticorps monoclonal est fabriqué à partir de protéines humaines, il n'induit pas de réaction immunitaire.

être prescrits pour que l'anticorps monoclonal puisse agir. Avec l'adalimumab, qui est dérivé uniquement de protéines humaines, les médicaments immunosuppresseurs sont inutiles.

Au cours de quatre études d'envergure, ce médicament s'est avéré efficace pour alléger les symptômes de la polyarthrite rhumatoïde et ralentir la progression de la maladie. Après 1 semaine de traitement seulement, un nombre significatif de patients ont été soulagés de leurs douleurs.

Comment ça marche ? Dans la polyarthrite rhumatoïde, la lésion articulaire n'est pas due à l'usure ni à l'âge mais au comportement anormal du système immunitaire, qui attaque ses propres tissus. L'Humira bloque ces attaques inopportunes en inhibant une protéine appelée FNT (facteur de nécrose tumorale), responsable de l'inflammation qui entraîne douleurs, gonflement et raideur allant jusqu'à la déformation des articulations.

Les inhibiteurs du facteur de nécrose tumorale ou anti-FNT non seulement réduisent la douleur et l'inflammation, mais ils ralentissent aussi et parfois stoppent la déformation des articulations. Ils sont en passe de devenir les acteurs majeurs de la famille des anticorps monoclonaux et devraient être actifs contre d'autres maladies inflammatoires chroniques, comme la spondylarthrite ankylosante et la maladie de Crohn.

Disponibilité Ce traitement est prescrit par des spécialistes en rhumatologie. Le patient se l'auto-injecte par voie sous-cutanée tous les 15 jours. Le médicament se présente sous forme de seringues préremplies. ■

LA RECHERCHE

Les injections de stéroïdes sans danger pour les genoux

Les stéroïdes – médicaments à base d'hormones de synthèse – permettent de soulager la douleur pendant des mois quand ils sont injectés directement dans l'articulation d'un genou arthrosique. Comme on utilise ces stéroïdes depuis des décennies, on peut légitimement se demander si un tel traitement répété et prolongé ne finit pas par léser l'articulation et, à terme, par aggraver l'arthrose. Aujourd'hui, après avoir mené une étude sur le long terme, des chercheurs canadiens estiment que même des injections répétées sont sans danger.

Dans cette étude portant sur 68 femmes et hommes atteints de formes sévères d'arthrose du genou, les chercheurs de l'université de Montréal ont en effet montré que les patients recevant tous les 3 mois 40 mg d'un stéroïde ne présentaient, après 2 ans de traitement, aucune dégradation supplémentaire de l'articulation par rapport au groupe témoin, qui recevait des injections d'eau salée. Les stéroïdes sont donc bien, semble-t-il, sans danger à long terme. L'étude a aussi confirmé que les injections de stéroïdes réduisent la douleur et la raideur du genou, et augmentent l'amplitude de mouvement des genoux arthrosiques. ■

Découverte clé

Jambes arquées et genoux cagneux accroissent le risque d'arthrose

L'arthrose du genou (ou gonarthrose) peut rester tolérable très longtemps – la douleur augmentant au fil des années – ou progresser très vite jusqu'à devenir invalidante tant la douleur est aiguë. Une nouvelle étude a montré qu'il était possible de prévoir l'évolution de la maladie en mesurant l'alignement de la hanche, du genou et de la cheville du malade.

Un mauvais alignement de ces trois articulations représente en effet un facteur de risque aggravé de gonarthrose : si vos jambes sont arquées et vos genoux cagneux, vous courez un risque accru que vos genoux deviennent moins fonctionnels. Plus l'alignement est mauvais, plus la perte de mobilité sera prononcée.

Pour établir cette corrélation, les chercheurs ont suivi pendant 18 mois 237 personnes atteintes de gonarthrose primaire du genou. Pour chacune, ils ont évalué la sévérité de l'atteinte et mesuré l'angle hanche-genou-cheville. Quand la perte d'alignement dépassait 5°, la détérioration fonctionnelle due à l'arthrose était bien supérieure à celle des patients chez qui un l'alignement était normal ou peu modifié.

Au cœur de ces questions se trouve la répartition des charges : un mauvais alignement augmente le poids supporté par la face interne ou externe du genou, ce qui multiplie les risques d'aggravation

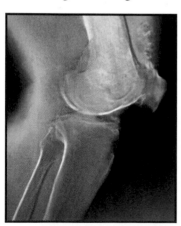

L'arthrose du genou est la cause majeure de perte de mobilité des plus de 65 ans.

Les articulations douloureuses sensibles à la météo ?

LA RECHERCHE

Bien des gens prétendent que leurs articulations deviennent douloureuses quand la pluie s'annonce. Les rhumatologues n'ont jamais pris cela au sérieux, mais une nouvelle étude semble donner raison aux sujets perclus d'arthrite et de fibromyalgie.

De fait, les chercheurs ont pu corréler des aspects caractéristiques du climat et des affections articulaires particulières. Chez les arthrosiques, la douleur est liée à un fort taux d'humidité, tandis que ceux qui sont atteints de fibromyalgie se plaignent des hautes pressions atmosphériques. Les personnes souffrant de polyarthrite rhumatoïde cumulent les deux. Et si vous vivez dans une région froide, vous n'avez pas de chance : les températures basses stimulent la douleur dans ces trois maladies.

Ces résultats ont été obtenus par une équipe médicale argentine. Après avoir interrogé 151 patients atteints d'arthrose ou de fibromyalgie, l'équipe a essayé de corréler leurs réponses avec les conditions météorologiques. Le lien apparut clairement alors qu'il n'y en avait aucun entre le temps et les douleurs ressenties par un groupe témoin de 32 personnes sans atteinte arthritique.

Des résultats qui pourraient stimuler les recherches mais dont les conclusions sont encore controversées : une autre étude, norvégienne cette fois, ayant conclu que la météorologie n'affectait pas les douleurs articulaires liées aux fibromyalgies... ■

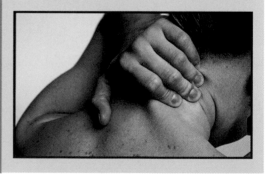

de l'arthrose du côté qui supporte le plus de pression. Cette étude est la première à montrer que l'alignement du genou joue un rôle déterminant dans l'évolution de la gonarthrose, ce qui, à terme, devrait conduire à améliorer le traitement de cette maladie en diminuant le stress mécanique lié à la perte d'alignement. ■

Recherche pharmaceutique

L'injection d'un lubrifiant soulage l'arthrose du genou

Un nouveau traitement de la gonarthrose – l'usure prématurée de l'articulation du genou – soulage la douleur en remplaçant le fluide amortisseur perdu par l'articulation. Le procédé, ou viscosupplémentation, est très simple. Le rhumatologue ou l'orthopédiste injecte directement dans l'articulation une substance viscoélastique, du hyaluronate de sodium (NeoVisc, Synvisc), qui soulage la douleur pendant 6 mois au moins en agissant comme un lubrifiant.

Une étude canadienne de 2002 confirme que le hyaluronate de sodium soulage mieux la douleur arthrosique du genou qu'un traitement anti-inflammatoire classique. L'équipe a administré à un groupe de patients arthrosiques une injection hebdomadaire de hyaluronate de sodium dans les genoux 4 semaines de suite, tandis qu'un autre groupe a pris deux fois par jour du diclofénac et du misoprostol (un anti-inflammatoire non stéroïdien associé à un médicament évitant les irritations gastriques) par voie orale pendant 12 semaines ; un troisième groupe a bénéficié des deux traitements, et enfin un quatrième groupe de contrôle a pris des comprimés de placebo et reçu des injections de placebo. Après 4 jours de traitement, tous les groupes affirmèrent une amélioration au repos, mais à mesure que le temps passait, seuls ceux ayant reçu des injections de hyaluronate de sodium constatèrent une amélioration tant au repos qu'à l'activité.

La recherche confirme que le hyaluronate de sodium soulage plus efficacement les douleurs arthrosiques du genou que les anti-inflammatoires non stéroïdiens traditionnellement prescrits.

Deux études françaises sont arrivées à des résultats similaires. Ainsi, le taux de satisfaction de 120 patients dont on avait traité un genou ou les deux, et dont certains devaient recevoir une prothèse, était de 78 % après 7 mois et de 48 % après 14 mois. Une seule injection, dont la tolérance est excellente (96 %), protège donc efficacement l'articulation durant 6 mois à 1 an suivant les patients.

Comment ça marche ? Le traitement consiste à compenser la diminution de sécrétion grâce à l'acide hyaluronique, qui lubrifie l'articulation. En effet, au fil du temps, le liquide articulaire du genou devient trop fluide, ce qui réduit son action amortissante et occasionne douleur et raideur. Le hyaluronate de sodium rétablit donc le rôle d'amortisseur du fluide articulaire. La technique permet de récupérer une meilleure fonctionnalité et de diminuer, voire de faire disparaître, la douleur dans 60 à 70 % des cas.

Disponibilité Le hyaluronate de sodium, qui a passé avec succès les examens cliniques au Canada, en Europe et maintenant aux États-Unis, a été développé au Canada. Le traitement standard consiste en trois injections à 1 semaine d'intervalle et est renouvelable après 6 mois. Il est recommandé aux patients atteints de gonarthrose en cas d'échec du traitement par des anti-inflammatoires non stéroïdiens. Attention, ces injections ne guérissent pas l'arthrose du genou : elles la soulagent seulement – mais très efficacement – et permettent de retarder les traitements plus agressifs tels que la pose d'une prothèse. ■

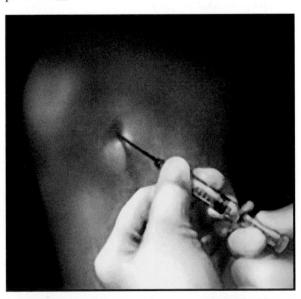

Le hyaluronate de sodium est ici injecté dans l'articulation du genou. Le traitement standard comprend trois injections délivrées à 1 semaine d'intervalle.

Découverte clé

Fracture de la hanche : séjournez plus longtemps à l'hôpital

Une femme de 75 ans perd l'équilibre, tombe et se fracture la hanche. Sa famille veut les meilleurs soins pour elle. Aussi, après une brève hospitalisation, la vieille dame est ramenée chez elle pour sa rééducation. Mais le souffle court et la perte d'appétit qui la préoccupaient à l'hôpital s'aggravent : elle est réadmise à l'hôpital mais ne se remettra jamais et mourra 6 mois plus tard.

Statistiques Ce cas est malheureusement assez banal. La fracture du col du fémur est liée à une fragilité osseuse qui rend l'os très sensible aux traumatismes, même peu importants. L'incidence annuelle de la fracture du col du fémur augmente exponentiellement avec l'âge. Elle est de 8‰ après 80 ans, avec de grandes variations selon les pays. Les fractures du col du fémur sont deux fois plus fréquentes chez les femmes que chez les hommes et l'âge moyen des fractures est de 81 ans chez les femmes et de 73 ans chez les hommes. Au Canada, on compte chaque année environ 25 000 fractures du col du fémur. La mortalité postopératoire est de 10 à 40 %, selon l'âge du patient ; 50 % des malades connaissent une perte d'autonomie parfois totale.

Des recherches récentes ont trouvé un moyen très simple d'abaisser ces risques : il suffit que les patients en convalescence ne soient pas « libérés » trop tôt par l'hôpital.

Comment ça marche ? Une fracture du col du fémur (la partie supérieure du fémur qui s'emboîte dans la hanche) n'est pas seulement douloureuse. C'est un événement qui bouleverse complètement le rythme de vie des patients en les empêchant de marcher, ou même de se tenir debout. Le traitement actuel vise à une mobilisation précoce : on essaie de vous remettre debout le plus vite possible. Le problème, c'est que le plus souvent les patients ont d'autres soucis de santé : leur état est aggravé par la fracture et son traitement, ou de nouveaux troubles apparaissent à la suite de la

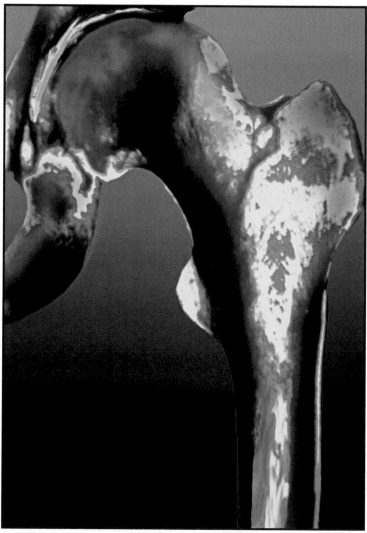

De toutes les fractures associées à une chute, la fracture de la hanche (ou du col du fémur) est responsable de plus de morts prématurées et altère significativement la qualité de la vie. Pour éviter une telle fracture, faites des exercices physiques qui améliorent votre équilibre et accroissent votre force physique, éliminez tous les risques de trébucher dans votre maison et mettez un tapis de bain antidérapant dans la douche ou la baignoire.

fracture. Les chercheurs insistent sur le fait que l'état de santé global – et non les seuls progrès dans la guérison de la fracture – doivent guider les médecins pour décider du retour à la maison.

Afin d'encourager cette démarche, des chercheurs américains ont étudié pendant 2 ans les dossiers d'hospitalisation et de suivi de 559 patients new-yorkais atteints d'une fracture du col du fémur. Ils ont utilisé les informations recueillies pour établir une liste des problèmes de santé potentiellement dangereux et qui nécessitent une hospitalisation prolongée. Parmi les facteurs cliniques figurent une forte fièvre, une tension artérielle trop basse ou trop élevée, un manque d'appétit, un souffle court et un état mental altéré. Les patients qui ont été renvoyés chez eux avant que l'un de ces facteurs n'ait été enrayé avaient un risque bien plus élevé de mourir peu de temps après.

Les chercheurs invitent les médecins à garder leurs patients hospitalisés jusqu'à ce que ces facteurs cliniques soient résolus. Alors, en cas de fracture de la hanche, le message est clair : aussi pressé que vous soyez de rentrer et de reprendre une vie normale, un plus long séjour à l'hôpital peut non seulement prolonger votre espérance de vie, mais aussi parfois vous sauver la vie. ■

Recherche pharmaceutique

Les diurétiques : les nouveaux médicaments à la page pour les os

Les diurétiques font un retour en force. Récemment, une équipe d'experts a élu ces molécules déjà anciennes médicaments de premier choix contre l'hypertension artérielle. Aujourd'hui, une nouvelle étude révèle que prendre certains diurétiques est aussi une excellente façon de se protéger contre les fractures de la hanche, qui sont courantes chez les personnes âgées.

Plusieurs médicaments peuvent prévenir la perte osseuse et les fractures qu'elle provoque. Les diurétiques thiazidiques, habituellement prescrits dans le traitement de l'hypertension artérielle, ont également pour effet de réduire l'élimination du calcium dans les urines et pourraient de ce fait prévenir la perte osseuse liée à l'âge. Cette classe de diurétiques pris sur le long terme pourrait-elle effectivement réduire le risque de fracture de la hanche ? C'est à cette question que des médecins hollandais ont tenté de répondre.

Ils ont interrogé et examiné 7891 personnes âgées de 55 ans et plus et ont comparé celles qui prenaient des diurétiques avec celles qui n'en prenaient pas. Ils ont constaté la survenue de 281 fractures dans l'ensemble des deux groupes, les sujets sous diurétiques depuis plus de 1 an présentant un risque deux fois plus faible que ceux qui n'avaient jamais pris de diurétiques. Le fait d'arrêter le traitement en abolit le bénéfice préventif au bout de seulement 4 mois. Les conditions de l'étude ne permettent pas de comparer l'impact de la prise de diurétiques entre hommes et femmes. Il apparaît que, par leur mécanisme d'action, les diurétiques thiazidiques pris pendant au moins 1 an diminuent le risque de fracture de la hanche.

Même si les auteurs de l'étude, parue en septembre 2003 dans la revue *Annals of Internal Medicine*, considèrent sans danger la prise de diurétiques à long terme et sous contrôle médical, ils estiment qu'il faut poursuivre l'étude avant d'être en mesure de prescrire des diurétiques pour traiter l'ostéoporose de patients qui n'ont pas d'hypertension artérielle. ■

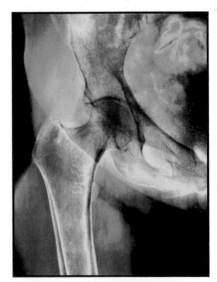

Les diurétiques, traditionnellement prescrits pour l'hypertension artérielle, protégeraient également des fractures de la hanche.

Traitement

Les ultrasons régénèrent l'os plus vite

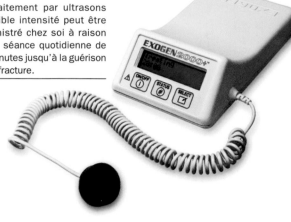

Le traitement par ultrasons de faible intensité peut être administré chez soi à raison d'une séance quotidienne de 20 minutes jusqu'à la guérison de la fracture.

Après une fracture osseuse, il faut en général entre 1 et 5 mois pour que la consolidation se fasse normalement. Au-delà de 6 à 7 mois, l'absence de consolidation est anormale, et on parle alors de pseudarthrose : complications graves des fractures osseuses fermées ou ouvertes qui entraînent une impotence fonctionnelle du membre.

Une vaste revue de la littérature sur le sujet a montré que l'application d'ultrasons de faible intensité accélère la consolidation des fractures. Une découverte qui pourrait révolutionner le domaine, car le traitement est simple et peu coûteux.

Les résultats de l'analyse statistique ont été assez surprenants, car l'administration d'ultrasons, par ailleurs largement utilisée dans de nombreux autres domaines, était jusqu'à présent déconseillée par les orthopédistes pour traiter les fractures sous prétexte qu'elle ralentissait la guérison ! Or les chercheurs canadiens qui ont épluché la littérature médicale de 1994 à 2000 ont conclu que les patients qui avaient reçu un traitement par ultrasons guérissaient de leur fracture en moyenne 64 jours plus tôt. L'équipe de la méta-analyse était menée par le Dr Jason Busse, de l'université McMaster, en Ontario.

Comment ça marche ?

Les ultrasons sont des sons de haute fréquence inaudibles par l'oreille humaine. Les ultrasons de faible intensité sont largement utilisés en imagerie, tandis que la chaleur générée dans les tissus profonds par les

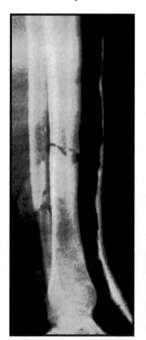

Ces radiographies montrent, à gauche, une fracture récente et, à droite, le même os après 3 mois de traitement aux ultrasons.

ultrasons de forte intensité est un traitement classique des blessures aux tendons, aux ligaments et aux autres tissus mous.

On ne comprend pas vraiment pourquoi les ultrasons de faible intensité favorisent la guérison des fractures. Mais, sachant que les os croissent en réponse à un stress physique, l'effet de ces ultrasons pourrait venir de l'intense pression mécanique que délivrent les ondes pulsées. Pour que cela marche, les ultrasons doivent être dirigés à travers la peau sur le site de la fracture. L'appareil portable est alimenté par piles et délivre des impulsions ultrasoniques de faible intensité (30 mW/cm^2) sur la fracture, directement à travers la peau.

Disponibilité

Un équipement domestique délivrant des ultrasons est déjà en vente sur Internet. L'analyse des résultats d'un suivi thérapeutique réalisé aux États-Unis au moyen de ce dispositif a permis de rapporter un taux de consolidation de 83 % sur un total de 1 546 pseudarthroses.

Au Québec, l'Agence d'évaluation des technologies et des modes d'intervention en santé (AETMIS) a reconnu l'innocuité du stimulateur de croissance osseuse Exogen. Mais on fait encore face à la résistance du corps médical. ■

Recherche pharmaceutique
Fibromyalgie : un traitement prometteur

Un long cauchemar touche peut-être à sa fin pour les millions de personnes atteintes de fibromyalgie à travers le monde – on estime que cette maladie touche 2 à 6 % de la population des pays industrialisés. Pendant des années, elles ont enduré des douleurs et une fatigue incessantes, associées à un état dépressif chronique. Dans les années 1990 encore, la médecine moderne refusait même de reconnaître la fibromyalgie comme un syndrome. De nombreux médicaments ont été proposés afin de lutter contre la douleur, la fatigue et les troubles du sommeil. Les malades prennent en moyenne quatre médicaments différents par jour, mais aucun ne semble vraiment efficace.

La fibromyalgie, encore appelée fibrosite, est une maladie rhumatismale qui se manifeste par des douleurs diffuses dans les muscles, des troubles du sommeil, une humeur dépressive, auxquels s'associent fréquemment divers symptômes neurologiques, cardio-vasculaires, digestifs, urinaires et/ou gynécologiques... Elle affecte trois fois plus souvent les femmes que les hommes. L'origine de cette affection reste mystérieuse, et plusieurs hypothèses sont avancées, bien qu'aucune ne prévale. La prise en charge thérapeutique est globale et comprend un programme d'exercices adaptés, un soutien psychothérapeutique et un traitement pharmacologique.

La recherche pharmaceutique s'est penchée sur le problème, et des chercheurs pensent avoir trouvé une molécule efficace : le milnacipran. Selon les résultats d'une étude annoncés en 2003 par les laboratoires Cypress Bioscience, le médicament redonne goût à la vie aux fibromyalgiques.

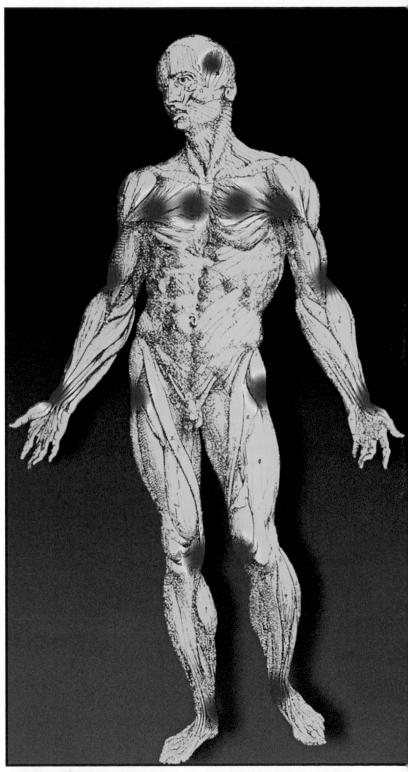

Difficile à diagnostiquer et à traiter, la fibromyalgie génère notamment des douleurs en certains points précis du corps (en rouge). Le diagnostic peut être posé si le patient éprouve une douleur quand le médecin exerce une légère pression sur au moins 11 des 18 points déterminés.

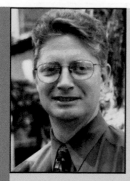

LA RECHERCHE

La recherche officielle a longtemps négligé la fibromyalgie

Si, au début de sa carrière, le chercheur Daniel Clauw avait écouté ses collègues, il ne serait probablement pas aujourd'hui à la pointe de la recherche sur la fibromyalgie. Et il n'aurait sûrement pas conduit l'étude décisive sur le milnacipran, qui pourrait bien devenir le premier traitement officiel de la fibromyalgie disponible au Canada et aux États-Unis.

Il y a une dizaine d'années, en effet, la recherche officielle considérait l'étude de la fibromyalgie comme un terrain aventureux et peu porteur, pour ne pas dire un cul-de-sac. Cette maladie était davantage considérée comme une collection de symptômes sans relation, relevant davantage de la psychologie que de la pathologie.

Toutefois, la recherche utilise des techniques permettant d'évaluer objectivement la douleur, et les études sur la fibromyalgie se sont accumulées, montrant qu'il existait une réelle souffrance chez les malades atteints de cette affection. Daniel Clauw et d'autres chercheurs ont démontré que deux neurotransmetteurs, la noradrénaline et la sérotonine, constituaient une voie de traitement prometteuse.

Puis de grands groupes pharmaceutiques se sont à leur tour mis en quête d'un traitement. Ils se sont tournés vers l'Europe afin de chercher s'il existait déjà un médicament qui remplissait les critères qu'ils avaient établis. C'est finalement le milnacipran qui a été retenu pour des essais. La firme Cypress Bioscience a racheté la licence en France, où la fibromyalgie n'est pas encore bien reconnue – le mot commence à peine à y être utilisé. Maladie complexe et mystérieuse, la fibromyalgie laisse encore perplexe le corps médical et bien des patients ont le sentiment d'être délaissés. Cependant, les choses évoluent dans le bon sens. ∎

Environ la moitié des 125 participants à l'étude a reçu du milnacipran une ou deux fois par jour pendant 12 semaines, tandis que l'autre moitié recevait un placebo.

À la fin de la période d'étude, on questionna les patients sur l'intensité de leurs douleurs, leur état de fatigue et leur humeur. Ceux qui avaient reçu du milnacipran ont vu une amélioration significative de leur état par rapport à ceux qui avaient reçu un placebo : 70 % des premiers rapportèrent une amélioration globale de leurs symptômes, tandis que 37 % relevèrent que l'intensité des douleurs avait diminué au moins de moitié. À la question finale « Comment vous sentez-vous ? », 75 % des patients traités répondirent qu'ils allaient beaucoup mieux qu'au début de l'étude, alors qu'une majorité du groupe placebo ne se sentait pas mieux, et parfois moins bien.

Comment ça marche ? La douleur fibromyalgique ne ressemble pas aux autres douleurs, et le milnacipran n'agit d'ailleurs pas comme les analgésiques ordinaires. Quand on ressent une douleur, celle-ci est habituellement due à la lésion ou à l'inflammation d'une partie du corps. Mais la fibromyalgie est due à un dysfonctionnement dans la façon dont le système nerveux tout entier traite la douleur. Comme le dit un expert, « c'est comme si le bouton de réglage du volume de votre

système nerveux central était coincé en position maximale ». Le milnacipran ajuste le niveau des neurotransmetteurs (les médiateurs chimiques du système nerveux) pour baisser le volume.

Le milnacipran est le premier d'une nouvelle famille de médicaments, les inhibiteurs de la recapture de la sérotonine et de la noradrénaline ou IRSN. Ce nom rappelle beaucoup celui d'une classe bien connue d'antidépresseurs appelés les ISRS (inhibiteurs sélectifs de la recapture de la sérotonine), et ce n'est pas une coïncidence. La dépression et la fibromyalgie ont beaucoup en commun : leurs symptômes se recouvrent et elles se caractérisent toutes deux par un déséquilibre des médiateurs chimiques du cerveau. C'est pourquoi les chercheurs ont, en fait, adapté la stratégie des antidépresseurs et cherché à ajuster les taux de sérotonine et de noradrénaline. Le résultat est un médicament analgésique, régulateur de l'humeur et luttant contre la fatigue.

Disponibilité Le milnacipran est déjà sur le marché en Europe. Il est indiqué dans le traitement des épisodes dépressifs majeurs de l'adulte. Il n'est toutefois pas encore prescrit pour traiter la fibromyalgie. Le médicament devrait sortir en 2005 aux États-Unis. Une molécule similaire, la prégabaline, est en cours de développement ; les résultats préliminaires sont satisfaisants. ∎

Découverte clé

Fibromyalgie : l'exercice pour soulager vos symptômes

On conseille souvent aux patients fibromyalgiques qui veulent soulager globalement leurs douleurs de faire régulièrement de l'exercice physique aérobique, bon pour le système cardio-vasculaire (marche à pied, bicyclette, natation), et de l'associer à des étirements légers pour éviter les spasmes musculaires. Mais on déconseillait jusqu'à présent les exercices de musculation parce qu'ils étaient susceptibles, pensait-on, d'aggraver les symptômes ou d'occasionner des blessures.

De récentes découvertes pourraient bien faire changer ces recommandations. Des chercheurs ont en effet montré que 15 femmes qui avaient suivi un programme d'activités physiques de 20 semaines incluant un généreux pourcentage de musculation – à l'aide de poids ou de machines et sous forme d'exercices utilisant le poids du corps, comme les pompes – ont connu une nette amélioration de leurs symptômes. Leur corps avait globalement gagné en force, et elles pouvaient marcher plus vite. Mais, surtout, elles se sentaient mieux.

Ces premiers résultats montrent que des exercices physiques incluant de la musculation sont praticables sans danger et bénéfiques pour les fibromyalgiques.

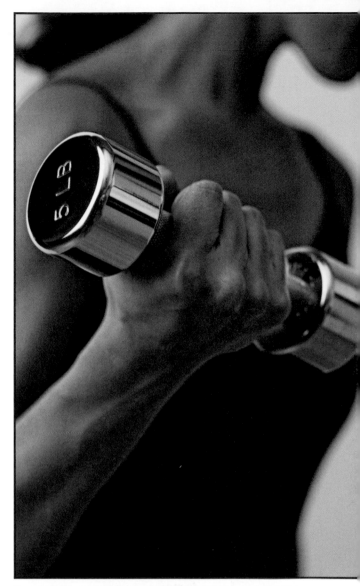

Pour soulager vos douleurs musculaires et articulaires, faites de la musculation – après avoir reçu l'aval de votre médecin, bien sûr, et en y allant progressivement et en douceur.

Ces résultats semblent bien indiquer que la musculation doit être incluse dans le traitement de la fibromyalgie : les exercices de musculation sont praticables sans danger et bénéfiques.

Qui en profitera ? Si les résultats de cette étude pilote sont confirmés par de nouvelles études plus vastes, cela pourrait changer la vie de nombreuses personnes atteintes de symptômes fibromyalgiques. Rappelons que la fibromyalgie est une maladie chronique, reconnue en 1992 comme maladie rhumatismale par l'Organisation mondiale de la santé. Elle affecte principalement les femmes de 25 à 55 ans ; elle est souvent associée à une série d'autres symptômes tels que dépression, fatigue chronique, maux de tête et défaillances de la mémoire. Mais elle se caractérise surtout par des douleurs chroniques et diffuses dans les muscles et les articulations, parfois suffisamment fortes pour bouleverser la vie privée et la carrière des patients. Et le plus souvent, les analyses ne révèlent aucune anomalie ni altération des muscles et des articulations. ■

Recherche pharmaceutique
Réinitialiser le système immunitaire pour combattre le lupus

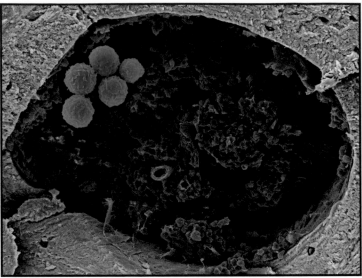

Comme elles survivent aux hautes doses de chimiothérapie, les cellules souches de la moelle osseuse pourraient être la clé du nouveau traitement du lupus consistant à « effacer » le système immunitaire pour ensuite le « réinitialiser ».

L'idée a de quoi étonner les 50 000 Canadiens (dont 90 % de femmes) atteints de la maladie lupique ou lupus érythémateux disséminé, une affection souvent douloureuse qui détruit les tissus et peut sérieusement léser les articulations et certains organes vitaux, notamment les reins. Le lupus étant une maladie auto-immune, c'est-à-dire provoquée par un dysfonctionnement constant du système immunitaire, pourquoi ne pas « effacer » les données du système immunitaire pour en quelque sorte le « réinitialiser » sur des bases saines ?

Insensé ? Peut-être pas. Une équipe de chercheurs du centre médical John Hopkins de Baltimore a mis en œuvre cette idée sur 14 patients. Or, près de 4 ans plus tard, trois d'entre eux semblent complètement guéris, deux ne présentent pratiquement plus de symptômes et six contrôlent désormais bien mieux leur maladie.

L'arme choisie pour détruire leur système immunitaire est le cyclophosphamide (Cytoxan), un médicament utilisé en chimiothérapie pour tuer les cellules cancéreuses. Le Cytoxan est déjà prescrit par voie orale pour traiter le lupus, mais à de faibles doses, administrées sur une période de 6 mois, alors que, pour cet essai, une forte dose a été utilisée pour anéantir le système immunitaire et, on l'espère, la maladie avec lui.

Comment ça marche ? Le système immunitaire peut se remettre d'une intervention aussi drastique parce que le traitement à forte dose préserve les cellules souches de la moelle osseuse, qui résistent à la chimiothérapie. Ces cellules ont la capacité de régénérer l'ensemble des cellules sanguines. Après cette « déflagration » chimique, les cellules survivantes se mettent immédiatement au travail pour reconstruire un nouveau système immunitaire, sain. En fait, l'un des éléments clés de l'essai a été la décision des chercheurs de ne pas aider le processus habituel de reconstruction, qui consiste à retirer la moelle osseuse avant le traitement et à la réintroduire après.

C'était en effet la tactique adoptée au cours des précédentes tentatives avec des doses élevées de chimiothérapie. Car le fait de prélever la moelle avant le traitement fait courir le risque de réintroduire des cellules malades avec les cellules souches mises de côté. Les chercheurs de l'hôpital John Hopkins ont préféré compter sur la capacité de survie des cellules souches, et cette confiance semble avoir porté fruits.

Il est trop tôt pour que la plupart des malades atteints de lupus subissent une telle destruction (même temporaire) de leur système immunitaire sur la base d'un essai sur seulement 14 personnes. Pourtant, cette stratégie de réinitialisation du système immunitaire semble très prometteuse pour traiter non seulement le lupus, mais aussi d'autres maladies auto-immunes telles que la polyarthrite rhumatoïde.

Disponibilité La prochaine étape est une vaste étude qui comparera le traitement du lupus à l'aide de mégadoses de chimiothérapie d'une part, et de médicaments classiques, d'autre part, chez 100 patients américains. Le recrutement des volontaires a commencé en 2003 et 2004. ■

Recherche pharmaceutique
Un médicament relançant la croissance osseuse obtient le feu vert

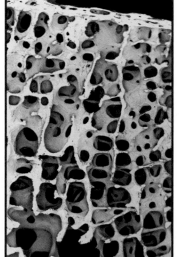

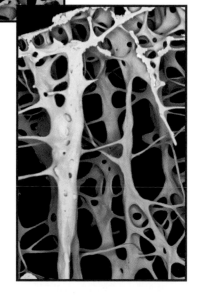

Dans l'ostéoporose, l'os dense (à gauche) devient cassant et poreux (ci-dessous). L'ostéoporose conduit à des fractures, principalement de la hanche, de la colonne vertébrale ou du poignet. Le Forteo est le premier médicament à augmenter le rythme de la formation osseuse. Les activités physiques où l'on déplace tout le poids du corps, comme la marche, sont un autre moyen de regagner de la densité osseuse.

Calcium, œstrogène, calcitonine. Fosamax, Actonel, Evista. Il n'y a pas pénurie de traitement pour les 250 millions de personnes dans le monde (en majorité des femmes ménopausées, et 25 % de femmes de plus de 75 ans) touchées par l'ostéoporose, cette maladie où l'os se déminéralise. Cependant, aussi longue que soit cette liste, toutes ces substances s'attaquent à la partie négative de l'équation : ralentir la perte osseuse plutôt qu'encourager une nouvelle croissance osseuse. Or, à long terme, cette approche a ses limites.

Les choses ont toutefois changé en novembre 2002, quand une substance favorisant la croissance osseuse, le tériparatide, a obtenu l'autorisation de mise sur le marché aux États-Unis, puis au Canada en 2004, sous le nom de Forteo. Ce médicament est indiqué dans le traitement de l'ostéoporose postménopausique avérée. Les études cliniques ont mis en évidence une baisse de l'incidence des fractures vertébrales mais non de celles de la hanche. L'un des principaux inconvénients de ce médicament est qu'il n'existe que sous forme injectable – une piqûre quotidienne dans la cuisse ou l'abdomen. La molécule injectée à fortes doses sur de longues périodes provoque chez

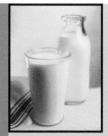

Du lait à 10 ans, de bons os à 50 ans

Les enfants qui refusent de boire du lait pourraient le regretter. De nouvelles études montrent en effet que les femmes de plus de 50 ans qui ont bu moins d'un verre de lait par jour étant petites filles ont une densité osseuse significativement plus faible et deux fois plus de risques de fractures que celles qui ont bu au moins un verre de lait par jour. Et il est impossible de réparer les erreurs ou les carences du passé : dans l'étude, le risque accru persiste quelle que soit la quantité de lait ou de calcium absorbée à l'âge adulte.

L'enfance et l'adolescence sont des étapes clés du développement osseux qui exigent un apport suffisant de calcium. Les suppléments de calcium pendant ces années-là sont précieux mais, pour en conserver les bénéfices, vous devez continuer à les prendre.

Le lait, en revanche, semble jouer un rôle dans la densité osseuse qui dure bien au-delà de la ménopause, même si vous n'en buvez plus à l'âge adulte. L'étude, publiée en janvier 2003, n'a toutefois pas conclu que plus on boit de lait enfant, plus les os sont solides. Cependant, elle montre clairement que boire du lait pendant la croissance permet de se constituer un capital osseux appréciable à l'âge où celui-ci a tendance à diminuer. ■

les souris de laboratoire des tumeurs osseuses. Toutefois, aucun problème analogue n'est apparu durant les essais cliniques. Les avantages de ce médicament sont manifestes : il est prouvé qu'il fait croître le tissu osseux, augmente la densité osseuse et permet, en outre, de réduire les fractures.

En 2001, une étude internationale a montré que des femmes ménopausées atteintes d'ostéoporose qui ont reçu quotidiennement 20 microgrammes de cette substance pendant 18 mois (durée maximale recommandée) ont vu diminuer le risque de nouvelles fractures vertébrales de 65 % – une bien meilleure performance que les 40 à 50 % obtenus avec les autres médicaments. Le tériparatide a aussi diminué de plus de moitié le risque global de fracture.

Comment ça marche ? La masse osseuse se modifie sans cesse : les cellules osseuses sont constamment détruites et remplacées. Tant que l'équilibre entre les anciennes et les nouvelles cellules est maintenu, l'os reste dense et solide. Avec l'âge, cependant, le processus de destruction osseuse est supérieur à celui de formation : l'os se fragilise, devient poreux et se casse facilement – le terme ostéoporose signifiant justement « porosité de l'os ».

Les traitements classiques de l'ostéoporose ralentissent le processus de destruction de l'os. Ils permettent d'améliorer la densité de l'os car les nouvelles cellules osseuses qui sont encore créées naturellement ont alors une chance de poursuivre leur tâche (combler les vides). Cependant, la masse globale continue de diminuer, c'est pourquoi, après 1 ou 2 ans, l'effet de consolidation de ces médicaments stagne.

Le tériparatide agit différemment : c'est une petite protéine qui constitue la partie biologiquement active de l'hormone parathyroïdienne ou parathormone (PTH). Mimant l'action de cette hormone, le médicament accroît le taux de calcium sanguin tout en diminuant le taux de phosphore. Cette combinaison stimule les cellules de la croissance osseuse, les ostéoblastes, offrant aux personnes touchées par l'ostéoporose une meilleure chance d'éviter les fractures et les problèmes de posture.

LA RECHERCHE

Soulevez des poids pour des os plus forts

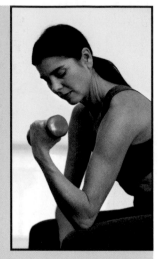

Si vous êtes ménopausée et que vous cherchez un moyen de protéger vos os de l'ostéoporose, vous avez sans doute entendu le leitmotiv « Modérez les exercices de lever de poids ». Cependant, si vous interprétez cela comme un signal pour ne rien faire du tout, vos os risquent d'en pâtir. Une nouvelle recherche montre en effet qu'en matière de lever de poids destiné à fortifier les os, le plus est définitivement le mieux.

Dans cette étude, publiée en janvier 2003, 140 femmes âgées de 44 à 66 ans ont effectué huit exercices différents de lever de poids trois fois par semaine. Les chercheurs les ont incitées à prendre, pour chaque type d'exercice, des poids égaux à 70/80 % du poids le plus lourd qu'elles pouvaient lever en une seule fois. Quand elles se sentaient assez fortes sur le plan musculaire pour augmenter ce poids maximal, la quantité de poids qu'elles levaient pour cet exercice était augmentée en proportion. Celles qui avaient le plus progressé avaient tiré le plus de bénéfices pour leur densité osseuse, en particulier dans la région de la hanche – le site de fracture le plus problématique chez les femmes atteintes d'ostéoporose.

Un conseil de prudence, toutefois : n'essayez pas de trouver immédiatement vous-même le poids maximal, vous pourriez vous blesser, notamment si vous êtes âgée. À moins de vous entraîner avec un spécialiste, le plus sûr moyen de faire des progrès est de commencer avec des poids légers et d'augmenter jusqu'au moment où vous arrivez tout juste à terminer 12 levers d'affilée. ∎

Disponibilité S'il est indiqué en priorité pour les femmes postménopausées dont le risque de fractures est élevé, ce médicament peut être prescrit à toute personne souffrant d'ostéoporose. ◾

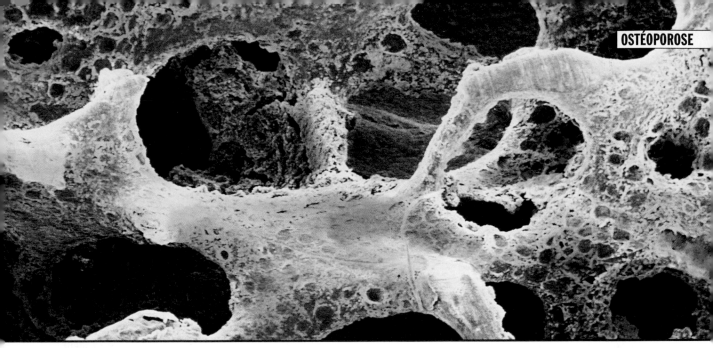

L'ostéoporose prive le tissu osseux de ses réserves minérales, rendant les os poreux, et donc fragiles et cassants. Les biphosphonates aident l'os à se recharger en minéraux.

Recherche pharmaceutique
Une piqûre par an pour sauver vos os

Pour les personnes atteintes d'ostéoporose, chaque journée commence par le même rituel : avant de prendre quoi que ce soit d'autre, avaler un comprimé contre l'ostéoporose avec un grand verre d'eau, puis rester le buste droit sans boire ni manger pendant au moins 30 minutes. C'est une discipline que certains ont parfois du mal à observer.

C'est pourquoi la perspective de recevoir une seule injection annuelle pour traiter l'ostéoporose en réjouit plus d'un. La seringue contient de l'acide zolédronique, qui semble prévenir autant que traiter l'ostéoporose – une bonne nouvelle pour les 25 % de Canadiennes de plus de 50 ans atteintes d'ostéoporose à des degrés divers, et pour les 76 000 personnes qui sont chaque année victimes d'une fracture due à l'ostéoporose.

Une étude internationale publiée dans le *New England Journal of Medicine* en 2002 montre qu'une injection annuelle d'acide zolédronique à une dose de 4 mg pourrait constituer un traitement efficace de l'ostéoporose postménopausique. Selon les résultats de cette étude, qui a évalué 351 femmes ménopausées, l'efficacité de cette injection annuelle unique sur la densité et le renouvellement osseux serait équivalente à celle du traitement quotidien par les biphosphonates habituellement prescrit.

Comment ça marche ? L'acide zolédronique appartient à la même classe de médicaments que les biphosphonates comme l'alendronate monosodique (Fosamax) et le risédronate sodique (Actonel), mais il est beaucoup plus puissant. Les biphosphonates agissent en interférant avec le cycle naturel de la régénération osseuse – un processus permanent de formation et de destruction de l'os qui renouvelle chaque année 10 % environ de la masse osseuse. Ces médicaments inhibent l'activité des ostéoclastes et, par suite, ralentissent la destruction de l'os sans modifier le rythme de sa formation, ce qui favorise une croissance et une densité osseuse acceptables.

Disponibilité L'acide zolédronique est déjà commercialisé sous l'appellation Zometa dans la prévention des complications osseuses chez des patients atteints de pathologies malignes à un stade avancé. L'indication de ce traitement contre l'ostéoporose est encore en cours d'évaluation sur un nombre plus élevé de patientes, car il reste à démontrer que, administré par voie intraveineuse, ce médicament augmente de manière significative la densité osseuse et se montre efficace pour prévenir la survenue de fractures. ■

Recherche génétique
Les premiers signaux d'alarme de l'ostéoporose

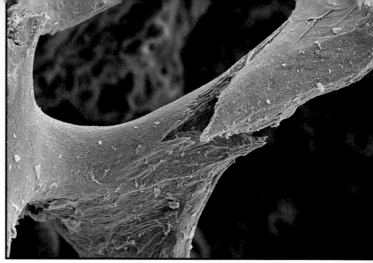

On voit parfaitement ici l'os brisé d'un malade atteint d'ostéoporose. Des tests génétiques permettront bientôt de distinguer les sujets à risque.

L'ostéodensitométrie, un examen qui mesure la densité de l'os, permet de révéler une fragilité osseuse, mais à ce stade il est déjà un peu tard. En effet, il est beaucoup plus facile de prévenir l'ostéoporose que de la guérir. Peu de gens prennent pourtant la menace assez au sérieux pour faire quelque chose pendant qu'il est encore temps. La situation pourrait évoluer avec la découverte que certaines variations d'un gène, le BMP2, triplent les risques d'ostéoporose chez les sujets porteurs.

Comment ça marche ? Nous sommes tous porteurs du gène BMP2, mais il est présent sous différentes formes. Ces variations du même gène d'un individu à l'autre sont normales. Certaines sont des facteurs de risque, d'autres des phénomènes de défense contre la maladie. Une étude islandaise a montré que trois formes du gène codant la protéine BMP2 augmenteraient le risque d'ostéoporose. Ce travail, réalisé à partir d'un échantillon de la population islandaise, a été confirmé par l'étude de familles danoises. Il suffira d'un seul examen pour savoir si l'on est porteur ou non de ces formes du gène à risque. Si c'est le cas, des mesures préventives pourront être proposées, qui incluront un régime alimentaire riche en calcium (jusqu'à 2 500 mg par jour), suffisamment de vitamine D (de 400 à 600 UI par jour), un exercice physique régulier et des médicaments pour protéger les os. Deux facteurs ont contribué à la découverte de l'association entre le gène BMP2 et l'ostéoporose : d'une part, l'achèvement récent de la carte du génome humain et, d'autre part, la connaissance détaillée de la généalogie de la population islandaise. L'analyse du génome de la généalogie de 207 familles islandaises a permis de repérer sur le chromosome 20 un gène commun aux personnes atteintes d'ostéoporose.

Cette découverte ne signifie pas que le BMP2 soit le gène par excellence de l'ostéoporose mais indique qu'il est lié à un risque accru de développer cette maladie.

Disponibilité Il faudra attendre 2006 au plus tôt pour qu'un kit de diagnostic soit prêt. Entre-temps, les scientifiques vont tenter de confirmer le rôle du gène en tant que marqueur de risque auprès de populations plus étendues et variées que celle de l'Islande. En attendant, un test de risque de fracture beaucoup plus limité devrait faire son apparition en 2005. ■

La haute technologie à la rescousse
Des ondes de choc basse énergie traitent sans douleur les tendons

Une nouvelle thérapie pourrait venir à bout de certaines douleurs invalidantes qui résistent aux traitements conventionnels. Elle fait appel aux ondes de choc déjà utilisées avec succès dans le traitement des calculs rénaux. Diverses études ont montré que les ondes de choc ont un effet significatif sur les douleurs associées aux tendinites, qu'elles concernent l'épaule, le genou, la cheville ou le coude. C'est en Allemagne que la technique a d'abord été développée depuis une dizaine d'années. La confirmation des effets bénéfiques de cette technique lui a permis de prendre son essor plus récemment au Canada, en France et depuis peu aux États-Unis.

Les ondes de choc sont produites par un générateur dont il existe plusieurs modèles. Lors du traitement, elles sont focalisées sur la zone à traiter. La méthode est non invasive car rien ne vient percer la peau. Les patients ressentent juste une sensation de léger coup lorsque les ondes de choc sont pulsées vers la zone endommagée. En rhumatologie, la thérapie utilise des ondes de choc basse énergie, et donc plus faibles que celles employées initialement pour briser les calculs rénaux. Le traitement consiste habituellement en trois courtes séances en cabinet médical qui ne nécessitent pas d'anesthésie générale. La puissance, la profondeur et la fréquence de ces ondes peuvent être modulées par le médecin en fonction de la pathologie à traiter. De plus, les ondes de choc basse énergie guérissent mieux les tendons.

Comment ça marche ? Les ondes de choc basse énergie provoquent au niveau des tendons des petites lésions qui favorisent la croissance de nouveaux vaisseaux sanguins. La cicatrisation de la zone traitée est de ce fait accélérée. Les ondes soulagent la douleur due à la blessure elle-même ou à l'inflammation. Le traitement de la douleur permet au patient d'entreprendre les exercices physiques et de rééducation nécessaires pour améliorer définitivement l'état du tendon.

Disponibilité L'appareil Sonocur a été approuvé spécifiquement aux États-Unis pour le traitement de l'épicondylite latérale (tennis-elbow). Les médecins s'en servent également pour le traitement de la tendinite du genou, de l'épaule, de la hanche et de la cheville. La méthode, qui permet de soulager la douleur dans 70 % des cas, n'est recommandée aux États-Unis qu'après que tout a été essayé, souvent 2 ans après la blessure, alors qu'on fait appel à cette technique au bout de 2 mois au Canada. ■

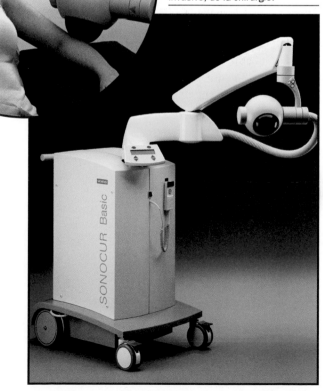

Le Sonocur, qui guérit les lésions des tendons par des ondes de choc basse énergie, est une solution de remplacement, indolore et non invasive, de la chirurgie.

Technique chirurgicale

La chirurgie par la chaleur chaleureusement accueillie

Avec la génération baby-boom, très active mais aussi vieillissante, les tendons enflammés ou lésés sont monnaie courante. Et, parfois, il ne reste que la chirurgie pour venir à bout de lésions rebelles. Or une nouvelle technique chirurgicale pratiquée aux États-Unis répare les tendons grâce à une petite baguette insérée par une incision de 2 à 3 cm, qui guérit la lésion via une chaleur douce. La procédure prend environ 20 minutes, ne requiert qu'une sédation légère et permet au patient de reprendre ses activités au bout de quelques jours. On est très loin de la chirurgie conventionnelle : dans la procédure « ouverte », on pratique de larges incisions pour atteindre le tendon et gratter les tissus malades. Après une telle opération, la rééducation est longue et les complications ne sont pas rares. Une technique aussi radicale se justifie pour des joueurs de hockey ou de football américain, mais elle paraît peu adaptée pour soigner un tennis-elbow ou une tendinite du genou. La plupart des blessures aux articulations sont dues à une sollicitation excessive. Des mouvements répétés sans cesse finissent par endommager les tendons – les attaches denses et fibreuses qui permettent l'insertion des muscles. En général, le meilleur traitement consiste à attendre que le tendon guérisse de lui-même, éventuellement avec l'aide de thérapies peu ou pas invasives telles que l'usage d'une aiguille guidée par les ultrasons ou les ondes de choc basse énergie. De plus en plus, on tend à distinguer les tendinopathies avec processus inflammatoire, ou tendinites, des tendinopathies avec dégénérescence et absence de processus inflammatoire, appelées tendinoses. Les lésions dégénératives de la tendinose ne sont pas assez importantes pour créer un état inflammatoire, mais leur multiplication produit un affaiblissement progressif du tendon. Dans cette situation, même monter des marches devient douloureux. La chirurgie peut alors s'avérer nécessaire, et c'est là que la nouvelle technique entre en scène.

Comment ça marche ? Nommé « coblation » (coagulation et ablation) par son fabricant, le nouveau procédé Topaz est une variante de méthodes d'ablation déjà existantes qu'utilisent les chirurgiens pour brûler à travers les tissus. La chaleur dégagée par les radio-fréquences à haute énergie employées dans ces méthodes est beaucoup trop intense pour traiter une tendinite ou une tendinose. L'ablation contrôlée par Topaz utilise une source de chaleur beaucoup plus douce, qui permet au chirurgien de « dissoudre » en toute sécurité les tissus endommagés du tendon, plutôt que de les brûler pour les détruire. L'un des buts thérapeutiques de la chirurgie est, en effet, d'éliminer ces tissus lésés ou cicatriciels. Le traitement par la chaleur accélère en outre la guérison en favorisant la croissance de nouveaux vaisseaux sanguins dans la région traitée.

Disponibilité Dopée par l'autorisation de la FDA obtenue en 2002, par plusieurs études encourageantes et un rapport positif de l'Académie américaine des chirurgiens orthopédiques en février 2003, la technique Topaz s'est largement diffusée aux États-Unis en 2003. Elle peut être appliquée aux problèmes de tendon dans le genou, l'épaule, le coude, la cheville et le poignet, mais ne concerne que les personnes ayant déjà suivi d'autres traitements pendant 6 mois sans succès. Car la chirurgie reste l'option de dernier recours – Topaz l'a rendue simplement moins drastique. ■

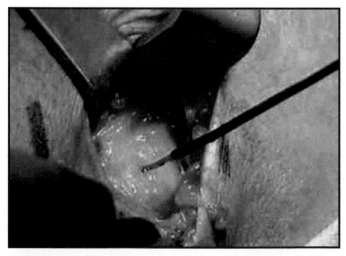

La chirurgie avec Topaz utilise une baguette qui dissout les tissus tendineux endommagés à l'aide d'une chaleur douce. Elle n'exige qu'une incision de 2 à 3 cm, et les patients récupèrent en quelques jours.

Technique chirurgicale
Pourquoi pas des disques intervertébraux artificiels?

Avez-vous déjà souffert le martyre à cause d'une hernie discale? Votre médecin vous a peut-être suggéré la solution chirurgicale classique consistant à souder les vertèbres incriminées. Il existe une autre solution.

L'idée d'un disque intervertébral artificiel a 40 ans, mais c'est seulement depuis une dizaine d'années, avec l'avènement de nouveaux matériaux, que le remplacement d'un disque intervertébral abîmé par une prothèse est possible. Ces implants artificiels remplacent soit le disque entier, soit seulement la partie centrale molle, appelée noyau pulpeux.

Comment ça marche? Les disques qui séparent chaque vertèbre de la colonne vertébrale sont faits d'anneaux de cartilage tenant en sandwich un noyau mou, le noyau pulpeux. Les disques permettent l'ajustement étroit des vertèbres et absorbent les chocs tout en donnant à la colonne vertébrale une incroyable flexibilité. Quand un disque qui sépare deux vertèbres lombaires est abîmé, suite à une blessure, une maladie, l'âge ou une usure mécanique anormale, les vertèbres pincent alors les racines nerveuses qui partent à sa hauteur, et la douleur peut devenir très invalidante.

La solution classique consiste à souder les vertèbres adjacentes après avoir retiré le disque endommagé, ce qui fait disparaître la douleur; mais l'opération n'est pas sans conséquence. La colonne vertébrale humaine bouge sans cesse, et souder deux os perturbe, en effet, la mécanique complexe du dos. Les vertèbres voisines doivent supporter des contraintes plus fortes que la normale, ce qui entraîne parfois d'autres douleurs et l'usure prématurée d'autres vertèbres.

En théorie, l'implant de disque intervertébral évite cela: plutôt que de souder des os, on insère un disque synthétique qui vient restaurer l'intervalle normal entre deux vertèbres, et donc une stabilité parfaite et un mouvement normal. La douleur disparaît et ne revient pas puisque les vertèbres adjacentes ne produisent aucun effort supplémentaire. Quand le disque endommagé est remplacé dans son entier, le chirurgien intervient par une petite incision dans l'abdomen, de sorte qu'il n'a pas à déplacer les nerfs spinaux ni à toucher à la moelle épinière comme lors d'une soudure de vertèbres. L'opération reste néanmoins délicate. Le chirurgien remplace tout le disque abîmé par un implant constitué de deux plateaux vertébraux en métal avec leur mécanisme d'ancrage encadrant un noyau artificiel en polyéthylène. Le patient remarche 2 heures après l'intervention et n'a plus aucune restriction physique au bout de 6 semaines (contre 4 mois pour la fusion des vertèbres).

Disponibilité Douze ans de suivi ont permis de dresser un bilan mitigé. Le taux de succès d'une arthroplastie lombaire est le même que celui des techniques opératoires classiques. Les essais de remplacement partiel (noyau pulpeux) ont provoqué un grand nombre de complications dues au déplacement ou à la désagrégation des implants: technique implantatoire et prothèses doivent être revues. Le remplacement du disque pose moins de problèmes mais n'empêche pas l'usure des vertèbres voisines. Les prothèses de disques ne sont donc pas encore une solution de remplacement de la fusion des vertèbres. Mais elles peuvent concerner les personnes ayant un disque lombaire très endommagé ou qui continuent de souffrir après une opération classique. ■

Remplacement du disque complet: la procédure

L'implantation d'un disque artificiel soulage les douleurs dorsales et les sciatiques provoquées par la dégénérescence d'un disque intervertébral en dégageant les nerfs spinaux pincés par l'affaissement consécutif des vertèbres. Le disque abîmé est d'abord retiré, puis l'espace intervertébral est agrandi pour libérer la racine des nerfs.

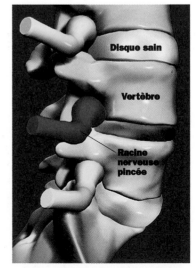

Disque sain

Vertèbre

Racine nerveuse pincée

On insère ensuite la prothèse: ses faces métalliques s'ajustent aux faces exposées des vertèbres; son noyau en polyéthylène, souple, absorbera les chocs.

Lutte contre la douleur

Traitez l'attaque de goutte froidement

Goutteux, gardez vos bacs à glaçons toujours pleins ! La médecine conventionnelle ne voit pas le froid d'un bon œil. Pourtant, la sagesse médicale pourrait bien être prise en défaut : une étude récente tendrait à montrer que vos douleurs articulaires seront soulagées si vous appliquez des poches de glace sur vos articulations.

La goutte est une forme d'arthrite qui affecte surtout les hommes (90 % des cas). Cette maladie métabolique est due à un excès d'acide urique dans le sang qui précipite sous la forme de cristaux dans les tissus et les articulations – souvent dans le gros orteil. Ces dépôts de cristaux sont à l'origine de vives douleurs. Les traitements habituels de la crise de goutte sont la colchicine (extraite de la colchique), les stéroïdes comme la prednisone, et des anti-inflammatoires non stéroïdiens tels que l'ibuprofène, mais rarement une thérapie par le froid.

Les patients ayant appliqué des poches glacées sur leur articulation douloureuse ont moins souffert et leur attaque a été moins sévère.

Forts de l'idée que le refroidissement des articulations accroîtrait la formation des cristaux, et donc aggraverait les attaques, certains cliniciens recommandent même des applications de compresses chaudes. Pourtant, des essais de traitement par le froid sur 19 patients goutteux prouvent clairement le contraire. Une partie des patients a reçu un traitement analgésique et des applications de poches de glace sur les articulations, l'autre, seulement des analgésiques (prednisone et colchicine). Or le premier groupe a déclaré avoir été mieux soulagé et subi des attaques moins sévères qu'avant.

Pourquoi le froid a-t-il mieux agi que la prednisone et la colchicine ? Est-ce que le froid seul suffirait ? Le nombre de sujets de l'étude est très insuffisant pour pouvoir valider toute conclusion. De nouvelles études sur un nombre plus élevé de patients devront répondre à ces questions avant que les rhumatologues puissent recommander la thérapie par le froid.

Passez à l'action

Quatre façons de geler vos douleurs de goutte

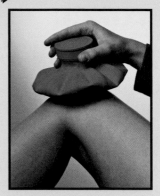

Vous voudriez bien appliquer une poche de glace sur votre articulation douloureuse mais vous n'en avez pas...
Voici quelques idées de substitution.

1. Remplissez un sac à congélation qui ferme hermétiquement de glaçons et ajoutez un peu d'eau (de la sorte, le sac épousera mieux la forme de l'articulation).
2. À défaut, utilisez un sachet de légumes surgelés – les petits pois ou le maïs sont les plus pratiques car, comme ils sont petits et ronds, ils épousent parfaitement les courbes.
3. Pour plus de confort, enveloppez la poche de glace dans un linge avant de l'appliquer sur votre peau.
4. Fabriquez-vous un savon d'eau glacée en remplissant d'eau un gobelet en carton dont vous pèlerez ensuite le rebord sur quelques centimètres, puis massez directement (sans linge) les zones douloureuses jusqu'à ce que la glace ait fondu. Ou utilisez un bloc réfrigérant (*ice pack*) de votre congélateur.

Dans tous les cas, appliquez votre poche de glace ou son substitut environ 30 minutes quatre fois par jour – c'est la procédure qui a donné de bons résultats lors de l'étude.

Mais les goutteux peuvent dès à présent l'essayer : ils n'ont qu'à se jeter sur les glaçons du congélateur lors de leur prochaine attaque de goutte. Si toutefois la douleur empirait, il leur suffirait d'arrêter les applications glacées. ■

Une solution chirurgicale
La thérapie cellulaire permettra de combler les lésions cartilagineuses

De nouvelles perspectives de guérison des blessures du genou semblent se dessiner. Certaines lésions du genou engendrent en effet l'apparition de cavités dans le cartilage protecteur de l'articulation. Jusqu'à présent, le meilleur moyen d'y remédier consistait, pour le chirurgien orthopédique, à abraser le cartilage afin de stimuler la production de tissu cicatriciel, qui venait alors remplir les cavités. Toutefois, dans un cas sur deux, le résultat est imparfait, temporaire, et il évite rarement l'apparition d'une arthrite. Les spécialistes appliquent désormais une autre procédure pour régénérer la surface articulaire endommagée.

La technique d'implantation autologue de chondrocytes (IAC) est une forme d'autogreffe.

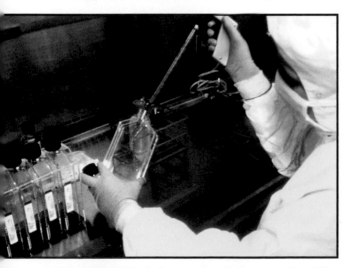

Au laboratoire américain Genzyme Corp de Boston, un échantillon d'environ 250 000 chondrocytes est prélevé sur le patient puis multiplié in vitro jusqu'à en obtenir 12 à 15 millions, pour un coût d'environ 13 000 dollars.

Des cellules de cartilage sain – les chondrocytes – sont prélevées chez le patient, mises en culture puis implantées dans la région endommagée, où elles produisent un nouveau tissu cartilagineux sain.

Comment ça marche ? Tout d'abord, le chirurgien examine la lésion à l'aide d'un arthroscope par une toute petite incision. Si la lésion se prête à une IAC, il prélève un échantillon de chondrocytes et l'envoie au laboratoire pour mise en culture. Après quelques semaines, des millions de cellules de cartilage saines sont produites et renvoyées au chirurgien.

C'est là que commence la partie difficile, qui inclut une chirurgie à genou ouvert. Le chirurgien prélève d'abord sur le tibia une petite fraction de périoste – la membrane de tissu conjonctif qui recouvre les os – afin de fournir un « sac » qui contiendra les cellules dans la cavité. Coudre le greffon de périoste est une tâche très longue et méticuleuse, effectuée à tout petits points avec un fil ultrafin. Le greffon est ensuite suturé dans la cavité par un adhésif (en général de la fibrine extraite du sang du patient ou produite en laboratoire). Puis les cellules sont injectées à travers une ouverture dans le sac, qui est ensuite soigneusement refermé.

En 2002, de nouvelles données ont été publiées sur les suites postopératoires à long terme de la procédure. Près de 10 ans après l'opération, neuf patients sur dix ont toujours de bons résultats. Ces données très encourageantes font de l'IAC une solide solution de remplacement pour réparer les lésions des cartilages articulaires.

Certains chirurgiens appliquent déjà cette procédure à d'autres articulations, et bientôt cette thérapie cellulaire pourra sans doute réparer de plus grandes régions de la surface articulaire avec, en perspective, la possibilité d'inverser le cours de l'arthrite.

Disponibilité L'IAC est plutôt réservée aux patients jeunes et aux sportifs. Elle est pratiquée par un chirurgien orthopédiste, un rhumatologue ou un médecin du sport. Les laboratoires Genzyme de Boston et de Suède ont d'abord été les seuls à cultiver des chondrocytes. En tant que propriétaire de la technique, Genzyme avait l'exclusivité de la formation à cette chirurgie, et seuls les chirurgiens formés par le laboratoire pouvaient obtenir les kits de biopsie et se fournir en chondrocytes. La validation de la procédure est toujours en cours et une nouvelle méthode de culture des chondrocytes est à l'étude. Des médecins du monde entier étudient ce type d'autogreffe. Enfin, la compagnie américaine Genzyme vient d'acheter (février 2005) une compagnie allemande, Verigen, qui a mis au point un procédé d'IAC sans sutures. ∎

La haute technologie à la rescousse

Sangsue mécanique : l'effet sans les frissons

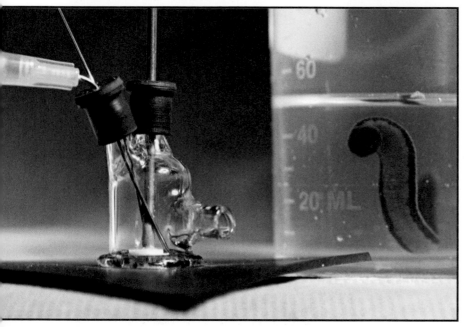

La sangsue mécanique (à gauche) possède un certain nombre d'avantages sur son homologue vivant (à droite) – notamment celui d'être moins répugnante.

Les sangsues restent pour le commun des mortels de répugnantes bestioles mais, face au retour en force remarqué de la sangsue médicinale (*Hiduro medicinalis*) au service de la médecine, il va falloir apprendre à les apprécier.

Au XIXe siècle, les sangsues, qui aspirent le sang, étaient utilisées pour traiter l'hypertension, la goutte, les phlébites... Aujourd'hui, elles sont redevenues populaires avec le boom de la chirurgie plastique et réparatrice, car elles contribuent à éliminer le sang qui stagne lors d'une intervention. Quand un chirurgien remet en place un doigt, par exemple, parfois le sang ne circule plus régulièrement : si le problème ne peut être résolu par la chirurgie, il faut parvenir à drainer autrement le sang stagnant pour

que le sang frais puisse circuler dans les capillaires et maintenir les tissus en vie. C'est précisément ce que sait faire avec talent la sangsue.

Certains esprits subtils ont eu l'idée de mettre au point un dispositif artificiel qui fait tout ce que fait une sangsue... sans l'aspect peu ragoûtant. La sangsue mécanique présente en outre moins de risques d'infection et collecte plus efficacement le sang – et se comporte beaucoup mieux ! En effet, quand une sangsue s'attache elle-même à la peau, son but est d'avoir un bon repas de sang frais, ce qui peut représenter une quantité supérieure ou, le plus souvent, inférieure à la nécessité thérapeutique. Par ailleurs, la créature agit à un rythme qui convient à ses besoins propres et pas forcément à ceux du patient. Le dispositif mécanique peut, en revanche, être adapté aux besoins de chaque situation

LA RECHERCHE

Des sangsues contre les douleurs arthritiques

En suçant le sang de leur hôte, les sangsues leur injectent aussi des substances. Leur salive contient en effet une véritable pharmacopée de sécrétions potentiellement utiles, et notamment des analgésiques. Ces antidouleurs expliquent sans doute pourquoi un traitement par sangsues diminue les douleurs arthritiques et l'inflammation.

Dans une étude allemande, les chercheurs ont traité 10 patients arthritiques sur 16. Chacun d'eux a laissé quatre de ces créatures sucer pendant 80 minutes le sang de ses genoux enflammés. Ces 10 patients ont constaté un soulagement de leurs douleurs, et cette amélioration a persisté 28 jours. Les homéopathes utilisent depuis longtemps un traitement similaire, et les praticiens conventionnels pourraient bien s'intéresser rapidement aux sangsues pour traiter les douleurs arthritiques. De nouvelles études sont prévues dans ce sens. ∎

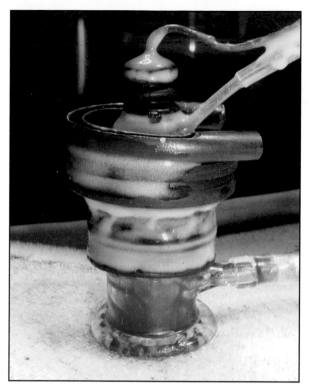

La petite chambre à vide de la sangsue mécanique maintient la succion et l'irrigation de la plaie.

thérapeutique particulière et, quand tout est fini, il est également plus facile à retirer.

Comment ça marche ? Une sangsue peut absorber jusqu'à cinq fois son poids de sang et vider le sang de vaisseaux trop petits pour qu'on se serve d'une seringue. Elle le fait avec lenteur et constance, et sa salive contient une substance naturelle, l'hirudine, qui empêche le sang de coaguler.

La sangsue mécanique est plus grosse mais tient néanmoins dans le creux de la main. Elle utilise la succion pour faire sortir le sang, tout comme une vraie sangsue, et récupère celui-ci par des tubes. Le processus mécanique de succion génère dans le flux du sang une certaine turbulence qui empêche sa coagulation, cependant qu'un infirmier irrigue la blessure avec de l'héparine (un anticoagulant), ce qui réduit encore le risque de coagulation.

Disponibilité La sangsue mécanique fonctionne déjà en laboratoire sur l'animal. Elle prélève beaucoup plus de sang qu'une sangsue médicinale et améliore la santé des tissus. Cependant, il reste encore du chemin à faire avant que ce dispositif n'envoie définitivement ses rivales vivantes au chômage. L'oto-rhino-laryngologiste américain qui l'a conçue veut en effet perfectionner la capacité de son dispositif à réguler la succion. Un nouveau système en cours de développement devrait permettre d'aspirer automatiquement plus ou moins de sang selon les besoins.

Son équipe travaille en outre sur un prototype industriel plus approprié à un usage hospitalier. En effet, le modèle expérimental actuel comporte des parties en verre, fragiles et peu adaptées à un tel environnement. Puis le dispositif devra être expérimenté sur l'homme afin d'obtenir une autorisation de mise sur le marché, ce qui devrait prendre 2 ou 3 ans. ∎

REPRODUCTION
ET SEXUALITÉ

DANS CE CHAPITRE

283 CONTRACEPTION

286 SEXUALITÉ

288 FERTILITÉ

294 CANCER DU COL

296 PRÉMATURITÉ

298 MORT SUBITE DU NOURRISSON

300 MALADIES TRANSMISES SEXUELLEMENT

302 RÈGLES

304 ACCOUCHEMENT

305 MÉNOPAUSE

CETTE ANNÉE, BON NOMBRE DES AVANCÉES LES PLUS SIGNIFICATIVES TOUCHENT À LA **SEXUALITÉ DES FEMMES.**

Bonne nouvelle : les femmes auront sans doute leurs propres pilules pour stimuler la libido – attendues en pharmacie au cours de l'année 2005 !

Stérilité : des œufs congelés ont permis de mener à terme certaines grossesses. Congeler des œufs pourrait permettre aux femmes de retarder l'âge de la procréation ou de concevoir des enfants après avoir subi un traitement lourd (chimiothérapie). Plus prometteur encore, des médecins ont réimplanté des morceaux de tissu ovarien congelés prélevés des années plus tôt sur la même femme, qui a pu tomber enceinte et accoucher normalement : un grand espoir pour les femmes ayant à faire face à une ménopause avancée à cause d'un traitement contre le cancer.

Pour celles qui ont des règles abondantes, une nouvelle technique permet de supprimer définitivement les fibromes utérins.

Le dépistage du cancer du col de l'utérus a fait des progrès importants grâce à l'amélioration du test de Papanicolaou. Un vaccin est à l'étude contre le papillomavirus, l'une des causes du cancer du col. Un autre vaccin sera bientôt au point pour lutter contre l'herpès...

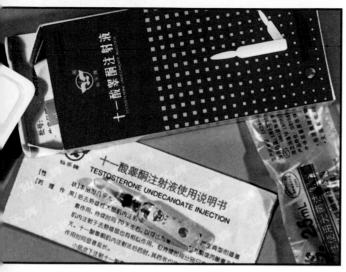

En Chine, des hommes ont reçu des injections de testostérone dans le cadre d'une étude sur la contraception masculine.

Recherche pharmaceutique
Les nouveaux contraceptifs

À l'heure de la liberté sexuelle, la contraception est plus que jamais essentielle pour contrôler les conséquences de sa sexualité. Pourtant, depuis 50 ans, aucune nouveauté n'a vraiment révolutionné le domaine. Les femmes restent les principales actrices de la contraception – sans doute parce qu'elles sont aussi les plus directement concernées par une grossesse non désirée. Au Canada, la prise de complexes hormonaux (autour de 45 %) reste en tête des moyens de contraception, suivie de près par l'utilisation du préservatif masculin ; seulement une minorité (3 %) portent un stérilet. Par rapport à ce que les femmes ont connu il y a 20 ans, les modes d'administration des hormones anticonceptionnelles (œstrogènes et progestérone) sont plus variés, et les effets indésirables atténués.

Les hommes comptent toujours majoritairement sur le préservatif – un dispositif qui date de l'Égypte antique et reste sujet aux déchirures et aux glissements (s'il est mal mis, trop grand ou retiré trop tard). Toutefois, si la recherche pharmaceutique est longtemps restée peu inventive en matière de contraception masculine, un souffle novateur s'est récemment fait sentir.

Au-delà du latex : une nouvelle ère pour la contraception masculine Pourquoi faut-il si longtemps pour développer une méthode de contraception masculine fiable ? Les raisons sont multiples. Un contraceptif masculin doit pouvoir concurrencer les contraceptifs féminins existants sur le double terrain de l'efficacité et de la rentabilité, ce qui n'incite pas les laboratoires pharmaceutiques à investir dans le développement de tels produits. Alors qu'une femme produit seulement un œuf par mois et n'est fertile que quelques jours dans ce même laps de temps, un homme produit jusqu'à 100 millions de spermatozoïdes par jour, et ce, 7 jours sur 7. Enfin, l'équivalent masculin de la pilule contraceptive féminine, qui repose sur la prise de testostérone, n'existe toujours pas car, administrée par voie orale, cette hormone est rapidement détruite par l'organisme. Elle n'est efficace que sous forme de patchs, crèmes, injections et implants.

Testostérone injectable Cependant, l'essai clinique final d'un contraceptif masculin injectable, patronné par l'Organisation mondiale de la santé (OMS) et le gouvernement chinois, marque une nette avancée dans ce domaine. L'essai a commencé début 2003 sur 1 000 hommes jeunes et en bonne santé, qui ont reçu des injections de testostérone une fois par mois. Détectant un taux sanguin de testostérone suffisamment élevé, l'hypothalamus fait cesser sa production par les testicules, ce qui les empêche de fabriquer des spermatozoïdes.

La beauté du système, c'est qu'en dehors de l'infertilité les injections mensuelles de testostérone n'ont que des effets indésirables minimes – elles n'induisent notamment ni baisse du désir ni troubles de l'érection — et cette infécondité est seulement temporaire. Chaque participant à l'essai va poursuivre les injections de testostérone durant 2 ans. L'analyse des données devrait être achevée en 2007, et le contraceptif sera disponible vers 2010.

Un vaccin en vue Une société canadienne, Immucon de Montréal, détient un brevet auprès du Bureau des brevets américain pour la mise au point d'un vaccin contraceptif masculin. Celui-ci inhiberait la protéine P26h présente à la surface des spermatozoïdes, ce qui neutraliserait leur pouvoir fécondant. La particularité de ce vaccin est d'être réversible après une durée d'efficacité de 1 an et de n'entraîner aucun effet secondaire hormonal. Ce vaccin prometteur ne verra pas le jour avant plusieurs années, car les études sur l'animal (le chimpanzé) sont à peine commencées.

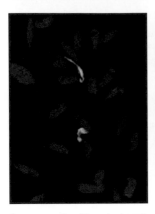
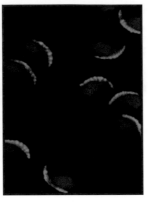

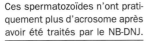

Ces spermatozoïdes n'ont pratiquement plus d'acrosome après avoir été traités par le NB-DNJ.

Spermatozoïdes normaux. En vert, leur acrosome, essentiel à la fertilisation de l'ovule.

Vers un contraceptif oral masculin

Un médicament qui traite un trouble métabolique rare, le syndrome de Gaucher, se révèle avoir un pouvoir contraceptif très intéressant, du moins chez les souris mâles. La substance, le N-butyldeoxynojirimycine ou NB-DNJ, agit en interrompant la fabrication par l'organisme de composés lipidiques, les glycosphingolipides, qui jouent un rôle critique dans la formation du sperme, comme l'ont découvert des chercheurs britanniques en testant le médicament sur la souris.

Plus précisément, le NB-DNJ affecte la minuscule région des spermatozoïdes appelée acrosome, qui les aide à percer l'enveloppe protectrice de l'ovule. De plus, le médicament déforme les spermatozoïdes, qui ont alors du mal à se frayer un chemin vers l'ovule. Il n'a, en revanche, aucun effet sur la testostérone, qui est nécessaire au bon déroulement de l'acte sexuel, ni sur la fertilité de la souris femelle. Quand les chercheurs ont cessé de l'administrer aux souris mâles, celles-ci ont retrouvé leur fertilité sans effets indésirables. Comme le médicament (à des doses dix fois supérieures à celles requises pour un effet contraceptif) s'est avéré sans danger chez les patients souffrant du syndrome de Gaucher, la voie est ouverte pour débuter des essais cliniques.

Un implant contraceptif à l'essai

Un contraceptif hormonal masculin s'apprête à être testé à grande échelle dans 14 pays d'Europe et pourrait être sur le marché d'ici 5 à 7 ans sous forme d'implant ou d'injections régulières. Il s'agit d'une combinaison de testostérone et d'étonogestrel, une forme synthétique de progestérone (une hormone sexuelle féminine). L'étonogestrel stoppe la production des spermatozoïdes, mais il bloque aussi la production de testostérone, c'est pourquoi les chercheurs l'ont associé à de la testostérone à longue durée d'action. Ce médicament est le résultat d'un partenariat entre deux multinationales pharmaceutiques travaillant depuis des années pour mettre au point un contraceptif masculin, les laboratoires Organon (une branche de la firme chimique hollandaise Akzo Nobel) et la firme allemande Schering AG.

La pilule, et quoi d'autre ? La tendance actuelle de la baisse des dosages se confirme dans les nouveaux contraceptifs hormonaux féminins. Ainsi, pour l'éthinylestradiol (forme d'œstrogènes très proche de la forme biologique), on est passé de 120 µg par jour en 1960 à 15-20 µg en 2002. Les doses de progestatifs (les dérivés de la progestérone) ont également nettement diminué grâce à la découverte de nouvelles molécules peu androgéniques mais à l'activité progestative plus importante. Enfin, les femmes se voient proposer de nombreux modes d'administration – patch, implant... – moins contraignants que la pilule quotidienne.

NuvaRing, un anneau vaginal contraceptif

Ce nouveau moyen de contraception, fabriqué par les laboratoires Organon, est disponible sur le marché canadien depuis le début de l'année 2005. C'est un anneau souple d'environ 5 cm de diamètre qui libère la plus faible dose d'hormones de tous les contraceptifs actuels : 15 µg d'éthinylestradiol et

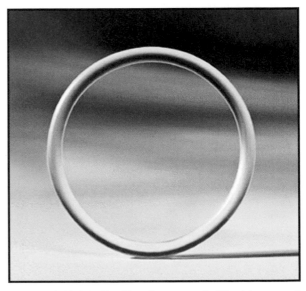

Contraceptif féminin NuvaRing. Cet anneau flexible et transparent fait environ 5 cm de diamètre. Son positionnement précis n'est pas important – vous ne pouvez donc pas mal le mettre.

120 µg d'étonogestrel par jour. L'anneau s'insère comme un tampon hygiénique, aussi près que possible du col de l'utérus, et se laisse en place pendant 3 semaines (y compris pendant les rapports sexuels). Son positionnement exact n'a pas d'importance – vous ne pouvez pas mal le mettre. Puis il faut le retirer pendant 1 semaine, durant laquelle les règles surviennent. Si l'anneau glisse du vagin, il suffit de le rincer et de le remettre en place – mais pour que la contraception reste efficace, l'anneau ne doit pas quitter le corps plus de 3 heures ; au-delà, il faut utiliser un second moyen contraceptif les 7 jours suivants.

Cet anneau contraceptif pourrait être un jour utilisé pour permettre aux femmes de ne plus avoir de règles. Les essais cliniques de contraception continue ont commencé, afin d'évaluer les risques associés et l'efficacité d'une telle contraception (il faut alors insérer un nouvel anneau juste après avoir retiré l'ancien). Un nombre croissant de femmes se tournent en effet vers ce type de contraception afin d'éviter la douleur et autres inconvénients des règles alors qu'elles utilisaient souvent pour cela des pilules anticonceptionnelles. Comme les contraceptifs oraux, le NuvaRing augmente le risque de thrombose, d'infarctus et d'embolie, car il modifie le métabolisme des graisses et des sucres circulant dans l'organisme. En revanche, il évite la prise de poids, fréquente avec la pilule.

Implants et patchs : le pour et le contre

Question praticité, l'implant contraceptif sous-cutané n'a rien à envier à l'anneau contraceptif. Il assure 1 à 3 ans de protection continue associée à 0 % de taux d'échec, et induit des règles peu abondantes. Cependant, il est un peu désagréable à mettre en place et peut occasionner de rares réactions cutanées.

Le patch contraceptif offre 1 semaine de protection ; il faut donc le remplacer toutes les semaines – une petite amélioration sur la pilule quotidienne. Comme l'implant, il diffuse les hormones contraceptives de façon lente et continue.

Patchs et implants restent des contraceptifs hormonaux ; ils ont donc les mêmes contre-indications que les pilules faiblement dosées.

Préservatifs féminins et pilule du lendemain

Il ne faut pas oublier dans tout cela les dernières avancées de la contraception. En ce qui concerne la pilule du lendemain, le Québec vient d'en autoriser la vente sans prescription médicale. Il faut la demander au pharmacien. ■

Découverte
Stérilisation féminine sans chirurgie

Une nouvelle technique de stérilisation féminine permanente a été approuvée par Santé Canada dès novembre 2001.

Peu connue, elle n'implique ni chirurgie, ni anesthésie, ni douleur, ni jours d'incapacité, et peut être pratiquée en cabinet ou en service ambulatoire à l'hôpital. Les gynécologues doivent simplement suivre un stage de formation à cette technique.

Comment ça marche ? En novembre 2002, la Food and Drug Administration (FDA) a autorisé la commercialisation des implants Essure, un petit ressort fait de nickel et de titane, mesurant de 0,8 à 2 mm en moyenne, lorsqu'il se déploie. Ces minuscules implants métalliques sont amenés via un cathéter passant par le vagin, le col de l'utérus et l'utérus pour être placés dans les trompes de Fallope afin de les boucher. En effet, un tissu cicatriciel se forme rapidement autour de l'implant, bouchant la trompe, et empêchant donc la fécondation de l'ovule.

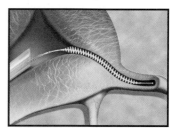
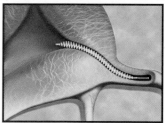
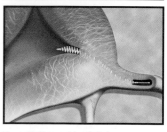

Contrairement à la ligature des trompes et à l'hystérectomie (ablation de l'utérus) – les deux seules autres méthodes de stérilisation à la disposition des femmes –, cette procédure ne requiert ni incision abdominale ni anesthésie générale. Elle est effectuée sous sédation

Un cathéter est inséré dans les trompes avec l'implant fixé à son extrémité. Quand l'implant est en place, on retire le cathéter. Au cours des 3 mois suivants, des tissus se développent autour de l'implant, bouchant la trompe de Fallope.

légère (il n'y a pas d'anesthésie), l'administration simultanée d'un analgésique par voie intraveineuse aide la patiente à se détendre davantage et à prévenir les douleurs. La patiente ne reste que 35 minutes sur la table gynécologique et doit faire une radio de contrôle 3 mois après l'intervention afin de s'assurer que les trompes sont complètement obstruées et qu'elle peut cesser toute autre méthode contraceptive.

La grande majorité des patientes évaluées durant l'essai clinique final n'a même pas eu besoin d'un analgésique après l'intervention. La femme peut reprendre ses activités habituelles dès le lendemain. Les relations sexuelles peuvent être reprises habituellement de 7 à 10 jours après l'intervention. Toutefois, les femmes ayant subi une ligature des trompes qui a échoué, celles dont les trompes ont été endommagées suite à une infection et celles dont la cavité utérine présente une cicatrice (par exemple, après une césarienne) ne sont pas de bonnes candidates pour les implants Essure. Il faut également souligner que, contrairement à une ligature des trompes, cette technique n'est pas réversible, et que les femmes ainsi stérilisées ne peuvent même plus prétendre à la fécondation in vitro.

Disponibilité Des centaines de gynécologues ont été formés au Canada et aux États-Unis à la technique Essure depuis le début de l'année 2003. Quelques médecins pratiquent cette forme de stérilisation au Québec. Il faut s'en informer auprès d'un gynécologue. ◼

Recherche pharmaceutique
PT-141 : la molécule du désir

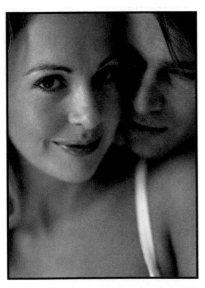

Alors que le Viagra et ses concurrents, Cialis et Levitra, de plus en plus utilisés en dehors de leur indication originelle, optimisent la partie « mécanique » de l'acte sexuel masculin, le désir sexuel attend toujours la « béquille » pharmaceutique qui lui permettra enfin de prendre son essor. Mais peut-être plus pour très longtemps...

Une nouvelle molécule est en cours d'essais cliniques chez l'homme depuis 2000. Comme le Viagra, initialement destiné à traiter l'angine de poitrine, la molécule PT-141 est dérivée d'une molécule miracle sensée faire bronzer et maigrir les femmes obsédées par la silhouette Barbie. Mais le Melanotan ou « Barbie drug » s'est révélé avoir des effets secondaires inattendus chez les hommes qui l'ont testé : une érection ! Les laboratoires américains Palatin Technologies, qui l'étudiaient, n'ont pas manqué de concevoir un analogue, le Melanotan II, rebaptisé PT-141. C'est la première d'une nouvelle classe de molécules dites analogues de l'hormone appelée mélanocortine, qui exerce son action sur le cerveau, et plus précisément sur l'hypothalamus, le tronc cérébral et les régions limbiques – des zones impliquées dans le comportement sexuel.

Comment ça marche ? Analogue à un peptide naturel sécrété par tous les cerveaux, l'*alpha-melanocyte stimulating hormone* (alpha-MSH), la molécule PT-141 semble agir sur le désir sexuel et l'excitation, en déclenchant notamment l'afflux sanguin vers les organes sexuels masculins et féminins. Testé tout d'abord chez les rats, le produit accroît énormément le nombre de sollicitations des rats femelles, qui veulent plus de rapports sexuels, mais au moment approprié pour la fécondation. Il augmente aussi les érections des rats mâles.

Les essais sont passés à l'homme en 2000 dans le cadre exclusif du laboratoire. Capable de franchir la barrière hématoméningée, le PT-141 s'administre en inhalateur nasal, ce qui lui permet d'atteindre très vite le système nerveux central. Chez les hommes, l'érection est bien au rendez-vous ; pour eux, les essais « à la maison » débuteront en 2005.

Les essais sont moins avancés côté femme, chez qui seule la tolérance au produit a été testée. Cependant, les premiers résultats font apparaître un accroissement significatif de l'afflux sanguin vaginal, caractéristique des prémices sexuelles. L'excitation sexuelle est donc bien augmentée par la prise de cette molécule, mais seuls les essais en situation (à domicile), prévus en 2006, permettront d'évaluer son effet sur la libido féminine.

Disponibilité Si tout va bien, la molécule devrait arriver sur le marché en 2008. Elle sera alors concurrencée par quatre produits. Tout d'abord un autre inhalateur nasal, également américain et destiné aux deux sexes. Il est à base d'apomorphine – une substance qui mime l'action de la dopamine,

un neurotransmetteur agissant sur l'hypothalamus et impliqué dans l'excitation sexuelle.

Les trois autres substances sont destinées exclusivement aux femmes et tentent de pallier les seules défaillances mécaniques de l'excitation sexuelle féminine ; elles concernent plutôt les femmes ménopausées. Deux d'entre elles contiennent des molécules déjà connues : il s'agit d'une nouvelle forme d'alprostadil, un vasodilatateur injectable, et d'un inhalateur nasal délivrant de faibles doses de testostérone, ce qui permettra d'éviter les effets secondaires indésirables (poils et voix grave) de cette hormone mâle. Le dernier, un patch à la testostérone, sera sans doute le premier à être commercialisé, sous le nom d'Intrisa, par Procter & Gamble. ■

Recherche pharmaceutique

Deux nouveaux concurrents du Viagra

Cela fait déjà 5 ans que le Viagra (sildenafil) – objet d'innombrables blagues et plus grande source de bénéfices de tous les temps pour le fabricant pharmaceutique Pfizer – est commercialisé. Au grand désespoir de ses concurrents, le marché de l'impuissance restait très lié à la petite pilule bleue depuis son autorisation par la FDA, en 1998. Mais les temps changent...

Car deux nouveaux médicaments contre l'impuissance sont arrivés sur le marché pour concurrencer sérieusement le Viagra.

Bayer et GlaxoSmithKline ont reçu en mars 2003 l'autorisation européenne de mise sur le marché du Levitra (vardenafil), autorisé au Canada en mars 2004. En février 2003, le fabricant Eli Lilly lançait Cialis (tadalafil) en Europe, en Australie et en Nouvelle-Zélande, et en novembre 2003 au Canada.

Ces trois médicaments se prennent par voie orale et agissent en inhibant l'enzyme PDE-5, ce qui relâche les muscles lisses du pénis, permettant ainsi à plus de sang de circuler dans et hors de l'organe, et donc de parvenir à l'érection. Cependant, les fabricants des deux nouveaux venus annoncent des différences significatives avec la petite pilule bleue.

Le Cialis, par exemple, devrait agir jusqu'à 24 heures après la prise – le Viagra et le Levitra agissent environ 5 heures. Alors que le Viagra doit

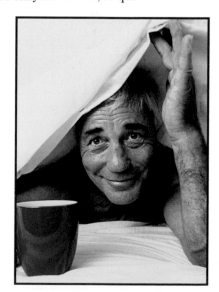

Le Viagra fut le premier, mais il ne sera pas le dernier des médicaments contre l'impuissance. Ses deux nouveaux concurrents appartiennent à la même classe de médicaments et ciblent la même enzyme.

287

impérativement être pris 1 heure avant le rapport sexuel, on peut prendre le Cialis indifféremment entre 30 minutes et 12 heures à l'avance. En revanche, le Cialis perd du terrain côté effets indésirables : pendant les essais cliniques, les sujets se sont plaints de maux de tête, de troubles digestifs et de douleurs dans le dos, ce qui est beaucoup comparé aux « seuls » maux de tête et rougeurs subites du visage ressentis par certains hommes prenant du Levitra. Le Viagra pour sa part occasionne aussi des maux de tête et des rougeurs ainsi qu'une vision altérée ou bleuie.

Un nouveau rôle pour le Viagra Quand le Viagra fit ses premières apparitions en pharmacie, il fut partout présenté comme un traitement un peu honteux des dysfonctionnements de l'érection – de l'impuissance – des hommes âgés. Depuis, le Viagra et ses concurrents, Cialis et Levitra, ont considérablement changé d'image... et d'utilisateurs. De traitements un peu honteux de l'impuissance, ils sont devenus les pilules de la performance sexuelle. Aujourd'hui, des hommes hétérosexuels ou homosexuels de 20, 30 ou 40 ans se tournent vers ces pilules pour améliorer leurs performances sous la couette. Ainsi, on estime que 10 % environ des 120 millions de prescriptions du Viagra ont été faites à des hommes de moins de 39 ans dont la majorité ne souffre pas d'impuissance. ■

LA RECHERCHE

Viagra : sans danger pour le cœur

La première évaluation du sildénafil (Viagra) auprès d'hommes souffrant de maladies cardio-vasculaires – non financée par son fabricant – a montré que la plupart d'entre eux pouvaient prendre en toute sécurité ce médicament contre l'impuissance. À l'aide d'images échographiques du cœur durant l'exercice physique, des chercheurs de la célèbre clinique américaine Mayo ont prouvé que la prise de Viagra n'affectait pas la circulation sanguine jusqu'au cœur chez les hommes atteints de maladies coronariennes stabilisées ne prenant pas de dérivés nitrés (du TNT, en fait), contre-indication formelle pour ces derniers. Les patients ont fait de la bicyclette couchés sur le dos afin de simuler l'impact sur leur cœur de l'effort d'un rapport sexuel. Cette étude a clairement montré que le Viagra n'exposait pas ces hommes à un risque accru de crise cardiaque. ■

Les progrès dans le diagnostic

Un nouveau test pour détecter les spermatozoïdes endommagés

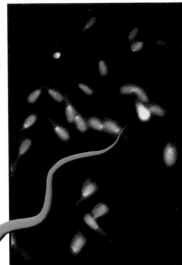

Dans ce test, les spermatozoïdes dont l'ADN est endommagé apparaissent en rouge et les spermatozoïdes sains, en vert.

Quand un couple n'est pas fertile, la « faute » est souvent automatiquement rejetée sur la femme, parce que l'infertilité masculine est culturellement et socialement toujours difficile à assumer. Pourtant, celle-ci concerne de 30 à 40 % des cas de stérilité des couples. Un nombre élevé car, même lorsque certains hommes révèlent à l'étude (spermogramme) beaucoup de gamètes apparemment actifs et sains, ils ont du mal à féconder leur partenaire et, s'ils y parviennent, une fausse couche est fréquente. Jusque récemment, les médecins avaient du mal à découvrir les raisons de l'infertilité de ce type de sperme. Un nouveau test devrait les y aider.

Comment ça marche ? Le test SCSA (*sperm chromatin structure assay*) recherche une anomalie appelée fragmentation de l'ADN. L'ADN est une molécule en double hélice (un peu comme une échelle torsadée) ; on parle de fragmentation lorsque des barreaux de l'échelle ADN sont cassés. Ce type de dommage peut empêcher un spermatozoïde de fertiliser l'ovule et, même s'il y parvient, son ADN est si endommagé qu'il s'ensuit un avortement spontané.

Dans le test, les spermatozoïdes, préalablement colorés par un produit fluorescent, passent sous un faisceau laser qui excite la fluorescence du colorant. Les gamètes qui apparaissent en vert ont un taux

LA RECHERCHE

Comment les spermatozoïdes trouvent l'ovule

Depuis longtemps, les scientifiques se demandent comment les spermatozoïdes trouvent leur chemin jusqu'à l'ovule. Il s'avère qu'ils ont une sorte de « nez » qui leur permet de sentir le parfum unique de l'ovule prêt à être fécondé.

En effet, en mars 2003, des chercheurs allemands et américains ont annoncé avoir trouvé une protéine sur les spermatozoïdes, appelée hOR 17-4, très similaire aux protéines olfactives du nez – bref, une protéine conçue pour flairer. L'idée que les spermatozoïdes puissent sentir n'est pas nouvelle, mais les scientifiques ont découvert ce à quoi les spermatozoïdes répondent en recherchant quels composés chimiques se lient à l'hOR 17-4, aussi appelé récepteur olfactif. L'un de ces composés, baptisé bourgeonal, fait nager plus vite le spermatozoïde et se diriger vers les régions à fortes concentrations de cette substance, ce qui suggère que les ovules libèrent également du bourgeonal (une sorte de chant des sirènes). Si c'était bien le cas, le bourgeonal pourrait être utilisé un jour pour améliorer la fertilité.

Les scientifiques ont aussi identifié un composé appelé undecanal qui semble bloquer les effets du bourgeonal, ce qui ouvre une nouvelle et prometteuse voie de recherche pour les contraceptifs. Prochaine étape : vérifier que l'ovule libère vraiment du bourgeonal ou un composé similaire. Cette recherche est actuellement en cours. ■

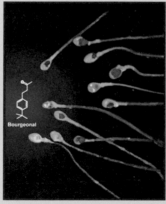

Qu'est-ce qui attire les spermatozoïdes vers leur destination ? Il semble qu'ils puissent sentir un composé qui serait émis par l'ovule.

La forêt au secours de la fertilité masculine

Le Pycnogénol est tiré de l'écorce d'un pin.

Le Pycnogénol est un mélange de flavonoïdes (des composés antioxydants également présents dans les fruits et les légumes). Il est extrait de ces pins maritimes qui poussent sur les côtes sud-atlantiques françaises.

Un extrait de l'écorce d'un pin maritime qui pousse le long des côtes du sud-ouest de la France améliore la qualité du sperme des hommes qui ont des problèmes de fertilité. L'extrait, le Pycnogénol, l'un des plus puissants antioxydants connus, est préconisé pour le traitement de différentes maladies comme l'asthme, le lupus, les gingivites. Des chercheurs américains ont administré quotidiennement 200 mg de Pycnogénol pendant 3 mois à 19 hommes souffrant de troubles de la fertilité. Des échantillons de leur sperme ont été analysés au début et à la fin du traitement, et les chercheurs ont trouvé que l'antioxydant avait significativement amélioré la qualité et la fonctionnalité des spermatozoïdes. La raison probable : le Pycnogénol protège les spermatozoïdes des stress oxydatifs qui menacent toutes les cellules (un vieillissement qui altère peu à peu le fonctionnement de la cellule). ■

---

très faible de fragmentation de l'ADN, tandis que ceux qui ressortent en rouge ont un niveau de fragmentation moyen à élevé. L'ovule peut, certes, effectuer des réparations mineures sur l'ADN du spermatozoïde endommagé, mais les gamètes rouges ont un ADN trop détérioré pour être réparé.

Le test a renforcé la conviction que les hommes auraient aussi une horloge reproductive : en effet, le sperme des hommes de plus de 35 ans était en moyenne plus dégradé que celui des plus jeunes. L'exposition à un virus, des produits chimiques ou des toxines, la chaleur, la présence de veines

La fécondation in vitro peut être liée à un cancer rare

Des spécialistes hollandais ont remarqué un pic dans la fréquence de l'apparition d'un cancer infantile rare, le rétinoblastome, parmi les enfants conçus par fécondation in vitro (FIV). Le rétinoblastome est une tumeur pédiatrique héréditaire maligne de la rétine, ce tapis de cellules photosensibles au fond de l'œil qui convertissent la lumière en impulsions nerveuses. Il apparaît avant l'âge de 5 ans.

Les chercheurs ont étudié les données des registres hollandais du rétinoblastome et les données sur les naissances par FIV en Hollande, et ont comparé la fréquence des rétinoblastomes chez les bébés FIV par rapport au nombre de cas attendus. Ils ont montré que le risque de rétinoblastome est 7,2 fois plus important chez ces enfants que chez les enfants nés naturellement. Pourquoi ? On sait que la maladie apparaît lorsque les deux – plus rarement une – versions du gène Rb (un suppresseur de tumeurs et un inhibiteur de la prolifération cellulaire) sont détruites. Peut-être la FIV induit-elle directement une telle destruction. C'est une découverte préoccupante, qui nécessite de nouvelles études pour en comprendre les raisons. ∎

Obésité et érection : mangez moins !

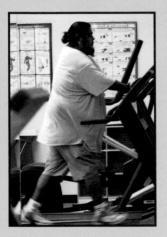

Selon une étude napolitaine menée auprès d'une centaine d'obèses, une simple perte de poids de 10 %, par réduction de l'apport calorique associée à une activité physique régulière, améliore dans 30 % des cas la fonction érectile des obèses. ∎

L'aspirine au secours de la FIV

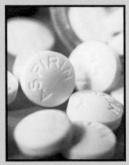

L'aspirine – encore elle (voir aussi p. 20-25) – augmente le taux de succès d'une fécondation in vitro (FIV). C'est ce qu'a montré une étude récente d'un hôpital suédois qui a suivi 1 022 patientes dont certaines ont reçu 75 mg d'aspirine par jour du transfert d'embryon au test de grossesse. L'aspirine améliorerait significativement la vascularisation de l'utérus tout en limitant les phénomènes inflammatoires. ∎

---

variqueuses comprimant les testicules expliquent la plupart des autres cas d'infécondité masculine (outre les chimio- et radiothérapies, qui endommagent plus ou moins gravement les tissus testiculaires). Un homme connaissant son niveau de stérilité grâce à cet examen novateur pourra envisager des traitements précoces.

Disponibilité Ce test n'est utilisé, pour l'instant, qu'aux États-Unis, en structure hospitalière et laborantine. Il fait encore l'objet d'essais cliniques. Pourtant, le marché potentiel est important, car le nombre de consultations pour stérilité des couples augmente chaque année (il concernerait entre 10 et 15 % des couples au Canada, soit environ 330 000 couples). Bien que, jusqu'à présent, le pourcentage de stérilités effectives soit toujours de l'ordre de 5 %, les spécialistes s'attendent à une rapide augmentation : dans beaucoup de pays occidentaux, en effet, la qualité du sperme ne cesse de baisser depuis 20 ans. En France et au Danemark, par exemple, les recherches menées au début des années 1990 avaient mesuré une baisse moyenne de 2 % du nombre de spermatozoïdes par éjaculat depuis 1973. Quelques années plus tard, des scientifiques belges mirent en évidence que cette chute de la numération spermatique était, dans leur pays, parallèle à une diminution du nombre de gamètes normaux. Or, au-delà d'un certain seuil, le rapport entre spermatozoïdes anormaux et normaux conduit à la stérilité. Le nombre de cas devrait donc augmenter dans les années à venir, car ces mesures sont vraies aussi au Canada. Les facteurs environnementaux semblent jouer un rôle important. ∎

Recherche pharmaceutique

Une grossesse possible malgré un cancer du sein

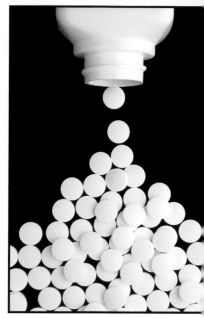

Vous n'imagineriez pas qu'un médicament utilisé pour prévenir et traiter le cancer du sein ait une quelconque utilité pour améliorer la fertilité. C'est pourtant sans doute le cas du tamoxifène (Nolvadex).

Ce médicament anti-œstrogène, actuellement employé pour traiter le cancer du sein hormonodépendant, avait été développé initialement dans le but de mettre au point une pilule du lendemain empêchant l'ovule fertilisé de s'implanter dans l'utérus. Or il s'est avéré que le tamoxifène aidait la femme à concevoir ! C'est ce qui a donné l'idée aux chercheurs d'en faire un médicament luttant contre l'infertilité.

Désormais, les deux actions du tamoxifène – améliorer la fertilité et lutter contre le cancer du sein – peuvent être associées pour aider les femmes atteintes d'un tel cancer à devenir mères. En général, les femmes ayant eu un cancer du sein ne peuvent pas prendre les médicaments habituels favorisant la production d'ovules.

Le tamoxifène, habituellement utilisé pour soigner le cancer du sein, accroît aussi la production d'ovules.

Ces médicaments agissent en effet en augmentant la production d'œstrogènes, ce qui peut déclencher la reprise de leur cancer du sein.

C'est pourquoi par le passé les femmes ayant eu un cancer du sein qui subissaient une fécondation in vitro (FIV) rencontraient rarement le succès.

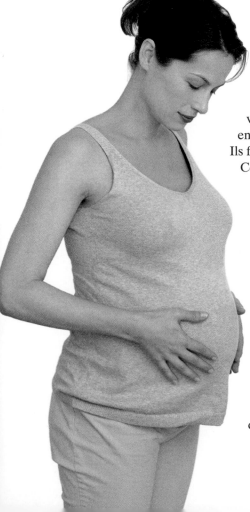

Comment ça marche ? Le tamoxifène est un modulateur sélectif des récepteurs d'œstrogènes (SERM, pour *selective estrogen receptor modulators*), des médicaments qui se lient de façon compétitive ou définitive aux récepteurs d'œstrogènes, et qui vont donc mimer l'action des œstrogènes naturels dans l'organisme sans en avoir les effets potentiellement nuisibles sur les tissus mammaires. Ils font accroire au cerveau que les ovaires ne fonctionnent pas assez. Celui-ci envoie donc des signaux pour les faire fonctionner de manière plus intense ; il en résulte une production augmentée d'ovules. Le médicament fait donc d'une pierre deux coups : il protège les seins en empêchant les œstrogènes de stimuler les cellules cancéreuses, et il augmente la production d'ovules.

Dans une récente étude où toutes les femmes subissaient une FIV, les douze patientes qui prenaient du tamoxifène eurent 2,5 fois plus d'embryons que le groupe qui ne prenait aucun traitement contre la fertilité. En outre, dans ce second groupe, la moitié des FIV ne donna aucun embryon alors que, dans le groupe prenant du tamoxifène, chaque femme put obtenir au moins un embryon. Le tamoxifène a également été administré à plusieurs patientes qui avaient été guéries de leur cancer du sein mais ne réussissaient pas à concevoir et qui voulaient bénéficier d'une FIV. Deux de ces patientes sont tombées enceintes, dont l'une âgée de 43 ans. Un résultat qui ne peut être considéré comme significatif, mais qui demeure néanmoins intéressant. ■

Prévention

Écrans solaires : attention, danger de féminisation !

Une chercheuse suisse travaillant depuis les années 1990 sur les propriétés chimiques des filtres solaires sur les êtres vivants a mis en évidence sur le rat le caractère œstrogénique (c'est-à-dire la capacité à agir comme des hormones sexuelles féminines) d'un grand nombre de filtres anti-UV du marché.

Comment ça marche ? En 2001, la chercheuse publiait les résultats d'une première étude montrant que, sur six filtres anti-UV, cinq, et particulièrement la benzophénone-3, font proliférer in vitro les cellules tumorales mammaires de rat et, in vivo, font augmenter le poids de l'utérus des rates selon les doses reçues. Ces résultats avaient soulevé l'émoi chez les fabricants de cosmétiques, car ces produits sont utilisés à haute dose dans les crèmes solaires, mais aussi à concentration plus faible dans les crèmes de jour, les lotions, les produits capillaires, les bains moussants et les rouges à lèvres, sans que ce soit toujours signalé. Cependant, le Comité scientifique européen pour les produits cosmétiques avait rejeté la validité de ces résultats, malgré l'avis positif des plus grands spécialistes des composés œstrogéniques environnementaux.

La chercheuse a néanmoins poursuivi ses recherches, élargies à dix substances couramment utilisées comme filtres anti-UV. Elle a aussi modifié ses protocoles expérimentaux selon les désirs du Comité européen. Huit des dix filtres se sont révélés finalement œstrogéniques in vitro. Deux ont aussi des effets antiandrogéniques in vitro (ils s'opposent aux hormones mâles), et donc des effets féminisants sur les mâles. Six filtres augmentent le poids de l'utérus des rats femelles. Enfin, l'exposition des jeunes rats à un filtre (le 4-méthylbenzylidène camphre) avant et après leur naissance a gravement affecté leur développement hormonal.

Conséquences L'utilisation d'écrans solaires d'indice de plus en plus élevé augmente la quantité de filtres UV absorbés par la peau – on retrouve la benzophénone-3 et son métabolite dans les urines 4 heures après l'application sur la peau d'un écran solaire en contenant ! Par ailleurs, les eaux de baignade sont polluées par ces substances dissoutes dans l'eau, qui se retrouvent ensuite dans les poissons et même le lait maternel par accumulation des concentrations d'un maillon à l'autre de la chaîne alimentaire.

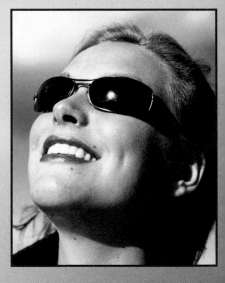

En attendant les nouvelles conclusions du Comité européen et du CREDO (Cluster of Research on Endocrine Disruption in Europe ou programme de recherche sur les perturbations endocriniennes en Europe), la prudence est donc de mise, particulièrement pour les jeunes enfants et les hommes. L'absorption involontaire de substances œstrogéniques au travers des écrans solaires, des pesticides et des aliments menace en effet l'équilibre physiologique des plus jeunes (du fœtus à l'enfant pubère, quel que soit son sexe) comme des adultes.

Il s'agit, par exemple, d'éviter de favoriser la féminisation des garçons, l'avancée de la puberté et l'augmentation du volume des seins des jeunes filles comme le développement d'un cancer du sein précoce, la diminution du nombre des spermatozoïdes chez l'homme adulte, etc. ∎

En vertu du principe de précaution, les femmes enceintes et les enfants devraient renoncer aux filtres UV organiques contenus dans certaines crèmes solaires.

Nouvelle technologie
La congélation des ovules devient réalité

Exactement comme les œufs vendus dans le commerce, les ovules de la femme se gâtent peu à peu avec le temps qui passe, réduisant ainsi ses chances de grossesse. C'est une mauvaise nouvelle pour les millions de femmes qui ne veulent pas avoir d'enfants tout de suite. Mais il semble aujourd'hui que les dizaines d'années de recherche dans le domaine de la congélation des ovules portent leurs fruits : des médecins du monde entier font état des premiers chiffres significatifs de grossesses et de naissances réussies à partir d'ovules congelés.

La congélation des ovules apporte un grand espoir non seulement aux femmes qui retardent le moment de fonder une famille, mais aussi aux couples astreints à une fécondation in vitro (FIV). Aujourd'hui, ces couples se retrouvent souvent avec des embryons en trop qui restent congelés pendant des années, parfois des dizaines d'années. Décider de ce qu'il faut faire de ces embryons (il en existe à présent plus de 400 000, rien qu'aux États-Unis) pose de graves questions éthiques et morales.

En revanche, si les femmes pouvaient congeler leurs ovules, elles auraient toute latitude de renouveler le processus de fécondation, dès lors qu'elles s'estimeraient prêtes à mettre au monde un autre enfant, ou de faire don des ovules avant leur fertilisation et la création d'embryons. Cette technique de congélation profiterait aussi et surtout aux femmes qui suivent une chimiothérapie ou une radiothérapie, qui affectent l'ovulation. Ces femmes pourraient faire congeler leurs ovules avant le traitement, pour les utiliser ultérieurement.

Même si plusieurs équipes à travers le monde ont consacré leur travail aux problèmes de la congélation des ovules, l'une des plus grandes réussites – avec celle d'une équipe chinoise – revient aux Assisted Fertility Services (services de procréation assistée) d'Indianapolis, aux États-Unis, où huit femmes ont accouché de bébés en bonne santé conçus à partir d'ovules congelés – la naissance d'un neuvième enfant a eu lieu durant l'été 2004.

Comment ça marche ? Le point délicat dans la congélation d'ovules, explique le Dr Jeffrey Boldt, directeur de programmes scientifiques, est que, contrairement au sperme, facile à congeler, l'ovule est une très grosse cellule pleine d'eau. Avec la congélation, l'eau forme des cristaux de glace « assez gros pour faire exploser l'ovule, dit-il. La difficulté consiste à extraire l'eau de la cellule avant sa congélation. »

Pour ce faire, les chercheurs ont mis au point une solution spéciale qui expulse l'eau de l'ovule et occupe l'espace à sa place (une solution ayant une haute concentration en glucose et en fructose et qui est composée majoritairement d'alcool pour éviter par ailleurs la formation de cristaux). Ils ont aussi laissé les ovules dans cette solution plus longtemps que les autres chercheurs ne l'avaient fait pour s'assurer qu'ils avaient extrait des ovules le plus d'eau possible.

Les bébés nés jusqu'ici provenaient d'ovules restés congelés de 6 à 9 mois. Les ovules ont été décongelés, puis fertilisés par injection intracytoplasmique de sperme (ICSI), qui consiste à injecter un seul spermatozoïde directement dans l'ovule. Selon le Dr Boldt, les chercheurs ont utilisé cette technique parce qu'ils pensent que la congélation abîme l'enveloppe de l'ovule, ce qui rend sa pénétration par le sperme plus difficile. Actuellement, le taux de fécondation avec des ovules congelés se situe juste 5 % en

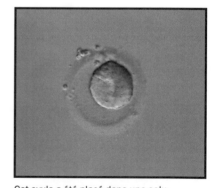

Cet ovule a été placé dans une solution spéciale qui en expulse l'eau avant congélation. Cette technique est extrêmement délicate compte tenu de la fragilité d'un ovule et de la quantité d'eau qu'il contient.

dessous de celui de la fécondation, pratiquée selon la même méthode, d'ovules frais.

Disponibilité La congélation d'ovules reste une procédure expérimentale réservée à une poignée de cliniques spécialisées dans la FIV. En majorité, celles-ci exigent encore de leurs clients qu'ils règlent les traitements médicamenteux de la fertilité nécessaires à la production d'ovules multiples et les frais liés à l'extraction de ces ovules.

Une autre technique « Cryopréserver » l'ovule n'est pas la solution unique, ni la meilleure, pour procréer après qu'un traitement anticancéreux a rendu la patiente stérile par destruction des tissus de ses organes sexuels. Mais la congélation est le seul moyen de conserver, par exemple, les tissus ovariens, premiers lésés par une chimio- ou une radiothérapie. Pratique courante depuis quelques années, la réimplantation de tels tissus congelés dans le corps de femmes devenues stériles à la suite d'un traitement médical ou avec la survenue d'une ménopause précoce a néanmoins un taux d'échecs très élevé. Mais peut-être faut-il désormais écrire au passé... En avril 2004, pour la première fois au monde, une patiente traitée de la sorte s'est vue assurer que sa grossesse était parfaitement viable.

Atteinte 7 ans plus tôt d'un lymphome non hodgkinien (une forme de leucémie) à un stade avancé, elle décida, en accord avec le Pr Jacques Donnez, des cliniques universitaires Saint-Luc, à Bruxelles, de faire congeler des tissus prélevés sur ses ovaires... qu'on lui greffa en février 2003, après que les médecins eurent déclaré la jeune femme totalement guérie. Quatre mois plus tard, les tissus ovariens implantés fonctionnaient à nouveau – première réussite. Enceinte début 2004 – second exploit –, la jeune femme a accouché normalement le 23 septembre. Une naissance attendue par des milliers de femmes qui se résignent à ne pouvoir être mères après leur combat contre la maladie : on estime qu'à l'horizon 2010 une femme sur 250 aura été soignée d'un cancer aux dépens de sa fertilité. ■

Prévention

Le test de Papanicolaou complété par un nouveau test de détection de virus

Après leur visite de routine chez le gynécologue, toutes les femmes pourraient désormais savoir si elles sont atteintes d'un cancer du col de l'utérus ou infectées par un virus susceptible de déclencher ce type de cancer.

En mars 2003, l'Administration américaine a approuvé l'usage élargi d'une forme plus sophistiquée du test de Papanicolaou appelée test PVH. Ce test avait été agréé 3 ans plus tôt pour les femmes ayant eu des résultats anormaux au test de Papanicolaou, afin de déterminer si elles nécessitaient juste une surveillance accrue ou bien un traitement de lésions cancéreuses. Ce test pourrait être désormais proposé à toutes les femmes de plus de 30 ans.

Comment ça marche ? Le médecin prélève par frottis des cellules cervicales et vaginales pour quelles soient examinées. Le test PVH ne recherche pas les cellules cancéreuses proprement dites – comme le fait le test de Papanicolaou (qui est une analyse cytologique sous microscope) – mais la présence d'un virus, le papillomavirus humain (PVH), à l'origine de près de 90 % des cancers du col de l'utérus. Le Centre américain pour le contrôle et la prévention des maladies (CDC) estime que 50 à 75 % des adultes sexuellement actifs sont des hôtes de ce type de virus. Alors que la plupart des femmes infectées ne rencontrent aucun problème ou symptôme dû à la présence de ce virus, certaines développent une infection chronique asymptomatique qui peut entraîner des altérations précancéreuses des cellules cervicales. Il n'existe pas actuellement de traitement antiviral pour le PVH, mais la détection de son existence au sein des cellules cervicales peut informer le médecin sur la nécessité d'une surveillance accrue et l'intérêt de rechercher des signes d'anomalies cellulaires,

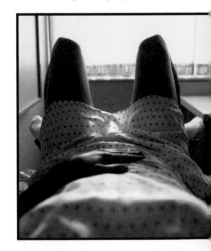

voire de cellules cancéreuses, au sein du frottis. Plus le cancer de l'utérus est découvert précocement, plus les chances d'efficacité du traitement, et donc de guérison, sont importantes.

Si une femme présente un test PVH positif, elle devrait passer un test cytologique de Papanicolaou tous les 6 à 12 mois. Les femmes dont le test PVH est négatif et le test de Papanicolaou, normal (aucune anomalie précancéreuse détectée) n'auraient pas besoin de refaire de frottis avant 3 ans, selon les nouvelles directives de novembre 2002 émises par la Société américaine du cancer (voir ci-dessous). Ces femmes ont en effet moins de 0,2 % de risques de développer un cancer du col de l'utérus, alors que celles dont le test de Papanicolaou présente des anomalies et le test PVH s'avère positif ont plus de 6 % de risques de développer un cancer. La probabilité que la présence du PVH conduise à des altérations précancéreuses des cellules cervicales est plus élevée pour les femmes de plus de 30 ans, c'est pourquoi la FDA a approuvé

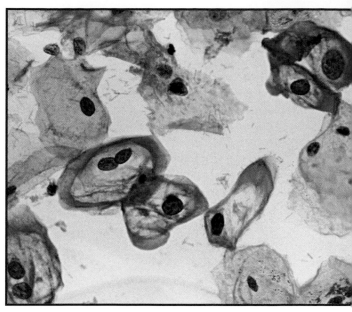

La plupart des cancers cervicaux sont dus au papillomavirus humain, le virus également à l'origine des condylomes.

UN EXAMEN ANNUEL
EST REPORTÉ À TOUS LES 3 ANS

La Société américaine du cancer (SAC) a émis de nouvelles directives en novembre 2002 concernant le dépistage du cancer du col de l'utérus. Certaines femmes ne passeront plus le test de Papanicolaou que tous les 3 ans et, sous certaines conditions, n'en auront plus besoin après 70 ans. En janvier 2003, les services américains de prévention sanitaire (USPSTF) ont annoncé des directives similaires. Les directives de la SAC sont les suivantes. Et l'on peut dire que ces directives correspondent aux recommandations qui ont cours au Canada.

■ Le dépistage du cancer cervical devra débuter environ 3 ans après qu'une femme a commencé à avoir des rapports sexuels vaginaux, et au plus tard à partir de 21 ans. En effet, le cancer du col de l'utérus est rarement observé chez les femmes de moins de 25 ans. Les experts recommandent d'attendre donc 3 ans après le début de l'activité sexuelle puisque les modifications de cellules cervicales non significatives sont fréquentes durant cette période mais rarement révélatrices d'un risque de cancer.

■ Le dépistage du cancer cervical doit être effectué tous les ans par un test de Papanicolaou conventionnel, ou tous les

2 ans avec un test de Papanicolaou de type ThinPrep jusqu'à l'âge de 30 ans. À partir de là, les femmes ayant eu trois tests normaux consécutifs peuvent attendre 2 à 3 ans avant le suivant. Le médecin peut suggérer à sa patiente de passer le test plus souvent si celle-ci présente des facteurs de risque tels qu'une infection au VIH ou un système immunitaire affaibli. L'USPSTF recommande simplement de passer le test au moins une fois tous les 3 ans. Les risques d'infection au PVH sont augmentés par l'activité sexuelle ainsi que le nombre de partenaires sexuels de la patiente.

■ Les femmes de plus de 70 ans qui ont eu au moins trois tests de Papanicolaou normaux et aucun résultat anormal dans les 10 années précédentes peuvent cesser le dépistage du cancer cervical. L'USPSTF déclare que les femmes peuvent l'arrêter dès 65 ans si elles remplissent les mêmes conditions.

■ Le dépistage après une hystérectomie totale (c'est-à-dire avec ablation du col de l'utérus) n'est pas nécessaire, mais si l'hystérectomie a été pratiquée sans ablation du col, le dépistage doit être poursuivi jusqu'à l'âge de 70 ans. ■

le test pour cette tranche d'âge. Selon les estimations les plus récentes (année 2005), le cancer du col de l'utérus touchera environ 1 350 femmes au Canada (dont 290 au Québec) en 2005, dont 400 mourront (80 décès au Québec). Ce taux de mortalité, en baisse constante depuis 20 ans, est inversement proportionnel au statut socio-économique.

Le dépistage est primordial, et, par conséquence, si l'incidence diminue dans les pays industrialisés (2 % des décès annuels par cancer), elle reste très élevée dans les pays en voie de développement (chaque année, 20 à 30 % des décès en Afrique, en Asie et en Amérique du Sud). ■

LA RECHERCHE

Le test de Papanicolaou reste le meilleur test de détection

Après des années de débats sur l'intérêt d'un test de Papanicolaou plus coûteux, le ThinPrep, une vaste étude publiée en avril 2003 a prouvé que le test traditionnel est plus fiable pour détecter des cellules anormales pouvant indiquer la présence d'un cancer du col de l'utérus.

Les deux tests exigent de faire un prélèvement par frottis de cellules sur le col de l'utérus et le haut du vagin. Dans le test de Papanicolaou traditionnel, l'échantillon est déposé sur une lame, coloré puis analysé au microscope en laboratoire. Dans le test ThinPrep, l'échantillon est mis en suspension dans un liquide et un filtre permet de ne retenir que les cellules qui seront analysées sur lame, ce qui exclut le sang, les sécrétions vaginales et autres matières étrangères présentes dans l'échantillon et qui le rend, en théorie, plus facile à lire. La technique ThinPrep procède par filtration. La collection des cellules est pratiquée sous vide sur la membrane du filtre, qui est mise en contact avec une lame de microscope. Cependant, l'étude a conclu que le ThinPrep, moins fiable, est plus cher (25 dollars de plus environ) et ne doit pas remplacer les tests traditionnels dans la prévention du cancer cervical. Il existe aussi une méthode où l'on concentre les échantillons par centrifugation, AutocytePrep, qui procède par centrifugation et enrichissement cellulaire à travers un gradient de densité, puis par sédimentation sur une lame de microscope. ■

Recherche pharmaceutique
Périnatalité : de nouvelles pistes

La prématurité (âge gestationnel inférieur à 37 semaines) est en hausse au Canada, comme dans la plupart des pays industrialisés. Elle y représente 7 % des naissances, comme en France, contre 12,5 % aux États-Unis.

Prématurité et mode de vie L'augmentation du nombre des prématurés est clairement liée aux changements dans notre mode de vie. Le nombre des grossesses après 35 ans augmente en effet année après année, de même que les procréations médicalement assistées (fécondation in vitro ou FIV), qui entraînent un surcroît de complications et de naissances multiples. Beaucoup de femmes cumulent le stress et la fatigue associés à leur métier, de longs trajets dans les transports en commun, avec l'augmentation des infections (même bénignes) que cela occasionne, et les travaux domestiques encore trop peu pris en charge par le conjoint. Il peut y avoir également des facteurs environnementaux.

Faut-il prescrire le repos complet ? Des décennies durant, les médecins ont ordonné le repos complet aux femmes enceintes ayant un risque d'accouchement prématuré. Il y a juste un problème : ça ne marche pas. Un article paru en décembre 2002 dans la revue *Obstetrics and Gynecology* montrait qu'il n'y avait aucune preuve que le repos au lit évite les naissances prématurées. En fait, sur les quatre études, deux concluent qu'il n'y avait aucun bénéfice, et les deux autres qu'au contraire rester au lit augmentait la probabilité de naissance prématurée !

Faire du neuf avec du vieux Une importante étude donne à penser que des injections hebdomadaires d'une forme synthétique de progestérone, une hormone, pourrait apporter des solutions au problème de la prématurité. Les résultats de l'étude sur la progestérone du Dr Meis ont été publiés en juin 2003 dans le *New England Journal of Medicine*.

La progestérone joue un rôle important à la fin de la grossesse : elle calme le muscle utérin de sorte qu'il ne se contracte pas ; elle a des effets anti-inflammatoires qui empêchent le système immunitaire de rejeter le fœtus comme s'il était un

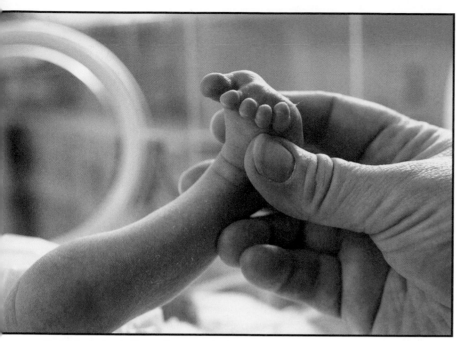

Un bébé né plus de 3 semaines avant la date prévue est considéré comme prématuré et a un risque accru de problèmes de santé et d'apprentissage. Les prématurés constituent le plus gros problème en obstétrique.

objet étranger ; elle empêche les jonctions lacunaires, c'est-à-dire la création d'espaces entre les cellules utérines qui entraînent le processus du travail.

La clinique de Wake Forest, aux États-Unis, qui travaille sous l'égide des National Institutes of Health, a décidé de revoir l'ancienne approche de la progestérone pour retarder l'accouchement : 459 femmes ont participé à l'étude. Il s'agissait de femmes enceintes qui avaient eu au moins une naissance prématurée ; en fait, un tiers d'entre elles avaient mis au monde plus d'un prématuré. À la 17e semaine de leur grossesse, deux tiers de ces femmes ont reçu des injections d'une forme de progestérone, appelée 17P (caproate de 17-alpha-hydroxyprogestérone), et le tiers restant a reçu un placebo.

La différence de résultats entre les deux groupes a été tellement marquée – le taux de naissances de prématurés chez les femmes qui recevaient le 17P a, en effet, été réduit de plus du tiers – que l'équipe de chercheurs a interrompu l'étude pour permettre aux femmes sous placebo de bénéficier des injections de progestérone.

Une autre étude en cours va tester l'utilisation concomitante de ce médicament avec des acides gras oméga-3 (huiles de poisson), car on a observé une carence de ces acides gras lors de naissances prématurées. Pourra-t-on diminuer encore davantage le taux de naissances prématurées ?

Le 17P n'est pas approuvé dans l'indication de la prévention d'un travail avant terme, mais le médicament existe et les médecins peuvent le prescrire. Le Dr Meis le donne aux patientes qui ont déjà donné naissance à un prématuré et qui sont à risque. « Ce n'est pas encore un traitement standard, convient-il, mais je le recommande chez les femmes qui ont des antécédents d'accouchement prématuré. »

Et le cerclage du col ? En revanche, une technique classique vieille de 50 ans est fortement remise en question par une très vaste étude internationale publiée en 2004. Il s'agit du cerclage du col de l'utérus chez les femmes ayant un col trop court. La longueur du col de plus de 47 000 femmes enceintes de 22 à 24 semaines a été mesurée par échographie : 470 d'entre elles avaient un col trop court. Les 253 femmes qui ont accepté de se prêter à l'étude ont été séparées en deux groupes égaux ; dans l'un les patientes ont été cerclées selon la technique dite de Shirodkar et, dans l'autre, simplement surveillées. Les deux groupes ont connu des taux similaires d'accouchement prématuré : 22 % dans le groupe « cerclé » contre 26 % chez les autres. Ce taux élevé est lié au « choix » des femmes présentant un risque : le critère retenu – un col n'excédant pas 15 mm de long – circonscrit une catégorie de population (1 % des femmes) présentant un risque particulièrement élevé d'accouchement très prématuré. La mortalité infantile et maternelle s'est avérée similaire dans les deux groupes.

Enfin, un simple test sanguin devrait permettre bientôt de dépister les infections utérines bactériennes (dont la vaginose bactérienne), responsables de la moitié des naissances prématurées. Des chercheurs américains ont en effet découvert la présence de certaines protéines spécifiques dans le sang des femmes enceintes infectées. Une fois ces protéines identifiées, la mise au point d'un test de détection devrait être assez rapide. Les chercheurs estiment que le dépistage précoce des infections utérines suivi d'un traitement antibiotique permettra la naissance à terme de nombreux bébés.

La corticothérapie des prématurés remise en question Pour protéger les poumons inachevés des prématurés, on leur administre presque systématiquement des anti-inflammatoires stéroïdiens (corticoïdes) pendant les 4 premières semaines de leur existence hors de l'utérus maternel. Or, si le corps médical a constaté que les prématurés étaient souvent atteints de déficits cognitifs, neuromoteurs et somatiques, il a longtemps mis cela sur le compte de la prématurité elle-même. Mais des médecins chinois viennent de montrer que ce sont les corticoïdes qui sont à l'origine de ces troubles.

Des bébés prématurés chinois pesant de 500 g à 2 kg à la naissance, tous atteints de détresse respiratoire sévère et mis sous ventilation les 6 premières heures de leur vie, ont été partagés en deux groupes et suivis jusqu'à l'âge de 8 ans. La moitié seulement a reçu le traitement classique – 0,25 mg/kg de dexaméthasone toutes les 12 heures pendant 1 semaine, puis des doses décroissantes pendant 3 semaines. La croissance et le développement neurologique de tous les enfants ont été mesurés régulièrement et comparés. Les médecins ont constaté que la taille des enfants traités était, depuis l'âge de 2 ans et encore à 8 ans, légèrement inférieure (2,5 %) à celle du groupe témoin, de même que leur périmètre crânien. Leur habileté motrice, la coordination et l'intégration visuomotrice étaient aussi altérées, et enfin, aux tests de QI, les enfants traités obtinrent un score moyen de 78,2, contre 84,4 pour le groupe témoin.

Des travaux récents semblent montrer que les corticoïdes diminuent le volume de la matière grise cérébrale en altérant la division des cellules cérébrales, leur différenciation et leur myélinisation. Par ailleurs, des craintes ont déjà été formulées à propos du retentissement d'un tel traitement sur la croissance : les corticoïdes altèrent la taille des cellules somatiques et la synthèse de l'ADN, chez l'animal, et la synthèse d'os minéral, chez l'homme. La conclusion des médecins chinois est claire : « L'utilisation systématique de dexaméthasone ne devrait pas être pratiquée après la naissance en prévention ni en traitement des affections pulmonaires chroniques dues à la prématurité. » ■

De nouvelles recommandations
Mort subite du nourrisson

La mort subite du nourrisson (MSN) est la mort avant 1 an d'un nouveau-né sans autre cause que l'arrêt cardio-respiratoire. Elle touche encore trois enfants par semaine au Canada et est la principale cause de décès chez les enfants de plus de 28 jours. La fin des années 1980 avait vu une forte augmentation des MSN en Europe. Un observatoire européen de la MSN, l'Ecas, s'est mis en place en 1994 afin de réunir des données épidémiologiques permettant d'établir les facteurs de risque et leurs interactions, puis d'émettre des recommandations. L'Ecas vient d'achever une vaste étude à l'échelle européenne qui précise et confirme les facteurs de risque de la MSN. Voici ses recommandations.

Couchez le bébé sur le dos L'Ecas a ainsi recommandé de coucher les nouveau-nés sur le dos et non pas sur le ventre (la position préconisée par le corps médical dans les années 1980 afin de diminuer les risques d'étouffement et d'asthme liés aux régurgitations). Les bébés couchés sur le ventre ont en effet un risque majoré de MSN : ils évacuent moins bien leur chaleur corporelle (d'où une hyperventilation et une fatigue cardiaque) ; leurs organes internes sont comprimés ; du fait de la compression de la cage thoracique, l'effort pour respirer est plus grand et leur tête a davantage de risques d'être recouverte par la literie. Le risque augmente encore lorsque le bébé, couché sur le côté, se retourne sur le ventre. La position sur le côté est en effet peu stable : selon l'étude, 61 % des enfants mis sur le côté bougent et 48 % des MSN recensées sont attribuables à la position latérale ou ventrale (12 % pour la position latérale seule). En Écosse, où existe un registre des naissances très complet depuis 1991, l'incidence de la MSN est passée de 17 pour 10 000 naissances en 1980 à 5 pour 10 000 en 2001 grâce aux campagnes d'information sur la bonne façon de coucher les bébés.

La tête de votre bébé doit rester bien dégagée Le risque de MSN associé au fait d'avoir la tête couverte, accidentellement ou intentionnellement, est identique à celui encouru par un bébé qui se retourne sur le ventre. Trop sous-estimé, il représente pourtant le deuxième facteur de risque par ordre d'importance. Pour l'éviter, faites dormir le bébé sur un matelas recouvert d'un drap-housse et habillez-le simplement d'une brassière d'épaisseur adaptée à la température de la pièce, qui doit idéalement être de 19 °C. Évitez donc tout drap, couverture ou duvet, mais aussi les bonnets qui peuvent bouger. Les couettes en duvet naturel ont par ailleurs l'inconvénient de favoriser le développement d'allergies aux acariens, et donc l'apparition d'asthme.

Faites-le dormir dans son berceau Le partage du lit avec le bébé est responsable de 16 % des cas de MSN avant 8 semaines. Dormir avec son bébé est, certes, rassurant pour la mère mais cela augmente le risque que celui-ci soit comprimé, ait trop chaud ou que sa tête soit recouverte par la literie.

Ne fumez pas Le risque de MSN est augmenté en cas de tabagisme des parents, et surtout de la mère. Il est dramatiquement augmenté si la mère fumeuse partage de surcroît le lit de son bébé.

Allaitez-le Une nouvelle étude plaide pour l'allaitement maternel. En effet, elle montre que les bébés nourris au sein ont un sommeil plus léger que les bébés nourris au biberon et sont plus facilement réveillés lorsqu'on les stimule en soufflant dans une narine quand ils ont entre 2 et 3 mois – le pic de fréquence des MSN. Or cette facilité à sortir du sommeil est un mécanisme de survie important qui se trouve altéré par la plupart des facteurs de risque de MSN, notamment le couchage sur le ventre et le tabagisme maternel.

Comme le montrent de nombreuses études récentes, la mort subite du nourrisson peut aussi avoir des causes génétiques et être favorisée par des anomalies physiologiques. Le risque est en outre augmenté si l'enfant naît prématurément, si son poids de naissance est faible, et si sa mère est jeune, reste au foyer et a déjà eu d'autres enfants.

Des liens avec le système sérotoninergique D'après plusieurs auteurs américains, des anomalies dans le système sérotoninergique augmenteraient le risque de MSN. Le nombre des récepteurs de la sérotonine (l'un des neurotransmetteurs du cerveau) est, en effet, anormalement faible chez les bébés victimes de MSN. Cette découverte recoupe le lien établi entre la MSN et des dysfonctionnements dans la régulation du niveau sanguin de dioxyde de carbone : les neurones sérotoninergiques joueraient un rôle dans le maintien de ce niveau. Des modes d'investigation non invasifs devront être mis au point pour vérifier in vivo ces hypothèses chez les bébés à risque.

Apnées du sommeil et MSN Les médecins se sont longtemps demandés si les enfants présentant de fréquentes apnées du sommeil (l'enfant fait une longue pause respiratoire) étaient davantage exposés à la mort subite du nourrisson. Une étude marseillaise récente vient de montrer que ces deux affections pourraient être liées à l'absence de production d'une molécule, le facteur de transcription MafB qui agit sur les neurones appelés

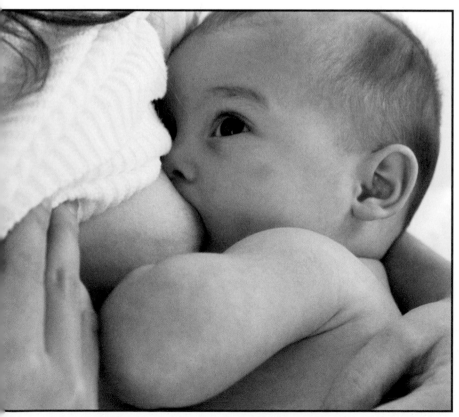

L'allaitement maternel exclusif favorise la prévention des infections graves mettant en jeu la vie des prématurés et diminue le risque de mort subite du nourrisson.

pacemakers. Ces neurones, responsables du rythme respiratoire, sont situés dans le tronc cérébral et sont activés via la sérotonine.

Par ailleurs, une autre étude relie la MSN à une altération de ces cellules pacemakers. Ces deux approches sont à rattacher aux études sur les MSN et le système sérotoninergique.

La piste de l'alpha fœto-protéine Des obstétriciens écossais ont établi que le niveau d'alpha fœto-protéine dans le sang maternel prélevé entre la 15e et la 21e semaine de gestation est lié au risque de décès par MSN. La fréquence des MSN passe de 2,7 pour 10 000 naissances lorsque ce taux est minimal à 7,5 pour 10 000 pour les taux les plus élevés. Ce niveau élevé d'alpha fœto-protéine semble être dû à un mauvais fonctionnement du placenta, trop perméable.

Chez l'animal, ce dysfonctionnement est à l'origine d'une hypoxie fœtale : le taux d'oxygène disponible pour les cellules du fœtus devient insuffisant, ce qui retentit sur son développement ; pour compenser le déficit en oxygène, le flux sanguin augmente, notamment au niveau du cœur et du cerveau. Au moment de la naissance, le pouls est anormalement lent et la tension artérielle, élevée. Cependant, l'hypothèse d'une hypoxie fœtale entraînant des désordres fonctionnels cardio-respiratoires durant la première année est à confirmer chez le nouveau-né.

Un gène incriminé dans la MSN avec dysgénésie testiculaire Une équipe américaine vient de découvrir un gène directement responsable de certains cas de mort subite du nourrisson. Ce gène a été identifié parmi la population d'une petite communauté amish où 21 cas de MSN étaient survenus dans neuf familles en l'espace de deux générations. Ces MSN étaient associées, chez les garçons, à une croissance insuffisante des testicules (chez les filles, aucune anomalie hormonale n'a été décelée mais elles mouraient aussi avant l'âge de 1 an).

La mutation d'un seul gène situé sur le chromosome 6 semble responsable de ces décès (les enfants décédés étaient porteurs des deux gènes anormaux, paternel et maternel) ; le gène en question s'exprime à la fois dans le cerveau et dans les testicules. Les chercheurs vont tenter de découvrir les relations entre la mutation de ce gène et le reste de la population. Ils veulent aussi évaluer son rôle dans le contrôle de la respiration et la fréquence cardiaque chez les prématurés. ■

Prévention
Alerte au papillomavirus

Alors qu'elles commencent tout juste à découvrir les mystères du sexe, les jeunes femmes peuvent contracter une maladie transmise sexuellement (MTS) qui, 20 ou 30 ans plus tard, aboutira à un cancer. Son vecteur est un papillomavirus, une famille de virus très contagieux, transmissibles par simple contact. La maladie est particulièrement inquiétante chez la jeune femme, notamment lors des premiers rapports sexuels, où le risque d'infection est maximisé par la fragilité des muqueuses et la défloration.

La maladie se manifeste très discrètement, parfois sous forme d'excroissances rosées assez visibles sur les organes sexuels et l'anus (appelées papillomes, condylomes, crêtes-de-coq ou végétations vénériennes), mais aussi parfois par des lésions planes quasi invisibles. Ces lésions apparaissent quelques jours à quelques mois après la contamination et se multiplient avec l'âge. Or quelques souches de papillomavirus sont à l'origine, chez la femme, de presque toutes les formes de cancer du col de l'utérus (1 350 nouveaux cas au Canada, 400 décès par an).

En France, par exemple, une femme sexuellement active sur deux sera exposée au virus au cours de sa vie, et le risque d'être infectée augmente pour atteindre 60 % 5 ans après le début de sa vie sexuelle. Autre difficulté, la prévention est très difficile. Soixante-quatorze pour cent des jeunes femmes

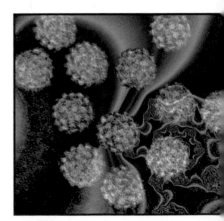

Les virus humains du papillome provoquent des lésions génitales. Les souches PVH16, PVH18, PVH31, PVH33 et PVH45 peuvent déclencher un cancer du col de l'utérus.

infectées avaient utilisé une contraception barrière (type préservatif masculin) durant leur première relation. Si cela peut éviter la propagation du papillomavirus par voie vaginale, l'infection peut néanmoins être contractée via les zones génitales non recouvertes par le préservatif. Et comme les symptômes de la maladie sont très discrets, beaucoup de gens ne savent pas qu'ils sont infectés. Seul un vaccin peut prévenir l'infection.

Enfin un vaccin contre le papillomavirus !

Sur la centaine de souches de papillomavirus humains (PVH), une trentaine sont sexuellement transmissibles. Parmi ces dernières, une vingtaine de types viraux sont associés au cancer du col de l'utérus, et tout particulièrement les types 16, 18, 31, 33 et 45. Comme le PVH16 infecte une femme adulte sur cinq et est associé à la moitié des cancers cervicaux, les chercheurs se sont tout naturellement attachés à l'étude de ce type viral.

Comment ça marche ? En 1991, des scientifiques sont parvenus à créer des enveloppes virales de PVH16 vides – donc non infectieuses mais déclenchant une réaction immunitaire protectrice. En 1998, les essais vaccinaux sont passés à l'homme et, en 2002, des chercheurs américains ont publié les résultats de l'évaluation d'une campagne de vaccination contre le PVH16 sur 1 533 femmes jeunes, non encore infectées par le virus au début de l'étude ni pendant les 7 premiers mois. Elles ont reçu en 1998 une première dose du vaccin, puis un premier rappel (même dose) 2 mois après et un second rappel au bout de 6 mois. Un autre groupe recevait dans le même temps un placebo.

L'étude a montré que les femmes vaccinées ont été protégées pendant 18 mois à 100 % contre une infection persistante au PVH16, à 100 % contre la précancérisation du col de l'utérus et à 91 % contre les infections transitoires – 41 cas d'infection ont été observés dans le groupe placebo, de même que 9 cas de précancérisation du col.

Disponibilité Ce premier vaccin ne protège que contre le type 16 du papillomavirus humain, c'est pourquoi des vaccins polyvalents, agissant contre les cinq principaux types (16, 18, 31, 33 et 45) responsables des cancers cervicaux, sont en cours d'évaluation dans plusieurs grandes études.

Si les femmes étaient vaccinées contre ces souches de PVH avant de devenir sexuellement actives, le risque de cancer cervical baisserait de 85 % et, comme les cancers les plus dangereux sont associés aux types 16 et 18, la mortalité par cancer cervical pourrait diminuer de 95 %. Par ailleurs, la mise au point d'un vaccin contre les types 6 et 11 du papillomavirus protégerait efficacement contre la plupart des cas de condylomes génitaux. ■

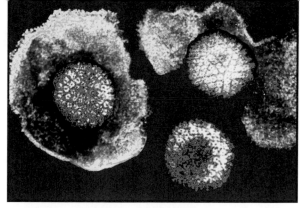

L'herpès (ici en violet) est un virus qui reste à vie dans l'organisme. Au Canada, il n'existe pas de système de déclaration de l'herpès. Un nouveau vaccin pourrait protéger les femmes.

Recherche pharmaceutique
Un vaccin pourrait venir à bout de l'herpès

L'herpès est la MTS la plus tenace : une fois la contamination effective, la menace de crises douloureuses plane sur le reste de la vie. Rien ne permet de le guérir. Mais un nouveau vaccin, à mi-chemin des stades finaux d'essai clinique en 2004, arrivera peut-être à terrasser le virus pour de bon en prévenant de nouvelles infections chez des femmes non infectées.

Le problème « De toute évidence, l'herpès est un véritable fléau », affirme Rhoda Sperling, un docteur en médecine qui participe aux essais sur le vaccin anti-herpétique. Selon les statistiques, l'herpès génital est une affection très répandue, qui touche 67 millions d'Américains. Les chiffres se révèlent tout aussi élevés dans le reste du monde, et sans doute faut-il les revoir à la hausse. Au Canada, l'herpès n'étant pas à déclaration obligatoire, on ne connaît pas le nombre de personnes atteintes. Au Royaume-Uni, on estime que, dans les cliniques spécialisées dans les MTS, un patient sur quatre est infecté. De plus, ajoute le Dr Sperling, « les patients manifestent beaucoup plus d'inquiétude pour l'herpès que pour n'importe quelle autre MTS » – plus encore que pour le VIH.

L'herpès est provoqué par l'une des deux formes du virus de l'herpès, le HSV1 et le HSV2, à l'origine soit de l'herpès simple, qui se manifeste par des plaies et des cloques douloureuses sur les lèvres et sur la muqueuse buccale, soit de l'herpès génital, qui se signale par des plaies douloureuses dans la région génitale. Il faut préciser que l'une ou l'autre forme du virus peut provoquer l'une ou l'autre forme de la maladie.

Le virus peut se transmettre par contact sexuel ou tout autre contact cutané, y compris lorsque la personne infectée n'a pas de symptômes manifestes. Il existe un danger particulier en cas de transmission du virus d'une femme enceinte à son bébé, avec des risques élevés de maladie destructrice, voire mortelle. Le virus augmente aussi sensiblement les risques d'infection par le VIH, car les plaies à vif facilitent sa pénétration et sa transmission.

Comment ça marche ? Baptisé Herpevac, le vaccin contient de petites quantités des enveloppes externes des virus HSV ainsi que d'autres substances qui viendront stimuler le système immunitaire. Une fois injecté, le vaccin pousse le système immunitaire à fabriquer des anticorps contre le virus. Ainsi, s'il se trouve qu'un sujet immunisé affronte le virus, le système immunitaire, déjà préparé à lancer une attaque massive, résiste à l'infection.

Des études sur des hommes et des femmes non infectés qui ont infecté des partenaires ont montré qu'Herpevac assurait une prévention de l'herpès chez plus de 70 % des femmes mais restait sans effet sur les hommes. « Peut-être l'herpès est-il une maladie différente chez la femme et chez l'homme, explique le Dr Sperling. Par exemple, l'herpès a plutôt tendance à prendre une forme cutanée chez l'homme, et génitale chez la femme, parce que les zones génitales féminines, avec leur chaleur et leur humidité, constituent un terrain de culture viral parfait. »

Par conséquent, s'il est homologué, le vaccin devrait plutôt s'adresser aux femmes. Par une vaccination globale des femmes non infectées, les chercheurs espèrent réussir à briser le cycle de transmission virale et à éradiquer les virus HSV comme dans le cas du virus de la poliomyélite. Le vaccin ne pourra rien pour les personnes déjà infectées.

Disponibilité L'étude, financée par l'Institut américain des allergies et des maladies infectieuses et par le fabricant du vaccin, GlaxoSmithKline Biologicals, prévoyait de recruter 7 550 femmes en 25 points des États-Unis. Les résultats ne seront pas disponibles avant 2006 ou 2007, ce qui repousse d'autant son homologation. ■

La fin des règles abondantes

On estime qu'une femme sur cinq en âge de procréer souffre de ménorragie – des règles anormalement abondantes, voire hémorragiques (plus de huit garnitures par jour et/ou plus de 10 jours de menstruations) – et de métrorragies – des saignements entre les menstruations.

Lorsque le bilan gynécologique complet (y compris la recherche de troubles de la coagulation) ne révèle pas de cause organique ni infectieuse, le médecin peut proposer dans un premier temps un traitement non hormonal du type Cyclokapron (acide tranexamique, un hémostatique) pendant les règles. Si son efficacité n'est pas suffisante, il prescrit ensuite un traitement hormonal par un dérivé de la progestérone (une des hormones sexuelles féminines) 10 à 20 jours par mois pendant 3 mois. La progestérone freine la prolifération excessive de l'endomètre (la muqueuse utérine) et, par suite, les saignements excessifs lors des règles. Les femmes qui utilisent le stérilet comme méthode contraceptive se voient prescrire un stérilet diffusant du lévonorgestrel.

Cependant, le traitement hormonal n'est pas toujours efficace et, de plus, son effet tend à s'estomper au fil du temps. Il y a encore 10 ans, la seule solution proposée aux femmes était l'ablation de l'utérus ou hystérectomie, une opération lourde non dénuée de risques (hémorragie fatale, section accidentelle de nerfs avec incontinence, etc.) et d'effets secondaires, l'utérus jouant le rôle de glande hormonale et son ablation laissant un vide qui désorganise le positionnement des autres organes (vessie et intestin notamment).

Depuis, de nouvelles techniques opératoires, dites conservatrices, sont apparues, qui éliminent seulement la muqueuse utérine responsable des saignements menstruels en conservant la paroi musculaire de l'utérus. Cette endomètrectomie supprime totalement les règles ou limite les saignements. Compte tenu de l'évolution rapide de ces techniques, certaines sont désormais à éviter. Le curetage de l'endomètre, pratiqué à l'aveugle, est ainsi d'une efficacité limitée : la moitié des patientes connaît des récidives hémorragiques.

L'électrocoagulation de l'endomètre, effectuée sous contrôle visuel, ôte 3 mm d'épaisseur de la muqueuse ; son résultat immédiat est excellent (100 % d'arrêt des saignements), mais cette efficacité se détériore avec le temps (80 % de succès après 2 ans, 75 % à 3 ans, 65 % à 5 ans). Surtout, l'intervention, réalisée sous anesthésie générale, s'accompagne d'une mortalité notable : le risque de décès est en effet de 4 % par complications postopératoires diverses.

C'est pourquoi plusieurs nouvelles techniques ont été récemment adoptées ou sont en cours d'évaluation.

La thermocoagulation par ballonnet Utilisée en France depuis 1994 mais encore mal connue, cette technique non invasive suscite un intérêt croissant car elle est dénuée de toute complication et son efficacité, de 87 %, est comparable à l'électrocoagulation. Une sonde à ballonnet est introduite, sous anesthésie péridurale ou générale, par voie vaginale à travers le col de l'utérus, qui n'a pas besoin d'être dilaté. Une fois dans l'utérus, le ballonnet est gonflé avec du sérum, qui est ensuite chauffé à 87 °C pendant 8 minutes, ce qui coagule la muqueuse utérine sur 4 à 6 mm de profondeur.

Cependant, comme le ballonnet doit épouser parfaitement la surface de l'endomètre, cette technique est réservée aux cas où l'utérus est dépourvu de toute excroissance (kyste, polype ou fibrome). En outre, l'intervention est assez coûteuse – le ballonnet, jetable, coûte à lui seul environ 300 euros (près de 500 dollars) – et n'est pratiquée qu'en milieu hospitalier.

L'ablation endométriale par micro-ondes (AEM) Utilisée avec succès au Royaume-Uni, au Canada et en Australie depuis 1996, l'intervention est réalisée sous péridurale en 3 minutes dans le cabinet du praticien formé à cette technique. L'AEM consiste à dilater le col de l'utérus de la patiente jusqu'à 8 mm (il faut 10 mm de dilatation pour un accouchement). Le médecin insère par celui-ci une sonde délivrant des émissions de micro-ondes qui brûlent la muqueuse utérine, comme dans l'ablation par ballonnet. Détectées par une antenne comme à l'échographie, les micro-ondes permettent en outre de visualiser le bon déroulement de l'intervention.

L'AEM supprime totalement les règles chez plus de 60 % des femmes et réduit considérablement les saignements dans 96 % des cas. Puisque la thermocoagulation de la muqueuse par micro-ondes ne requiert aucun contact physique avec l'endomètre, cette technique est la seule à pouvoir s'appliquer à toutes les femmes, qu'elles aient un utérus basculé, volumineux ou affecté de fibromes et autres kystes bénins. On envisage également de l'utiliser pour soigner le cancer de l'endomètre. ■

L'ablation endométriale, simple à mettre en œuvre, pourrait facilement venir à bout des ménorragies les plus sévères.

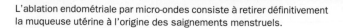

L'ablation endométriale par micro-ondes consiste à retirer définitivement la muqueuse utérine à l'origine des saignements menstruels.

Solution alternative
Fi de la péridurale, vive le bain !

Oubliez les péridurales et les massages du dos. Une étude, publiée en février 2004 dans le *British Medical Journal*, a en effet démontré que les femmes primipares qui passaient la première partie du travail allongées dans un bassin d'accouchement avaient moins tendance à nécessiter des analgésiques que celles dont le travail se déroulait sur la terre ferme, avec une assistance médicale traditionnelle.

L'étude, dirigée par des sages-femmes britanniques, a suivi 96 primipares dont l'accouchement progressait lentement. La moitié d'entre elles, choisies au hasard, fut « assignée » au travail dans l'eau chaude, et l'autre moitié reçut des soins classiques. (Bien que certaines femmes aillent jusqu'à mettre leur bébé au monde dans le bassin d'eau chaude, la plupart se contentent d'y passer le temps du travail et en sortent quand elles sont prêtes pour l'expulsion.)

Moins de la moitié des femmes (47 %) dont le travail s'effectua dans le bassin eut besoin d'une péridurale (qui anesthésie de la taille jusqu'aux pieds) pour l'accouchement, contre deux sur trois (66 %) avec un travail hors de l'eau classique. Par ailleurs, dans le cas d'un accouchement traditionnel, la progression du travail de presque toutes les femmes nécessita une intervention médicale pour briser la poche des eaux et l'emploi d'ocytocine pour stimuler les contractions de l'utérus ; alors que 71 % seulement des femmes installées dans le bassin eurent besoin de recourir à une aide extérieure.

D'après le Dr Elizabeth R. Cluett, chercheur en obstétrique à l'université de Southampton, au Royaume-Uni, le travail de l'accouchement dans l'eau permet aux femmes de moins souffrir tant sur le plan physique que sur le plan psychologique. L'eau chaude les aide à se détendre, ce qui non seulement réduit le stress et la douleur, mais incite aussi l'organisme à produire des analgésiques naturels, les endorphines. « De plus, ajoute le Dr Cluett, l'effet porteur de l'eau permet aux parturientes de changer facilement de position et de mieux résister à la douleur. » Et, surtout, elle a constaté une moyenne de 6 heures entre le moment où les femmes quittaient le bassin (quand elles se sentaient prêtes à le faire) et la délivrance.

Attention ! Les résultats de cette étude ne doivent cependant pas être confondus avec d'autres, qui montraient les dangers de l'accouchement dans l'eau (noyade, infections nosocomiales, hémorragies aggravées...). Ici, seul le travail préalable à la délivrance est effectué dans l'eau. ■

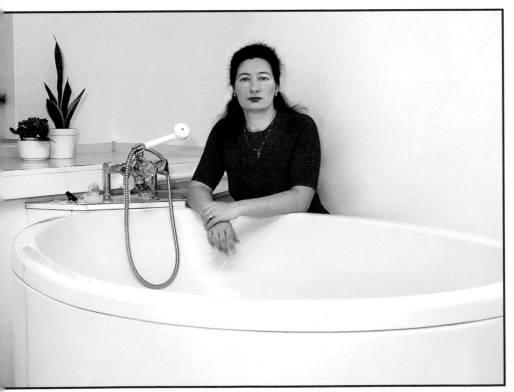

Le bain d'accouchement pendant tout le temps du travail permettrait à un certain nombre de femmes de se passer de la péridurale selon le Dr Elizabeth R. Cluett (ci-dessus).

Recherche pharmaceutique

Les antidépresseurs apaisent les bouffées de chaleur

Presque toutes les femmes de plus de 50 ans évoquent cette impression qui débute par une sorte de petite poussée de fièvre, explose en brasier dans le corps tout entier et s'achève en flots de transpiration, laissant le visage rouge et congestionné. Telles se présentent les bouffées de chaleur, motif le plus fréquent de plainte des femmes au moment de la ménopause.

Les bouffées de chaleur incommodent près de 70 % des femmes, qui ressentent une vague de chaleur subite, montant du thorax vers la face.

Jusqu'ici, la seule médication approuvée aux États-Unis par la FDA pour lutter contre les bouffées de chaleur est l'hormonothérapie de substitution (HTS). Pourtant, de nombreuses femmes évitent cette thérapie, ou bien parce qu'elles craignent un léger accroissement du risque de cancer du sein, ou bien parce qu'elles répugnent à faire absorber à leur organisme des suppléments d'hormones. Sans parler des milliers d'autres femmes qui ne peuvent pas prendre d'HTS en raison d'un passé de cancer du sein, d'un accident vasculaire cérébral (AVC) ou de caillots sanguins (voir p. 70).

Aujourd'hui, une autre option semble se présenter : les antidépresseurs. Un nombre croissant d'études révèlent que les nouveaux antidépresseurs – ceux qui agissent sur des médiateurs chimiques spécifiques du cerveau, comme la venlafaxine – arrivent à soulager notablement les bouffées de chaleur. Dans une étude publiée en février 2002, 102 femmes ménopausées souffrant de bouffées de chaleur ont pris 75 mg d'Effexor pendant 8 semaines. Elles ont, dans 65 % des cas, ressenti une amélioration de leurs troubles. Une précédente étude, menée sur 4 semaines, est arrivée aux mêmes résultats.

Ce médicament a bien sûr des effets secondaires, comme une légère perte d'appétit, une sécheresse de la bouche et, chez certaines femmes, des nausées. Mais l'un des dirigeants de l'étude, le Dr Charles Loprinzi, oncologue, a aussi remarqué un effet secondaire tout aussi inhabituel que positif : contrairement à ce qu'il se passe classiquement en réaction à l'Effexor (et à la plupart des autres antidépresseurs), ces femmes semblaient connaître une intensification de leur désir sexuel. Le Dr Loprinzi n'avance aucune explication à ce phénomène.

De nouvelles études testent d'autres antidépresseurs, comme la fluoxétine (Prozac) et la paroxétine (Paxil). Le Dr Loprinzi ne peut que spéculer sur les raisons qui permettent apparemment aux antidépresseurs d'agir sur les bouffées de chaleur. « Cela a quelque chose à voir avec les régions de la glande pituitaire (hypophyse) et de l'hypothalamus, à la base du cerveau, dit-il, ainsi qu'avec la sérotonine et la norépinéphrine, deux éléments chimiques importants du cerveau. » L'Effexor lutte contre la dépression en prolongeant le délai pendant lequel la sérotonine et la norépinéphrine restent à la disposition du cerveau. ■

ON EN PARLE...

Endostatines contre endométriose

L'endométriose – due à la présence de microkystes dans la muqueuse utérine, génératrice de vives douleurs pelviennes – concerne 5 à 20 % des femmes. Son traitement hormonal n'est pas très efficace, c'est pourquoi les travaux expérimentaux d'une équipe néerlandaise sur l'animal ouvrent des perspectives vraiment prometteuses.

Les chercheurs hollandais ont en effet montré chez l'animal que la prise d'endostatines amène une régression des lésions de l'endomètre en s'opposant à la croissance anarchique de vaisseaux sanguins autour des kystes. Cette famille de molécules présente en outre l'avantage de ne pas bloquer le cycle hormonal, à la différence des traitements actuels, ce qui autorise une grossesse. ■

SYSTÈME

RESPIRATOIRE

DANS CE CHAPITRE

307 ALLERGIES

308 ASTHME

312 RHUME

313 INFECTION PULMONAIRE

314 CANCER DU POUMON

315 TABAGISME

317 FIBROSE KYSTIQUE

320 TOUX

321 INFECTIONS DE L'APPAREIL
     RESPIRATOIRE

AUJOURD'HUI, NOUS AVONS DE BONNES RAISONS D'ESPÉRER VAINCRE L'ASTHME.

Dans un proche avenir, grâce à la découverte d'une protéine en cause dans cette maladie, les chercheurs ont bon espoir de mettre au point un premier traitement curatif de l'asthme. Une bonne nouvelle pour les 300 millions de personnes qui en sont atteintes. En attendant, vous ne risquez rien à donner à vos enfants ces éléments nutritifs qui semblent les protéger.

Des milliers de personnes préféreraient tomber sur tout plutôt qu'une cacahuète. Heureusement, pour ces allergiques, ils vont bientôt être soulagés car il existe une injection antiallergique révolutionnaire qui fera de l'ingestion accidentelle de cacahuètes un risque mineur, et non plus une cause de crise mortelle.

À propos de risques pour la santé, si vous êtes un ancien fumeur de 50 ans ou plus, il existe aujourd'hui un test qui permet de savoir quels risques vous courez de développer un cancer du poumon dans les 10 années à venir, soit si vous continuez à fumer, ou si vous arrêtez. Et attention aux cigarettes sans nicotine, elles ne sont pas aussi inoffensives que cela !

Toujours dans ce même chapitre, un espoir incroyable : guérir la fibrose kystique. Les chercheurs comptent bien y parvenir prochainement. Enfin, de bonnes raisons d'éviter les bains tourbillons à l'intérieur.

Recherche pharmaceutique

De nouveaux médicaments pour prévenir la terrible allergie aux arachides

L'arachide, ou cacahuète, est certainement devenue l'allergène alimentaire le plus préoccupant. Elle est apparue brusquement en Amérique du Nord et le nombre de victimes a doublé en 10 ans : 1 enfant sur 100 au Canada est allergique aux arachides. Or, contrairement à d'autres allergies – protéines du lait, poils d'animaux ou pollens –, celle-ci est dangereuse, d'autant plus que l'arachide est masquée dans un grand nombre de préparations alimentaires.

Le seul moyen de l'éviter consiste… à éviter les cacahuètes ! Ce qui est devenu incroyablement difficile car presque tout, des biscuits aux conserves en passant par les bonbons et les plats cuisinés, contient un dérivé quelconque de l'arachide.

C'est pourquoi l'annonce d'un nouveau médicament expérimental ciblant l'allergie à l'arachide a suscité un tel intérêt parmi les chercheurs, les médecins et leurs patients début 2003. Le TNX-901 évite la réaction allergique chez les personnes sensibilisées, même si celles-ci ingèrent des gélules de cacahuètes moulues. Si les études ultérieures confirment ces résultats, le médicament pourrait révolutionner le traitement non seulement de l'allergie aux arachides mais aussi de toutes les autres allergies.

Comment ça marche ? Administré par injection, le TNX-901 est un anticorps monoclonal (produit sur mesure en laboratoire). Il est presque identique à l'immunoglobuline E humaine (IgE), qui joue un rôle clé dans l'allergie. Normalement présente en très petites quantités dans l'organisme, l'IgE est en plus grandes quantités chez les allergiques. En effet, quand on est sujet aux allergies, la première fois que l'on est exposé à un allergène, l'organisme commence à fabriquer de grandes quantités d'anticorps IgE correspondants. Ces anticorps s'attachent ensuite à la surface de cellules appelées mastocytes, qui se mettent alors à produire diverses substances chimiques dont l'histamine, responsable des crises d'asthme, éternuements, yeux larmoyants et érythèmes associés aux allergies. En se liant aux récepteurs des IgE sur les mastocytes, le TNX-901 empêche les véritables IgE de s'y lier.

Lors de cette étude préliminaire, 84 patients ayant présenté des réactions allergiques aux arachides ont reçu une dose faible, moyenne ou forte de ce médicament une fois toutes les 4 semaines pendant 4 mois. Deux à 4 semaines après la dose finale, les patients ont pris une gélule contenant de la cacahuète moulue. Bien que quelques-uns aient eu une réaction, celle-ci est restée modérée : il leur a fallu ingérer l'équivalent de neuf cacahuètes pour déclencher une réaction allergique, au lieu de la demi-cacahuète habituellement nécessaire en l'absence de médicament. Et cinq patients ont avalé l'équivalent de 24 cacahuètes sans avoir de réaction. Cela devrait suffire à protéger contre la plupart des ingestions accidentelles d'arachide.

Mieux : le TNX-901 devrait protéger contre d'autres allergies – toutes celles qui résultent du même processus impliquant les IgE et les mastocytes. Le seul inconvénient, c'est la nécessité de renouveler les injections toutes les 2 à 4 semaines jusqu'à la fin de ses jours.

Disponibilité Le médicament, encore expérimental, ne sera pas commercialisé avant des années. Les essais cliniques de phase III ont cessé à la mi-2003 car les trois sociétés qui ont financé la recherche se disputent les droits de développement. Un médicament dont les effets sont similaires, l'omalizumab (Xolair), a été approuvé par la FDA en juin 2003 et par Santé Canada à l'automne 2004 pour traiter l'asthme modéré à sévère de l'adolescent et de l'adulte. Selon le *New York Times*, des médecins le proposeraient à leurs patients atteints d'allergies sévères. Le Xolair est toutefois coûteux : le traitement pour 1 an atteint environ 20 000 dollars. ■

Nouvelles perspectives

Une maladie dont la gravité est trop souvent sous-estimée

Le GINA (Global Initiative for Asthma), un groupe de travail composé d'experts scientifiques internationaux mandatés par l'Organisation mondiale de la santé (OMS) et le NIH, Institut américain de la santé, a présenté en mai 2004 son rapport sur l'asthme et ses conséquences économiques et sociales dans le monde. Il en ressort que l'asthme est une maladie en forte progression avec l'urbanisation, l'industrialisation et la modernisation du mode de vie occidental, et qu'il pèse lourdement sur les systèmes de santé.

Le mal du XXIᵉ siècle L'asthme, qui touche au moins 300 millions de gens à travers le monde, est responsable de 1 décès sur 250, toutes causes confondues. C'est un état chronique d'inflammation des bronches qui se traduit par une capacité pulmonaire réduite, avec des crises aiguës et des périodes de rémission pouvant être longues.

Contrairement à l'opinion générale, l'asthme est dans moins d'un cas sur quatre d'origine allergique. En fait, son origine reste inconnue dans la majorité des cas : il peut s'agir d'une réaction excessive à un polluant de l'air (composés soufrés, ozone, tabac, produits chimiques irritants), à un effort physiquc, au stress, à une infection virale, à des reflux gastro-œsophagiens ou à certains médicaments (notamment l'aspirine et les anti-inflammatoires non stéroïdiens). Il a en outre une composante génétique.

Au Canada, plus de 2,2 millions de personnes souffrent d'asthme diagnostiqué par un médecin : 12,2 % sont des enfants et 6,3 % sont des adultes. Comme dans tous les autres pays industrialisés, on a constaté une augmentation de la prévalence de l'asthme chez les enfants au cours des 15 dernières années.

On a aussi constaté une tendance générale à l'augmentation du nombre des décès et des hospitalisations dus à l'asthme. Au Canada,

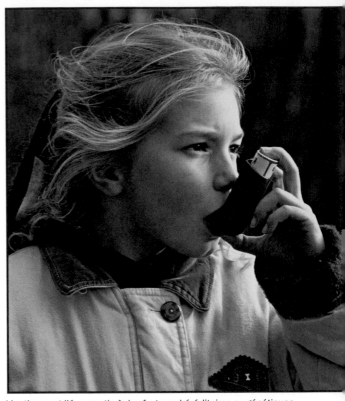

L'asthme est lié en partie à des facteurs héréditaires ou génétiques, comme en témoigne parfois un nombre élevé de personnes atteintes au sein d'une même famille. Mais les facteurs environnementaux restent déterminants.

l'asthme entraîne chaque année le décès de quelque 20 enfants et 500 adultes.

L'asthme touche deux fois plus les garçons que les filles pendant l'enfance jusqu'à l'adolescence, où le nombre de filles touchées commence à augmenter. À l'âge adulte, il y a autant d'asthmatiques des deux sexes.

Vers un meilleur contrôle L'asthme est habituellement contrôlé par un traitement de fond à base de corticoïdes inhalés, tandis que les crises sont jugulées en associant un bronchodilatateur et des doses élevées de corticoïdes par inhalation ou voie orale. Il est bon que les asthmatiques apprennent à évaluer eux-mêmes leur état respiratoire. Ils pourront apprendre à se servir d'un débitmètre pour mesurer leur souffle et à utiliser correctement les aérosols doseurs. Surtout, ils ne doivent pas attendre une crise grave pour consulter leur médecin ou adapter leur traitement.

Les progrès de la recherche De son côté, la recherche progresse, tant sur le plan pharmacologique que sur le plan clinique. Des médicaments classiques sous une forme nouvelle, plus pratique, sont désormais disponibles. En particulier, le corticoïde est associé dans un même atomiseur à un bronchodilatateur à longue durée d'action (12 heures), qui permet d'éviter le cauchemar (fréquent) des crises débutant au milieu de la nuit. Un essai clinique international récent portant sur plus de 1 500 patients adultes souffrant d'asthme mal maîtrisé a évalué la pertinence d'associer un antileucotriènes (le montelukast sodique, commercialisé sous la marque Singulair) au traitement de fond habituel de corticoïdes (dans ce cas, du fluticasone) et l'a comparé à l'association classique avec un bronchodilatateur à longue durée d'action (du salmétérol).

Le groupe sous Singulair-fluticasone a vu l'inflammation bronchique résiduelle diminuer nettement : après 24 semaines de traitement, le nombre des éosinophiles (les marqueurs biologiques de l'inflammation) dans leur sang était quatre fois inférieur à celui observé dans le groupe prenant l'association corticoïde/bronchodilatateur. De plus, le nombre des éosinophiles dans leurs crachats avait diminué de 40 % alors qu'il restait inchangé dans le groupe prenant l'association corticoïde/bronchodilatateur. Les effets indésirables étaient moins nombreux (6,3 % contre 10 %), et les

effets indésirables graves également (4,6 % contre 7,4 %). Ces résultats confortent ceux de deux études d'envergure antérieures.

Trois études ont donc confirmé les effets bénéfiques de l'association d'antileucotriènes avec le corticoïde faiblement dosé du traitement de fond. Une telle association permet de prescrire la dose minimale de corticoïdes inhalés et/ou d'offrir une solution de rechange aux bronchodilatateurs à longue durée d'action lorsque ceux-ci perdent de leur efficacité.

Bientôt une vie sans inhaleur ? Les crises d'asthme sont provoquées par des spasmes des muscles lisses qui tapissent les bronches. Au fur et à mesure de l'évolution de la maladie, ces muscles s'hypertrophient, ce qui diminue peu à peu le volume utile des bronches et peut conduire à l'insuffisance respiratoire chronique. Pour retrouver un volume respiratoire normal, le patient en crise doit inhaler un bronchodilatateur qui détend les muscles bronchiques.

Jusqu'à présent, on se demandait si les spasmes précédaient l'hypertrophie des muscles bronchiques (qu'ils provoquaient en faisant anormalement travailler des muscles normaux) ou s'ils en étaient seulement les corollaires. Une équipe de chercheurs de l'université de Bâle, en

---

LA RECHERCHE

Sachez passer l'aspirateur... et le bon !

Les asthmatiques et parents d'enfants asthmatiques sont souvent confrontés à un dilemme : ils doivent faire un ménage scrupuleux dans toute la maison pour limiter au maximum les agents allergisants ou irritants – poussières, acariens, poils, pollens, spores de champignons – sans pour autant en saturer l'air ! Plumeaux et balais sont évidemment à proscrire, mais même l'aspirateur peut s'avérer être un facteur déclenchant d'une crise d'asthme.

En effet, les filtres d'un aspirateur ordinaire ne retiennent pas toujours bien les salissures de petites dimensions et l'air expulsé par le moteur les projette à nouveau dans l'atmosphère. Par ailleurs, s'il est puissant, l'aspirateur arrache les saletés incrustées dans les tissus et autres surfaces et les remet en circulation dans la maison.

La règle primordiale consiste donc à faire sortir, pendant au moins 1 heure, la personne asthmatique

de la pièce en cours de nettoyage, de bien fermer les portes de cette pièce et, si possible, d'ouvrir en grand les fenêtres, surtout par temps froid et sec. Il est aussi judicieux d'investir dans un aspirateur à filtres antiparticules et de choisir la meilleure marque de filtre à chauffage central – sans oublier de le changer régulièrement. Enfin, un aspirateur central, avec sortie sur l'extérieur, est meilleur qu'un aspirateur traîneau.

Dans une maison où il y a un asthmatique, il est recommandé d'installer un échangeur d'air ou un appareil de climatisation centrale : ces deux installations filtrent les particules et éliminent une partie des acariens.

Pour d'autres recommandations, voici trois sources d'information fiables : Association des allergologues et immunologues du Québec (www.allerg.qc.ca) ; Association pulmonaire du Québec (www.pq.poumon.ca et 1 800 295-8111) ; Association d'information sur les allergies et l'asthme (AIAA) ([514] 694-0679). ■

Suisse, vient de trancher la question en identifiant la raison de ce développement anormalement rapide des muscles bronchiques : c'est l'absence d'un facteur de régulation de la croissance des cellules musculaires, la protéine CEBP-alpha.

Cette découverte fondamentale offre l'espoir du premier traitement curatif de l'asthme de l'histoire – les traitements actuels palliant seulement les symptômes. La guérison deviendra possible lorsqu'on pourra corriger de manière permanente la croissance des nouvelles cellules musculaires des bronches, sans doute en réintroduisant la CEBP-alpha par thérapie génique. ■

ON EN PARLE...

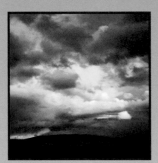

Les orages déclenchent les crises d'asthme

Les médecins urgentologues du monde entier le savent : lorsqu'un orage se prépare, ils doivent s'attendre à recevoir de nombreux asthmatiques en crise. Désormais, ils ont la preuve – et la cause probable – de cette corrélation. Des chercheurs canadiens de l'université d'Ottawa ont en effet examiné 4 années de registres hospitaliers et ont comparé les survenues de crises d'asthme avec la météorologie, le niveau des allergènes dans l'air et la pollution. Ils ont ainsi montré que la fréquence des visites à l'hôpital liées à l'asthme augmentait de 15 % durant les orages, avec 8,6 consultations en moyenne par temps calme contre 10 les jours d'orage. Ils soupçonnent cette augmentation d'être due aux spores de champignons dont la densité dans l'air double presque durant les orages. En fait, orage ou pas, quand le niveau de ces spores est élevé, les consultations hospitalières pour asthme augmentent. Les éléphants avaient compris le lien entre pollens et orages bien avant nous : ils sentent les orages lointains aux odeurs et aux pollens qu'émet la végétation lavée par l'eau et battue par le vent. Très sensible, leur trompe réagit à de faibles concentrations de pollen. Ainsi informés, les animaux entament un long voyage là où l'herbe est plus verte... ■

Le basket-ball est perdant

Hockey et football américain ont la réputation d'être des sports durs, mais le basket-ball est le sport qui fait le plus de victimes chez les asthmatiques. Les chercheurs de l'université Drexel à Philadelphie ont étudié les décès de personnes asthmatiques survenus lors de la pratique d'un sport et ils ont découvert que 21 % de ces décès avaient eu lieu lors de jeux de basket-ball. Venaient ensuite la course, puis la gymnastique en salle. On croit que ceci est lié à la demande accrue d'air lors des déplacements constants et très rapides du jeu ; les poumons s'assèchent et il se crée une constriction des voies respiratoires. Il ne faut pas pour autant éliminer le basket-ball des activités sportives des asthmatiques car les bénéfices de l'exercice l'emportent largement sur les risques. Et il n'y a eu que 61 décès d'asthmatiques aux États-Unis, entre 1993 et 2000, lors d'activités sportives, toutes disciplines confondues. ■

Une nouvelle injection contre l'allergie faite pour durer

Les piqûres sont un élément douloureux de la vie des personnes qui suivent une immunothérapie pour contrôler leurs allergies. Elles doivent se rendre chaque semaine chez l'allergologue pendant des mois, parfois des années, avant d'être désensibilisées et des années après, elles doivent recevoir des piqûres mensuelles d'entretien. Cela pourrait bientôt changer. Une étude présentée en mars 2003 a montré qu'une unique série de piqûres hebdomadaires pendant 6 semaines avec un nouvel agent d'immunothérapie, l'AIC, réduit non seulement significativement les symptômes chez les personnes allergiques à l'ambrosie, mais qu'elle agit aussi pendant 2 ans sans qu'aucune piqûre d'entretien ne soit nécessaire. D'autres études sont en cours. ■

Étude nutritionnelle

Trois éléments nutritifs réduisent les risques d'asthme chez l'enfant

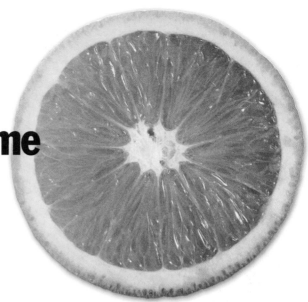

Vos enfants prennent-ils régulièrement de la vitamine C? Consomment-ils assez de céréales, de poisson et de viande? Et suffisamment de carottes, de courge et d'agrumes? Si ce n'est pas le cas, attention, car ils risquent d'être plus exposés à l'asthme.

Deux études distinctes ont établi un lien clair entre trois éléments nutritifs – vitamine C, bêta-carotène, sélénium – et l'asthme. D'après l'une de ces études, les enfants qui présentent de faibles taux de vitamine C et de bêta-carotène dans le sang sont plus exposés aux maladies des voies respiratoires supérieures. La seconde étude a conclu que la prise renforcée de vitamine C, de bêta-carotène et de sélénium réduisait les risques d'asthme.

Et, s'il y a un fumeur à la maison, assurez-vous que vos enfants prennent au moins la dose quotidienne recommandée de vitamine C (25 mg pour les enfants de 4 à 8 ans, et 45 mg pour ceux de 9 à 13 ans). Les recherches récentes prouvent en effet que les enfants régulièrement soumis à un tabagisme passif courent un risque d'asthme moins élevé lorsqu'ils prennent des doses plus importantes de vitamine C. Elles ont montré que l'augmentation des apports de sélénium (minéral présent dans les céréales, la viande et le poisson) et de bêta-carotène (fourni notamment par la carotte et la courge) avait le même effet préventif.

La raison pour laquelle ces trois éléments nutritifs protègent apparemment les enfants de l'asthme reste encore indéterminée. Il s'agit cependant dans les trois cas d'antioxydants, c'est-à-dire de produits qui neutralisent les effets destructeurs des cellules provoqués par ces molécules instables d'oxygène qu'on appelle radicaux libres. Les deux études ont été publiées en février 2004 dans l'*American Journal of Respiratory and Critical Care Medicine* et dans l'*American Journal of Epidemiology*. ■

UN TRAITEMENT PÉDIATRIQUE COURANT NE SERAIT QUE... DU VENT

La plupart des enfants, que les parents s'en soient aperçus ou non, ont été atteints de bronchiolite, une infection virale aiguë des voies respiratoires inférieures. La bronchiolite frappe typiquement en hiver et s'accompagne d'une respiration sifflante, d'un nez pris, de toux, de fièvre et d'irritabilité. Pendant des années, les médecins l'ont traitée avec des médicaments couramment utilisés contre l'asthme et les allergies – corticostéroïdes et épinéphrine. Le problème est que ces médicaments sont inefficaces pour la bronchiolite et que certains, comme les corticostéroïdes, ont même de sérieux effets secondaires.

Telles sont les conclusions de l'Administration américaine pour la recherche et la qualité de la santé, qui a évalué 83 études sur l'emploi de ces médicaments pour traiter la bronchiolite. Les chercheurs ont aussi découvert qu'une analyse sérieuse des antécédents médicaux et un examen physique sont tout aussi efficaces pour diagnostiquer la maladie que les si coûteuses analyses en laboratoire et la radiographie des poumons couramment pratiquées.

La bonne nouvelle: les chercheurs ont aussi montré que des injections mensuelles de palivizumab (Synagis), un médicament antiviral, aident à prévenir l'infection chez les enfants à haut risque, ceux souffrant d'une maladie pulmonaire appelée dysplasie bronchopulmonaire, ainsi que chez les bébés de moins de 6 mois nés prématurément. ■

Phytothérapie

L'efficacité de l'échinacée encore incertaine

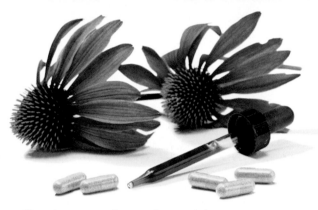

Pour beaucoup de gens, les remèdes phytothérapiques à base d'échinacée – en gélules, tisanes ou teintures – sont devenus un élément de l'arsenal antirhume aussi banal que le bouillon de poule ou le grog au miel. Cependant, personne ne semble savoir pourquoi ce traitement marche. En fait, comme beaucoup de plantes médicinales, l'échinacée n'a pas été sérieusement étudiée. Toutefois, si vous recourez régulièrement à l'usage de cette plante lorsque vous êtes enrhumé, sachez que l'un des premiers essais cliniques normalisés (en double aveugle, avec contrôle placebo) sur l'échinacée a montré qu'elle n'améliorait pas plus les symptômes du rhume qu'un placebo.

Pour en avoir le cœur net, les chercheurs ont recruté 148 étudiants enrhumés. La moitié a reçu des gélules contenant de l'échinacée en poudre, l'autre moitié, un placebo. Les deux groupes ont, dans la plupart des cas, commencé à prendre leurs gélules dans les 36 heures suivant le début du rhume. Ils ont avalé 4 gélules 6 fois par jour le premier jour, puis 3 fois par jour jusqu'à ce que le rhume disparaisse. Chaque jour, ils devaient remplir un questionnaire décrivant l'évolution de leurs symptômes. Les chercheurs ont ensuite comparé la durée et la sévérité de 15 symptômes du rhume (toux sèche, gorge douloureuse, nez qui coule, et ainsi de suite) pour chaque jour de l'étude. Le rhume a duré en moyenne 6 jours dans chaque groupe.

Selon le directeur de ces recherches, cela ne signifie pas pour autant que la plante ne sert à rien, car d'autres études ont prouvé l'efficacité de l'échinacée. Mais il faut noter que la majorité des études ayant montré un effet bénéfique de l'échinacée ont utilisé la plante en teinture, ce qui peut faire une différence. En outre, l'enquête sur le rhume a été conduite auprès d'étudiants du secondaire et du collégial, dont le système immunitaire est plutôt efficace ; un effet plus important serait sans doute observé chez des personnes âgées ou dont le système immunitaire est déficient. Enfin, l'échantillon statistique de l'étude était trop réduit pour pouvoir étudier les effets positifs les plus faibles.

Tout n'est donc pas joué et de nouveaux travaux sur cette plante sont en cours. Alors, si vous trouvez que l'échinacée vous fait du bien, n'hésitez pas à continuer d'en prendre, car une chose en tout cas est certaine : elle ne vous fera aucun mal ! ∎

LA RECHERCHE

Le spray nasal ôte une épine du pied au vaccin antigrippe

La prochaine fois que vous vous ferez vacciner contre la grippe, vous échapperez probablement à la piqûre car le vaccin vous sera administré par une simple inhalation nasale. Le FluMist, premier vaccin en spray nasal, est en effet d'ores et déjà disponible aux États-Unis, où il est administré aux enfants et aux adolescents entre 5 et 17 ans, ainsi qu'aux adultes en bonne santé âgés de moins de 50 ans.

Le vaccin en spray n'est pas autorisé pour les moins de 5 ans car l'étude d'innocuité a montré que les enfants de cet âge auraient de fortes probabilités d'avoir une respiration sifflante après le traitement. Il n'est pas autorisé chez les plus de 50 ans non plus car son innocuité et son efficacité n'ont pas encore été démontrées pour cette tranche d'âge. Enfin, comme c'est le premier vaccin contre la grippe employant des virus vivants (au lieu de virus inactivés), il n'est pas destiné aux personnes dont le système immunitaire est affaibli.

Le vaccin en spray vous protégera aussi bien contre les souches de virus de la grippe de l'année en cours que sa version injectable. ∎

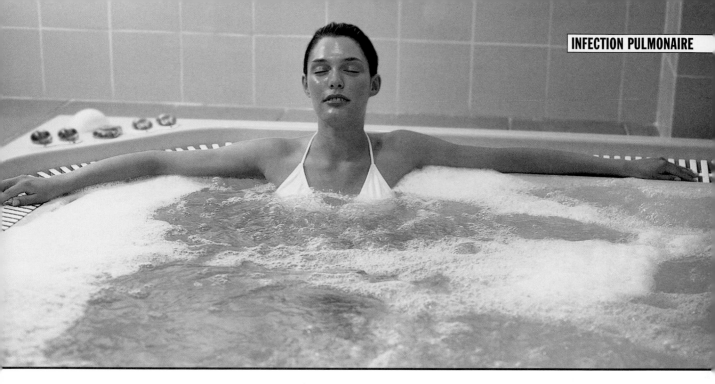

Découverte bactériologique

Bains tourbillons : méfiez-vous des bulles !

Ces jolies bulles qui vous aident de plus en plus, chez vous ou à la piscine, à vous décontracter vous rendent peut-être malade ! Des médecins américains ont en effet rapporté en novembre 2002 deux cas de ce qu'ils appellent la « maladie pulmonaire des équipements balnéos ».

Cette affection – une forme d'inflammation pulmonaire – est provoquée par une bactérie vivant dans les circuits d'eau chaude, *Mycobacterium avium* complexe (MAC). Ce germe prospère dans l'environnement chaud et humide des saunas et des bains tourbillons, car le chlore perd la majeure partie de ses propriétés désinfectantes au-dessus de 52 °C. La bactérie est entraînée par les bulles des équipements balnéos, qui ont des dimensions idéales pour être inhalées dans les poumons.

La pathologie semble être liée à une hypersensibilité aux MAC – une forme d'allergie, en quelque sorte – car, plus les gens utilisent leur équipement balnéo, plus ils ont de risques de la développer. Les symptômes comprennent de la fièvre et un souffle court, associés, sur la radio des poumons, à des ombres qui peuvent évoquer une pneumonie.

Bien que la bactérie soit aussi présente dans les bains tourbillons d'extérieur, les médecins n'ont jamais entendu parler de telles pathologies, sans doute à cause des effets bactéricides du rayonnement solaire (grâce aux ultraviolets) et du transport accéléré par les courants d'air.

Désinfectez l'eau Si vous ne voulez pas renoncer à votre cabine de sauna ou à votre baignoire à remous, essayez de désinfecter l'équipement avec un composé bromé, a priori plus efficace que le chlore pour ce type d'appareil. Suivez aussi scrupuleusement les consignes d'entretien du fabricant – pensez notamment à changer les filtres, à renouveler les produits chimiques fréquemment et à faire couler régulièrement de l'eau, surtout quand l'appareil ne sert pas, car la stagnation de l'eau favorise le développement bactérien. Une purge des conduites, tubulures et buses à l'eau très chaude suffit généralement à tuer les bactéries. Enfin, installez le sauna ou le jacuzzi dans un endroit bien ventilé – le sous-sol de la maison n'est pas le lieu idéal. Quant aux saunas publics, mieux vaut, selon les médecins, préférer ceux d'extérieur.

La climatisation Les grandes installations de climatisation et de distribution d'eau sont connues pour favoriser le développement du germe responsable de la maladie du légionnaire. Ce germe peut pénétrer dans le corps humain aussi bien à l'intérieur des bâtiments (douches et bouches à air de climatiseurs essentiellement) qu'à l'extérieur, via les tours aéroréfrigérantes (par où s'échappe la chaleur intérieure absorbée par le système de climatisation). Comme *Mycobacterium, Legionella pneumophila* prospère dans les gouttelettes d'eau chaude et n'est dangereuse (5 à 25 % de mortalité) que si ces dernières parviennent directement dans les poumons, par inhalation. Mais cette bactérie ne peut réellement se développer que dans de l'eau stagnante (par condensation de la vapeur d'eau dans les systèmes de climatisation, ou à cause d'une faible circulation de l'eau dans les conduites). Or, dans les petites installations (maisons, petits immeubles), le volume en jeu est trop faible pour qu'une quantité suffisante d'eau reste longtemps stagnante. Néanmoins, une précaution aussi élémentaire qu'efficace s'impose : après avoir monté la température de l'eau à 50 °C, laissez-la couler environ 3 minutes avant de prendre votre douche. Ce traitement est suffisant pour tuer d'éventuelles légionelles, et il vous préserve de toute contamination si, en plus, vous vous abstenez de respirer la vapeur d'eau ! Une désinfection du tuyau, des robinets et du pommeau de douche au vinaigre blanc (20 minutes, car la légionelle se nourrit du tartre) puis à l'eau de Javel diluée (15 minutes) n'est pas non plus inutile ! Quant aux climatiseurs domestiques, pas de danger : leur volume est bien trop faible pour permettre la condensation d'un volume important de vapeur d'eau.

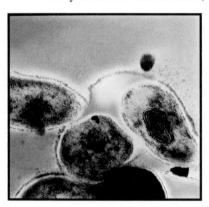

Ces bactéries irritantes pour les poumons prospèrent dans votre sauna ou votre bain tourbillon.

Dans les voitures, en revanche, il peut y avoir un risque bactérien. Pas de légionelle ni de mycobacters, mais divers champignons et bactéries qui génèrent de très mauvaises odeurs dans l'eau de condensation des climatiseurs peu utilisés. Dans un véhicule qui roule peu, il faut de temps en temps, même en hiver, faire fonctionner le climatiseur pour le « décrasser ». ■

Découverte clé
Mesurer le risque de cancer du poumon

Il est bien connu que le tabagisme augmente le risque de cancer du poumon, mais dans quelles proportions ? Jusqu'à récemment, les médecins ne pouvaient pas répondre à cette question ; maintenant, si. Utilisant les données d'une vaste étude conduite auprès de 18 172 anciens fumeurs, des scientifiques américains ont mis au point un questionnaire qui permet de déterminer le risque de développer un cancer du poumon selon l'âge, le sexe, le passé de fumeur et une éventuelle exposition à l'amiante. Ces résultats ont été publiés en mars 2003.

Les chercheurs ont calculé qu'une femme de 51 ans (l'un des sujets de l'étude) qui avait fumé un paquet de cigarettes par jour pendant 28 ans et avait cessé de fumer 9 ans plus tôt a moins de 1 % de risques de développer un cancer du poumon dans les 10 ans dans l'hypothèse où elle ne recommence pas à fumer. Quelqu'un d'âge et de sexe similaires n'ayant jamais fumé aurait un risque de seulement 0,07 %. Un autre sujet de l'étude, un homme de 68 ans qui fumait 2 paquets de cigarettes par jour depuis 50 ans, avait 15 à 20 fois plus de risques que la fumeuse précédente – soit 11 % – de développer un cancer du poumon s'il s'arrêtait de fumer immédiatement, et 15 % s'il continuait à fumer autant.

Le directeur de cette recherche voit deux principaux moyens, pour le public et les chercheurs, d'exploiter ces informations. C'est tout d'abord un meilleur outil de dépistage et d'évaluation pour les essais cliniques destinés à tester les possibilités de prévenir le cancer du poumon chez les fumeurs. Pour mener à bien leurs études cliniques, les chercheurs ont besoin en effet de sélectionner des participants qui ont le plus grand risque de développer cette maladie. Jusqu'à présent, aucune analyse épidémiologique n'avait pu montrer quel impact pouvait avoir le fait de commencer à fumer à 20 ans plutôt qu'à 30 sur le développement d'un cancer du poumon. Nous pouvons maintenant observer que cela a de l'importance. Ce test aidera aussi les gens à décider avec leur médecin s'ils doivent effectuer un examen de dépistage plus approfondi, comme un scanner spiralé ou hélicoïdal, qui permet d'identifier certains cancers à un stade très précoce. Le développement du scanner spiralé a ouvert il y a quelques années de nouvelles perspectives pour l'exploration de certains organes. Avec ce type d'appareil, les images peuvent être construites à partir de n'importe quelle position du volume étudié (et non plus coupe par coupe) en un temps record (15 à 30 secondes). Cette technique permet en théorie de mieux mettre en évidence les petites lésions et facilite la détection d'une invasion vasculaire et de l'envahissement métastatique des ganglions ou des lieux de métastase comme le foie.

L'emploi de ce quiz de dépistage est destiné aux personnes de 50 à 75 ans ayant fumé 25 à 55 ans. Il devrait permettre aux médecins d'identifier les patients les plus exposés au cancer du poumon, et donc les meilleurs sujets pour l'examen. Ce questionnaire s'avérera également très utile pour sélectionner des candidats à de nouvelles thérapies, ce qui est très important dans la mise en place des essais cliniques en oncologie. ■

Calculez votre risque

Voici un échantillon des résultats du questionnaire donnant le risque de cancer du poumon pour cinq personnes au passé tabagique différent.

PROFIL					
Âge	51	54	58	56	68
Nombre moyen de cigarettes par jour	20	20	25	40	40
Nombre d'années de tabagisme	28	35	40	44	50
Nombre d'années depuis l'arrêt	9	0	3	0	0
Exposition à l'amiante	Non	Non	Non	Non	Non
POURCENTAGE DE RISQUE DE CANCER DU POUMON					
Risque à 10 ans si la personne ne fume plus (%)	0,08	1,5	4,1	5,6	10,8
Risque à 10 ans si la personne fume toujours (%)	–	2,8	–	8,4	14,9

Source : *Journal of the National Cancer Institute.*

Commercialisation

Ça ressemble à des cigarettes mais ce serait moins nocif

Aux États-Unis, le cow-boy Marlboro n'a plus qu'à aller se rhabiller. Désormais, les cigarettes branchées s'appellent Omni, Eclipse ou Quest, par exemple. Ces cigarettes high-tech réduisent à dessein le nombre des substances nocives qu'absorbent les fumeurs. Les fabricants ont une double stratégie : attirer les consommateurs qui veulent diminuer les risques associés au tabagisme tout en offrant un goût assez riche pour concurrencer les marques traditionnelles. Que promettent ces nouvelles venues ? La cigarette Advance *light,* mise sur le marché américain fin 2001, met en avant un filtre tripartite censé réduire encore le niveau des éléments toxiques présents dans les cigarettes *light.* La firme Vector Tobacco a lancé presque au même moment sa marque Omni, dont la technique de fabrication permettrait de diminuer la teneur

des quatre substances cancérogènes connues. La cigarette Quest, quant à elle, arrivée sur le marché américain fin 2002, est dépourvue de nicotine. Et, enfin, les Tabacs Reynolds testent la commercialisation de la cigarette Eclipse, supposée libérer moins de fumée toxique parce qu'elle chauffe principalement le tabac au lieu de le brûler.

Il n'y a pas de cigarette inoffensive
Quand Advance *light* et Omni ont été annoncées, l'Association médicale américaine a rapidement émis un avis critiquant la commercialisation de tels produits à la toxicité prétendument réduite. « Toutes les cigarettes contiennent des substances cancérigènes. Qu'elles soient nombreuses ou pas, elles restent toxiques. Par ailleurs, la fumée de cigarette renferme plus de 4 000 substances

chimiques, naturelles ou artificielles, nocives pour l'homme. Omni présente toujours un grand risque de maladie cardiaque et d'emphysème pour ses utilisateurs », a déclaré son président. Outre la nicotine, ce qui est dangereux dans la cigarette, c'est sa combustion : toute matière organique brûlée fabrique des sous-produits hautement cancérigènes, comme les dioxines (la cigarette est, avec le barbecue, la principale source de contamination humaine), ou libère des constituants tout aussi dangereux (comme le cadmium).

Une aide pour les fumeurs ? Les industriels du tabac concèdent qu'il n'existe pas de cigarette inoffensive, mais ils soutiennent que, pour les gens incapables de se défaire de cette addiction, de tels produits peuvent jouer un rôle et aider les fumeurs à mieux gérer leur consommation de tabac. Leurs détracteurs rétorquent que les fumeurs seraient à même de compenser en tirant plus fort sur leur cigarette, et ils craignent que de telles cigarettes puissent finalement attirer de nouveaux fumeurs, notamment parmi les plus jeunes, qui se tourneront ensuite vers des marques plus nocives. D'autre part, retirer tout ou partie de la nicotine n'a que peu d'intérêt, car on sait bien que c'est la faculté excitante et euphorisante de cette molécule qui explique à elle seule l'addiction des fumeurs. Lesquels se détournent très vite de cigarettes qui ne leur procurent aucun plaisir...

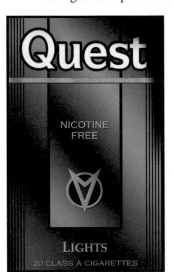

Les cigarettes sans nicotine sont peut-être moins dangereuses que leurs homologues avec nicotine, mais elles ne sont pas inoffensives pour autant.

En France, les fabricants – essentiellement Altadis et son centre de recherche de Bergerac – tentent de sélectionner des espèces de tabac à faible taux de nicotine. Ils cherchent également du côté des dérivés de la nicotine, notamment la nornicotine, substance aussi excitante mais moins toxique.

Le tabagisme est la principale cause de mortalité évitable au Canada On estime aussi à 45 000 le nombre de décès prématurés imputables au tabac chaque année au Canada, plus 1 000 décès dus au tabagisme passif. Mais on constate une chute du taux de tabagisme, qui est passé de 25 % en 1999 à 22 % (5,4 millions de Canadiens) en 2002. Les principales causes de décès liées au tabac sont : cancers (17 400), maladies cardio-vasculaires (18 200) et maladies respiratoires (9 300). Les femmes fument plus : les décès ont augmenté chez elles alors qu'ils sont stables chez les hommes. ■

LA RECHERCHE

Une alternative au patch

Quand on cherche à arrêter de fumer, le plus difficile est de se passer de nicotine. De nombreux fumeurs recourent à des gommes à mâcher, des patchs (timbres dermiques), des aérosols à la nicotine, des inhaleurs, qui atténuent leur manque pendant qu'ils se débarrassent de leur habitude de fumer. Ces produits appelés substituts portent bien mal leur nom, car ils fournissent à l'organisme la nicotine qui n'est plus inhalée via la cigarette. Ils ne constituent donc pas des produits de remplacement, bien au contraire : ils apportent un supplément de cette molécule, pour pallier la carence due à l'interruption progressive de la prise de tabac.

Un nouveau type de supplémentation, plus flexible, a été développé par des chercheurs de l'université Duke, aux États-Unis : il s'agit de nicotine en gouttes à ajouter au café et autres boissons fortes en goût. Une petite étude récente a montré que 20 % des participants ayant utilisé ces gouttes ne fumaient toujours pas après 6 mois – un résultat comparable aux autres formes de supplémentation. Les gouttes sont néanmoins plus intéressantes parce que les gens peuvent facilement adapter la quantité de nicotine en fonction de leur manque, et que la nicotine agit très vite. Leur goût est masqué par celui du café ou de toute autre boisson corsée.

Des évaluations de plus grande ampleur sont toutefois nécessaires avant que ces gouttes ne reçoivent l'autorisation de mise sur le marché, ce qui prendra plusieurs années. D'autre part, certains experts s'inquiètent des effets toxiques pour la santé des gouttes de nicotine : contrairement aux autres formes d'administration, celle de ces gouttes est entièrement contrôlée par l'utilisateur – or une overdose de nicotine est très dangereuse (problèmes cardiaques notamment). ■

Découverte clé
Fibrose kystique : un souffle d'espoir pour un mal redoutable

On l'appelle aussi mucoviscidose ou fibrose kystique du pancréas, car le pancréas est l'organe le plus touché : il ne fabrique plus de lipase, rendant le malade incapable de digérer les graisses. La seule façon de guérir à coup sûr la fibrose kystique, maladie mortelle à court terme, serait de remplacer les gènes défectueux des cellules pulmonaires responsables de la maladie par des gènes normaux. Loin d'être un rêve inaccessible, cette pratique pourrait aboutir d'ici 1 an ou 2, car les chercheurs de l'université de Stanford, aux États-Unis, ont testé avec succès un traitement qui permet aux victimes de fibrose kystique d'inhaler des gènes sains jusqu'au fond de leurs poumons. Selon l'étude, il s'agit non seulement d'une pratique sans danger pour les patients faiblement ou modérément atteints, mais aussi d'une thérapie qui, à chaque séance d'inhalation, améliore sensiblement la fonction respiratoire sur une période moyenne de 1 mois. C'est crucial, dans la mesure où les lésions pulmonaires dues à une production anormale de mucus sont ce qui tue le plus souvent les victimes de fibrose kystique, généralement vers l'âge de 30 ans.

Les chercheurs savent depuis longtemps qu'une défectuosité d'un gène appelé CFTR (régulateur transmembranaire de fibrose kystique) est responsable de cette tragique affection génétique qui touche plus de 50 000 personnes en Europe, aux États-Unis et au Canada (environ 3 400 au Canada). Les différentes tentatives pour transmettre des gènes CFTR sains par injection et autres procédés n'ont jusqu'à présent connu que des succès limités. En revanche, les résultats du dernier test effectué sur 37 sujets atteints de fibrose kystique constituent une avancée majeure pour deux raisons : « L'inhalation est la seule méthode pour faire pénétrer les gènes dans les poumons, où nous voulons qu'ils aillent, déclare Richard Moss, docteur en médecine, principal investigateur de l'étude. Par ailleurs,

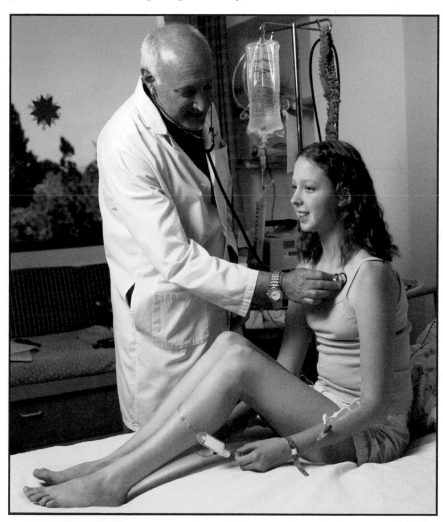

Le Dr Richard Moss examine une jeune patiente atteinte de fibrose kystique. Grâce au traitement par inhalation de gènes sains qu'il a mis au point, la fonction respiratoire de ses malades s'améliore pendant environ 1 mois.

cette technique entraîne beaucoup moins d'effets secondaires », ajoute-t-il.

Comment ça marche ? Au cours de l'étude de Stanford, publiée dans le numéro de janvier 2004 de la revue médicale *Chest*, les gènes bénéfiques inhalés ont été véhiculés jusqu'aux poumons à l'intérieur d'un virus inoffensif, l'AAV. Arrivé à bon port, le virus s'est inséré dans les cellules de la paroi des voies aériennes, leur offrant une « copie de travail » sans défaut du gène CFTR. D'après les chercheurs, les gènes sains ont repris les commandes des cellules pulmonaires et, de cette façon, ont envoyé des instructions correctes pour des fonctions comme la sécrétion de sel et d'eau. Les gènes défectueux avaient donné, quant à eux, des instructions qui avaient entraîné l'épaississement du mucus et, donc, endommagé les poumons.

Les volontaires soumis à l'inhalation d'un placebo (solution inactive) n'ont enregistré aucune amélioration de leurs fonctions respiratoires, ce qui démontre l'efficacité de la thérapie. L'absence de la moindre réaction d'intolérance, chez tous les sujets, qu'ils aient inhalé un placebo ou des gènes, prouve l'innocuité de cette thérapie.

Disponibilité Une nouvelle recherche de thérapie génique par inhalation, menée sur 100 malades atteints de fibrose kystique, a débuté en 2004 et les résultats de tests plus importants encore (portant sur 500 à 600 patients) pourraient être publiés très prochainement. Si ces deux études confirment l'innocuité et l'efficacité de la méthode, certains sujets pourraient, selon le Dr Moss, bénéficier d'une thérapie génique mensuelle dès 2006.

Derniers obstacles Il subsiste cependant deux obstacles : primo, cette thérapie génique n'a été expérimentée que sur des patients âgés de 12 ans et plus, de sorte qu'il faudra étendre l'étude avant de pouvoir l'appliquer à des malades plus jeunes ; secundo, le « retournement » opéré dans le tissu pulmonaire signifie que les cellules porteuses du gène défectueux nécessitent un contrôle de la fonction pulmonaire 1 mois après chaque traitement par inhalation. Sur cette base, il faudra des traitements mensuels pour améliorer et prolonger la vie des patients. Mais les victimes de fibrose kystique, habituées à une thérapie fréquente, souvent quotidienne, ne s'en plaindront probablement pas.

Il n'y aura de traitement radical unique que lorsque les cellules souches remplaceront les virus en tant que véhicules dispensateurs de gènes autorenouvelables. Ces cellules devraient s'avérer capables de se multiplier indéfiniment dans le tissu pulmonaire, et assurer ainsi un approvisionnement en gènes sains CFTR tout au long de la vie. Mais il faudra encore patienter au moins une dizaine d'années pour en arriver là. ■

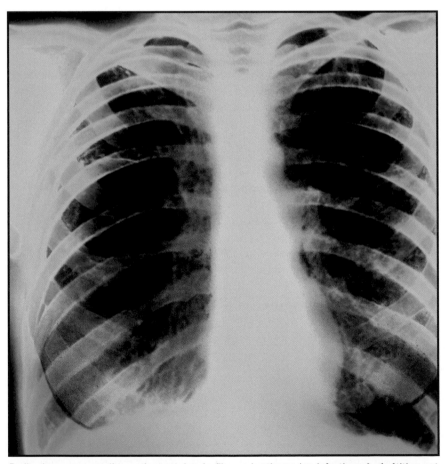

Radio des poumons d'un patient atteint de fibrose kystique : les infections à répétition ont épaissi le mucus des poumons (les zones orange situées près de la colonne vertébrale). Un traitement efficace de la maladie pourrait voir le jour prochainement.

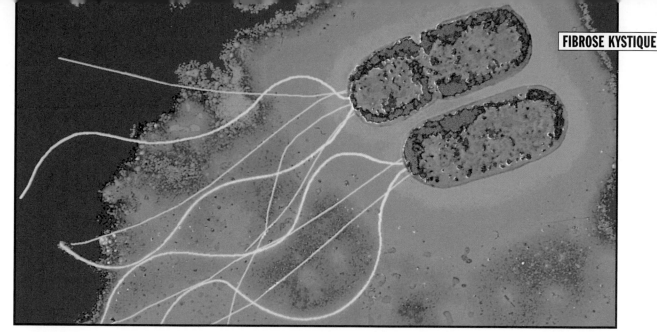

Les bactéries *Pseudomonas aeruginosa*, qui ont besoin de peu d'oxygène, prospèrent dans les environnements humides et tièdes comme l'intestin et les dispositifs hospitaliers tels que les incubateurs et les gaines d'aération.

Découverte clé
Des bactéries mortelles dans la ligne de mire

La fibrose kystique est la maladie génétique d'évolution mortelle la plus fréquente dans les pays industrialisés. Dans cette pathologie, les sécrétions pulmonaires, qui sont normalement fluides, sont épaisses et collantes. Ces écoulements deviennent un terrain favorable à la colonisation bactérienne. Parmi les bactéries les plus impliquées, *Pseudomonas aeruginosa* provoque des exacerbations broncho-pulmonaires chroniques qui, à terme, menacent le pronostic vital de l'enfant atteint de fibrose kystique. L'antibiothérapie pour limiter la colonisation de *P. aeruginosa* n'est efficace qu'à court terme, et les infections deviennent donc de plus en plus fréquentes au cours de la vie du patient. *P. aeruginosa* est particulièrement résistante à de nombreuses gammes d'antibiotiques. Cela s'explique notamment par le fait que ce germe s'est adapté à la vie dans ce milieu très hostile qu'est le terrain pulmonaire (milieu pauvre en oxygène et à mucus épais). À partir de l'une des méthodes d'adaptation de cette bactérie, il doit être possible de trouver un moyen de fabriquer des médicaments qui parviendront à venir à bout des infections mortelles liées à la fibrose kystique.

Comment ça marche ? La fibrose kystique affecte les glandes qui produisent les mucus, y compris le mucus des poumons, mais aussi la sueur et les liquides organiques lubrifiants. Un défaut génétique conduit les cellules tapissant les voies respiratoires à retirer trop de sel et de fluides des sécrétions. Ces cellules, qui travaillent trop, consomment d'énormes quantités d'oxygène et, du coup, en appauvrissent le milieu environnant.

Les chercheurs ont trouvé des *Pseudomonas* dans ces zones très peu oxygénées et, à leur grande surprise, ils ont constaté que ces bactéries s'y développent très bien ! Pour s'adapter à ce nouveau milieu, elles sont capables de s'envelopper dans une coque protectrice formée de sucres et de s'agglutiner en nappes appelées biofilms, grâce auxquelles elles échappent aux défenses de l'organisme.

La recherche se propose de concevoir des médicaments qui empêcheraient ces microbes d'effectuer les transformations leur permettant de s'adapter au mucus sous-oxygéné. On pense en effet que la bactérie *Pseudomonas* contient des enzymes qui lui permettent de produire, même en l'absence d'oxygène, de l'adénosine triphosphate (ATP), un carburant complexe qui contrôle les fonctions cellulaires. L'objectif ultime serait de concevoir un antibiotique inhibant ou détruisant ces enzymes, ce qui empêcherait la bactérie de survivre. ▪

Polémique

Les sirops antitussifs ont-ils une utilité?

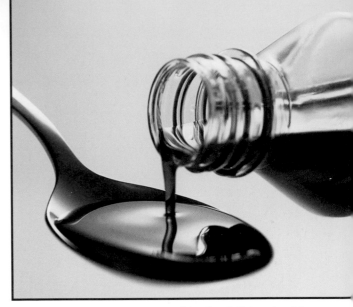

Le sirop antitussif semble bien ne pas faire plus d'effet que le miel et le citron.

Quand vous toussez tellement que vous avez l'impression que vous allez vous casser une côte, votre premier réflexe est sans doute de prendre un sirop contre la toux. Pourtant, selon plusieurs recherches, cela fait a priori peu de différence.

Telle est la conclusion de chercheurs britanniques qui ont comparé des centaines d'études sur les médicaments antitussifs fournis sans ordonnance. Tout d'abord, une majorité d'études ne répondait pas en totalité aux critères scientifiques d'évaluation des médicaments. Et celles qui y répondaient montraient qu'il n'y avait aucune différence entre prendre un sirop antitussif et ne rien prendre du tout.

Comment ça marche? Il existe deux types de médicaments antitussifs. Les antitussifs pour toux sèches, qui sont sensés arrêter la toux: ils contiennent généralement du dextromethorphan, apparenté à la codéine. Et les sirops pour toux grasses, dites aussi productives, qui sont des expectorants: ils contiennent de la guaifénésine, qui fluidifie le mucus, le rendant plus facile à expulser.

Les chercheurs ont analysé 328 études portant sur ces deux types de médicaments. Seules 15 d'entre elles avaient été effectuées à l'aveugle, avec un groupe de contrôle sous placebo. Sur ces dernières, 9 montraient que le sirop pour la toux n'était pas plus efficace que le placebo. Chez les 6 autres, l'effet du sirop restait minime: les patients toussaient une ou deux fois moins pendant la nuit – une amélioration qui, selon eux, justifie mal le coût (et le mauvais goût) des sirops antitussifs.

Évidemment, les firmes pharmaceutiques ont contesté avec véhémence la validité de cette analyse, arguant notamment que de nombreuses études comparatives avaient souligné la supériorité des sirops antitussifs à la codéine, un médicament efficace contre la toux. Mais, comme les résultats de ces recherches n'avaient pas été contrôlés contre placebo, les chercheurs les ont exclus de leurs analyses.

Cela dit, si vous avez l'impression que les sirops contre la toux vous aident, ne vous en privez pas! ◼

Passez à l'action

Quelques façons simples de combattre la toux

Si les médicaments sans ordonnance ne sont pas efficaces, que faire pour diminuer la toux?

1. Buvez beaucoup d'eau (il n'y a pas de quantité minimale): buvez régulièrement, toute la journée. L'eau humidifie la gorge, ce qui réduit l'irritation et aide à éliminer les microbes responsables de la toux.

2. Reposez-vous beaucoup. Une activité intense accroît la toux.

3. Mangez du miel et du citron. Dans votre thé, en grog ou avec de l'eau.

4. Prenez patience. La plupart des toux sont bénignes et disparaissent en 2 à 3 semaines. Si la toux est sévère ou se prolonge, allez voir le médecin: cela peut être le symptôme d'un problème médical plus sérieux.

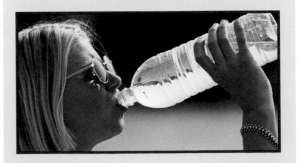

Les progrès de la prévention

Antibiotiques ou non ? Un nouveau test répond à la question

Depuis 1 semaine, vous toussez, vous avez la gorge irritée et de la fièvre. Comme vous soupçonnez une infection de l'appareil respiratoire (une bronchite, peut-être), vous consultez votre médecin, qui vous prescrit un antibiotique. Au bout de 1 semaine, vous vous sentez bien. Voici un scénario typique, mais qui comporte une faille. La plupart (près de 80 %) des infections respiratoires sont d'origine virale, or les antibiotiques n'agissent que sur les bactéries. Toujours est-il que, dans la mesure où les symptômes sont généralement identiques, les médecins ont tendance à jouer la carte de la prudence et vous prescrivent de toute façon des antibiotiques, parce qu'ils ne disposent pas de moyen de déterminer facilement s'ils ont affaire à une infection bactérienne ou virale. Ils pensent aussi aux surinfections – toujours bactériennes – qui risquent d'apparaître si la maladie empire.

À quand un test ? Des chercheurs suisses ont annoncé dans le numéro de février 2004 de la revue *The Lancet* qu'ils avaient mis au point un test fiable et sans danger capable d'indiquer aux médecins, en moins de 1 heure, si une infection respiratoire est bactérienne (comme la moitié environ des bronchites ; la pneumonie étant, quant à elle, toujours virale) et relève, par conséquent, d'un traitement antibiotique. Ce test fonctionne si bien qu'il pourrait diviser par deux la fréquence des traitements antibiotiques dans le monde. Cela contribuerait grandement à résoudre le problème croissant de la résistance bactérienne (plus on prescrit d'antibiotiques, plus les risques de résistance bactérienne augmentent). Il en résulterait également une économie importante pour l'Assurance médicaments, un avantage d'autant plus appréciable que ces médicaments ne sont pas dépourvus de toxicité et peuvent avoir des effets secondaires, comme la diarrhée, dangereux pour les plus faibles (jeunes enfants et vieillards). De plus, ce test peut permettre le diagnostic précoce d'affections respiratoires plus graves, comme l'embolie pulmonaire. « Si le médecin traitant peut écarter d'emblée l'infection bactérienne, alors il s'interrogera rapidement sur la véritable maladie de son patient », déclare le Dr Muller, qui fait partie de l'équipe de chercheurs suisses.

Comment ça marche ?
Ce nouveau test mesure juste le taux sanguin d'une protéine, la procalcitonine (PCT), un marqueur d'infection bactérienne. Bien que cette protéine ne joue de rôle majeur ni dans l'infection ni dans la réaction du système immunitaire, sa concentration augmente en cas d'infection bactérienne. Si le taux de procalcitonine ne s'élève pas, c'est que quelque chose d'autre génère les symptômes.

Dans leur étude, les chercheurs suisses ont demandé à des médecins de décider s'il fallait ou non prescrire des antibiotiques à 243 patients atteints des symptômes d'une infection de l'appareil respiratoire. La moitié des sujets a bénéficié d'un dépistage classique (rayons X, dosage de protéines C, étude de l'aspect des cellules dans les formules sanguines), l'autre du dosage de la PCT. Résultat : des antibiotiques ont été prescrits à 83 % des malades du premier groupe, contre 43 % seulement dans le second. Fait tout aussi important : les patients qui ne reçurent pas d'antibiotiques (parce que leur infection n'était pas d'origine bactérienne) guérirent aussi bien que ceux qui prirent des antibiotiques pour ce qui s'était bien avéré être une infection bactérienne. Autrement dit, la réduction du nombre de prescriptions d'antibiotiques ne compromet en rien la qualité du traitement.

Disponibilité Cette expérience, unique, doit être complétée par d'autres tests cliniques. L'espoir est néanmoins permis : le dosage rapide de la PCT est un progrès considérable en pneumologie. ■

PEAU
CHEVEUX ET ONGLES

DANS CE CHAPITRE

323 **ACNÉ**

325 **PSORIASIS**

326 **ACNÉ ROSACÉE**

327 **VITILIGO**

328 **VERRUES**

329 **RIDES**

331 **ESCARRES**

PSORIASIS, ECZÉMA, ACNÉ, VERRUES, MAIS AUSSI RIDES ET PLAIES DIVERSES NOUS SAPENT PARFOIS LE MORAL ; MAIS ON PEUT LES COMBATTRE.

Incroyable, mais un rouleau de ruban adhésif peut devenir un remède contre les verrues. Une nouvelle étude a révélé que couvrir les verrues avec du ruban adhésif permet de s'en débarrasser en 1 mois environ, méthode beaucoup plus pratique que celle de Huckleberry Finn – qui consistait à laisser un chat mort dans un cimetière à minuit.

Ensuite, une fois que vous avez éliminé la verrue, comment vous attaquer à l'acné ? Un traitement photothérapique (à base de lumière) offre une solution rapide, indolore et durable à ce véritable fléau, si traumatisant pour les adolescents. Si c'est de l'acné rosacée qui vous gâche la vie, un nouveau gel à base de blé vous évitera de voir rouge quand vous vous regarderez dans le miroir.

Qui n'a pas entendu parler du Botox, ce poison de beauté ? Aujourd'hui, des chercheurs sont en passe de mettre au point un produit qui pourrait le supplanter dans le traitement esthétique des rides : il utilise vos propres cellules. Et pour finir, un nouveau produit injectable existe pour combattre cette épouvantable maladie de peau qu'est le psoriasis.

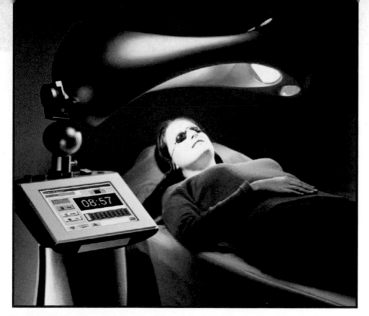

Le ClearLight utilise une lumière bleue très intense pour tuer *Propionibacterium acnes,* la bactérie responsable de l'acné, sans endommager la peau.

Traitement

Que la lumière soit sur l'acné !

Pour la plupart des adolescents, et quelques adultes, les crèmes antiacnéiques sont un passage obligé. Il existe pourtant aujourd'hui d'autres moyens de se débarrasser de ses boutons ; certains dermatologues utilisent par exemple la photothérapie.

Si les crèmes, lotions, antibiotiques oraux ou autres médicaments tels que l'isotrétinoïne (Accutane) conviennent bien à certaines personnes, ils ne sont pas sans effets secondaires. D'autre part, pour que le traitement fonctionne, il faut que les applications ou les prises de médicaments soient régulières, ce qui est difficile pour des adolescents.

Or, fin 2002, deux techniques de photothérapie ont été approuvées par la FDA : le traitement à la lumière bleue (ClearLight) et le traitement laser. Toutes deux sont a priori dépourvues d'effets secondaires et agissent vite. Les patients notent habituellement une amélioration dès la première séance. Les effets durent 6 mois au moins après huit séances de 15 minutes réparties sur 1 mois pour le traitement à la lumière bleue, ou quatre séances de 20 minutes réparties sur 4 mois pour le traitement laser. Les deux méthodes sont indolores.

Comment ça marche ? L'acné est causée par des bactéries. Quand les minuscules glandes sébacées près de la surface de la peau commencent à surproduire du sébum (une substance huileuse), les pores de la peau se bouchent et les bactéries de l'acné se multiplient. L'un des nouveaux appareils, le ClearLight, dirige une lumière bleue très intense (plutôt que

BOTOX PARTIES

Depuis que la FDA a autorisé, au printemps 2002, les injections faciales de toxine botulique de type A, tout le jet-set se retrouve chez soi ou dans les saunas pour partager un petit vin-fromage-Botox et rectifier ses rides du front et autres pattes-d'oie. La petite fête permet de faire des économies puisqu'une fois qu'une fiole de Botox est ouverte, elle doit être utilisée dans les heures qui suivent alors que chacune de ces coûteuses fioles contient assez de toxine pour plusieurs traitements.

Diverses associations de plasticiens (et autres) ont dénoncé le danger médical que représentaient ces Botox parties, mais peu de monde a tenu compte de l'avertissement, et les Botox parties ont continué.

Parallèlement, les usages potentiels du Botox augmentent. Par exemple, un article des Archives de la dermatologie de janvier 2003 a annoncé que l'injection de Botox dans les aisselles semble diminuer les odeurs corporelles. D'autres recherches visent des cibles plus intéressantes, comme les migraines, l'incontinence urinaire (voir p. 241) et les douloureuses suites d'une hémorroïdectomic. ■

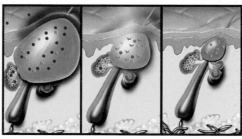

AVANT   **PENDANT**   **APRÈS**

Avec ClearLight, un étroit faisceau de lumière très intense vise les bactéries responsables de l'acné à l'intérieur du follicule. La lumière déclenche la multiplication de substances naturelles (en vert) qui attaquent et détruisent les bactéries (en rouge). Le traitement du visage prend environ 15 minutes. Selon une étude, 80 % des patients ont connu une amélioration significative, le nombre de leurs boutons diminuant de 70 à 80 %.

des UV, nocifs pour la peau) sur la zone à problèmes. La lumière pénètre assez dans la peau pour exciter des composés organiques appelés porphyrines, présents à l'intérieur des bactéries et qui les tuent.

Un autre appareil, le Smoothbeam, utilise une lumière laser pour cibler les glandes sébacées. Il les bloque juste assez pour stopper la surproduction de sébum, ce qui ne laisse plus de place aux bactéries pour s'amalgamer. Le Smoothbeam a été approuvé pour traiter l'acné du dos uniquement.

Disponibilité Des équipements de lumière bleue ou de laser existent déjà depuis plusieurs années dans les cabinets des dermatologues ; ils sont utilisés pour traiter d'autres affections cutanées. Mais certains dermatologues s'en servent pour l'acné de leurs patients. ■

ON EN PARLE...

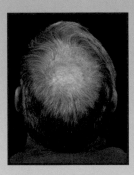

Culture de cellules contre la calvitie

En testant une nouvelle formule visant à favoriser la cicatrisation des blessures, des chercheurs israéliens ont découvert que celle-ci favorisait aussi la repousse des cheveux chez les personnes blessées à la tête. Ils sont aujourd'hui convaincus qu'un gel applicable en frictions fabriqué à partir d'un milieu de culture cellulaire – une substance dans laquelle les cellules de la peau sont cultivées en laboratoire – est une voie de traitement pour la repousse capillaire plus prometteuse que les formules actuelles.

Les chercheurs ont testé un milieu de culture cellulaire enrichi en trois hormones – insuline, thyroxine et hormone de croissance – sur la moitié d'un groupe de 48 hommes atteints de calvitie, qui l'ont appliqué quotidiennement. Après 6 mois, leur quantité moyenne de cheveux avait augmenté de 17,1 %. La chute de leurs cheveux avait en outre diminué, et ils poussaient plus vite. Les auteurs de l'étude pensent que le milieu de culture cellulaire agit en fournissant un riche complément de nutriments (notamment des acides aminés) aux follicules pileux. À suivre... ■

LES PHOTOTHÉRAPIES S'ATTAQUENT AUX CICATRICES **ET AUX VERGETURES**

Les cicatrices d'acné et les vergetures sont des fléaux. Mais devons-nous vraiment nous résigner à vivre avec ? Du nouveau du côté des photothérapies.

Le système Smoothbeam utilise des lasers qui pénètrent dans la peau et stimulent, dans les zones cicatricielles, la production de collagène, une protéine fibreuse qui étaye la peau saine et entraîne l'amélioration de son aspect.

Un autre appareil de photothérapie, le ReLume, a une approche différente. Une grande partie des anciennes cicatrices d'acné et la plupart des vergetures de plus de 2 ans sont ce que les dermatologues appellent des zones de peau hypopigmentées – elles sont plus claires. En dirigeant des doses contrôlées de lumière ultraviolette (UV-B) sur la région cicatricielle, le ReLume stimule la production de mélanine, le pigment naturel responsable de la couleur de la peau. Après ce type de photothérapie, la cicatrice est d'une couleur et d'une texture plus proches de celles de la peau environnante.

Les résultats sont meilleurs que ceux obtenus par les anciennes techniques et apparaissent relativement rapidement – souvent après les premières semaines de traitement bihebdomadaire. Un traitement complet dure 7 semaines. Cependant, comme la recoloration obtenue par le ReLume n'est pas permanente, vous devez envisager d'avoir des séances mensuelles d'entretien. Enfin, sachez que le Smoothbeam et le Relume conviennent à tous les types de peau, quelle que soit leur teinte. ■

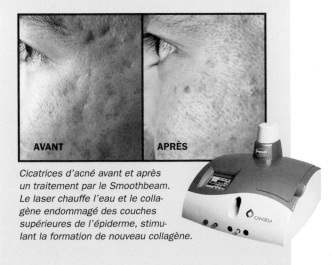

AVANT   APRÈS

Cicatrices d'acné avant et après un traitement par le Smoothbeam. Le laser chauffe l'eau et le collagène endommagé des couches supérieures de l'épiderme, stimulant la formation de nouveau collagène.

Recherche pharmaceutique

Psoriasis : un traitement cible les fauteurs de troubles

Le psoriasis est déjà à lui seul une affection très difficile à vivre – la peau brûle, démange et se couvre de plaques squameuses et rouges –, mais en plus les traitements n'arrangent rien. Lotions, photothérapies UV et médicaments ne font pas grand-chose ou dépriment le système immunitaire. Même si le psoriasis ne touche que 1 à 2 % de la population au Canada, les patients atteints réclament un traitement plus efficace et moins dangereux.

C'est désormais chose faite ! Un nouveau médicament injectable, l'alefacept (Amevive), a été approuvé par Santé Canada en octobre 2004. Il s'agit d'une approche thérapeutique entièrement nouvelle. En effet, Amevive est un médicament dit biologique, c'est-à-dire qu'il est issu de manipulations en laboratoire de protéines de cellules vivantes plutôt que de produits chimiques synthétiques. Comme les médicaments biologiques sont naturellement chez eux dans l'organisme, ils se révèlent plus à même que les médicaments traditionnels de cibler les cellules problématiques en laissant le reste de l'organisme tranquille.

Cette différence a deux conséquences très positives pour les personnes atteintes de psoriasis : grâce à une action immunodéprimante bien plus étroitement ciblée, Amevive est non seulement plus sûr mais aussi beaucoup plus efficace que les médicaments traditionnels.

Dans les études ayant conduit à l'approbation de la FDA, entre 40 et 56 % des volontaires qui ont reçu Amevive au lieu d'un placebo ont vu leurs symptômes diminuer de moitié en l'espace de 2 à 3 mois. Ceux qui ont poursuivi le traitement plus longtemps, achevant deux séries de 12 injections hebdomadaires, ont été 75 % à connaître une amélioration d'au moins 50 % de leurs symptômes. Mieux, ces améliorations ont perduré 7 mois ou plus après la dernière injection de la seconde série.

Comment ça marche ?

Le psoriasis, comme la polyarthrite rhumatoïde, est dû à une attaque du système immunitaire. Dans ce cas, des globules blancs spécialisés appelés lymphocytes T deviennent hyperactifs. Ils se concentrent dans la peau et incitent les cellules cutanées à se multiplier dix fois plus vite que la normale, ce qui engendre démangeaisons, desquamation et autres symptômes.

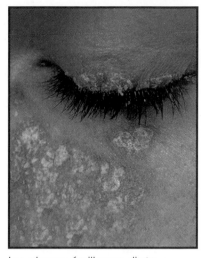

Les plaques écailleuses disgracieuses et irritantes du psoriasis sont terrassées par une nouvelle classe de médicaments qui réduisent les symptômes de moitié.

La mission d'Amevive est de garder les lymphocytes T sous contrôle et de « punir » tous ceux qui s'écartent du droit chemin. Comme un professeur sachant que des élèves sont susceptibles de faire des bêtises en présence de certains autres, Amevive agit en bloquant des récepteurs sur les lymphocytes T afin d'éviter le contact avec d'autres cellules « activatrices » qui déclencheraient le processus de lésions cutanées. En même temps, il aide d'autres cellules spécialisées à identifier et à éliminer les lymphocytes T déjà hyperactivés.

Disponibilité Amevive est recommandé pour les gens souffrant d'un psoriasis modéré à sévère, mais il ne peut être prescrit pour un psoriasis léger. Comme ce médicament est une protéine, il serait digéré et donc désactivé s'il était pris oralement : aussi 12 injections hebdomadaires dans une veine ou un muscle sont-elles nécessaires. À ce stade précoce d'utilisation du médicament, un tel traitement coûte extrêmement cher (environ 10 000 dollars US).

Mais il ne faut pas oublier qu'Amevive constitue le premier essai d'une révolution majeure dans le traitement du psoriasis. Un certain nombre de nouveaux médicaments biologiques donnent de bons résultats au cours des essais cliniques. En outre, un médicament ancien utilisé pour traiter la polyarthrite rhumatoïde, l'infliximab (Remicade), est actuellement à l'étude comme traitement possible du psoriasis. ■

Recherche pharmaceutique
Nouveau traitement pour la rosacée

Si, comme 14 millions d'Américains, vous êtes atteint de rosacée (ou acné rosacée) – cette affection qui rougit la peau de plaques disgracieuses et douloureuses –, vous disposez désormais d'un nouvel allié.

L'acide azélaïque (Finacea), une substance naturelle extraite du blé, a été approuvé par la FDA pour le traitement de l'acné rosacée en mars 2003.

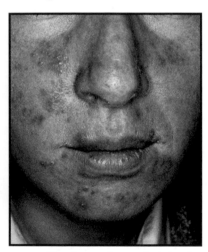

L'acné rosacée survient le plus souvent entre 30 et 50 ans. Des plaques rouges apparaissent sur le visage et des boutons peuvent se développer.

Il n'est pas encore vendu au Canada. Ce gel à base d'eau, sans alcool ni parfum, agit aussi bien – sinon bien mieux – que le traitement topique existant, le métronidazole. Une bonne nouvelle pour les personnes souffrant d'acné rosacée, la plupart ayant hérité leur peau claire d'ancêtres d'Europe (d'où le terme anglais *Celtic curse*, « malédiction celte »).

Le désordre commence habituellement par des rougeurs occasionnelles et, pour les plus chanceux, il s'arrête à ce stade. Mais, au fil du temps, la rougeur tend à persister. La peau devient localement gonflée et douloureuse. Pire, des papules et des petits boutons blancs apparaissent souvent. Dans sa forme la plus sérieuse, l'acné rosacée rend le nez bulbeux et rouge (rhinophyma).

Comment ça marche ? Les dermatologues ne savent pas exactement comment le Finacea réduit les symptômes de la rosacée mais, à vrai dire, ils ne savent pas non plus très bien ce qui déclenche cette affection cutanée. Le problème pourrait bien avoir des causes inflammatoires (réponse immunitaire excessive), infectieuses (multiplication des bactéries), hormonales (les rougeurs rappellent celles que l'on rencontre chez les femmes ménopausées, qui ont un risque accru de rosacée) et/ou vasculaires (les personnes touchées par la rosacée sont aussi deux à trois fois plus sujettes aux migraines, de nature vasculaire).

Sous une formule légèrement différente (sous la marque Azelex), l'acide azélaïque est aussi utilisé pour traiter l'acné ; il semble qu'il en élimine les bactéries. Les propriétés antibactériennes et anti-inflammatoires de cet acide contribueraient donc à combattre la rosacée. Quel que soit son mécanisme d'action, les résultats présentés à l'Académie américaine de dermatologie en mars 2003 ont confirmé qu'une application biquotidienne élimine bien les rougeurs. ■

ON EN PARLE...

Une réponse bien tournée pour les ongles incarnés

À tout moment, chacun de nous est seulement à 1 mm du douloureux ongle incarné. C'est en effet la distance qui sépare le bord d'un ongle de gros orteil sain du repli de peau qui le borde. Un ongle mal coupé, une chaussure trop étroite ou un écrasement accidentel peuvent enclaver l'ongle dans la peau, où il continuera à pousser si rien n'est fait.

Le seul traitement sans ordonnance efficace contre un ongle incarné, un gel de sulfure de sodium, a été retiré de la vente en 1993 par la FDA parce qu'il occasionnait souvent des picotements et des brûlures. Grâce à un nouveau mode d'application du produit, la FDA a revu sa décision en octobre 2002. Le gel se présente désormais sous la forme d'un anneau applicateur que vous glissez autour de votre orteil en positionnant la petite ouverture dispensant le gel juste au-dessus de l'endroit où l'ongle s'incarne. Un pansement dont la forme est adaptée à celle de l'ongle maintient l'anneau en place. L'action ramollissante du gel soulage la douleur et fait se soulever l'ongle en l'espace de 1 semaine. Un kit complet d'application du gel, fabriqué par Schering-Plough, est désormais disponible. ■

Recherche pharmaceutique
Une crème traitant l'eczéma atténue le vitiligo

Contrairement au léopard, qui ne peut pas faire disparaître ses taches, les personnes touchées par le vitiligo y parviendront peut-être. Environ deux personnes sur cent sont atteintes par ce trouble de la pigmentation caractérisé par des plages de peau totalement dépigmentée, qui peuvent s'étendre à tout le visage et le corps ou rester cantonnées à certaines régions. Le vitiligo est évidemment plus visible sur les peaux foncées.

Jusqu'à présent, les thérapies les plus courantes consistaient à appliquer une crème aux stéroïdes ou à suivre un traitement appelé PUVA, qui combine l'absorption de pilules contenant une substance photosensibilisante, le psoralène (P), et l'exposition aux ultraviolets de type A (UVA), dans le cabinet d'un médecin deux fois par semaine. Tous ces traitements présentent de sérieux effets secondaires potentiels : amincissement de la peau, glycémie élevée, fragilisation des os et cancer, notamment.

Près de la moitié des patients atteints de vitiligo et traités par le tacrolimus ont vu la pigmentation de leur peau s'améliorer à des degrés divers.

Il existe désormais une alternative : une crème au tacrolimus, commercialisée sous la marque Protopic et autorisée au Canada depuis 2001. Ce produit a fait la une des magazines de santé américains en décembre 2002 parce que c'était le premier médicament, depuis 40 ans, traitant l'eczéma prurigineux sans corticoïdes. Or les chercheurs ont découvert qu'il soignait aussi le vitiligo.

Comment ça marche ? Comme l'eczéma, le vitiligo est une affection d'origine auto-immune : le système immunitaire du corps attaque ses propres tissus, en l'occurrence les cellules pigmentaires de la peau. Analogue à la ciclosporine, le tacrolimus, tiré d'une bactérie, *Streptomyces,* découverte au Japon et vivant dans le sol, est couramment utilisé sous forme

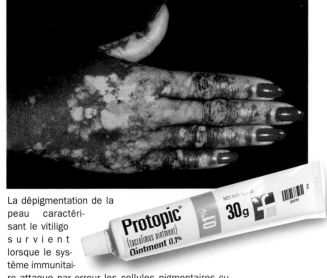

La dépigmentation de la peau caractérisant le vitiligo survient lorsque le système immunitaire attaque par erreur les cellules pigmentaires cutanées. La crème Protopic inhibe ces attaques, permettant aux pigments de réapparaître.

orale ou intraveineuse pour éviter les rejets lors des transplantations d'organes. Sous forme de crème topique, il cible les cellules immunitaires de la peau et interrompt les messages chimiques anormaux à l'origine de leurs attaques à l'encontre des cellules du derme (eczéma) ou pigmentaires (vitiligo), ce qui permet à celles-ci de croître et de se reproduire à nouveau.

Les tests sur l'homme menés aux États-Unis ont montré que près de la moitié des patients atteints de vitiligo et traités au tacrolimus avaient constaté que leur peau se repigmentait à divers degrés. Cinq années de recherches sur le tacrolimus n'ont pas fait apparaître de risque accru de cancer cutané ni d'effets secondaires sérieux : il reste le traitement le plus inoffensif, notamment parce qu'il n'est pas directement « absorbé » par la circulation sanguine ni par l'organisme.

Disponibilité L'indication officielle du tacrolimus en crème est le traitement en deuxième intention de l'eczéma modéré à sévère. Le Protopic ne peut être obtenu que sur prescription d'un dermatologue ou du médecin de famille qui peuvent toujours le prescrire puis le destiner à un autre usage. Si de nouvelles études confirment les résultats dans le cas du vitiligo, le tacrolimus devrait bientôt voir ses indications s'étendre. Santé Canada a émis une mise en garde sur l'innocuité de l'onguent Protopic en avril 2005. Le produit pourrait présenter un risque potentiel de cancer. ■

Solution alternative

Du ruban adhésif contre les verrues

Le ruban adhésif sert à tout : il tient le monde en un seul morceau. Alors pourquoi ne viendrait-il pas aussi à bout des verrues ?

Ne riez pas. Une étude tout à fait sérieuse conduite par des chercheurs dans un centre médical de l'armée a montré que l'application de ruban adhésif fort sur ces excroissances disgracieuses permet généralement de s'en débarrasser en 1 mois ou 2. D'après cette étude, le ruban adhésif semble être le traitement de choix des verrues : plus rapide, plus sûr, moins dangereux, plus économique et plus facile à suivre que les méthodes traditionnelles.

Les victimes les plus fréquentes des verrues sont en effet les enfants de moins de 16 ans – précisément la tranche d'âge ayant tendance à esquiver les traitements. Et qui pourrait les en blâmer ? La cryothérapie, la méthode le plus couramment employée, exige des applications répétées d'azote liquide qui congèle les verrues, et donc les élimine. Le traitement, qui cause des sensations inconfortables de brûlure, est une expérience un peu traumatisante pour de nombreux enfants (et aussi, soyons honnêtes, pour beaucoup d'adultes). Comparée à la

cryothérapie, se décorer le corps de petits bouts de ruban adhésif est bien plus amusant. C'est pourquoi les chercheurs pensent que le traitement sera suivi avec plus de régularité.

Mais, surtout, ce qui importe, c'est que le ruban adhésif semble réellement plus efficace que la cryothérapie. Les chercheurs ont en effet rassemblé 51 jeunes gens âgés de 3 à 22 ans dotés de verrues ; 25 ont suivi une cryothérapie toutes les 2 à 3 semaines, tandis que les autres étaient renvoyés chez eux avec du ruban adhésif et les instructions pour l'utiliser. Au bout de 2 mois, l'équipe « ruban adhésif » affichait une nette victoire. Selon les résultats, publiés en octobre 2002, les verrues avaient complètement disparu chez 23 des 26 sujets ayant utilisé le ruban adhésif, la plupart en l'espace de 1 mois. En revanche, seuls 15 des 25 jeunes ayant suivi des séances de cryothérapie avaient vu leurs verrues disparaître.

Comment ça marche ? Pour utiliser le ruban adhésif de la même façon que dans l'étude, découpez un morceau qui couvre juste la verrue. Laissez-le collé dessus pendant 6 jours. Arrachez ensuite le ruban adhésif puis trempez la zone dans l'eau quelques minutes et poncez à la pierre ponce ou à la lime à ongles en papier-émeri pour retirer ce qui reste de peau morte accumulée. Laissez la verrue à l'air toute la nuit, et mettez un nouveau morceau de ruban adhésif le lendemain matin. Renouvelez l'opération jusqu'à ce que la verrue ait disparu.

Qu'est-ce qui, dans le ruban adhésif, fait disparaître la verrue ? Les chercheurs pensent que le secret réside dans le seul fait de recouvrir la peau. Ces excroissances dures et bulbeuses que nous appelons verrues sont en fait les symptômes d'une infection virale commune, et il est probable que l'irritation cutanée produite par le ruban adhésif rappelle à notre système immunitaire qu'il doit combattre le virus une fois pour toutes. Plus d'infection, plus de verrue.

Avant de traiter les verrues de votre enfant de cette manière, parlez-en au pédiatre ou au dermatologue. Et, si la verrue ne disparaît pas dans les 2 mois, essayez évidemment un traitement différent. ■

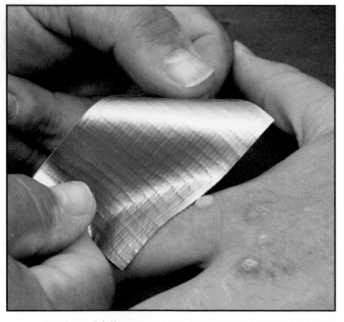

Le ruban adhésif ne se cantonne plus au garage : son application sur les verrues semble inciter l'organisme à combattre l'infection sous-jacente. (Et il n'est pas plus inesthétique qu'une verrue.)

Recherche pharmaceutique

Botox : le poison de beauté reçoit le feu vert

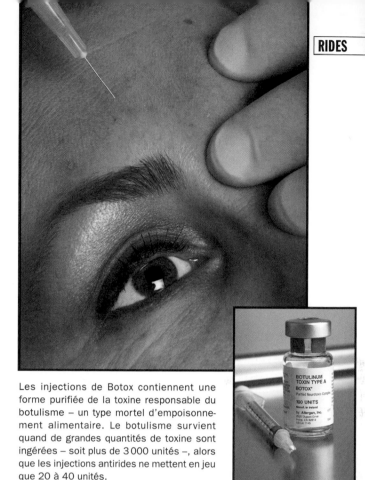

Qui aurait pu prévoir qu'un jour des femmes et des hommes paieraient plusieurs centaines de dollars pour se faire injecter un poison potentiellement mortel dans les muscles du visage juste pour effacer quelques rides ? C'est pourtant ce qui se passe depuis que le Botox a été approuvé par Santé Canada au printemps 2001. Il est même en passe de devenir la technique cosmétique la plus populaire de tous les temps.

Botox est le nom courant de la forme injectable de la toxine botulique produite par une bactérie, *Clostridium botulinum*, qui infectait autrefois les conserves mal pasteurisées.

Ce produit efface les pattes-d'oie et les rides dues aux froncements des sourcils et aux plissements du front incontrôlés. Depuis les années 1970, il était utilisé pour traiter certaines atteintes telles que les spasmes musculaires involontaires, mais il n'avait pas reçu l'autorisation d'être employé comme antirides.

Comment ça marche ? Un traitement antirides au Botox consiste en l'injection d'une infime quantité de toxine botulique dans chacun des muscles faciaux impliqués dans la survenue des rides dites d'expression. La toxine bloque la transmission des impulsions nerveuses entre les nerfs et les muscles, ce qui affaiblit temporairement ceux-ci en empêchant qu'ils se contractent. Et, quand le muscle n'est plus capable de se contracter, la ride disparaît. Certains dermatologues pensent même que les injections empêchent la formation de nouvelles rides. L'effet dure de 4 à 6 mois, ce qui oblige à renouveler le traitement pour conserver les résultats.

La vanité a toutefois son prix : il n'est pas rare que le traitement s'accompagne d'engourdissements, de gonflements, d'hématomes ou de sensations cuisantes à l'endroit des injections. Il existe également un risque modéré d'affaissement de l'une ou des deux paupières pendant environ 2 semaines, ainsi qu'un risque de strabisme si le praticien touche par

Les injections de Botox contiennent une forme purifiée de la toxine responsable du botulisme – un type mortel d'empoisonnement alimentaire. Le botulisme survient quand de grandes quantités de toxine sont ingérées – soit plus de 3 000 unités –, alors que les injections antirides ne mettent en jeu que 20 à 40 unités.

inadvertance les muscles moteurs des yeux. Certaines personnes ont ressenti des nausées ou des maux de tête temporaires mais, inversement, les injections ont parfois soulagé chez certains des migraines récurrentes, peut-être parce que le Botox bloque les signaux nerveux qui contractent les muscles à l'origine de ces maux de tête. De fait, pour les mêmes raisons, le Botox est utilisé pour traiter les douleurs dans le cou : il stoppe les spasmes des muscles du cou et inhibe peut-être aussi les petites fibres musculaires qui produisent les substances chimiques de la douleur.

Disponibilité De nombreux endroits – cliniques de chirurgie esthétique, instituts de beauté... – proposent des injections de Botox, mais mieux vaut confier votre visage à un spécialiste formé à cette pratique et expérimenté : un dermatologue ou un chirurgien plasticien. Le coût de l'intervention est élevé et n'est pas couvert par les assurances santé. Pour lisser les rides entre les sourcils, les pattes-d'oie ou les rides du front, comptez de quatre à six injections, soit 300 dollars au minimum : tout dépend du nombre de fioles utilisées. Gardez en outre à l'esprit que, pour conserver ces effets cosmétiques, vous devrez renouveler ces injections encore et encore. ■

Recherche pharmaceutique
Fabriquez-vous un lifting durable

Un nouveau procédé cosmétique antirides sera bientôt disponible. Il durera plus longtemps que le Botox et utilisera exclusivement des cellules de votre propre organisme – sans recours aux toxines synthétiques ou aux produits d'origine animale. Les personnes traitées avec Isolagen Process ont constaté une amélioration de l'aspect de leur peau qui peut durer jusqu'à 2 ans.

Comment ça marche ? Par une méthode qui semble tout droit sortie d'un film de science-fiction, Isolagen Process se sert de votre propre peau pour produire une pièce de tissu sur mesure destinée à combler vos rides. Un médecin commence par prélever un petit échantillon de cellules derrière votre oreille. Envoyées à un laboratoire, ces cellules sont mises en culture pour constituer une réserve de cellules productrices de collagène, ou fibroblastes, issues de votre propre organisme – le collagène est la protéine fibreuse qui donne à la peau sa structure et

> **Isolagen Process se sert de votre propre peau pour produire une « pièce » de tissu sur mesure destinée à combler vos rides.**

sa fermeté. Après 2 mois environ de croissance, l'ensemble de nouveaux fibroblastes est renvoyé à votre médecin, qui peut en injecter de petites quantités dans vos rides, plis et cicatrices sans craindre que votre organisme les rejette ou ait une réaction allergique (problèmes possibles avec des produits synthétiques ou d'origine animale). Une fois injectés, les fibroblastes suscitent la production par votre organisme de votre collagène naturel dans les endroits traités.

Si certains bénéficiaires de ce traitement ont vu les effets durer jusqu'à 2 ans, c'est que les fibroblastes entraînent la croissance de nouveau collagène, qui ne se dégrade pas comme la plupart des autres produits injectés dans les rides. Comme votre peau, le collagène injecté finira pourtant par montrer des signes de vieillissement. Le tissu qui n'est pas utilisé après le traitement de votre peau peut se conserver au congélateur, puis être dégelé et remis en culture pour servir à de nouveaux traitements.

Disponibilité L'Isolagen Process est autorisé en Grande-Bretagne (où plus de 800 personnes en ont bénéficié), au Mexique et en Australie. Aux États-Unis, les essais de phase III (tests ultimes avant que la FDA donne son avis sur la mise sur le marché) se sont achevés en mars 2004. Il ressort des résultats que le traitement s'est révélé sûr et efficace dans plus de 75 % des cas. Les seuls effets négatifs observés ont été des bleus ou des gonflements aux points d'injection. Si le reste des examens se déroule comme prévu, l'agrément de la FDA devrait survenir vers la fin de l'année 2005. ∎

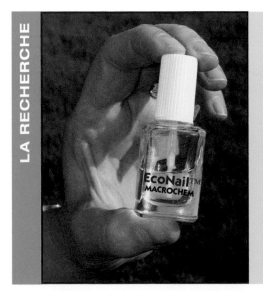

LA RECHERCHE

Ongles : un vernis tueur de mycoses

Si vous avez déjà vu l'un de vos ongles s'épaissir, jaunir et devenir friable – signes évidents d'une mycose, une infection par des champignons microscopiques –, vous savez combien il est difficile d'en venir à bout. Une partie du problème réside dans le fait que le lit de l'ongle fait obstacle à tout traitement topique, même appliqué sous forme de vernis à ongles. Toutefois, des chercheurs des laboratoires pharmaceutiques MacroChem ont mis au point un adjuvant, baptisé SEPA, qui accroît l'absorption percutanée. De ce fait, l'antifongique pénètre six fois mieux dans l'ongle que par un traitement local classique, et les médecins n'ont plus à prescrire autant de médicaments oraux aux effets secondaires sérieux tels que des atteintes du foie. Ce nouveau vernis traitant contenant du SEPA et de l'éconazole (antifongique) sera commercialisé dans les prochaines années sous le nom d'EcoNail par MacroChem. Il est en cours d'essais cliniques aux États-Unis depuis mars 2004. ∎

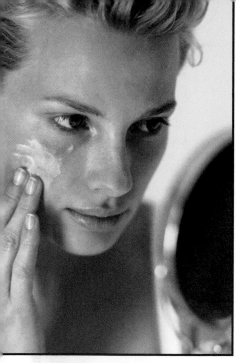

La thymosine bêta-4, un espoir sur le plan médical aussi bien qu'esthétique concernant les dégâts de la peau.

Recherche pharmaceutique
Une pilule pour guérir toutes les plaies

Une pilule à base d'un acide aminé (une catégorie de protéines) récemment découvert permettra peut-être bientôt de guérir des plaies en principe très difficiles à soigner. Le traitement accélérerait la guérison des escarres et autres plaies graves de la peau – ce qui serait une excellente nouvelle pour les personnes âgées, les patients alités depuis longtemps et les diabétiques.

Cet acide aminé, la thymosine bêta-4 (TB4), est naturellement présent dans presque toutes les cellules humaines. C'est une puissante substance anti-inflammatoire qui joue un rôle dans la cicatrisation des plaies parce qu'elle aide de nouvelles cellules de la peau à se développer et à aller se fixer dans les zones nécrosées. La thymosine bêta-4 stimule également la production d'autres substances essentielles pour la résistance de la peau, dont la laminine-5, protéine importante dans la mesure où elle aide les cellules à adhérer les unes aux autres. Cette substance fait généralement défaut chez les victimes de certaines affections cutanées associées à une incapacité à cicatriser.

RegeneRx, la société biotechnique qui fabrique la TB4 aux États-Unis, estime que ce médicament a tout ce qu'il faut pour devenir un traitement facile d'accès et de grande diffusion. Il peut être produit à bas prix, ne présente pas de toxicité particulière lorsqu'il est pris par voie orale et peut également s'appliquer directement sur la peau, comme une crème. Cette substance révèle en outre des potentiels en tant qu'ingrédient cosmétique susceptible de réparer les peaux abîmées par le soleil ou le vieillissement.

Ce médicament est actuellement testé chez l'homme. Les premiers essais, réduits, se sont achevés à l'automne 2003. Des tests pour déterminer les doses sûres et efficaces sur des groupes importants de patients ont débuté au cours de l'été 2004. Les essais de phase III (dernier stade avant la possibilité d'agrément par la FDA) ne sont pas encore planifiés.

La TB4 constitue le seul traitement connu aujourd'hui d'une maladie de peau héréditaire appelée épidermolyse bulleuse. Si les tests se passent bien, la TB4 pourrait obtenir de la FDA un agrément spécial (dit statut orphelin) pour son utilisation, dès 2005, par des patients atteints de cette maladie. ■

LA RECHERCHE

Les colorations capillaires montrées du doigt

Selon une étude suédoise effectuée fin 2001, les femmes qui se teignent les cheveux depuis au moins 20 ans ont un risque presque doublé de développer de la polyarthrite rhumatoïde. Les chercheurs supposent que le coupable est le paraphénylène diamine (PPD), une substance présente dans les colorants textiles et capillaires, également ajoutée aux tatouages au henné. Cette substance, dont l'usage fut un temps interdit dans certains pays, est aujourd'hui autorisée au dosage maximal de 6 %, car elle peut déclencher des réactions allergiques à vie sur la peau des personnes qui y sont exposées. Or, de même que les réactions allergiques résultent d'une hyperactivité des cellules du système immunitaire, la polyarthrite rhumatoïde est une maladie auto-immune. Cette étude n'est pas la première à pressentir un lien possible entre coloration des cheveux et problèmes de santé. Une étude plus ancienne (début 2001) avait montré que le risque de cancer de la vessie doublait ou triplait chez les femmes se colorant les cheveux chaque mois depuis 15 ans. ■

VOIES
URINAIRES

DANS CE CHAPITRE
333 INCONTINENCE

336 MALADIES RÉNALES

338 PROBLÈMES DE MICTION

340 INFECTIONS URINAIRES

VOICI DE TOUTES NOUVELLES FAÇONS DE PRÉVENIR

L'INCONTINENCE.

Une petite étude préliminaire a montré que le Botox, le traitement antirides tant décrié, pourrait aussi avoir une certaine efficacité pour traiter l'incontinence (mais vous n'êtes peut-être pas fana des injections). Quant aux femmes qui souffrent de légères pertes chaque fois qu'elles rient ou qu'elles toussent, on leur recommandera un nouveau médicament très prometteur pour soigner l'incontinence liée au stress.

Bonne nouvelle pour tous ceux qui ont des problèmes de prostate : un procédé fondé sur les micro-ondes est à l'étude pour les prostates hypertrophiées.

L'insuffisance rénale est un état très grave, aujourd'hui, les chercheurs ont bon espoir de stopper l'évolution de cette terrible maladie, grâce notamment aux statines. Les études sont en cours.

Une étude récente devrait être le dernier clou sur le cercueil de ce mythe envahissant selon lequel le calcium serait la cause des calculs rénaux. Au contraire, la consommation de calcium en diminue le risque : alors n'hésitez plus, et buvez du lait !

Enfin vous découvrirez dans ce chapitre un effet secondaire surprenant du Viagra et les résultats prometteur d'un vaccin contre les infections urinaires.

Recherche pharmaceutique

La cure antirides traite aussi l'incontinence

Les injections de Botox qui lissent les rides faciales mobilisent toujours l'attention des médias, mais des études récentes montrent que le Botox serait aussi efficace dans le traitement de l'incontinence urinaire.

Le nouveau traitement a fait parler de lui en mars 2003, quand des chercheurs ont publié les résultats encourageants d'un test au cours duquel ils avaient utilisé du Botox sur la vessie. L'étude ne portait que sur 20 sujets, qui souffraient de sérieux problèmes d'incontinence due à une insuffisance fonctionnelle du détrusor, le muscle de la vessie dont la contraction permet l'expulsion de l'urine. L'injection de la toxine botulinique a pour effet de bloquer la jonction entre les nerfs et les muscles de la vessie. Les chercheurs ont utilisé le Botox pour paralyser un autre groupe de muscles situés plus loin sur la voie urinaire. Il s'agit des sphincters qui sont dans et autour de l'urètre, le tuyau par lequel l'urine est éliminée. Le but est de parvenir à rétablir, tout le long du tractus urinaire, une égale pression, et donc un écoulement normal. La stratégie a fonctionné avec succès. En 15 jours, 18 des 20 patients ont connu une amélioration marquée du contrôle de leur vessie. Certains ont même pu retirer les cathéters qui leur permettaient de contrôler le flux de leur urine. Cette étude vient compléter les travaux sur l'utilisation du Botox pour les patients dont l'incontinence est liée à une hyperactivité du détrusor.

Les premiers résultats d'une étude conduite en France, en Belgique et en Suisse sur l'intérêt du Botox dans l'incontinence urinaire liée à des maladies neurologiques ou à un traumatisme de la moelle épinière ont été rapportés lors d'un congrès à Paris en août 2004. Chez ces patients, l'injection de toxine botulinique a apporté une nette amélioration, avec une baisse importante du nombre d'épisodes d'incontinence urinaire. Alors peut-on envisager le Botox pour traiter l'incontinence urinaire commune ? Selon F. Richard, chef du service d'urologie de l'hôpital de la Pitié-Salpêtrière, à Paris, la toxine fonctionne trop bien : « Elle agit tellement sur la vessie qu'elle entraîne une rétention d'urine. » Reste donc à trouver le bon dosage. ■

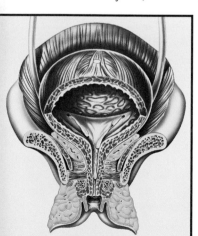

En utilisant le Botox pour paralyser les sphincters autour de l'urètre (le conduit d'évacuation de l'urine), des chercheurs ont amélioré le contrôle de la vessie de leurs patients souffrant d'incontinence sévère.

Les HTS pourraient entraîner des fuites urinaires

Concernant les risques que feraient courir une hormonothérapie de substitution (HTS), les femmes ont un nouveau sujet d'inquiétude. En effet, une étude publiée en avril 2003 montre que les femmes âgées qui prennent ces hormones pour contre-balancer les effets de la ménopause ont deux fois plus de risques de développer une incontinence urinaire.

Ces résultats s'appuient sur des données collectées sur une période de 4 ans auprès de 1 208 femmes âgées en moyenne de 66 ans. Plus longtemps avait duré leur HTS, plus le risque de développer des problèmes de vessie augmentait. Les auteurs de l'étude ne savent pas vraiment pourquoi l'HTS affecte le contrôle de la vessie, mais toutes ces femmes avaient quelque chose en commun : qu'elles suivent une HTS ou non, elles présentaient toutes des antécédents de maladie cardio-vasculaire. On pensait autrefois que les œstrogènes pouvaient être un traitement préventif de l'incontinence urinaire ; il se pourrait qu'ils en soient une cause. ■

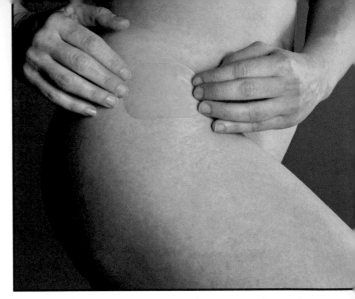

Recherche pharmaceutique
Un patch contre l'hyperactivité de la vessie sans effets secondaires

Le patch Oxytrol offre le même contrôle de la vessie que la forme orale de l'oxybutynine, mais avec une dose moitié moins élevée et aucun effet secondaire.

L'incontinence urinaire est un symptôme fréquent qui toucherait près de 3 millions de Canadiens. Parmi les plus de 60 ans, 15 à 20 % en souffriraient, et le risque est deux fois plus élevé pour les femmes (15 à 30 %) que pour les hommes.

L'oxybutynine, un médicament disponible par voie orale depuis 25 ans, atténue les différents symptômes que l'on retrouve sous le terme générique de « vessie hyperactive ». Ces symptômes regroupent une envie pressante d'uriner presque constante, un sommeil interrompu par de fréquentes mictions nocturnes et, pour beaucoup, l'émission involontaire d'urine (incontinence). Prise oralement, l'oxybutynine réduit assez efficacement ces trois symptômes. Cependant, le prix à payer est une sécheresse de la bouche et une constipation, également inconfortables.

La mise au point d'un timbre transdermique constitue une innovation majeure dans le traitement de l'incontinence urinaire. Ce système transdermique à base d'oxybutynine (Oxytrol) a fait l'objet d'une étude clinique contrôlée contre placebo avec un résultat significatif sur la réduction des épisodes urinaires et une bien meilleure tolérance, sans sensation de bouche sèche.

Comment ça marche ? Ce timbre souple et transparent doit être apposé deux fois par semaine sur l'abdomen, la hanche ou la fesse. Chaque jour, il libère à travers la peau, de façon uniforme et constante, quelques milligrammes de la substance active dans le sang. Ce mode d'administration permet un soulagement de l'incontinence urinaire pendant 3 à 4 jours. Cette méthode a au moins deux avantages spécifiques sur les traitements oraux. D'abord, elle dispense de penser à avaler le médicament – l'application du patch adhésif permet de tout oublier pendant 4 jours (vous pouvez vous doucher et même nager avec). La libération continue de l'oxybutynine calme les nerfs responsables des contractions de la vessie qui induisent les envies urgentes.

Ensuite, et c'est l'avantage le plus important : le médicament n'a pas à passer par les voies digestives. Comme le foie et l'intestin n'ont plus à transformer l'oxybutynine, les sous-produits de la digestion responsables de la constipation et de la sécheresse buccale qui allaient de pair avec le médicament sous sa forme orale ne sont pas fabriqués, et ces effets secondaires gênants disparaissent.

Disponibilité Aux États-Unis, ce timbre, prescrit sur ordonnance, est déjà en pharmacie. Depuis la fin de l'année 2004, il est aussi commercialisé au Canada. ■

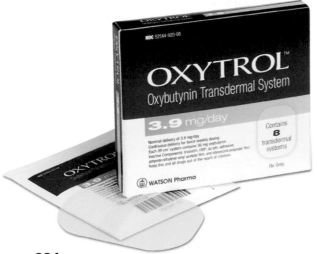

Recherche pharmaceutique

Le premier médicament de l'incontinence d'effort se défend bien

Imaginez votre gêne si vous ne pouviez pas éternuer, tousser, sauter, danser ou rire aux éclats sans émettre quelques gouttes d'urine. C'est pourtant ce qui arrive tous les jours à une femme sur cinq environ en cas d'incontinence urinaire d'effort.

Actuellement, il existe un seul moyen de soigner ce trouble : faire des exercices pelviens dits de Kegels, pour fortifier les muscles de la vessie. Pourtant, une nouvelle molécule, aux derniers stades des essais cliniques, va peut-être apporter une solution sous forme de pilule.

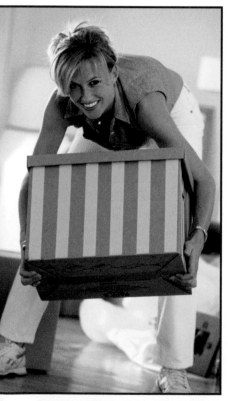

Si vous souffrez quotidiennement d'incontinence urinaire d'effort, la duloxétine vous donnera un sérieux coup de main.

Comment ça marche ? La molécule, appelée duloxétine, bénéficie de la compréhension relativement récente de la fonction de la sérotonine (qui joue un rôle majeur dans la dépression) dans le système urinaire et de l'action d'antidépresseurs dits « inhibiteurs de la recapture de la sérotonine », comme le Prozac.

« La sérotonine et la noradrénaline, des neurotransmetteurs, stimulent les nerfs de la région urinaire qui contrôlent la vessie, explique le Dr Roger Dmochowski, professeur d'urologie à l'université Vanderbilt de Nashville. Mais si ces neurotransmetteurs ne restent pas présents assez longtemps, les nerfs se relâchent, ce qui provoque l'incontinence. En inhibant la recapture de la sérotonine et de la noradrénaline à la fois, la duloxétine permet à ces neurotransmetteurs d'exercer leurs effets sur le contrôle de la vessie. »

Au cours d'une large étude sur la duloxétine, les chercheurs ont constaté que la moitié des femmes traitées estimaient que leur état s'était amélioré de 50 à 100 % – contre un tiers seulement des femmes mises sous placebo. Ces mêmes femmes parvenaient aussi à rester plus longtemps sans ressentir le besoin d'uriner et ont rapporté une amélioration notable de leur qualité de vie.

Disponibilité La molécule est déjà disponible aux États-Unis. Elle est encore à l'étude par Santé Canada dans les indications de la dépression et de l'incontinence d'effort. Elle a été approuvée en Europe en août 2004, où elle est commercialisée conjointement par Lilly et Boehringer Ingelheim sous les marques Yentreve et Ariclaim. ■

LA RECHERCHE

Un pacemaker contre l'incontinence

Si vous trouvez que l'idée d'appuyer sur un bouton pour contrôler sa vessie est complètement farfelue, vous vous trompez. Des chercheurs australiens sont en effet en train de travailler sur un appareil appelé pacemaker urinaire dont c'est précisément la vocation. Un stimulateur électrique implanté, commandé à distance, activerait un anneau de muscles créé à partir de l'organisme du patient et transplanté dans sa vessie. À la commande, le stimulateur enverrait un signal pour ordonner aux muscles de se détendre, ce qui permettrait de laisser l'urine s'évacuer au moment choisi. L'équipe de recherche de l'université de Melbourne, en Australie, s'occupe actuellement de collecter des fonds dans l'espoir de commencer des essais cliniques courant 2005. ■

Recherche pharmaceutique

Des médicaments pour la tension sauvent les reins des diabétiques

Le légendaire basketteur Jackie Robinson est mort à 53 ans d'une triple affection bien commune : diabète, hypertension et insuffisance rénale. Il n'est pas seul. La prévalence du diabète de type II dans le monde varie de 1,1 %, en Afrique subsaharienne à 3,3 % dans les pays en voie de développement, et 5,6 % dans les pays développés. On estime à ce jour à 170 millions le nombre de diabétiques de type II dans le monde, et il pourrait doubler d'ici à 2030. Au Canada, il touche plus de 2 millions de personnes et il se déclare 60 000 nouveaux cas chaque année. Or 20 à 30 % des diabétiques de type II développent une pathologie rénale et l'hypertension constitue un facteur aggravant de ces deux affections.

Les choses pourraient changer. Une évaluation française basée sur la compilation des résultats de quatre études a conclu à l'efficacité de deux médicaments hypotenseurs – le losartan (Cozaar) et l'irbésartan (Avapro) – dans la protection rénale chez les diabétiques. Cette classe de médicaments pour lutter contre l'hypertension s'avère aussi ralentir la progression de l'insuffisance rénale chez les diabétiques, et elle rétablit même certaines fonctions rénales. Ces deux molécules permettront peut-être à des millions d'insuffisants rénaux de repousser, voire d'écarter, le moment d'envisager dialyse ou transplantation rénale.

Comment ça marche ? Losartan et irbésartan font partie d'une classe récente de médicaments qui abaissent la tension artérielle en empêchant une hormone, l'angiotensine II, d'exercer sa fonction dans la contraction des vaisseaux et son rôle de facteur de croissance. Alors que les inhibiteurs de l'enzyme de conversion de l'angiotensine (ECA) limitaient la production d'angiotensine, la nouvelle classe, appelée « antagonistes des récepteurs à l'angiotensine II », utilise une tactique différente : ces molécules occupent les sites où vient normalement s'accrocher l'hormone sur les cellules, empêchant ainsi l'angiotensine de s'y lier. Les études cliniques ont montré que cette stratégie fonctionne mieux à l'intérieur des reins que celle des inhibiteurs de l'ECA et y améliore la circulation sanguine. Une bonne circulation est en effet vitale pour la fonction rénale, puisque le sang nourrit les organes et transporte les déchets organiques jusqu'aux lieux de filtrage des reins, dont les quais de déchargement consistent en bouquets de minuscules capillaires sanguins. La capacité du losartan et de l'irbésartan à agir sur ces capillaires est sans doute ce qui les distingue des autres antihypertenseurs et en fait des médicaments efficaces pour l'insuffisance rénale.

Disponibilité Au Canada, ces deux médicaments sont maintenant indiqués dans le traitement de l'insuffisance rénale chez les diabétiques de type II. ■

Le principe de l'insuffisance rénale

À l'intérieur du rein, déchets et toxines sont expurgés du sang en passant par les capillaires des glomérules. Ces déchets sont ensuite rejetés dans la vessie sous forme d'urine. Dans l'insuffisance rénale, les reins n'accomplissent plus ce travail correctement.

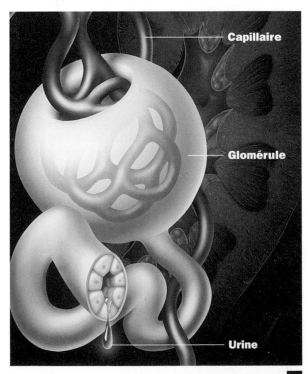

Capillaire

Glomérule

Urine

Recherche pharmaceutique
Les statines préviendraient l'insuffisance rénale

Si le médecin a diagnostiqué une insuffisance rénale, vous devez absolument éviter que votre état ne s'aggrave et n'atteigne le dramatique stade terminal de la défaillance rénale, où les reins ne sont plus capables d'éliminer les déchets du sang, et où il faut passer aux traitements de suppléance que sont la dialyse et la greffe rénales. Une détection précoce, un régime alimentaire adapté et des médicaments pour faire baisser la tension et éliminer l'excès de fluide dans votre organisme sont les meilleurs atouts pour empêcher l'insuffisance rénale de progresser.

Or, voilà qu'une nouvelle étude révèle qu'une classe de médicaments puissants déjà commercialisés peut faire mieux qu'arrêter l'évolution de cette maladie. Ce sont les statines – l'un des plus grands succès pharmaceutiques –, qui aident des millions de personnes à réduire le risque de maladie cardiaque en contrôlant leur taux de cholestérol. Les résultats de l'étude laissent espérer que les statines pourraient également venir au secours des patients souffrant d'une insuffisance rénale.

L'étude La moitié des 56 volontaires atteints d'insuffisance rénale ont reçu pendant 1 an une dose quotidienne d'atorvastatine (Lipitor), l'autre moitié (qui constituait le groupe de contrôle) recevant le traitement classique. Les chercheurs ont alors constaté deux faits encourageants : les patients qui prenaient le Lipitor excrétaient significativement moins de protéines via leur urine qu'avant le début du traitement, alors que le groupe de contrôle ne connaissait que peu ou aucun changement. Or la présence de protéines en quantités trop importantes est un marqueur de l'insuffisance rénale ; c'est donc que ce médicament aide les reins à fonctionner.

L'autre résultat prometteur est en rapport avec un déchet du métabolisme appelé créatinine. Lorsque la fonction rénale s'affaiblit, le taux de créatinine augmente dans le sang. Or, pendant l'étude, l'élimination de la créatinine a diminué chez les patients du groupe de contrôle alors qu'elle est restée pratiquement inchangée chez ceux qui prenaient du Lipitor.

Comment ça marche ? Les résultats de l'étude montrent que le Lipitor (et donc probablement les autres statines) peut ralentir la progression de l'insuffisance rénale, mais son mécanisme d'action reste mystérieux. Les chercheurs pensent que la capacité bien connue du médicament à inhiber les enzymes du foie impliquées dans la production de cholestérol n'entre pas en ligne de compte et qu'un autre mécanisme doit alors être en jeu.

Disponibilité Les statines ne seront pas adoptées comme traitement de l'insuffisance rénale débutante sur la seule base de cette étude, trop réduite, et des quelques petites études et expérimentations animales menées antérieurement. Mais ces découvertes sont encourageantes et ouvrent la voie pour une étude plus vaste, qui prendra plusieurs années, afin de confirmer ces résultats. ■

Découverte clé

Le Viagra, aussi efficace aux toilettes qu'au lit

Depuis quelques années, le Viagra aide les hommes à surmonter leurs problèmes d'érection, redynamisant l'intimité d'innombrables couples. Des chercheurs britanniques ont découvert que ces petites pilules bleues peuvent aussi résoudre un autre problème masculin courant lié à l'âge.

Chez les hommes âgés, les difficultés de miction, souvent dues à une grosse prostate, peuvent parfois transformer le simple acte d'uriner en un véritable défi, ennuyeux et parfois douloureux. Et, comme si cela ne suffisait pas, de nombreux hommes souffrant de troubles urinaires ont aussi des troubles de l'érection. Les nouveaux résultats laissent penser qu'ils trouveront la solution à leurs deux problèmes dans un seul médicament.

Des urologues britanniques ont demandé à 100 hommes qui se plaignaient de dysfonctionnements érectiles de remplir un questionnaire sur leurs problèmes sexuels et urinaires. Les chercheurs ont utilisé ces questionnaires pour évaluer la sévérité des symptômes de leurs patients. Puis ils leur ont prescrit du Viagra (sildénafil).

Après 3 mois d'observations et de nombreux autres questionnaires, les chercheurs ont pu montrer un lien évident entre la prise du médicament et une meilleure miction. Avant la prescription du Viagra, il n'y avait pas de corrélation entre le degré de sévérité du dysfonctionnement érectile et celui de l'inconfort urinaire, mais au fur et à mesure que l'étude progressait le lien devint apparent : à mesure que le premier trouble s'améliorait, le second s'améliorait aussi. Les chercheurs ont pu montrer que c'était le Viagra lui-même, et non l'amélioration liée à la capacité de mener à bien les érections, qui améliorait les troubles de la miction.

Comment ça marche ? Les auteurs de l'étude proposent une explication simple au double effet du Viagra. Le médicament ne produit pas d'érection en faisant directement durcir le pénis mais en relaxant les tissus génitaux, de sorte que le sang circule plus facilement. Par la même occasion, il facilite la circulation de l'urine en relâchant également les tissus qui tapissent l'urètre.

Disponibilité Le Viagra est évidemment sur le marché et largement prescrit depuis des années. Cependant, les auteurs de l'étude ne recommandent pas aux hommes ayant des troubles de la miction sans problème d'érection de commencer à en prendre. En revanche, pour ceux qui souffrent des deux, ce médicament semble parfaitement approprié. ■

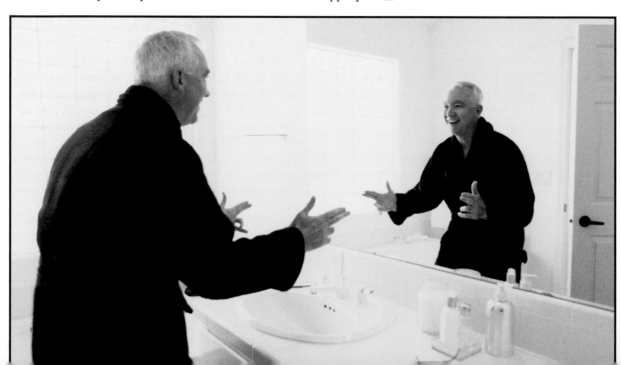

Découverte clé

Oubliez votre prostate avec les micro-ondes

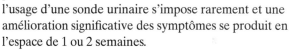
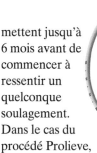

Les hommes qui ont des problèmes de prostate vont sans doute se réjouir d'apprendre qu'il existe un nouveau traitement efficace. En février 2004, la FDA a donné son agrément au Prolieve, un procédé fondé sur les micro-ondes pour rétrécir les prostates hypertrophiées.

Il s'agit d'un progrès par rapport aux traitements actuellement disponibles. D'après les enquêtes, les médications laissent quatre hommes sur six insatisfaits, peut-être en raison d'effets secondaires comme les bouffées de chaleur. Quant à l'ablation partielle de la prostate, elle peut provoquer une impuissance ou une éjaculation rétrograde (le sperme retourne s'écouler dans la vessie pendant l'orgasme).

L'emploi des micro-ondes pour traiter l'hypertrophie de la prostate n'est pas nouveau. Mais les méthodes plus anciennes à base de micro-ondes sont très douloureuses et impliquent des anesthésies lourdes. De plus, les patients doivent recourir à une sonde pour uriner pendant 2 semaines après l'intervention et mettent jusqu'à 6 mois avant de commencer à ressentir un quelconque soulagement. Dans le cas du procédé Prolieve, l'usage d'une sonde urinaire s'impose rarement et une amélioration significative des symptômes se produit en l'espace de 1 ou 2 semaines.

Comment ça marche ? Le procédé Prolieve combine les micro-ondes, qui détruisent l'excès de tissu prostatique, avec un système de ballon qui fait circuler de l'eau chaude dans le conduit de l'urètre pour prévenir toute lésion de la glande. L'eau chaude et le ballon sont des éléments déterminants de la réussite de l'intervention, et constituent la grande différence entre le Prolieve et les autres techniques d'ablation par micro-ondes. De plus, le ballon sert de « couverture biologique » : comme il reste aussi gonflé pendant la phase de « refroidissement », l'urètre reste dilaté.

Ce procédé dispense généralement du recours à une sonde urinaire après l'intervention et empêche de léser définitivement l'urètre, ce qui peut se produire avec d'autres méthodes de micro-ondes.

Les essais cliniques sur le Prolieve ont démontré que 75 % des patients ainsi traités ont présenté moins de symptômes liés à l'hypertrophie bénigne de la prostate (HBP), 2 semaines après l'opération, que ceux sous finastéride (Proscar), le médicament le plus souvent prescrit pour cette pathologie. Par ailleurs, la sonde urinaire après l'intervention ne s'est imposée que dans 16 % des cas et, le plus souvent, pour 2 ou 3 jours seulement. Les autres effets secondaires (douleurs, brûlures, présence de sang dans les urines) disparaissent en l'espace de quelques jours. Le procédé Prolieve ne nécessite aucune anesthésie. Il prend à peu près 45 minutes et les patients restent conscients, en mesure d'informer le médecin s'ils ressentent la moindre douleur ou chaleur.

Disponibilité Pour le moment, le Prolieve n'est disponible qu'aux États-Unis.

Le système Prolieve

Dans ce nouveau procédé, les micro-ondes détruisent l'excès de tissus prostatique qui empêche l'urine de s'écouler normalement.

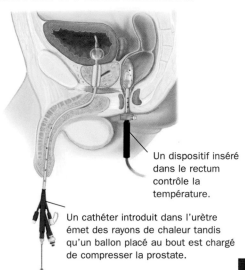

Un dispositif inséré dans le rectum contrôle la température.

Un cathéter introduit dans l'urètre émet des rayons de chaleur tandis qu'un ballon placé au bout est chargé de compresser la prostate.

Prévention

Fromage, yogourt et jus de fruits rouges : trio gagnant contre les infections urinaires

Les Américaines et les Canadiennes exploitent avec succès les propriétés du jus de canneberge (un remède populaire traditionnel) pour se protéger des infections récurrentes de la vessie (cystites). Mais de nouvelles recherches montrent que le menu idéal pour prévenir tous les types d'infections urinaires ne se limite pas à cette petite baie rouge acidulée qui pousse dans les régions septentrionales humides du continent américain. Il doit comporter la consommation régulière de jus de fruits frais – n'importe quel fruit, mais de préférence des fruits rouges –, de fromage et de yogourts.

Des chercheurs finlandais ont découvert cela en comparant les habitudes alimentaires (incluant les boissons) de 139 femmes sujettes aux infections urinaires avec 185 femmes qui n'en souffraient pas de la même tranche d'âge (en moyenne 30 ans). Celles qui mangeaient des produits laitiers fermentés (yogourts et fromages) au moins trois fois par semaine avaient un risque 75 % moins élevé d'avoir une infection urinaire, et celles qui buvaient régulièrement des jus de fruits, encore 33 % de risques en moins.

Les meilleurs jus de fruits ? Les jus de baies et autres fruits rouges – bleuets, canneberges, fraises, framboises et mûres –, fraîchement pressés ou reconstitués à partir de jus concentrés sans adjonction de sucre (aux rayons des surgelés et dans les magasins de produits diététiques).

Les chercheurs, dont les résultats ont été publiés en mars 2003, supposent que les bactéries « amicales » des yogourts et des fromages compliquent la progression des bactéries responsables des infections urinaires du rectum vers l'urètre, la voie acheminant l'urine depuis la vessie. Le pouvoir préventif des jus de fruits rouges pourrait être dû à des formes concentrées de substances chimiques naturelles présentes dans ces plantes qui protégeraient ces dernières des infections. ■

Outre le jus de canneberge, yogourts, fromages et jus de fruits de toutes sortes vous protègent contre les infections de l'appareil urinaire.

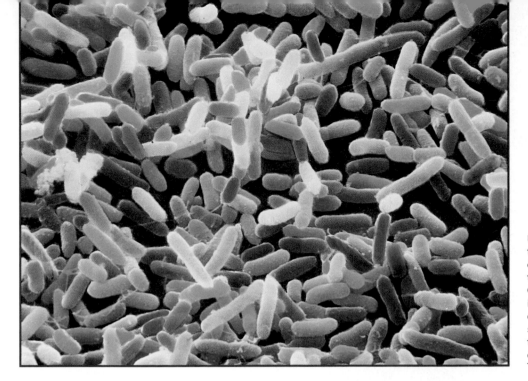

Une photographie obtenue au microscope électronique de la bactérie *Escherichia coli*. Communes dans nos intestins, les souches d'*E. coli* sont responsables de 80 % de toutes les infections de l'appareil urinaire.

Prévention
Un futur vaccin contre les infections urinaires

Des millions de personnes consultent chaque année pour des infections de l'appareil urinaire. Il s'agit majoritairement de femmes, souffrant d'une infection de la vessie, ou cystite. La cystite est après le rhume la maladie la plus fréquente chez les femmes. Elle est soignée le plus souvent par antibiothérapie. Or un tel traitement n'est pas dénué d'inconvénients. D'une part, les bactéries deviennent de plus en plus résistantes aux antibiotiques, en partie à cause d'un usage excessif, car les cystites récidivent souvent, nécessitant l'usage répété de ces médicaments, ce qui augmente la résistance. D'autre part, des réactions allergiques surviennent du fait du recours à différents antibiotiques.

Comment ça marche ? Des médecins de l'université du Winconsin, aux États-Unis, ont développé un procédé qui permet d'immuniser la muqueuse vaginale contre les infections.

Ce procédé appelé Urovac est un vaccin qui semble prometteur : il a fait l'objet de premiers essais cliniques (phase II), dont les résultats ont été publiés en septembre 2003 dans le *Journal of Urology*. Le vaccin, qui se présente sous forme d'ovule (suppositoire vaginal), contient une dizaine de bactéries pathogènes désactivées par la chaleur. Il a été testé auprès de 54 femmes sujettes aux infections urinaires, qui ne suivaient pas de traitement prophylactique.

Un premier essai a permis de confirmer l'efficacité, la sécurité et le mode d'administration de ce vaccin. Par la suite, les patientes ont été réparties en différents groupes, selon qu'elles recevaient le vaccin ou un placebo, et elles ont été suivies pendant 6 mois. Au terme de cette période, près de 56 % des femmes qui avaient bénéficié du vaccin n'avaient pas eu d'infection, contre 11 % dans le groupe placebo. Les auteurs ont également constaté que ce type de vaccination allonge considérablement l'intervalle entre les infections, qui est d'environ 160 jours, contre 35 avec le placebo. Les effets indésirables sont peu fréquents et minimes.

Enfin, plus de la moitié des femmes de l'étude qui avaient reçu le vaccin et les rappels n'avaient pas développé d'infection après 14 semaines.

Disponibilité Un essai clinique plus vaste (phase III, portant sur un nombre plus élevé de femmes) est en cours et devrait s'achever dans le courant de l'année 2005. ■

INDEX

Les chiffres en italique renvoient aux illustrations, les chiffres avec un astérisque renvoient aux encadrés.

A

AAA *voir* Anévrisme de l'aorte abdominale
AAV, virus, 318
Ablation endométriale par micro-ondes, 302
ACAT1 *voir* Acyl-coenzyme A cholestérol acyltransférase 1
ACAT2 *voir* Acyl-coenzyme A cholestérol acyltransférase 2
Accident vasculaire cérébral
- et aspirine, 25
- conseils, 153*
- et activateur cellulaire du plasminogène, 152
- et dépression à la ménopause, 146
- et fibrillation atriale, 238
- et homocystéine, 153-154
- et infarctus cérébral, 162
- et salive de chauve-souris, 152
- et sulfate de magnésium, 151
- ischémique, 154
- rôle de l'HTS, 73
Accouchement prématuré
- dans un bassin, 304
- et repos, 296
- et vaginose bactérienne, 297
ACE *voir* Antigènes carcino-embryonnaires
Acétate de médroxyprogestérone, 70
Acétylcholine, 100, 111
Acides aminés
- homocystéine, 153-154
- thymosine bêta-4, 331
Acide azélaïque, 326
Acide folique *voir* Folates
Acide lactique
- et caries, 120
Acide phosphorique
- et densité osseuse, 274*
Acide tranexamique, 302
Acide urique, goutte, 278
Acide zolédronique, 273
Acides gras
- insaturés trans, 50, *50*
- mono-insaturés, 49, 50
- polyinsaturés, 49, 50
- saturés et glycémie, 138
- saturés et viande, 53
Acné, 323-324, 326
Acné rosacée, 326
Acouphènes, 224, 225
Acrosome et NB-DNJ, 284
Acrylamide, 174
Activateur cellulaire de plasminogènes, 152, 165
Activation neuronale, 148-150
Acupuncture et migraines, 161*
Acyl-coenzyme A cholestérol acyltransférase 1, 245*

Acyl-coenzyme A cholestérol acyltransférase 2, 245*
Adalimumab, 260-261
Addiction alimentaire *voir* Habituation alimentaire
Addiction au tabac, 316
ADN
- échange, 84, 85*
- inactivation, 47*
- spermatozoïdes, 288-289
Advanced glycosylated crosslink endproducts, (AGE), 252
AEM *voir* Ablation endométriale par micro-ondes
AGE *voir* Advanced glycosylated crosslink endproducts
Âge *voir* Vieillissement
AINS *voir* Anti-inflammatoires non stéroïdiens
Albumine et cobalt, 230*
Alcool, 129, 246
Alefacept, 325
Alimentaires (pyramides), 48-57
Alimentation
- du bébé, 117
- et asthme, 311
Aliments frits et Alzheimer, 110
Aliments grillés et cancers, 174
Allaitement et mort subite du nourrisson, 299
Allergie
- aux arachides, 307
- ALOX5AP, 235*
- diminution du risque d'- avec fièvre, 113
- histamine, 307
Alpha-fœto protéine et mort subite du nourrisson, 298
Alpha-melanocyte stimulating hormone, 286
Alpha-MSH *voir* Alpha-melanocyte stimulating hormone
ALT-711, 252
Altération cognitive modérée, 101*
Alzheimer, 24-25, *35*, 36, 77, 82-87, 99-103 *voir aussi* Maladie d'Alzheimer
Amniotique (liquide artificiel), 122
Amoxicilline, 121
Ampa (récepteur au glutamate), 80, 80*
Ampakines, CX717, 80, 80*
- molécules de la mémoire, 78, 79
Amplificateurs de CREB (c-AMP *responsive transcription factor*), 80, 80*
Analgésiques naturels, 159-160, *159*
Androgènes
- capacité androgénique des crèmes solaires, 292
- et œstrogènes, 179
Andropause, 74
Anémie et infarctus, 237
Anévrisme de l'aorte abdominale, 248
Angine de poitrine
- et dépression à la ménopause, 146
- mécanisme, 234-235
- ranolazine, 234*
- thérapie génique, 235
Angiogenèse, 189
Angiogénine, 199*

Angiographie coronaire, 232
Angioplastie, 40, 42-43
- au ballon, 236, 236*
Angiotensine, 336
Angor *voir* Angine de poitrine
Animaux de laboratoire
- abeille, 32*
- arénicole, 243
- chèvre, 257
- nématodes, 46
- sangsue, 281*
- singe, 31
- ver (*Caenorhabditis*), 91
Anneau vaginal contraceptif, 284-285
Anopexie anale *voir* Opération de Longo
Anthrax, 26-33
- toxines contre cancers, 165
- toxines et activateur de plasminogènes, 165
Antiagrégant (effet de l'aspirine), 22
Antiandrogéniques (crèmes solaires), 292
Antibiotiques
- angionégine, 199*
- ciprofloxaine, 28*
- doxycycline, 100
- et Alzheimer, 100
- et infections respiratoires, 321
- et otites, 121
- rifampicine, 100
- vancomycine, 135
Anticholestérolémiques, 115*
Anticoagulant
- héparine, 281
- warfarine, 244
Anticorps monoclonal,
- contre l'allergie aux arachides, 307
- contre le cancer de l'ovaire, 192
- contre la polyarthrite rhumatoïde, 260-261
Antidépresseur
- bupropion, 147
- et bouffées de chaleur, 305
- inhibiteurs sélectifs de captage de la sérotonine, 172*, 268
- psychothérapie et arthrite, 257*
- tricycliques, 147
Antigène protecteur, 28*, 29
Antigènes carcino-embryonnaires, 254
Anti-inflammatoires
- et poumons des prématurés, 298
- propriétés de l'aspirine, 22
- thymosine bêta-4, 331
Anti-inflammatoires non stéroïdiens (AINS), 181-182
- prostate et sein, 23-24
- rôle contre cox-2, 23
Antileucotriènes contre l'asthme, 309
Antioxdantes (molécules)
- acide linoléique, 54
- bilirubine, 145
- flavonoïdes, 129, 241*
- protéines, 90
- Pycnogénol, 289*
- sélénium, 54, 311

Antirides
- autogreffe de fibroblastes, 330
- traitement, Botox, 329
Anus, hémorroïdectomie, 207
Aorte
- anévrisme de l'aorte abdominale, 248
Aplysies, molécules anticancéreuses, 169
Apnées du sommeil
- enfants, 124*
- et mort subite du nourrisson, 298-300
ApoA-1 *voir* Apolipoprotéine A-1
Apolipoprotéine A-1 Milano, 42*, 43
Apomorphine, 287
Apoptose
- et cellules cancéreuses, 190*
- rôle de l'aspirine, 24
- télomères, 105-106*
Appétit, influence de l'IG, 118
Arachides, 49, 307
Arénicole et sang artificiel, 243
ARN, 44-47, *45*
Aromatase (inhibiteurs d'), 175
Artères
- assouplissement, 252
- coronaires bouchées, *38*
- inflammation et crise cardiaque, 244
Arthrite 257, 257*, 258, 259
- et sangsue, 280*
- et tai-chi-chuan, 258
- goutte, 278
Arthrose, 262, 263
Articulations
- angle hanche-genou-cheville, 262
- arthrite, 257, 258, 259
- arthrite et sangsue, 280*
- arthrite, goutte, 278
- douleurs et météo, 262*
- entorses, 260*
- fracture du col du fémur, 264-265
- gonarthrose, 262, 263
- hyaluronate de sodium, 263
- implantation autologue de chondrocytes, 279
- ligament croisé antérieur, 260*
- lupus, 270
- polyarthrite rhumatoïde, 260-261
- stéroïdes, 261*
- viscosupplémentation, 263
Aspirine, 20-25
- et fécondation in vitro, 290*
- et HTS, 73
Asthme, 308-311
- et orage, 310*
- exercice physique, 113*
- Pycnogénol, 289*
Astigmatisme, 211
Athérome (plaques), 22, 42-43
Athérosclérose, 22, 40
- assouplissement des artères, 252
- des membres inférieurs, 254
- et enzyme ACAT2, 245*
- et pizza, 115
- et vitamine C, 252*
- protection contre, 74
- risque chez les adolescents, 114

- tabac, allopurinol, taurine
- vaccin, 247
Atorvastatine, 245, 337
Attention (déficit d') *voir* Hyperactivité
Audition
- acouphènes, 224, 225
- maladie de Ménière, 226
- prothèses, 227*
Autogreffe
- de cellules souches musculaires, 18
- de chondrocytes dans le genou, 279
- de fibroblastes, 330
Auto-immunes (maladies)
- maladie cœliaque, 198-199
- polyarthrite rhumatoïde, 260-261, 331*
- psoriasis, 325
- vitiligo, 327
AVC *voir* Accident vasculaire cérébral
Avion (peur de l') 143
Avocat, 49-50, 110

B

Bacille de Koch, 61
Bactéries
- anthrax, 26-33
- bacille de Koch, 61
- bifidobactéries, 136-137
- *Bifidobacterium lactis* HN019, 136
- *Chlamydia pneumoniae*, 100
- contre les caries, 120
- dans l'alimentation, 136-137, 340
- et balnéothérapie, 313-314
- *Helicobacter pylori*, 205
- *Legionella pneumophila*, 314
- *Mycobacterium avium* complexe, 313-314
- *Mycobacterium avium paratuberculosis*, 199*
- *Pseudomonas aeruginosa*, 319
- staphylocoque doré, 61, 134, 135
- *Streptococcus mutans*, 120
- test d'infection, 321
Baies rouges et cystites, 340
Bains tourbillons, maladie pulmonaire, 313-314
Barrière hémato-encéphalique, 145
- et PT-141, 286
Barrière hématoméningée *voir* Barrière hémato-encéphalique
Barrière placentaire, acrylamide, 174
BCR-ABL, 194*
Bébés
- alimentation, 117
- arriération mentale et cytomégalovirus, 188
- et *Bifidobacterium lactis* HN019, 136
- mort subite, 298-300
- prématurés, 122, 296-300, 311*
Benzophénone-3, 292
Bêta-carotène, 57*
- et asthme, 311
Beurre, 51
- d'arachide, 49
- et Alzheimer, 110
Bevacizumab, 189
Bifidobactéries, 136-137

Bifidobacterium lactis HN019, 136
Bilirubine, 145
Bio (alimentation), 136-137
Biopacemaker, 229-230
Biopsies et MLAO, 176-177
Bioterrorisme, 26-33
- anthrax (bacille de l'), 26-33
- Ébola (virus), 26-33, 58-63
- lutte, force d'intervention, 27
- variole (virus de la), 26-33
Biscuits, 110
Blastocyste, 84, 85
Blé complet, 52
BMP2
- gène, 274
- protéine, 37
BNCT *voir* Thérapie de capture bore-neutron
Boissons gazeuses et densité osseuse, 274*
Boissons sucrées et surpoids de l'enfant, 114-115
Bore, contre le cancer du foie, 185
Botox, 323*, 329, 333
Botulinique (toxine), 333
Botulisme (toxine du), 163*
Bouche (cancer de la), 180
Bouffées de chaleur, 73
- et antidépresseurs, 305
- et coronaires, 131
Bourgeonal, 289*
Bouton embryonnaire, 85
Brocolis, 57*
Bronches
- bronchiolite, 311*
- muscles, asthme, 310
Bronchiolite, 311*
Brosses à dents électriques, 132
Bryophytes (molécules anticancéreuses), 169
Bryostatine-1, 169
Bupropion et douleurs neuropathiques 147

C

Cacahuètes et allergies, 307
Cadmium, 316
Caenorhabditis, 91
Caillots
- destruction, 151-155
- dissolution par la salive de chauve-souris, 152
- et embolie pulmonaire, 244
- et homocystéine, 153-154
- et radiofréquence ablative, 238
- et thrombose veineuse, 244
- et warfarine, 244
- sanguins, 22, 22*, 151, 152, 153-154, 155
Calcium, 54-55
- et sulfate de magnésium, 151
- phosphore et hormone parathyroïdienne, 272
- surcharge dans l'AVC, 151
Calendrier vaccinal, 62
Calvitie, traitement hormonal, 324*
Caméra et cathéter, 17
Cancer, 164-195
- colorectal, HTS, 72
- congélation des ovules, 293-294
- de l'ovaire, 24, 55, 72, 192, 192*, 193

- de la bouche, 180
- de la prostate, 23, 53, 55, 195
- de la vessie, 331*
- de l'endomètre, HTS, 72
- du col de l'utérus, 294-296, 295*
- du côlon, 23, 53, 188, 189
- du poumon, 24, 190, 191, *191, 314-315*
- du sein, 24, 175, 176, 177, 178, 179, 190, 291
- dus au tabac, 316
- et statines, *35*, 37-38
- et télomères, 106*
- Gleevec, Herceptin, 47
- infantile rare, 290*
- lymphome, gène suppresseur P53, 46
- origine, 166-167
- rares, 123, 290*
- risques avec les hormones de croissance, 105-106*
- thérapie photodynamique, 171, 223
- traitement par l'anthrax, 165
- traitement par l'aspirine, 20-25
Cancérigènes (substances)
- acrylamide, 174
- à la cuisson, 54
- cadmium, 316
- dioxines, 316
Cardiomyocytes, 18
Cardiomyopathies familiales, 19*
Cardio-vasculaires (pathologies), 228-255
- angine de poitrine, 42, 234-235, 234*
- athérosclérose, 22, 40
- biopacemaker, 229-230
- cardiomyopathies familiales, 19*
- cellules stromales, 253*
- crise cardiaque et dépression à la ménopause, 146
- dues à la viande rouge, 53
- dues à un régime sucré, 49, 50
- et alcool, 129, 246
- et faible taux d'œstrogènes, 130
- et fibres, 237*
- et graines de soja, 231
- et sildénafil, 287-288
- et télomères, 106*
- et thé noir, 241*
- facteurs de risque 22, 23
- prévention par l'effort intense, 230*
- statines, 34-39
- stents enrobés, 236-237, 236*
- test par goutte de sang, 232-233
- traitement par cellules souches, 14-19
Caries, 120
Caroténoïdes et cataracte, 217
Cartilage
- cellules souches adultes, 257
- chondrocytes, 279
- disques intervertéraux, 277
Cataracte, 215, 216, 217, 217*
Catatonie (électrochocs), 144
Catéchol-O-méthyltransférase, 160
CEBP-alpha, 310
Cécité
- cataracte, 215, 216, 217
- glaucome, 209, 218, 219*, 220, 221, 221*

- greffe de cornée artificielle, 212-213
- rétinopathie diabétique, 219*
Cellules
- cervicales et papillomavirus humain, 294
- division, télomères, 106*
- mononucléées, 17, 19
- musculaires cardiaques, 19
- neurones perturbés par des protéines bêta-amyloïdes, 102-103, 103*
- ostéoclastes et statines, 37
- progénitrices, 166-167
- protéine AKT, 190*
- régulatrices du rythme cardiaque, 229-230
- sexuelles et télomères, 106*
- stromales, 253*
- synapses, 79, 80*
- totipotentes, 16
- tubuline, 169
- vasculaires, 19
Cellules cancéreuses, *167*
- angiogenèse, 189
- et leptine, 179
- récepteurs de mort, 187
- télomères, 106*
Cellules souches
- autogreffe, 18
- contre l'arthrite, 257
- embryonnaires, 16
- et origine des cancers, 166-167
- et télomères, 106*
- gène nanog, 17*
- hématopoïétiques, 16, 18
- musculaires, 16, 19*
- pour thérapie cellulaire cardiaque, 14-19
- transplantation, 170
Centenaires, 92-95
Centre de la mémoire, 108
Céphalée vasculaire de Horton, 160*
Céphalées *voir* Migraines
Céramide, 138
Céréales, 48-57, 118
- et maladie cœliaque, 198-199
- et maladies cardio-vasculaires, 237*
Cerveau et système nerveux, 142-163
- altération cognitive retardée, 101*
- AVC et fibrillation atriale, 238
- centre de la mémoire, 108
- céphalée vasculaire de Horton, 160*
- cortex préfrontal, 125, 149, 163
- déficit mnésique lié à l'âge, 111
- démence sénile, 99
- encéphalopathies, 63
- entraînement contre l'hyperactivité, 125-126
- état après Alzheimer, 102
- et fibromyalgie, 268
- gliome malin et cytomégalovirus, 188
- images de l'hyperactivité, 125*
- impact de la stimulation visuelle, 127

- maladie d'Alzheimer, *35*
- maladies neurodégénératives, 98-111
- mauvaise utilisation, 108
- neurones pacemakers, 299-300
- neurones perturbés par des protéines bêta-amyloïdes, 102-103
- pathologies, 73
- pilule de la mémoire, 79-80
- rôle de l'exercice physique, 109
- sclérose en plaques, 39, 197
- sérotonine, 147*, 162*
- stimulation magnétique transcrânienne, *225*
- tumeur chez l'enfant, 123
- tumeur tératoïde atypique, 123
Cervicales (cellules), 294
Chaleur (bouffées de), 73
Chauve-souris (salive), 152
Cheveux, 182*, 331*
Chimioprévention, 23*, 23
Chimiothérapie
- et réalité virtuelle, 172
- et chute des cheveux, 182*
Chirurgie lasik, 211
Chirurgie
- pontage coronarien cœur battant, 242
- réparatrice, sangsue, 280-281
- robotisée du cœur, 240-241
Chlamydia pneumoniae, 100
Cholestérol
- HDL (« bon »), 40-43, 49, 51, 92, 129, 245, 246
- dégradation, 36
- HMG-CoA, 34
- LDL (« mauvais »), 42-43, 49, 51, 110, 245
  - médicaments enfant, 115*
- rapport HDL/LDL, 49, 51
- statines, 34-39, 245
- synthèse, mévalonate, 38
Cholinestérase (inhibiteurs de), 100
Chondrocytes, 279
Chorée de Huntington, 46
Choroïde, 222
Chromosomes, 105-106, 106*
Cicatrisation, 236
Cidofovir, 31
Cigarettes « light », 315-316
Ciproflaxine, 28*
Cisplatine, 190, 192*
CK *voir* Kératoplastie conductive
Climatère *voir* Andropause, Ménopause
Climatisation et maladies pulmonaires, 314
Clonage
- d'embryons, 82-87
- de bétail résistant à la vache folle, 86
- de cochons pour greffons humains, 86
- reproductif, 87
- thérapeutique, 84-87
Clostridium difficile, 62*
CMV *voir* Cytomégalovirus
Cobalt et albumine (ACB), 230*
Cochlée, 227*
Cœur et système circulatoire, 229-255

- anévrisme de l'aorte abdominale, 248
- biopacemaker, 229-230
- cellules régulatrices, 229-230
- cellules stromales, 253*
- chirurgie robotisée, 240-241
- collyres, 209
- crise cardiaque et eau dure, 252*
- crise cardiaque et inflammation, 246
- défibrillateur, 233*
- crise cardiaque, test ACB, 230*
- crise cardiaque, test génétique, 235*
- espace QT, 239*
- fibrillation atriale, 238
- fraction d'éjection, 14
- hypoplasie du cœur gauche, 255
- infarctus et anémie, 237
- leucotriène B4, 235*
- opération thorax fermé, 240-241
- réparation par cellules souches, 14-19
- thérapie cellulaire, 14-19
- transplantation, 16
Collagène, traitement antirides, 330
Collyres
- et problèmes cardiaques, 209
- hypotenseur et glaucome, 221
- Latanoprost, 219*
Côlon (cancer du), 188-189
- HTS, 72
- rôle de l'aspirine, 23
- viande rouge, 53
Colonne vertébrale
- hernie discale, 277
- traitement par clonage thérapeutique, 87*
COMT *voir* Catéchol-O-méthyltransférase
Combustion des graisses, 50
Congélation
- des ovules, 293-294
- des tissus ovariens, 293
- du tissu cardiaque contre la fibrillation atriale, 238
Conservateurs, acides gras trans, 50, *50*
Contraceptif, 283-285
Conversion, glucides en lipides, 52
Coqueluche, 61
Cordon ombilical
- cellules souches, 170
- don du sang, 170*
Cornée
- artificielle, 212-213, 213*
- cécité, 212
- chirurgie lasik, 211
Coronaires
- angiographie, 232
- angioplastie au ballon, 236, 236*
- artères, 42
- bouchées, *38*
- et bouffées de chaleur, 131
- pontage, 42-43
- pontage cœur battant, 242
- rôle de l'HTS, 73
- stents enrobés, 236-237, 236*
Cortex
- auditif 150
- et hyperactivité, 125
- et impulsions magnétiques, 149
- et oubli, 163

- préfrontal gauche, *108*
- temporo-pariétal gauche, *225*
Corticoïdes
- et asthme, 308
- et poumons des prématurés, 298
- fluticasone, 309
Cortisol, 175
- et cancer du sein, 178
- et sommeil, 178
COX-2 *voir* Cyclo-oxygénase-2
Créatinine, 337
CREB (c-AMP *responsive transcription factor*), 80, 80*
Crèmes topiques et cancers de la peau, 180-182
Crétois (régime), 253
Crise cardiaque
- défibrillateur, 233*
- et dépression de la ménopause, 146
- et eau dure, 252*
- et inflammation, 246
- leucotriène B4, 235*
- test génétique, 235*
Cristallin
- cataracte, 216, 217
- IMT, 214, 214*
- kératoplastie conductive, 212
- perte d'élasticité, 212
- prévention de la cataracte, 217
Crohn (maladie de), 197, 199*, 261
Cryopréservation *voir* Congélation
CTP (gène), 92
- mutation, cancers, 95
Cuisson, substances cancérigènes, 54, 174
CX717 (ampakine), 80, 80*
Cyclo-oxygénase-2 (inhibiteurs), 23-24, 259
Cyclophosphamide, 270
Cystites et jus de canneberge, 340
Cytomégalovirus, 31
- et cancer du côlon, 188

D

Daf-2 (gène), 90-95
Daf-16 (gène), 90-95
Décanoate de testostérone, 74
Défibrillateur semi-automatique, 233*
Dégénérescence maculaire, 214, 222, 223-224
- de Stargardt, 219*
Déhydroépiandrostérone (DHEA), 73, 104*
Déminéralisation, ostéoporose, 271-272, 273, 274
Densité minérale osseuse
- et HTS, 73
- et statines, 36
Dents, 119-120
Dépistage du cancer du poumon, 314-315
Dépression
- et douleurs à la ménopause 146
- et fibromyalgie, 268
- et impulsions magnétiques, 148
- et IRM, 148-150
- gène DEP1, 147*
- saisonnière et bilirubine, 145
- thérapie par électrochocs, 144
Dermatologie, 323-324

Désensibilisation à la peur de l'avion, 143
Désir
- féminin et antidépresseurs, 305
- masculin sur le déclin, 74
- molécule du, 286-287
Desmotéplase, 152
Désordre temporo-mandibulaire, 160
Destruction thérapeutique du système immunitaire, 270
Détrusor, 333
Dexaméthasone, 298
Dextrométhorphan, 320
DHEA *voir* Déhydroépiandrostérone
Diabète
- et cancer du foie, 186
- hormones de croissance, 105-106
- et statines, *35*, 38-39
- pompe à insuline de poche, 202
- rétinopathie diabétique, 219*
- traitement par clonage thérapeutique (projet), 82
Diabète de type I
- et obésité, 200*
Diabète de type II
- diagnostic précoce, 203, 203*
- et obésité chez l'adolescent, 114
- et reins, 336
- exenatide, 204
- rôle de la céramide, 138
- salive d'hélodermes, 204
Diclofénac sodique, 181
Diététique (conseils), 51, 57*
Digestion et métabolisme, 51, 196-207, 201*
Dioxines, 316
Dioxyde de carbone, taux sanguin et sérotonine, 299
Discodermia, 168
Discodermolide, 168
Disque intervertébral artificiel, 277
Disques intervertébraux, hernie discale, 277
Distilbène, 72, *72*
Diurétiques et fractures du col du fémur, 265
Division cellulaire et télomères, 106*
DMO *voir* Densité minérale osseuse
Docétaxel, 190
Dolastatine-10, 169
Dolly (brebis), 84
Dopamine
- apomorphine, 287
- et catéchol-O-méthyltransférase, 160
- et exercice physique, 124
- et hyperactivité, 125
- et rotigotine, 163*
Dos, hernie discale, 277
Douleur(s)
- articulaires 257*
- articulaires et tai-chi-chuan, 258
- articulaires et météo, 262*
- combattre par l'aspirine, 20-25
- endorphines, 159-160
- enképhalines, 159-160
- et dépression de la ménopause, 146
- et œstrogènes, 159*

- facteur génétique, 159-160
- neuropathique (fantôme), 147
Doxycycline, 100
Drain transtympanique, 121
Drains tympaniques, 121
Drépanocytose, 249-250
Drosophiles, 78
Duloxétine, 335
Dysgénésie testiculaire et mort subite du nourrisson, 298
Dysplasie bronchopulmonaire, 311*

E

Eau chaude et maladies, 313-314
Eau dure et crise cardiaque, 252*
Ébola (virus), 26-33, 33*, 58-63
ECA (enzyme de conversion de l'angiotensine), 336
Échinacée, 312
Échographie à haute résolution du scrotum, 194
Ecteinascidin, 169
Eczéma, 136
Effort (incontinence d)', 335
EGF, 191, voir aussi Facteur de croissance épidermique
Électricité, stimulation contre la céphalée vasculaire de Horton, 160*
Électrochocs, 144
Électrocoagulation de l'endomètre, 303
Embolie pulmonaire et phlébite, 244
Énanthate de testostérone, 74
Encéphalie spongiforme bovine (ESB), voir Maladie de la vache folle
Encéphalite, 68
Encéphalite de Saint-Louis, 63
Encéphalopathie, 63
Endomètre
- ablation par micro-ondes, 302
- cancer, HTS, 72
- électrocoagulation, 303
- endométrectomie, 303
- endométriose, 303*
- et règles abondantes, 302
- thermocoagulation, 302
Endométrectomie, 303
Endométriose, 303*
Endoprothèse couverte, 248
Endorphines
- antidouleurs, 159-160
- et exercice physique, 124
Endostatines et endométriose, 303*
Enfants, 112-127, 133
Enképhalines, 159-160
Entérocolite ulcéronécrosante, 122
Entorses et sport, 260*
Entraînement de la mémoire, 108*
Enzyme
- luciférase, 171
- Acyl-Coenzyme A cholestérol acyltransférase 245*
- BCR-ABL, 194*
- catéchol-O-méthyltransférase, 160
- cholinestérase, 100
- COX-2, 23-24, 259
- furine, 165
- HMG-CoA, 34, 37-38
- neprilysine, 103

Éosinophiles, 309
Épidermolyse bulleuse, 331
Épilepsie et chirurgie, 156-157
Épithéliomas basocellulaires, 182
Éponges, molécules anticancéreuses, 168-169, 168
Érection
- PT-141, 286-287
- sildenafil, 287-288
- tadalafil, 287-288
- vardenafil, 287-288
Estomac, 205, 206
Ethynylestradiol, 284-285
Étonogestrel en implant, 284
Étoposide, 192*
Eustache (trompe d'), 121
Exenatide, 204
Exercice physique
- prévention des maladies cardio-vasculaires, 230*
- absence chez l'enfant, 114-115
- contre l'hyperactivité, 124
- et asthme, 113*
- et entorses, 260*
- et fibromyalgie, 269
- et ostéoporose, 272*
- intensité et durée de vie, 139
Exercices pelviens de Kegels, 335
Exhausteurs de goût, acides gras trans, 50-51, 50, 114-115
Ézétimibe, 245

F

Facteur de croissance épidermique (EGF), 191
Faim (sensation de), 51, 114-115, 118
Farines et maladie cœliaque, 198
FDA (Food and Drug Administration)
Fécondation in vitro (injection intracytoplasmique du sperme), 84
- congélation des ovules, 293-294
- et aspirine, 290*
- et rétinoblastome, 290*
- culture de cellules souches, 16
Femmes
- enceintes, 136
- causes de mortalité, 131*
- contraception, 283-285
- et tabac, 314
Fémur (fracture du col du), 264-265
Ferments lactiques, 136-137
Fertilité
- bourgeonal, 289*
- et tamoxifène, 291
- problèmes, Pycnogénol, 289*
Fibres, 51
- et leptine, 179*
- et maladies cardio-vasculaires, 237*
Fibrillation atriale, 238
Fibrine, 279
Fibroblastes, autogreffe, 330
Fibromyalgie, 267-269
Fibrose kystique du pancréas 317-319
Fibrosite voir Fibromyalgie
Fièvre
- aspirine, 20
- bébés et allergies, 113
- fièvres hémorragiques, 32, 61, 63
Filtres UV, 292

FIV voir Fécondation in vitro
Flavonoïdes, 129, 241*
Flore intestinale, rôle des ferments lactiques, 136-137
Fluor, 120*
Fœtus, hypoplasie du cœur gauche, 255
Foie
- bilirubine, 145
- cancer, 185
- cancer et diabète, 186
- cholestérol et statines, 245
- hépatite A, 113
- hépatites, 61
Folates, 57*, 153-154
Foyers d'inflammation, athérosclérose, 43, 246
Fractures
- acide zolédronique, 273
- BMP2, 274
- consolidation par ultrasons, 266
- du col du fémur, 54, 264-265
- hormone parathyroïdienne, 272
- pseudarthrose, 266
Fragmentation ADN, spermatozoïdes, 288-289
Fritures et Alzheimer, 110
Fromage blanc, 136-137, 340
Fructose et troubles digestifs, 201*
Fruits, 48-57
- à écale et Alzheimer, 110
- et cystites, 340
Furine, 165
Fusion œuf/cellule, 85*

G

Gabapentine, 161
Gastrite, 22
Gastro-intestinaux (saignements), 22
Gaucher (syndrome de), 284
Géfitinib, 191
Gel du cerveau par sulfate de magnésium, 151
Gelsoline, 101
Gène
- AD5FGF-4, 235
- ALOX5AP, 235*
- BMP2, 274
- CFTR, 317-318
- CTP, 92
- daf-2, 90-95
- daf-16, 90-95
- de la longévité, 90-95, 106*
- de la luciférase, 171
- de résistance à l'anthrax, 30
- DEP1, 147*
- du glaucome, 220
- Id1, 184
- de la fibrose kystique, 317-318
- et douleur, 159-160
- malformation, espace QT, 239*
- malformation, hypoplasie du cœur gauche, 255
- marqueur du cancer de l'ovaire, 192, 193
- marqueur du mélanome malin, 184
- MTP, 92
- mutation du HDL, 43
- nanog, 17*

- pharmacorésistance des épileptiques, 156*
- Rb, 290*
- seins mastosiques, 177*
- Sonic Hedgehog, 182*
- suppresseur de tumeur, 46-47, 184
- surexpression, 46
- télomères, 105-106*
- test crise cardiaque, 235*
- thérapie contre le cancer du pancréas, 186-187
- thérapie génique et angine de poitrine, 235
- thérapie, athérosclérose des membres inférieurs, 254
- thérapie, biopacemaker, 229-230
Genou
- arthrose du, 262, 263
- et stéroïdes, 261*
- goutte, 278
- hyaluronate de sodium, 263
- ligament croisé antérieur, 260*
- viscosupplémentation, 263
Gingivites, Pycnogénol, 289*
Glandes sébacées, 323-324
Glaucome, 209, 218, 219*, 220, 220*, 221, 221*
Gleevec, 47
Gliadine, 198-199
Globule rouge, drépanocytose, 249
Globules blancs voir aussi Lymphocytes
- et FNT, 187
GLP-1, 204
Glucides, 48-57
Glucose
- pics, 52
- taux, 49-50
Glutamate 80
Gluten, 51
- maladie cœliaque, 198-199
Glycémie, 52-53
- baisse par exenatide, 204
- contrôle du taux, 52
- et acides gras saturés, 138
- et IG, 118
- mesure pour diagnostic précoce du diabète de type II, 203
Glycérine et varices, 250-251
Glycosphingolipides, 284
GM1, 101
Gonarthrose, 262, 263
Gonococcies, 62
Goutte, 278, 278*
Graisses, 48-57, 50, 51
- céramide, 138
- et leptine, 179*
- fabrication par l'organisme, 52
- lipase, 317
- polémiques, 48-57
- saturées ou hydrogénées, et Alzheimer, 110
Greffe
- cochons transgéniques, 86
- de chondrocytes dans le genou, 279
- de cornée, 212-213
Grippe
- aspirine, 20
- aviaire, 58-63, 63, 67, 67*, 68
- vaccin, 69, 69*
- vaccin en spray nasal, 312*

Gros orteil, goutte, 278
Grossesse *voir* Parturition
Guaifénésine, 320

H

Habituation alimentaire, 114-115, 116*
Halichondrine B, 169
Hanche, fracture, *voir* Fracture du col du fémur
Hantavirus, 66-67
HBP *voir* Hypertrophie bénigne de la prostate
HDL, 40-43, 49, 51, *voir aussi* Cholestérol
 - apolipoprotéine A-1, 43
 - chez les centenaires, 92
 - et alcool, 129, 246
 - injection, 42*
 - statines et ézétimibe, 245
Helicobacter pylori, 205
Hématopoïétiques (moelle osseuse), cellules souches, 16, 18
Hémoglobine, 145, 176-177
Hémorroïdes, 207, 207*
Hémorroïdopexie circulaire *voir* Opération de Longo
Héparine, 281
Hépatite A, 113
Herceptin, 47
Hernie discale, 277
Herpès, 300-301
Hirudo medicinalis, 280-281
Histamine, 307
HMG-CoA réductase et statines, 34, 37-38
Homocystéine
 - et vitamines B, 153-154
 - taux et AVC, 153-154
 - taux et Alzheimer, 153-154
Hôpital et col du fémur, 264-265
Hormone(s)
 - androgènes, 179
 - angiotensine II, 336
 - anticonceptionnelles, 283-285
 - de croissance, 104, 105, 106*
 - et règles abondantes, 302
 - éthylestradiol, 284-285
 - GLP-1, 204
 - inhibiteurs de la recapture de la sérotonine et de la noradrénaline, 268, 335
 - inhibiteurs sélectifs de captage de la sérotonine, 172*, 268
 - leptine, 179
 - lutéale dans l'HTS, 72*
 - mélanocortine, 286-287
 - mélatonine, 127*
 - œstradiol, 227
 - œstrogènes et maladies cardio-vasculaires, 130-131
 - parathyroïdiennes, 272
 - perturbateurs endocriniens, 304
 - progestérone synthétique, 284
 - sexuelles, déclin, 74
 - stéroïdes et genou, 261*
 - testostérone en implant, 284
 - testostérone injectable, 283
 - traitement de la calvitie, 324*
HT712 (amplificateur de CREB), 80*, 81

HTS, 70-75
 - et incontinence urinaire, 333*
Huile, 48-57, 110
Humeur
 - contrôle par la bilirubine, 145
 - et SMT, 149
Humeur aqueuse et glaucome, 218
Huntington (chorée de), 46
Hyaluronate de sodium, 263
Hydrogénation de l'huile végétale, 50
Hygiène dentaire, 120, 120*
Hygiénisme, 113
Hyperactivité, 124, 124*, 125-126
Hyperglycémiant, 118
Hypermétropie, 211
 - et glaucome, 221
Hypertension
 - chez les adolescents, 114
 - et dépression de la ménopause, 146
 - et graines de soja, 231
 - et impatience, 231*
Hypertrophie bénigne de la prostate, 338
Hypogonadisme 74, 75
Hypoplasie du cœur gauche, 255
Hypotenseurs et insuffisance rénale des diabétiques, 336

I

Ibuprofène, 23
ICSI *voir* Injection intracytoplasmique du sperme
IG *voir* Index glycémique
IGE *voir* Immunoglobine E humaine
IGF-1, 91
IL2 *voir* Interleukine 2
IMC *voir* Indice de masse corporelle
Immunitaire (système)
 - cellules mononuclées, 17-19
 - destruction thérapeutique, 270
 - éosinophiles, 309
 - globules blancs et FNT, 187
 - histamine, 307
 - immunoglobuline E, 307
 - inflammation, 22
 - inhibition par l'anthrax, 29
 - lymphocyte B, 101
 - lymphocytes T, 113, 325
 - lymphocytes T et psoriasis, 325
 - mastocytes, 307
 - polyarthrite rhumatoïde, 260
 - rejet, 16
 - réponse, blocage, 30
 - staphylocoque doré, 134-135
Immunoglobine E humaine, 307
Implant(s)
 - cochléaires, 227*
 - contraceptif féminin, 285
 - contraceptif masculin, 284
 - de disque intervertébral artificiel, 277
 - intraoculaires phaques, 210
 - pour stérilisation féminine, 302
 - télescope miniature, 214
 - télescope, 214

Impuissance, 287-288
Incontinence
 - d'effort, 335
 - et HTS, 333*
 - inhibiteurs de la recapture de la sérotonine et de la noradrénaline, 268, 335
 - oxybutynine, 334
 - urinaire et Botox, 333
Index glycémique, 118
Indice de masse corporelle
 - et cancers, 173, 173*
Infarctus
 - aspirine, 20-25
 - et anémie, 237
 - et migraines, 162
 - et transfusions sanguines, 237
Infections
 - bactériennes, 321
 - de la vessie, 340, 341
 - nosocomiales, 62*
 - oculaires à cytomégalovirus, 31
 - respiratoires, 321
 - urinaires, 136, 341
 - vaginales, 136
Infertilité *voir* Stérilité masculine
Inflammation
 - articulations, 261
 - et alcool, 246
 - et régime basses calories, 107
 - foyers, 42, 246
 - gène ALOX5AP, 235*
 - inhibiteurs de FNT-alpha, 261
 - maladie de Crohn, 197, 199*, 261
 - marqueur, éosinophiles, 309
 - mécanisme, 22, 246
 - médiateurs, 24
 - protéines C-réactives, 246, 253
 - régime crétois, 253
 - rôle dans Alzheimer, 24
 - rôle des prostaglandines, 23
Inhibiteurs
 - d'aromatase, 175
 - de cholinestérase, 100
 - de COX-2, 23-24, 259
 - de l'angiogenèse, 189
 - de la prolifération cellulaire, gène Rb, 290*
 - de la recapture de la sérotonine et de la noradrénaline, 268, 335
 - de l'enzyme de conversion, 336
 - de protéases contre l'anthrax, 30
 - du FNT-alpha, 261
 - sélectifs de captage de la sérotonine, 172*, 268
Injection intracytoplasmique du sperme, 293
Insuffisance rénale, 336, 337
Insuline, 52
 - contrôle du taux, 49-50
 - et GLP-1, 204
 - et IG élevé, 118
 - pompe de poche, 202
 - récepteur hormonal, gène daf-2, 90-91
 - résistance à l', 20-25, 138
Interleukine 6, 246
Intestin
 - cholestérol et ézétimibe, 245
 - flore, 136-137
 - grêle, 245*
 - inflammations, 136
 - maladie cœliaque, 198-199

 - maladie de Crohn, 197, 261
 - maladie de Crohn et lait, 199*
 - microvillosités et maladie cœliaque, *198*
 - production d'angiogénine, 199*
Interleukine 2, 183
IRM, 108, 125*, 148-150, 152, 162, 206
Isoflavones, 73, 231
Isotrétinoïne, 219*

J K L

Jacuzzi et maladie pulmonaire, 313
Junk food *voir* Mal-bouffe
Jus de fruits et cystites, 340

Kegels (exercices pelviens de), 335
Kératoplastie conductive, 212
Kératoses solaires, 181
Klinefelter (syndrome de), 75

Lactique (acide), 120
Lactobacilles, 136-137
Lait
 - et Alzheimer, 110
 - et maladie de Crohn, 199*
 - et ostéoporose, 271*
 - maternel et acrylamide, 174
 - polémique dans les régimes, 54-55
 - rôle dans les cancers, 55
Laser
 - chirurgie lasik, 211
 - et hémoglobine, 176-177
 - et mammographie, 176-177
 - photothérapie et acné, 323-324
 - titane saphir et glaucome, 218
 - trabéculothérapie sélective au laser, 218
Lasik (chirurgie), 211
Latanoprost, 219*
LDL, 42-43, 49, 51
 - et Alzheimer, 110
 - et protéines bêta-amyloïdes, 110
 - statines et ézétimibe, 245
 - vaccin, 247
Legionella pneumophila, 314
Légionellose, 314
Légumes, 48-57, 57*
Lentilles, 209, 215-216
Leptine, 179, 179*
Lésions au cerveau et migraines, 162
Leucémie
 - et cellules (souches), 166-167
 - lymphocytaire, 47
 - myélogène chronique, 194*
Leucotriène B4, 235*
Lévonorgestrel, 302
Libido (augmentation de la), 286
Ligament, 260*
Lin (graines de), 49-50
Lipase, 317
Lipides, régulation, gène CTP, 92
Lipoprotéines
 - chez les centenaires, 93
 - métabolisme, 245*
 - relation taille/maladies, 92-93
Liquide amniotique artificiel, 122
Longévité *voir* Vieillissement
Luciférase et cancer, 171
Luciole et cancer, 171
Lumière bleue, 323-324

Lupus éythémateux disséminé
voir Lupus
Lupus, 270, 289*
Lymphocytes B, 101
Lymphocytes T, 113, *325*
  - multiplication ex vivo, 183
Lymphome, 46

M

MAC *voir Mycobacterium avium*
complexe
Macaque, Rhésus, 84
Mâchoire, *159*, 160
Macula
  - dégénérescence maculaire, 219*,
214, 222, *222*, 223-224
Magnétisme et dépression, 148-150
Maladie cœliaque, 198-199
Maladie d'Alzheimer
  - antibiotiques, 100
  - aspirine, 20-25
  - causes, plaques amyloïdes, 99
  - cellules souches, 16
  - découverte, 102
  - diagnostic, 99, *99*, 101*, 103
  - et graisses, 110
  - et statines, *35*, 36
  - et syndrome MCI, 101*
  - état du cerveau, 102
  - origine, 102
  - prévention primaire, 25
  - statistiques, 99
  - vaccin, 101
Maladie de Crohn
  - et lait, 199*
  - inhibiteurs du FNT-alpha, 261
  - natalizumab, 197
Maladie de la vache folle, 66*
Maladie de Ménière, 226
Maladie de Parkinson
  - bave, toxine botulinique B, 163*
  - patchs de rotigotine, 163*
  - traitement par cellules souches,
16
  - traitement par SMT, 148
Maladie génétique,
drépanocytose, 249-250
Maladie lupique *voir* Lupus
Maladie pulmonaire, 313-314
Maladie veineuse
thromboembolique, 73
Maladies auto-immunes
  - lupus, 270
  - maladie cœliaque, 198-199
  - polyarthrite rhumatoïde,
260-261, 331*
  - psoriasis, 325
  - vitiligo, 327
Maladies cardio-vasculaires
  - angine de poitrine, 42, 234-235,
234*
  - athérosclérose, 22, 40
  - biopacemaker, 229-230
  - cardiomyopathies familiales, 19*
  - cellules stromales, 253*
  - chez l'enfant, 115
  - dues à un régime sucré, 49
  - et aspirine, 20-25
  - et dépression de la ménopause,
146
  - et faible taux d'œstrogènes,
130-131
  - et fibres, 237*

  - et graines de soja, 231
  - et obésité chez l'enfant, 114-115
  - et sildenafil, 287-288
  - et télomères, 106*
  - et thé noir, 241*
  - histoire vécue, 14
  - insuffisance cardiaque, 16
  - prévention par l'effort intense,
230*
  - rôle de la viande rouge, 53
  - stents enrobés, 236-237, 236*
  - super-HDL, 40-43
  - test par goutte de sang, 232-233
  - traitement par cellules souches,
14-19
  - transplantation cardiaque, 16
Maladies croisées, 64-69
Maladies émergentes issues du
monde animal, *voir* Maladies
croisées
Maladies génétiques, 47
Maladies infectieuses, 58-63, 67
  - staphylocoque doré, 61, 134-135,
135
Maladies neurodégénératives,
98-111
Maladies nosocomiales, 134
Maladies respiratoires aiguës
  - grippes, 61
  - pneumonies, 61
  - virus respiratoire syncitial, 61
Maladies rhumatismales,
fibromyalgie, 267-268, 269
Maladies transmises
sexuellement 61, 300-302
  - herpès, 301-302
  - papillomavirus humain, 62,
300-301
Maladies tropicales
  - dengue, 62
  - paludisme, 61, 62
  - virus du Nil occidental ou
du Rift africain, 63
Mal-bouffe, 114-115, 116*
  - et bébés, 117
  - et densité osseuse, 274*
Malformation génétique
  - et court espace QT, 239*
  - hypoplasie du cœur gauche, 255
Mammogaphie laser assistée
par ordinateur, 176, 177, *177*, 177*
MAP *voir Mycobacterium
avium paratuberculosis*
Margarine, 51
  - et Alzheimer, 110
Marqueur génétique
  - cancer de l'ovaire, 192, 193
  - mélanome malin, 184
Marqueur sanguin de la
dégradation du cholestéol, 36
Masse musculaire, perte à
l'andropause, 74
Mastocytes, 307
Mastose des seins (origine
génétique de la), 177*
Matrice extracellulaire, 165
Médicaments
  - modélisation de la dissolution,
206, *206*
  - résistance aux, épilepsie,
156-157, 156*

Mélancolie, 144
Mélanocortine, 286
Mélanome malin, 183, 184, 184*
Mélatonine, 127*
MEM1003 (modulateur de
canal calcique), 81, 80*
MEM1414 (amplificateur de
CREB), 81, 80*
Mémoire, 76-81, 125-126
  - et âge, 108, *108*
  - et exercice physique, 109
  - et nicotine, 111
  - troubles dus aux électrochocs,
144
Ménière (maladie de), 226
Méningite, 61, 68
Ménopause
  - acide zolédronique, 273
  - antidépresseurs et bouffées de
chaleur, 305
  - dépression et douleurs, 146
  - et maladies cardio-vasculaires,
130-131
  - et musculation, 272*
  - HTS et incontinence urinaire,
333*
  - modulateurs sélectifs des
récepteurs aux œstrogènes, 73
  - œstradiol et audition, 227
  - œstrogènes et dépression, 147*
  - ostéoporose, 271-272, 273, 274
  - périménopause, 147*
  - précoce, 293-294
  - raloxifène, 73
  - rôle de l'HTS, 70-75
  - tamoxifène, 73
  - tension artérielle, 231
  - tériparatide, 271-272
  - tibolone, 73
Ménorragie, 302-303
Mésylate d'imatinib, polémique,
194*
Méthisazone, 32
Métrorragies, 302-303
Mévalonate, 38
Micro-ondes
  - ablation endométriale, 302
  - et prostate hypertrophiée, 339
Microtubules et cellules
cancéreuses, 190
Microvillosités intestinales,
chez les prématurés, 122
Migraines
  - céphalée vasculaire de Horton,
160*
  - et acupuncture, 161*
  - et antiépileptiques, 161
  - et aspirine, 20
  - et gabapentine, 161
  - et infarctus cérébral, 162
  - et ronflements, 160*
  - et topiramate, 161
Milnacipran, 267-268
MLAO *voir* Mamographie laser
assistée par ordinateur
Modulateurs sélectifs des
récepteurs aux œstrogènes, 73, 291
Moelle épinière
  - film plastique contre les lésions
157
  - utilisée dans la thérapie
cellulaire cardiaque, 14
  - vaccin contre les lésions, 157*

Moelle osseuse
  - aspiration pour les cellules
souches, 17
    cellules souches
hématopoïétiques, 16, 18
Molécules marines, 168-169
Molécules antioxydantes
  - acide linoléique, 54
  - bilirubine, 145
  - flavonoïdes, 129, 241*
  - Pycnogénol, 289*
  - sélénium, 54, 311
Molécules, ARN double-brin,
44-46, 88
Molécules, de la mémoire, 78,
79, 80, 81, 81*
Montekulast sodique, 309
Mort cellulaire programmée
voir Apoptose
Mort subite du nourrisson,
298-300, 239*
MSN *voir* Mort subite du nourrisson
MTP (gène), 92
MTS *voir* Maladies transmises
sexuellement
Mucoviscidose *voir* Fibrose
kystique
Mucus pulmonaire *voir* Sécrétions
pulmonaires
Muscle
  - cellules souches myoblastiques,
16, 19*
  - des bronches et asthme, 310
  - détrusor, 333
  - exercices pelviens de Kegels, 335
  - facteur de régulation de
la croissance des cellules
musculaires, 310
  - fibromyalgie, 267-268, 269
    milnacipran, 267-268
  - os et articulations, 256-281
  - perte à l'andropause, 74
  - tissu (myocarde), 18
Musculation et ostéoporose, 272*
Mutation génétique du HDL, 43
MVTE *voir* Maladie veineuse
thromboembolique
Mycobacterium avium complexe,
313-314
*Mycobacterium avium
paratuberculosis*, 199*
Mycoses, ongles, vernis, 330*
Myoblastes, 16, 19
Myopie, 211, 219*

N

Nanog (gène), 17*
Nanoparticules dans les lentilles
imprégnées, 209
Natation et mémoire, 109
Nématodes, 46
Néovascularisation
choroïdale, 222
Neprilysine, 103
Nerfs et diabète de type II, 203*
Neuromédiateurs
  - acétylcholine, 100
  - et catéchol-O-méthyltransférase,
160
  - et exercice physique, 124
  - et hyperactivité, 124
  - glutamate, 80

- niveau et fibromyalgie, 268
- norépinéphrine, 147*
- perturbés par les protéines bêta-amyloïdes, 102
- sérotonine, 147*, 162*
Neurones
- activation par champs magnétiques, 148-150
- pacemakers, 299-300
- perturbés par les protéines bêta-amyloïdes, 102
Neurotransmetteurs *voir* Neuromédiateurs
Nez, rhinophyma, 326
Nicotine, 111, 316, 316*
Nitrique (oxyde), 39, 249-250
Noradrénaline (inhibiteurs de la recapture de la sérotonine), 268, 335
Noradrénaline et catéchol-O-méthyltransférase, 160
Norépinéphrine, 147*
Nornicotine, 316
Nosocomiales (maladies), 134

O

Obésité, 49, 55*, 56, 114-115, 116, 117*
- et cancer du foie, 186
- et cancers, 173
- et diabète de type I, 200*
- hormone de l', 179
- importance du souper familial, 133
- résistance à l'insuline, 20-25
- rôle de l'insuline, 52
- rôle de la taille des portions, 55*
Œdèmes tissulaires (anthrax), 30
Œstradiol et audition, 227
Œstrogènes
- anticonceptionnels, 283-285
- dans crèmes solaires, 292
- équins sulfoconjugués, 70
- et androgènes, 179
- et dépression, 146, 147*
- et douleur, 159*
- et stress, 131
- et troubles psychologiques, 131
- faible taux et maladies cardio-vasculaires, 130-131
- œstradiol, 227
- synthèse, 175
- végétaux dans l'HTS, 73
Œufs 48-57
Olfactif (récepteur) 289*
Olives, 48-57
Omazilumab, 307
Ombilical (cordon), 170, 170*
Ondes de choc, tendinites, 275
Ongle, 326*, 330*
Opération de Longo, 207
Ophtalmologie
- astigmatisme, 211
- cartographie de la cornée, *211*
- cataracte, 215, 216, 217
- cécité, 212-213
- chirurgie lasik, 211
- dégénérescence maculaire, 219*, 214, 222-224
- glaucome, 209, 218, 219*, 220, 221, 221*
- greffe de cornée, 212-213

- humeur aqueuse, 218
- hypermétropie, 211
- implants intraoculaires, 210
- isotrétinoïne, 219*
- kératoplastie conductive, 212
- laser titane saphir, 218
- latanoprost, 219*
- lentilles, 211, 215, 216,
- myopie, 211, 219*
- néovascularisation choroïdale, 222
- presbytie, 211, 212
- prévention de la cataracte, 217
- rétinoblastome, 290*
- rétinopathie diabétique, 219*
- trabéculothérapie sélective au laser, 218
- trabéculum, 218, *218*
- translocation chirurgicale maculaire avec rétinectomie périphérique à 360°, 224
Orage et asthme, 310*
Oreilles, 224, 225, 227*
- acouphènes, 224-225
- drains tympaniques, 121
- maladie de Ménière, 226
- otites, 121
- sac endolymphatique, 226
Orteil (gros), goutte, 278
Os
- acide zolédronique, 273
- arthrite, 257, 258, 259
- arthrite et sangsue, 280*
- arthrose, 262, 263
- cancer, 183*
- consolidation des fractures, 266
- densité, rôle de l'HTS, 73
- et boissons à base de cola, 274*
- fracture du col du fémur, 264
- gène BMP2, 274
- hormone parathyroïdienne, 272
- hyaluronate de sodium, 263
- ostéoblastes, 272
- ostéoporose, *35*, 36-37, 54, 271-272, 273, 274
- périoste, 279
- polyarthrite rhumatoïde, 260
- pseudarthrose, 266
- spondylarthrite ankylosante, 261
- viscosupplémentation, 263
Oscillateur et maladie de Ménière, 226, *226*
Ostéoblastes, 272
- et statines, 37
Ostéoporose, 271-272, 273, 274
- chez les hommes, 74
- et statines, *35, 36-37*
- HTS, 73
- régimes, 54
Otites, 121
Oubli bénin
- et cortex préfrontal, 163
Ovaire, 293-294
Ovaire (cancer de l')
- anticorps monoclonal, 192
- étoposide et cisplatine, 192*
- HTS, 72
- lait, 55
- marqueur génétique, 192, 193
- protéine CA-125, 192, 193
- rôle de l'aspirine, 24
- rôle des AINS, 24

Ovule
- congélation, 293-294
- et spermatozoïdes, 289*
- et télomères, 106*
Oxybutinine, 334
Oxyde nitrique
- et drépanocytose, 249-250
- statines et diabète, 39
Oxystérol, 36

P

P53 (gène suppresseur de tumeur), 46-47
Pacemaker
- génétique, 229-230
- neurones, 299-300
Paclitaxel, 190, 237
Pain, 48-57, 118, 237*
Palivizumab, 311*
Pancréas
- cancer, 186-187
- destruction par la céramide, 138
- lipase, 317
- rôle dans l'obésité, 52
Panique (syndrome de), 162*
Papanicolaou (test de), 294-296
Papillomavirus humain, 62, 300-301
Paraphénylène diamine, 331*
Parathormone *voir* Hormone parathyroïdienne
Parkinson (maladie de)
- toxine botulinique B, 163*
- traitement par cellules souches, 16
- traitement par clonage thérapeutique, 82
- traitement par patchs de rotigotine, 163*
- traitement par SMT, 148
Parturition, 294-296
Patch à l'oxybutinine, 334
Patch contraceptif féminin, 285
Patchs cutanés dans l'HTS, 74
Pâtes, 48-57
PCT *voir* Procalcitonine
Peau 322-331
- cancer 180, 181, 182, 183, 184
- crèmes topiques et cancers, 181
- épithéliomas basocellulaires, 182
- et UV, 181*
- kératoses solaires, 181
- laminin-5, 331
- plaies, 331
- psoriasis, 325
- rides, Botox, 329
- thymosine bêta-4, 331
- vitiligo, 327
- *Xeroderma pigmentosum,* 182
Périménopause et œstrogènes, 147*
Périnatalité, 296-298
Périoste, 279
Pesticides, 60
Petit déjeuner, 51, 118
Petits-suisses, 136-137
Pétunias pourpres (IARN), 46
Peur de l'avion, 143
Phaques *voir* Implant(s)
Pharynx, cancer, dépistage, 180
Phlébite *voir* Thrombose veineuse
Phosphore, calcium et hormone parathyroïdienne, 272
Phosphorique (acide) et densité osseuse, 274*

Photothérapie 323-324, 324*
Pigment, bilirubine, 145
Pizza, 115
Placebo, 32, 43
Plaques amyloïdes (séniles), 99, 100-102
Plaques d'athérome 22, 42-43, 247
Plaquettes sanguines, action de l'aspirine, 22
Plastique, contre lésions de la moelle épinière, 157
Pneumocoques, 61
Pneumonie et athérosclérose, 245
Poids, 49, 118
Poisson, 48-57, 110
Poitrine (angine de), 42, 234-235, 234*
Polluants organiques
- cadmium, 316
- dioxines, 316
- pesticides, 60
Polyarthrite rhumatoïde, 260-261
- et coloration capillaire, 331*
Polype intestinal, 23
Pommes de terre, 53
Pontage coronarien, 42-43
- cœur battant, 242
- hommes/femmes, 242*
Pouce ou sucette, 119
Poumon
- cancer, 24, 190*, 190, 191
- dépistage du cancer, 314-315
- dysplasie bronchopulmonaire, 311*
- embolie et phlébite, 244
- fibrose kystique, 317-319
- légionellose, 314
- maladies pulmonaires, 313
- muscles bronchiques et asthme, 310
- pneumonie, 61
- prématurés, protection, 296
Pousses de soja, 48-57
PPH *voir* Opération de Longo
Prééclampsie, rôle potentiel de l'aspirine, 25
Prématurés 122, 296-300
- palivizumab, 311*
Presbytie, 211, 212
Pression intraoculaire, 218
Procalcitonine, 321
Produits laitiers, 54-55
Progestérone, 283-285
- et règles abondantes, 302
Prostaglandines, 23
Prostate
- cancer, 55
- cancer, rôle de l'aspirine, 23
- cancer, viande rouge, 53
- hypertrophiée, 339
- radiothérapie, 195
Protéases, inhibiteurs de, 30
Protéine(s)
- Akt, 190*
- alpha-fœto et MSN, 298
- angiogénine, 199*
- antigène protecteur, 28*, 29-30
- antioxydantes, 90
- bêta-amyloïdes, 36, 99, 102, 103, 110
- BMP-2, 37, 274
- CA-125, 192, 193
- CEBP-alpha, 310

- c-réactives, 246
- CREB, 80, 80*
- de la matrice extracellulaire, 165
- FNT-alpha, 261
- hOR 17-4, 289*
- interleukine 2, 183
- laminin-5, 331
- métabolisme, 153-154
- moteur, 84
- p16/INK4, 184
- P26h, 283
- procalcitonine, 321
- tau, marqueurs, 103
Protéomique, 193
Prothèse aortique, 248
Prothèse de disque intervertébral, 277
Pseudarthrose, 266
Pseudomonas aeruginosa, 319
Psoralène et UVA, 327
Psoriasis, 325
Psychologie
- catatonie, 144
- maîtrise des angoisses, 143
- mélancolie, 144
- peur de l'avion, 143
- troubles et œstrogènes, 131
Psychothérapie
- antidépresseurs et arthrite, 257*
- et cancer du sein, 178
Psychotropes
- antidépresseurs tricycliques, 147
- bupropion, 147
- et bouffées de chaleur, 305
- et électrochocs, 144
- et tamoxifène, 172*
- inhibiteurs sélectifs de captage de la sérotonine, 172*, 268
- psychothérapie et arthrite, 257*
PT-141, 286-287
Pustules varioliques, 31*
PVH *voir* Test de Papanicolaou
PVH (souches) *voir* Papillomavirus humain
Pycnogénol, 289*
Pyramides alimentaires, 48-57

Q R

QT et mort subite, 239*

Radicaux libres, 90
- et bilirubine, 145
Radiofréquence ablative, 238
Radiothérapie à intensité modulée, 195
Raloxifène, 73
Ranolazine, 234*
Rapamycine, 236
Rb (gène), 290*
Réalité virtuelle
- contre la peur de l'avion, 143
- et chimiothérapie, 172
Récepteur(s)
- à l'angiotensine II, antagonistes des, 336
- à l'insuline, 90
- à la sérotonine et mort subite du nourrisson, 298
- à la sérotonine et syndrome de panique, 162*
- de mort, 187
- membranaire, 80, 80*

- mutants à l'EGF, 191
- olfactif *voir* hOR 17-4, 289*
- opioïdes mu, 159, 160
Rectum, hémorroïdectomie, nouvelle technique, 207
Rééducation des oreilles contre les acouphènes, 224-225
Régime alimentaire, 49, 107, 110
Régime alimentairre précoce, 116
Régime crétois, 50, 253
Règles abondantes, 302-303
Régulation des lipides, gène CTP, 92
Rein
- et diabète de type II, 203*, 336
- insuffiance rénale, 336, 337
- lupus, 270
Réparation cardiaque par cellules souches, 14-19
Reproduction
- et sexualité, 282-305
- nouveaux contraceptifs, 283-285
Résonance magnétique nucléaire, 192
Résonance magnétique protonique, 232-233, 233*
Resténose, 237
Rétine
- dégénérescence maculaire, 214, 219*, 222, 222, 223-224
- rétinoblastome, 290*
- translocation chirurgicale maculaire avec rétinectomie périphérique à 360°, 224
Rétinoblastome et fécondation in vitro, 290*
Rétinopathie diabétique, 219*
Rhinophyma, 326
Rhufab, 222
Rhume, 312
Rhume, aspirine, 20
Ribosomes, 45
Rides, 330
Rifampicine, 100
Riz, 48-57
RMN *voir* Résonance magnétique nucléaire ou IRM
Ronflements
- et hyperactivité, 124*
- et migraines, 160*
Rosacée *voir* Acné rosacée
Rotigotine, 163*
Rougeole, 61, 113
Rubéole, 61
Rythme cardiaque, 229-230, 238

S

Sac endolymphatique, 226
Saignements gastro-intestinaux (risque de), 22
Saindoux et Alzheimer, 110
Salive
- de chauve-souris, 152
- de sangsue et arthrite, 280*
- d'hélodermes, 204
- et toxine botulinique B, 163*
Sang
- artificiel, 243
- caillots, 22, 22*, 151, 152, 153-155
- drépanocytose, 249-250
- ombilical, stockage, 170*
- plaquettes et aspirine, 22
Sangsue 280-281, 281*

Saumon et Alzheimer, 110
Sauna, 313-314
Scanner spiralé, 315
Clonage, 84, 86
Sclérose en plaques
- clonage thérapeutique, 82
- et natalizumab, 197
- et statines 39, *39*
Sclérose latérale amyotrophique, 158
Sclérothérapie, 250
Scotome central, 214
Sébum, 323-324
Sécheresse vaginale, 73
Sécrétions pulmonaires, fibrose kystique, 319
Sein
- cancer, paclitaxel, 190
- cancer, rôle des AINS, 24
- cancer, rôle de l'aspirine, 24
- cancer et parturition, 291
- mastosiques, gène, 177*
Sélénium et asthme, 311
Sels d'epsom, 151
SERM *voir* Modulateurs sélectifs des récepteurs aux œstrogènes
Sérotonine, 147*, 162*, 268, 335
- et exercice physique, 124
- et niveau sanguin, 299
- et syndrome de panique, 162*
- inibiteurs sélectifs de captage, 172*, 268
- mort subite du nourrisson, 298
Sexe
- désir masculin, déclin, 74
- performance, 286-287
Sexualité, 282-305
SHNA *voir* Stéatose hépatique non alcoolique
Sida, 64
Sildenafil, 287-288
Sillons dentaires, 120*
Sirolimus, 236
Sirops antitussifs, 320
Sismothérapie *voir* Électrochocs
SMT *voir* Stimulation magnétique crânienne
Sodas, 51
Soja, 48-57, 73
- graines et maladies cardio-vasculaires, 231
Sommeil
- cortisol et cancer du sein, 178
- mélatonine, 127*
Somnolence diurne, enfants, 124*
Son complet, 52
Sondes moléculaires, 32*
Souper familial, 133
Souris, SPH, 67
Souvenirs, 78-79
Spermatozoïdes
- acrosome, 284
- et Pycnogénol, 289*
- et taux de testostérone, 283
- et télomères, 106*
- fragmentation ADN, 288-289
- P26h, 283
- rencontre avec ovule, 289*
Sphincters urinaires et Botox, 333
Spondylarthrite ankylosante, 261
Spores de champignons
- de l'anthrax, 28*, 29, 29*
- orages et asthme, 310*

Sport
- absence chez l'enfant, 114-115
- contre l'hyperactivité, 124
- et asthme, 113*
- et entorses, 260*
- et exercice physique, 272*
- et fibromyalgie, 269
- et mémoire, 109
- et vieillissement, 109
- intensité et durée de vie, 139
- prévention des maladies cardio-vasculaires, 230*
SRAS, 58-63, 64
Stabilisateur de tissus, 242
Staphylococcus aureus, 61, 134-135, *135*
Staphylocoque doré, 134-135, *135*
Statines, 34-39, 245, 337
- contre l'angine de poitrine, 43
- et BMP-2, 37
- et ézétimibe, 245
- et insuffisance rénale, 337
Stéatose hépatique non alcoolique, 186
Stents enrobés, 236-237, 236*
Stérilisation féminine, 285-286
Stérilité masculine, test SCSA, 288-289
Stéroïdes et genou, 261*
Stimulation
- magnétique crânienne, 148-150
- magnétique transcrânienne, 225
- ovarienne, 84
- vasculaire de Horton, 160*
Streptococcus mutans, 120
Stress
- post-traumatique et oubli, 163
- et œstrogènes, 131
Stripping, 251
Stromales (cellules), 253*
Substituts à la nicotine, 316*
Sucette ou pouce, 119
Sucreries, 48-57
Sucres, 51, 52, 114-115
Sudation, ménopause, 73
Sulfure de sodium, 326*
Super-HDL, 40-43, 42
Surinfections, 321
Surpoids *voir* Obésité
Synapses, 78*, 79
Syndrome
- de gaucher, 284
- de la classe économique, 244
- de l'X fragile, 47
- de Prader-Willi, 47
- MCI *(altération cognitive modérée)*, 101*
- de Klinefelter, 75
- pulmonaire (SPH), 66, 67
Système d'extraction Merci *(mechanical embolus removal in cerebral ischemia)*, 154-155, *155*
Système digestif
- dysfonctionnements chez les prématurés, 122
Système immunitaire
- affaibli, 134
- cellules mononuclées, 17, 19
- éosinophiles, 309
- globules blancs et FNT, 187
- histamine, 307
- immunoglobuline E, 307
- inflammation, 22

- inhibition par l'anthrax, 29
- lupus, 270
- lymphocyte B, 101
- lymphocytes T, 113, 325
- mastocytes, 307
- polyarthrite rhumatoïde, 260-261
- rejet, 16
- sérotoninergique et mort subite du nourrisson, 299
Système respiratoire, 306-321

T

Tabac, 314, 315-316, 316*
- et acétylcholine, 111
- et athérosclérose, 254*
- et mémoire, 111
- et mort subite du nourrisson, 299
Tacrolimus, 327
Tadalafil, 287-288
Tai-chi-chuan et arthrite, 258
Tamoxifène, 73, 172*, 175
- et fertilité, 291
Taxoïdes, 190
Tb4 *voir* Thymosine bêta-4
Techniques d'investigation
- angiographie coronaire, 232
- caméra et cathéter, 17
- drosophiles, 78
- échographie à haute résolution du scrotum, 194
- estomacs virtuels, 206
- fécondation in vitro, 84
- fécondation in vitro pour culture de cellules souches, 16
- IRM, 108, 125*, 148-150, 152, 162, 206
- mammogaphie laser, 176-177
- PIB, 99
- protéomique, 193
- radiothérapie à intensité modulée, 195
- résonance magnétique nucléaire, 192
- résonance magnétique protonique, 232-233, 233*
- scanner spiralé, 315
- stimulation magnétique transcrânienne, 225
- TEP, 99, *99*, 149, 160
Télangiectasie, 251
Télévision
- et hyperactivité, 126-127
- impact sur l'enfant, 114-115
Télomères, 105-106, *106,* 106*
Tendinites, chirurgie, 276
Tendinoses, 276
Tendons, tendinites, 275, 276
Tension artérielle, 231
TEP ou PET *voir* Tomographie par émission de positons
Tériparatide, 271-272
Test
- bactérien, infections respiratoires, 321
- de Papanicolaou, 294-295
- SCSA, 288-289
Testicule
- cancer, microchirurgie, 194
- croissance insuffisante, 300
Testostérone
- andropause, 74
- décanoate de testostérone, 74
- énanthate de testostérone, 74

- en implant, 284
- hypogonadisme, 74
- injectable pour contraception masculine, 283
- taux et fabrication des spermatozoïdes, 283
THADA (trouble d'hyperactivité avec déficit de l'attention) *voir* Hyperactivité
Thé noir et maladies cardio-vasculaires, 241*
Thérapie cellulaire, 14-19, 19*, 279
Thérapie de capture bore-neutron, 185
Thérapie génique
- athérosclérose des membres inférieurs, 254
- biopacemaker, 229-230
- et angine de poitrine, 235
- et cancer du pancréas, 186-187
- fibrose kystique, 317-318
- virus vecteur, 235, 318
Thérapie photodynamique, 171, 223
Thermocoagulation de l'endomètre, 303
Thiazides, 265
Thrombose veineuse, 244
Thymosine bêta-4, 331
Tibolone, 73
Timbre transdermique à l'oxybutynine, 334
Timolol, 209
Tinnitus *voir* Acouphènes
Tire-bouchon contre les caillots dans le cerveau, 154-155, *155*
Tissus ovariens, congélation, 293
TOC *voir* Troubles organiques compulsifs
Tomographie par émission de positons, Alzheimer, 99, *99*
Topiques, crèmes et cancers de la peau, 180-182
Topiramate, 161
Toux, 320
Toxine botulinique B, 163*
- et incontinence urinaire, 333
TPD *voir* Thérapie photodynamique
Trabéculothérapie sélective au laser, 218
Trabéculum, 218, *218*
Transfusions sanguines, 237, 243
Translocation chirurgicale maculaire avec rétinectomie périphérique à 360°, 224
Triglycérides, 51, 245
Trompe d'Eustache, *121*
Trouble déficitaire de l'attention avec hyperactivité *voir* Hyperactivité
Troubles cardiaques, traitement par clonage thérapeutique, 87*
Troubles organiques compulsifs, traitement par SMT, 148
Trous de mémoire et nicotine, 111
Tuberculose, 61, 113
Tubuline, 169
Tumeur
- tératoïde atypique, 123
- gène suppresseur de, 46-47
- bénigne/maligne (test), 177
Tympans (aérateur de), 121

U V

Ulcère, 22, 205
Ultrasons, 266
Undecanal, 289*
Urine
- incontinence, 333, 334, 339
- infections, vaccin, 351
- miction difficile et Viagra, 338
- pacemaker urinaire, 335*
- acide, goutte, 278
Utérus
- cancer du col, 188, 294-296
- endométriose, 303*
UV, 181*, 292, 324*, 327

Vaccin
- acellulaire contre l'anthrax, 30
- antigrippe en spray nasal, 312*
- antivariolique, 31
- contraceptif masculin, 283-284
- contre Alzheimer, 101
- contre le cancer du col de l'utérus, 188
- contre le cancer du côlon, 188
- contre *Helicobacter pylori*, 205
- contre les infections urinaires, 341
- contre les lésions de la moelle épinière, 157*
- contre les plaques d'athérome, 247
- contre le staphylocoque doré, 135
- papillomavirus humain, 300-301
- Pourquier contre la variole 31
Vaccine (virus), 31
Vagin
- infections, 136
- sécheresse, 73
Vaginose bactérienne, 295
Vaisseaux sanguins
- cellules, 19
- et diabète de type II, 203*
- néovascularisation choroïdale, 222
Vancomycine, 135
Vardenafil, 287-288
Varices, 250-251
Variole, 30-31
- Jenner, 60
- méthisazone, 32
- pustules, 31*
- simienne, 31
- vaccin Pourquier, 31
- virus, 26-33, 31*
Vélo et mémoire, 109
Ver (*Caenorhabditis*), 91
Ver marin et sang artificiel, 243
Vergetures, photothérapies, 324*
Verrues, traitement, 328
Vertèbres, hernie discale, 277
Vésicule d'endocytose, 28*
Vessie
- cancer 331*
- et Botox, 333
- hyperactive, 334
- incontinence, 333, 334, 338
- infections, jus de canneberge, 340
- pacemaker urinaire, 335*
Viagra *voir aussi* Sildénafil
- difficultés à uriner, 338
Viande rouge, 48-57, 53-54, 110

Vibrations contre la maladie de Ménière, 227786
Vieillissement, 88-95, 98-111
- arthrite, 257, 258, 259
- cataracte, 215, 216, 217
- dégénérescence maculaire, 214, 222, 223-224
- incontinence urinaire et ménopause, 333*
- rôle de la forme physique, 139
Vin rouge, flavonoïdes, 129
Virtuelle (réalité), 143
Virus
- AAV, 318
- coronavirus (SRAS), 58-63
- cytomégalovirus, 31, 188
- du Nil occidental ou du Rift africain, 63, 68, 69
- Ébola, 26-33, 33*
- HSV1 et HSV2, 301-302
- papillomavirus humain, 300-301
- vaccine, 31
- variole, 26-33, 31*
- vecteur, 187, 230, 235, 318
Viscosupplémentation, 263
Vision, correction par la chirurgie lasik, 211
Vitamine C, 57*
- et asthme, 311
- et cataracte, 217
Vitamine D, supplémentation
- et fractures de la hanche, 54
Vitamines B et homocystéine, 153-154
Voies urinaires, 333-341

W X Y Z

Warfarine, 244
West Nile virus *voir* Virus du Nil occidental ou du Rift africain

Xeroderma pigmentosum, 182

Yeux, 208-224
- cataracte, 215, 216, 217
- chirurgie lasik, 211
- collyres et problèmes cardiaques, 209
- dégénérescence maculaire, 214, 219*, 222, *222,* 223-224
- et diabète de type II, 203*
- gène du glaucome, 220
- glaucome, 209, 218, 219*, 220, 220*, 221, 221*
- greffe de cornée artificielle, 212-213, 213*
- humeur aqueuse, 218
- implants intraoculaires, 210
- laser titane saphir, 218
- Latanoprost, 219*
- lentille intraoculaire, 215
- lentille photosensible, 216
- prévention cataracte, 217
- rétinoblastome, 290*
- rétinopathie diabétique, 219*
- trabéculum, 218, *218*
Yogourts, 136-137, 136*, 340
Yo-yo *voir* Drains tympaniques

Zona herpétique, rôle potentiel de l'aspirine, 25

CRÉDITS

Couverture (de haut en bas): Andrejs Liepins/SPL/Photo Researchers; Argus Photoland/Phototake; Courtesy Columbia Presbyterien Hospital, New York. **2** Elizabeth DeBeliso/Beaumont Hospital. **5** Andrea Monikos/Stone/Getty Images. **6** Andrew Leonard/Photo Researchers. ; Anastasia Vasilakis. **7 et 119** Taxi/Getty Images; *bas* Kari Lounatmaa/SPL/Photo Researcher. **8** BSIP/Theobald/Science Source PR. **9** The Reader's Digest Association, Inc./GID/Lisa Koenig. **15-16** Elizabeth DeBeliso/Beaumont Hospital. **17** Andrew Leonard/Photo Researchers. **18** Courtesy Jong-Jian Geng, M.D./Texas Heart Institute. **19** Arizona Health Institute. **21** Daryl Solomon/Envision. **22** David Gifford/SPL/Photo Researchers. **25** Brand X/Media Bakery. **27** Kenneth Lambert/Associated Press. **28** Courtesy Graham Richards. © 2001 Time Inc Reprinted by Permission. **29** NIBSC/SPL/Photo Researchers. **30** Ron Thomas, Dave Weaver/Associated Press. **31** *haut* Gelderblom/Eye of Science/Photo Researchers, *bas* Credit Custom Medical Stock. **33** Scott Camazine/Photo Researchers. **35** Digital Vision/Picture Quest; *haut gauche* Simon Frazer/Photo Researchers; *haut droite* Eric Milne, M.D., Univeristy of California, Irvine; *centre* Athenais/ISM/Phototake; *bas gauche* SPL/Photo Researchers; *droite* Alan Boyde/Visuals Unlimited. **36** Stockbyte/PictureQuest. **37** *gauche* Courtesy I.R. Garrett, M.D./OsteoScreen; *droite* Quest/Photo Researchers. **38** Courtesy Robert Eckel, M.D. **39** ISM/Sovereign/Phototake. **41** 3D Clinic/Getty Images. **42** AP/Wide World. **43** 2003 *U.S. News & World Report.* Reprinted with permission. **44** Courtesy C. Summerling & V. Hornak. **45** Kenneth Eward/Biografx/Science Source/Photo Researchers. **46** Courtesy R.A. Jorgensen/American Society of Plant Biologists. **47** Rod Little/U.S. News & World Report. **48, 50 & 52** The Reader's Digest Association, Inc./Andrew Ploski. **51** *gauche* Digital Vision/PictureQuest; *droite* John Rizzo /Photodisc/ PictureQuest. **53** Banana Stock/PictureQuest. **54** *haut* bas Dirk Westphal/TIB/Getty Images. **55** Nicholas Roberts/U.S. News & World Reports. **56-57** The Reader's Digest Association, Inc./Andrew Ploski. **59** Argus Photoland/Phototake. **60** Eurélios/Hubert Raguet, *haut* Scott Camazine/Photo Researchers. **61** *haut* AP/Wide World; *bas* Gopal Murti/Phototake. **62** Getty images/ Stone/Donald Nausbaum. **63** *haut* BSIP/James Cavallini; *bas* Fred Hossler/Visuals Unlimited. **65** Paula Bronstein/Getty Images. **66** AP/Wide World. **68** Daniel Pepper/Getty Images. **69** *New Scientist.* Reprinted with permission. **71** R.S. Winters/Photo Researchers. **72** photo D.R./transmis par réseau DES France. **73** BSIP/Chassenet. **75** Courtesy Organon, Inc. **77** Anastasia Vasilakis. **78** Reprinted from September 1, 2003 issue of *BusinessWeek* with permission; Copyright 2003 by the McGraw-Hill Companies, Inc. **81** *haut gauche* James Salzano; *droite* Courtesy Helicon Therapeutics, Inc. Photo by Matthew Bletsch & Rusiko Bourtchouladze. **83** *haut* AP/Wide World; *bas* EPA/Woo Suk Hwang/Seoul National University in Korea/*Science* Magazine. **84** Kim Kyung-Hoon/Reuters/Corbis. **85** *haut* Yorgos Nikas/Wellcome Trust; *bas* 2002 *U.S. News & World Report,* L.P. Reprinted with permission. **86** *haut* Lucy Nicholson/Reuters/Corbis; *bas* AP/Wide World. **88** Brand X Pictures. **89** Brand X Pictures/Getty Images. **90** Erik Butler. **91** Copyright 1997 Nature Publishing Group. Reprinted with permission. **92** AP/Wide World. **93** Alfred Pasieka/Photo Researchers. **95** Claro Cortes IV/Reuters/Corbis. **99** Courtesy University of Pittsburgh. **100** Comstock. **102** Courtesy of Minnesota School of Public Health. **103** Courtesy Dennis Selkoe, M.D./© Scientific American. **106** Eurelios/Phototake.

107 Image State/Media Bakery. **108** Courtesy Washington University in St Louis. **109** Stephen Simpson/Taxi/Getty Images. **110** The Reader's Digest Association, Inc./GID. **111** Voisin/Photo Researchers. **113** Brand X Pictures/Fotosearch. **114** *haut* Gusto/SPL/Photo Researchers; *bas* Photodisc. **116** *haut* Comstock; *bas* Stockbite/Fotosearch. **117** Pete Cade/Image Bank/Getty Images. **118** Image Source/Fotosearch. **121** *haut* John Bavosi/SPL/Photo Researchers; *bas* Courtesy Gordon Siegel, M.D. **122** John Cole/Photo Researchers. **123** Courtesy Proxima Therapeutics. **124** *haut* Banana Stock/Media Bakery; *bas* PhotoDisc. **125** *haut* Courtesy Cogmed Cognitive Medical Systems; *bas* Reprinted with permission from Elsevier (*The Lancet,* vol. 362, 2003 Issue 9397). **126** *haut* Image State/Fotosearch; *bas* Courtesy Dr. Torkel Klingberg. **129** *haut* Comstock; *bas* Photodisc/Getty Images. **130-131** Photodisc/Getty Images. **132** *haut et centre* The Reader's Digest Association, Inc./Christine Bronico; *bas* Courtesy Oral-B. **133** Kevin Laubacker/Taxi/Getty Images. **134** Taxi/Getty Images. **135** Kari Lounatmaa/SPL/Photo Researchers. **136** *gauche* Daryl Solomon/Envision. **136-137** Andrew Syred/Photo Researchers. **138** *haut* William Lingwood/Photo Researchers; *bas* Martin Bond/SPL/Photo Researchers. **139** Courtesy Jonathan Myers, Ph. D/Palo Alto VAHCS. **143** *haut* Courtesy The Virtual Reality Center; *bas* Photodisc. **144** Will & Demi McIntyre/Photo Researchers. **145** Robert Bukaty/Associated Press. **146** Corbis/Fotosearch. **148** James Salzano/Imaging Trilobyte. **149** Jane Hurd Studios. **150** Illustration Bryan Christie. Text: *Scientific American.* **151** Larry Mulvehill/Photo Researchers; SRD/J.-P. Delagarde. Avec l'aimable autorisation des laboratoires COOPER. **152** Dr. Merlin Tuttle/BCI/Photo Researchers. **153** Banana Stock/Media Bakery. **154** Courtesy Concentric Medical. **155** Illustration Joe Zeff. **156** *haut* Will & Demi McIntyre/Photo Researchers; *bas* New England Journal of Medicine. **158** Marnie Crawford Samuelson/Boston Picture Group. **159** Courtesy Jon-Kar Zupieta, M.D./University of Michigan Mental Health Institute. **160** Getty Images. **161** *haut gauche* Brand X Pictures/Fotosearch; *droite* Image Source/Fotosearch. **162** Simon Fraser/SPL/CMSP. **163** Courtesy Dr. David Wang. **165** Dennis Kunkel/Phototake. **166** Reprinted with permission from *Science News.* Copyright 2004 by Science Service. **167** Luis M. de la Maza, Ph.D., M.D./Phototake. **168-169** Harbor Branch Oceanographic Institute. **170** James King Holmes/SPL/Photo Researchers. **171** Gregory Scott/Photo Researchers. **172** Courtesy Duke University Medical Center. **174** Foodpix/Getty Images. **175** Courtesy National Cancer Institute/NIH. **176** Courtesy Eric Milne. **177** M.D./University of California, Irvine. **178** Photodisc. **179** Stockbyte/Media Bakery. **180** *bas gauche* Courtesy Zila Pharmaceuticals; *haut droite* J. Scott Applewhite/Associated Press. **181** CMCD. **182** Emily Brannan/Associated Press. **183** Dr. Andrejs Liepins/SPL/Photo Researchers. **184** *haut* Nancy Kedersha, Immunogen/SPL/Photo Researchers; *bas* à gauche Stock Image/ImageState. **185** Courtesy Tazioi Pinelli, M.D./National Institute of Nuclear Physics. **186** Photodisc. **187** CNRI/SPL/Photo Researchers. **188** CNRI/SPL/Photo Researchers. **189** *haut* Courtesy Grace Vanhoose; *bas* Illustrations Gary Carlson. **190** Courtesy Randolph Urmston. **191** *haut* DuCane Medical Imaging, Ltd./SPL/Photo Researchers; *bas* Copyright 2004 Massachusetts Medical Society. All rights reserved. Translated with permission. **192-193** Kenneth Lambert/Associated Press. **194** Courtesy Marc Goldstein, M.D./Weil Medical College, Cornell University. **195** *haut gauche* Courtesy Dr. Eric Horwitz; *bas* Dr. P. Marazzi/SPL/Photo Researchers. **197** CNRI/SPL/Photo Researchers. **198** *haut* Banana Stock/Media Bakery; *bas* Courtesy Alessio Fasano, M.D. **199** Kari Lounatmaa/SPL/Photo Researchers. **200** *haut* Digital Vision; *bas* Eyewire. **201** The Reader's Digest Association,